荆楚名医学术思想与医案丛书（第一辑）

# 蕙质『楠』心·向楠名师传承心得

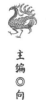

主编◎向 楠

周亚娜

周广文

长江出版传媒
湖北科学技术出版社

**图书在版编目（CIP）数据**

蕙质"楠"心：向楠名师传承心得 / 向楠等主编 . —武汉：湖北科学技术出版社 , 2023.7

（荆楚名医学术思想与医案丛书 . 第一辑）

ISBN 978-7-5706-2246-7

Ⅰ . ①蕙⋯　Ⅱ . ①向⋯　Ⅲ . ①内分泌病－中医治疗法－医案－汇编－中国－现代　Ⅳ . ① R259.8

中国版本图书馆 CIP 数据核字 (2022) 第 180303 号

责任编辑：程玉珊　李　青

责任校对：陈横宇　　　　　　　　　　　　　　封面设计：胡　博

出版发行：湖北科学技术出版社

地　　址：武汉市雄楚大街 268 号（湖北出版文化城 B 座 13—14 层）

电　　话：027-87679468　　　　　　　　　　邮　　编：430070

印　　刷：武汉邮科印务有限公司　　　　　　　邮　　编：430205

700×1000　　　　1/16　　　　　23.5 印张　　　　4 插页　　　　320 千字

2023 年 7 月第 1 版　　　　　　　　　　　　　2023 年 7 月第 1 次印刷

定　　价：78.00 元

楠心惠顧

為湖北中醫名師何楠
乙乍室題

乙小林
癸卯の月初二

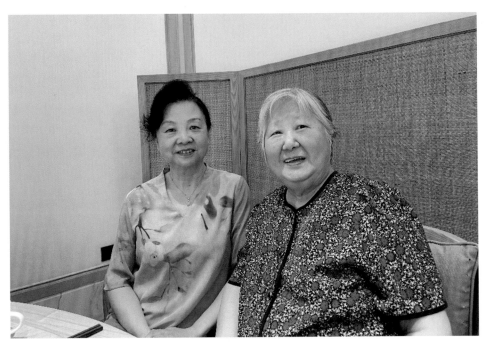

向楠教授（左）与王若兰老师（右）的合影

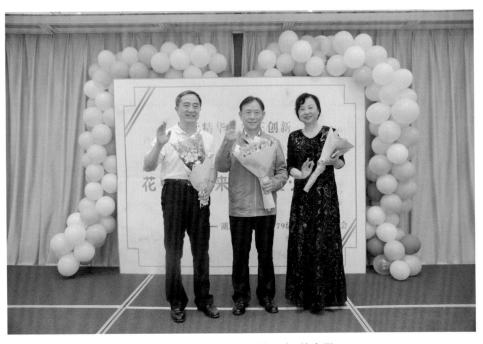

向楠教授（右）与王华教授（中）的合影

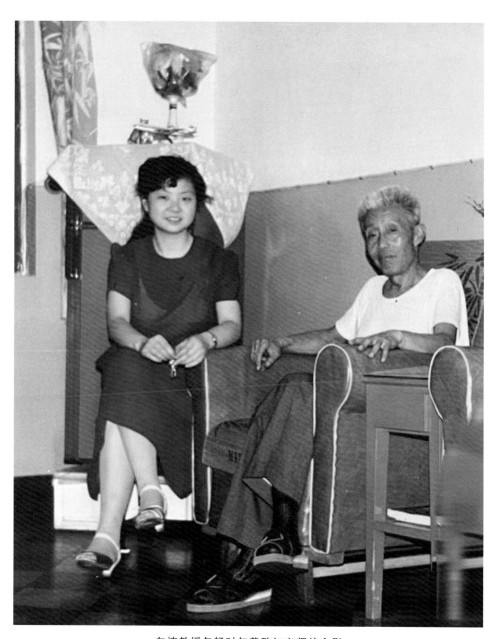

向楠教授年轻时与黄致知老师的合影

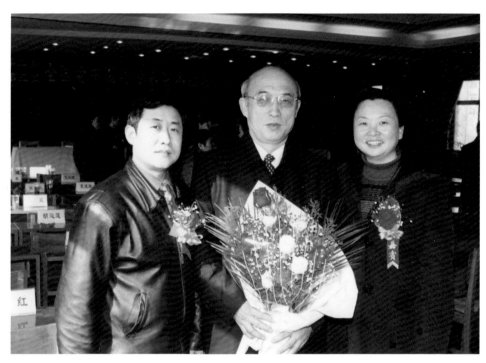

向楠教授与陈如泉老师(中)的合影

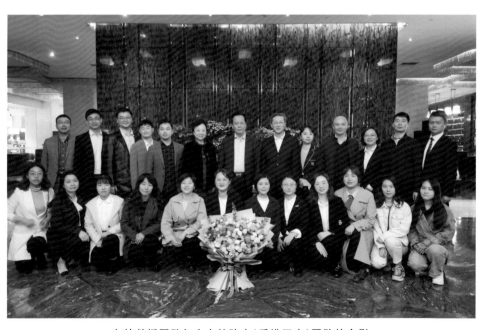

向楠教授团队与仝小林院士(后排正中)团队的合影

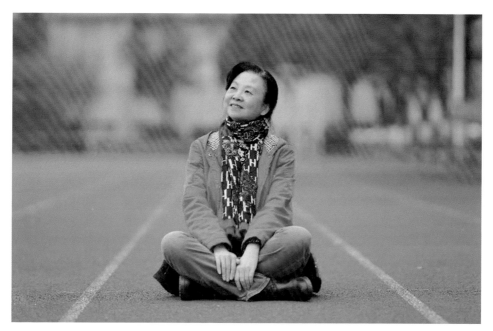

向楠教授

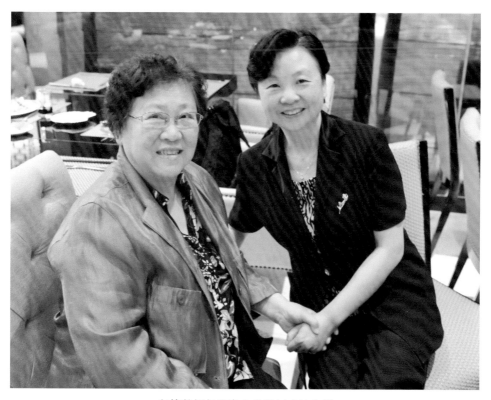

向楠教授与姜惠中老师（左）的合影

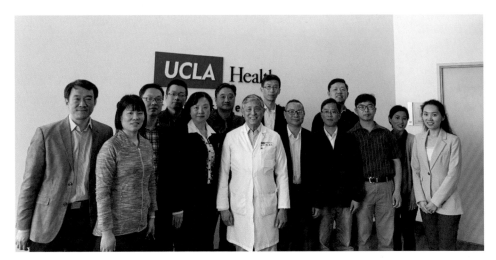

向楠教授在加利福尼亚大学洛杉矶分校访学

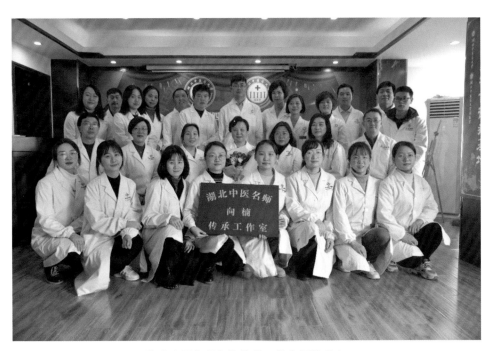

湖北中医名师向楠传承工作室揭牌成立

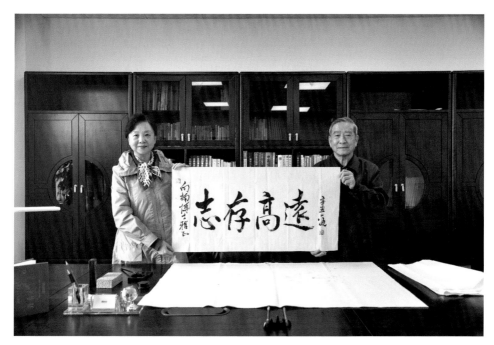

张六通教授为工作室题字

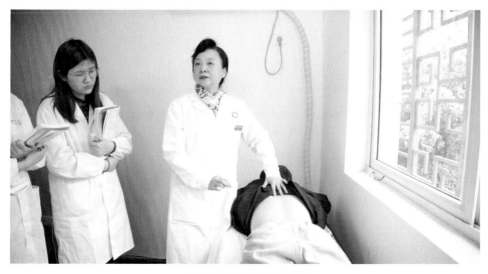

向楠教授为学生临床授课

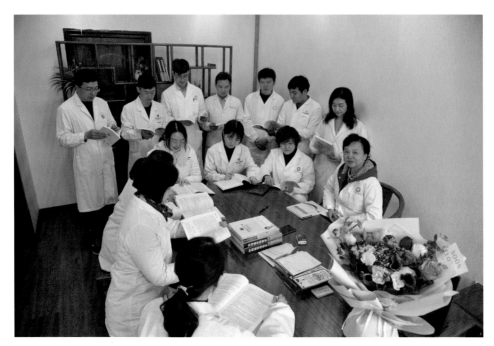

向楠传承工作室

# 《蕙质"楠"心——向楠名师传承心得》

## 编 委 会

**主 编**　向 楠　周亚娜　周广文

**副主编**　陈继东　邓阿黎　曾明星　周慧敏　余欣然

**编 委**（按姓名拼音排序）

## 内 容 提 要

　　本书共分为三大章节，第一章节总结了向楠教授临证中主要的学术思想。第二章节医案精华为本书重点部分，精选了向楠教授及其弟子在临证中常见的十多个病种，共一百余则医案。包括甲状腺功能亢进、亚急性甲状腺炎、甲状腺功能减退、桥本甲状腺炎、甲状腺结节、骨质疏松症、糖尿病、卵巢早衰、多囊卵巢综合征、围绝经期综合征、肥胖及痤疮等。病案采用了西医的病名结合中医的辨证方式呈现，整个病案包括主诉、现病史、诊查、中医诊断、西医诊断及按语等。对每一病案进行了详细的分析，介绍了向楠教授临证的辨证思路、用药特色，对临床工作者有较好的启迪作用。第三章节为湖北中医名师向楠传承工作室各研究方向传承人的临床经验、科研成果及心得体会。工作室下设 4 个中医药临床疗效评价研究团队、7 个内分泌与代谢病研究团队。该章节主要收录各研究方向传承人的学术代表论文及摘要四十余篇。

　　本书通俗易懂，是广大医学爱好者实用的参考读物。

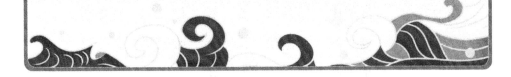

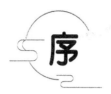

# 序

济世之道莫大于医，中华文明五千年，中医药一直是其中的灿烂华章。古语有言："不为良相，便为良医。""人命至重，有贵千金。""医之为道大矣，医之为任重矣。"经过一代又一代中医人的传承与发扬，时至今日，中医药仍然在疾病的防治上发挥着举足轻重与不可替代的作用。

中医经典之作，在中医药的传承过程中，发挥着巨大作用。古有《黄帝内经》《难经》等理论著作，有理有法；亦有《伤寒论》《金匮要略》等实用巨著，有方有药。古今中医大家，均有医案流传于世，承载着丰富的学术理论和实践经验，述说着传承与创新。一本本医案典籍，犹如一粒粒硕果，不仅能够彰显自身学术之风，累积成串，各放异彩，更能体现中医药的智慧与价值。

《素问》有云："知其要者，一言而终。"向楠教授出身书香世家，师从中医名家，几十年来潜心钻研中医药，认为临床用药如用兵，不容疏忽错漏，为了做到"知其要者"，熟读经典，悉心推敲，在临床实践中摸爬滚打，细心总结，勤求古训，博采众长，最终自成一家，在传承经典的基础上，又有着鲜明的个人诊治风格，尤其在内分泌与代谢病的常见病、罕见病的诊治上颇具心得。心正药自真，除了医术高明，向楠教授温和、大度、仁爱的个性，也对求治病患及师门弟子产生了深刻的影响。所谓"医非仁爱不可托，师非仁爱不可学"，在本书中，除了可以看到向楠教授的学术思想和详细的诊疗经过，也可看到其对病患的耐心和责任，对弟子的传授与教导。本书不仅是向楠教授宝贵临床经验的总结，也是众弟子随师学习效果的反馈，以书为引。

《素问》亦有云："善言古者，必有合于今。"古方今病，不相能也，向楠教授尊古而不泥古，认为在 21 世纪的今天，中医药要想更好的发展，吸收和融入现代医学的优势才是长远之计。西医的循证医学，强调用科学严谨的临床试验获得最新、最佳的研究证据，注重群体研究，便于推广应用，明显有别于传统以经验为主的方法。古代，中医受时代发展的限制，没有条件研究同质性疾病的群体化规律，所谓的个体化治疗是朴素的个体化，往往应用于个体有效，推而广之却疗效不甚明显。而现在，中医发展日趋成熟，也有了完整的分科，完全可以借鉴西医科学、标准化的研究思路，寻找疾病共性规律，在共性规律基础上再进行个体化治疗，去粗存精，实现高层次的个体化。因此，向楠教授不仅熟读中医经典,师从中医名家张六通教授、陈如泉教授,亦努力钻研西医学,受业于湖北省中医院原大内科主任黄致知教授,各取所长,融会贯通,独辟蹊径,诊治疾病时采用病证结合的方法,主体仍是中医药的精髓——辨证论治,又汲取了西医的诊疗方法,将二者有机结合,做到了古为今用、西为中用。同时针对中医在国际上认可度不够的问题,向楠教授做了认真的思考与探索,中医国际化的瓶颈在于"标准化",西医学有各项精准的评价指标,在疾病的诊断、治疗、疗效判定上发挥着极为重要的作用,而中医的指标往往停留在证候表现上,且缺乏精准的衡量标准,因此,向楠教授一直投身于中医药标准化、信息化、现代化及临床疗效评价方面的工作,目前又致力于中医真实世界研究,以求寻找一条最佳路径,推动中医药走向世界,得到同行和国际认可。

本书之作,主要以内分泌与代谢病为示范,利用病证结合的诊疗方法,将辨病与辨证有机结合,探讨中医药治疗现代疾病的规律和策略。具体而言,就是既注重参考现代医学的实验室指标,又注重中医辨证,在把握住现代疾病规律基础上,进行中医的个体化治疗,真正实现"中西医结合",这也是将来中医的一大发展方向。曲径虽通幽,蹊径亦难行。我们也看到了向楠教授在这条道路上历经的苦痛与险阻,但她从未言弃,她曾说"我不一定是最终能爬上巅峰的人,但我至少是开辟了一条道路的人"。

习近平总书记在党的十九大报告"实施健康中国战略"章节中提出:"坚持中西医并重,传承发展中医药事业。""传承精华,守正创新"将是中医药未来的发展主题,值此中医传承与发展的思潮涌动之际,《蕙质"楠"心——向楠名师传承心得》一书即将付梓。本书通过一例例生动鲜活的医案,体现了向楠教授传承经典又开放创新的学术思想,同时融入了众弟子的侍诊心得,角度新颖,思维活跃,既是一部临床纪实,也是一本理论探析。愿本书的出版,能为众医家临床诊治疾病提供更为丰富的思路和方法,福泽于民,进一步促进岐黄薪火的传承、发展与辉煌。

中国科学院院士<br>
中医内科学家<br>
2022 年 6 月 10 日

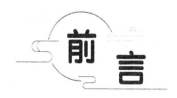

# 前言

　　岁月辗转，时光荏苒。2021年，我已步入花甲之年，一路走来，有坎坷曲途，亦有光辉闪耀。虽无"老冉冉其将至兮，恐修名之不立"的忧心，但有幸能得一帮志同道合的爱徒，他们愿合力总结我这半生经验，为我所热爱的这片杏林之地略献心意。

　　回望我从业的三十余载，得遇良师数人，获益匪浅。我的硕士生导师黄致知老师教会了我严谨治学；博士生导师张六通老师让我体会到了慈父般的师恩；在全国第三批名老中医继承和首批优秀中医临床人才培养项目的契机下，我有幸拜入陈如泉老师门内，找到了后半生的专业方向。在几位老师的带领下，从事中药临床评价的相关工作，并得到了他们慷慨无私的传授解惑：全国名老中医姜惠中教授，在中药临床药理方面，给了我很多建议和指导；湖北中医药大学信息学院的毛树松老师，从专业的角度指导了我如何运用中医证候信息学，为临床疗效评价标准的建立提供了很多思路；中科院仝小林院士，在探索内分泌领域的疗效评价方法及药物量效关系上，一路引领，给了我很多启发和帮助。可以说，这些老师都是我从业路上不可或缺的引路人，有了他们的栽培或指导，才成就了今天的我。

　　在恩师点拨之下，我也算做出了一些成绩，但即使"冠"上了专家教授的头衔，行医多年，治人无数，也有很多遗憾。我心底最大的遗憾是不能挽救我最亲近的人，眼看他们饱受病痛的折磨，然后离我而去。我的父亲向景岳因急性胰腺炎病逝，母亲杨梅青，因卵巢癌病逝，长姐向春江，病逝于胰腺癌。父亲离世时我尚小，回忆起来只有模糊的伤感。母亲和长姐患病时，我已入行多年，虽然我知道那是全人类至今都无法攻克的难题，但我依然痛恨自己无能为力，深深感受到了束手无策的悲憾，这三个名字，或将是我一生的伤痛。我多么希望人世间可以少些这样的遗憾，多么希望越来越多的生命在疾病面前不再不堪一击，多么希望在将来，每个人都可以享天年而寿终。我知道，那有很长的一段路要走，所有医者都在朝着这个目标，日夜兼程，不敢停歇。但我们的生命是有限度的，有生之年，我们能做的太少，唯一的办法就是——传承，将我们一生的所学、所用、所思、所悟流传后辈，我们做不到的，让后辈们站在我们的肩膀上继续努力，总有一天，我们会够到那个曾经看似遥不可及的目标。

所以，近十年，我开始转移我的工作重心，从医院调到了学校，为的就是更多地接触学生、培养学生，看着一张张洋溢着青春活力的脸庞，我仿佛看到了中医界未来的蓬勃生机。在临床诊治活动中，我也更加重视对学生的引导和教育，我试着将从我的老师那里学来的优秀品德、专业知识，以及我这几十年来的从医经验，都倾囊传授给那些年轻的孩子们。很多时候，我都觉得我和这些孩子们的关系，已不仅仅局限于师生了。一日为师，终身为父。我愿意去和他们做朋友，充当生活中的长辈，除了学习、工作，也会给他们一些人生道路的指点，我希望他们能成为良医，为社会做出应有的贡献，也希望他们有一个属于自己的精彩快乐的人生。

幸而，他们都很懂事，也很优秀，他们有人接过衣钵传道授业解惑，有人悬壶济世护佑健康，有人矢志科研勇攀高峰，也有人面向大众推广文化、投身公益。同学们自发建立了微信群，群名"向之家"，并在领导的支持下，经过大家的共同努力，成立了"湖北中医名师向楠传承工作室"，共有成员 57 人，包括了中医药临床疗效评价研究和内分泌与代谢病研究两个大的方向。中医药临床疗效评价研究又分为中医药标准化、中医证候信息学、病证结合的效应研究、临床药理学四个子方向，内分泌与代谢病研究又分脂代谢、骨代谢、糖代谢、甲状腺、妇科内分泌、儿科内分泌、内分泌肿瘤七个子方向。每个人都在工作室找到了适合自己的位置，寻找到了自己奋斗的方向。我也因为教学工作成绩，荣获湖北省第四届"楚天园丁奖"。

如今，这本《蕙质"楠"心——向楠名师传承心得》即将付梓，于我而言，是对师恩的感念，对亲人的告慰，对自己的宽解，也是我和爱徒们师生之缘的见证。但愿有同道医者能从本书中获得一二临证之感，能解几分疑惑，有些微点拨之效，于我们而言，便是莫大的鼓励和慰藉。

最后，愿岐黄之术薪火相传，生生不息！

向楠

2022 年 10 月

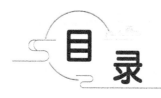

# 目 录

# 第一章 医家问道

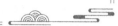

　　向楠，女，1961 年生，湖南溆浦人，中共党员，知名中医内科医生、教育家，湖北中医药大学二级教授、主任医师，博士研究生导师。1998 年荣获"中国中西医结合优秀中青年科技工作者"荣誉称号，2006 年荣获"国家中医药管理局中医药科技管理工作优秀工作者"荣誉称号，2006 年荣获"全国首批优秀中医临床人才"荣誉称号，2015 年荣获"湖北省名医""武汉市中青年名医"荣誉称号，2018 年荣获"湖北中医名师"荣誉称号，等等。

　　向楠教授从事中西医结合临床、教学、科研工作 30 余载，先后师从湖北省中医院大内科原主任黄致知教授、湖北中医药大学原校长张六通教授、首届全国名中医陈如泉教授等。加之几十年中西医临床生涯，积累了丰富的经验，逐步形成了以西医诊断、中医辨病与辨证论治相结合的思维，即病证结合的诊疗模式，擅长运用中西医结合方法防治甲状腺疾病、糖尿病、骨质疏松症等内分泌代谢性疾病。向楠教授认为疗效评价既是判断疾病是否有效的标准，也是中医走出固定模式，走向世界的关键一步，因此提出了中医证候信息化与标准化。

## 一、"病证结合"的诊疗观

　　向楠教授以西医诊断疾病，以中医辨证论治，既能精确病灶，又不失中医的诊疗特色，有的放矢，效果显著。

### 1. 病证结合有成果

　　《素问·上古天真论》中谈到人体衰老过程，女子"七七……天癸竭，地道不通，故形坏而无子也"，男子"七八……天癸竭，精少，肾脏衰，形体皆极"，皆把肾虚作为标准。向楠教授承师学、融新知，提出肾虚是衰老及代谢性疾病发生与发展的根本原因，痰浊停聚和脉络瘀阻则为发病的重要环节。将补肾益气活血化痰法运用于衰老、糖尿病、骨质疏松症等多种病证，效果显著，并自拟方剂转化为院内制剂。

### 2. 病证结合贯始终

　　向楠教授在诊治疾病时将病证结合思想贯穿始终，辨病与辨证同等重要，辨病使疾病无所遁形，辨证使疾病有法可据。首先须明确为何种疾病，包括中医宏观的"病"和西医微观的"病"，其次应该对疾病进行中医辨证论治，将二者有机结合、优势互补，只有这样才能准确反映病患状态，更有针对性地治疗，达到最好的治疗目的。如患者颈部疼痛不适，甲状腺功能、血沉（ESR）及超敏C反应蛋白（CRP）异常，中医诊断为痛瘿，西医诊断为亚急性甲状腺炎，向楠教授将痛瘿分为外感风热型、肝经郁热型及阳虚痰凝型这三种证型，然后依据患者证型选方遣药。

### 3. 整体局部相结合，标本兼顾，内外调治

向楠教授在诊治疾病时善于从整体把握疾病发展全过程，同时兼顾患者局部症状，急则治其标，缓则治其本，方可达到疗效。治痰瘀互结之甲状腺结节患者，向楠教授多用柴胡、赤芍、丹皮、夏枯草等理气化痰、活血化瘀之药，加用活血消瘿膏外敷；治甲状腺相关性眼病者，向楠教授多用泽泻、浙贝、僵蚕、水蛭、赤芍等活血通络利水、化痰消肿之药，外用妥布霉素滴眼液以缓解眼部症状；治热毒痰瘀之亚急性甲状腺炎者，多用板蓝根、猫爪草、连翘、蜈蚣、穿山龙、延胡索等清热解毒、化痰活血止痛之品，用金黄膏加活血消瘿膏外擦增加疗效。

### 4. 谨守病机，多从"虚、痰、瘀、毒"论治，自拟方药

向楠教授抓住疾病的病机，临床上多从"虚、痰、瘀、毒"来论治，根据多年的医学经验，自拟方药，并且经过反复的科研实验及临床诊治，取得了良好的疗效。针对骨质疏松症患者，向楠教授提出"肾虚痰浊"是其病机，临床上多用补肾化痰法来论治，自拟补肾化痰方，由菟丝子、补骨脂、淫羊藿、山楂、红曲、瓜蒌等组成，并根据患者的兼杂证候，随证加减；桥本甲状腺疾病患者，向楠教授认为是瘿病痰气郁结日久，火热耗伤阴津导致气阴两虚，治疗上予以扶助正气、益气养阴，自拟滋肾方，由生地黄、熟地黄、桑葚、女贞子、天花粉、石斛、刺蒺藜等组成，并结合患者症状随证加减。

### 5. 药物配伍严格，结合临床药理，注重药对的使用

向楠教授注重各种药物性味归经，处方用药时特别注意药物的配伍，尤其是药对使用，其处方简洁，用药一般为10～16味，所收疗效甚佳。如治疗糖尿病者，向楠教授多用黄连30 g、干姜30 g，两者配伍，黄连苦寒，清热燥湿、泻火解毒，干姜大辛大热，辛温散寒、温中回阳，干姜可制黄连苦寒伤胃，二药合用，辛开苦降、寒热并调，共奏和胃降逆、开结散痞之功。治疗肥胖者，向楠教授多用荷叶40 g、薏苡仁30 g，《证治要诀》中说"荷叶灰服之，令人瘦劣"，现代实验研究表明，荷叶中的活性成分生物碱也有降脂减肥之功，薏苡仁可健脾渗湿，现代药理研究证实薏苡仁中所含的羟基不饱和脂肪酸和多糖具有

降糖降脂之功效。治疗女性痤疮时，多用玫瑰花、月季花配伍。女性痤疮多从肝郁，气滞血瘀不畅，故行气解郁、活血散瘀。且"诸花皆升"，上行头目，以悦颜面。《本草正义》曰："玫瑰花，香气最浓，清而不浊，和而不猛，柔肝醒胃，流气活血，宣通窒滞而绝无辛温刚燥之弊，断推气分药之中、最有捷效而最为驯良者，芳香诸品，殆无其匹。"《本草纲目》论月季花"活血消肿，敷毒"。

**6. 调理情志，合理饮食，适当锻炼，重在预防**

向楠教授认为内分泌代谢性疾病多与患者的饮食、情志、运动锻炼失调密切相关。《诸病源候论》谓："瘿者，由忧恚气结所生……搏颈下而成。"充分说明瘿瘤的形成与情志因素有着非常密切的关系。有家族病史，长期忧郁、情志不舒、急躁易怒者，处于甲亢高发地的高发人群，向楠教授倡导患者应该积极预防，在平时工作生活中积极运用心理养生预防法、饮食养生预防法、环境养生预防法等，调养身心，调畅情志，保持积极的生活态度、乐观的心态和愉快的心情，锻炼身体，清淡饮食，避免情志刺激，防患于未然，从源头防止内分泌代谢性疾病的发生。

## 二、"中医证候信息化与标准化"的疗效评价观

### 1. 基于药物安全性和有效性的中医临床疗效评价探索

临床疗效是中医学赖以生存和发展的根本，是中医药走向现代化、国际化的基础。向楠教授牵头或参与承担了Ⅰ、Ⅱ、Ⅲ、Ⅳ期中药新药临床研究和各级各类临床课题研究达100余项，积累了丰富的临床研究经验，出版专著《中药临床药理学》。在此基础上，向楠教授积极组织多学科研究团队，通过参研国家"十二五"重点专项肝病、艾滋病、结核病等重大传染病临床疗效评价等课题及中药新药临床试验等，遵循中医学自身特点，吸纳临床流行病学、循证医学及信息科学、生物信息学、数学等领域的研究成果，思考探索建立中医临床疗效评价的方法学体系，开展了一系列肝病、妇科疾病、心血管疾病等高质量、高水平的临床研究，客观科学地评价了中医药临床疗效及安全性。

### 2. 中医证候信息学

证候的概念在《中医证候学》中描述为机体在疾病发展过程中的某一阶段的病变原因、性质和病变部位及邪正间的关系，书中将证和候分列，提出证为"病因＋病位"，候为"病机＋病变层次"。信息是人类社会重要资源，从信息学角度，中医是一门重要的信息学科，谈到的症状、证候等都是一种信息的传递。中医在辨证过程中，收集病史资料，确定病因病机，就是信息提取与处理过程。

长期对中医药信息化和标准化的潜心研究，让向楠教授认识到，应用标准科学和信息科学的理论和技术方法，是科学阐述中医证候的信息学特征及其内涵联系的有效途径，将为中医/中西医结合临床病证规范、辨证论治的个体化诊疗、疗效评价体系和中医循证医学工作平台的构建提供理论依据和技术方法，提出中医证候信息学的概念体系，出版专著《中医证候信息学》。向楠教授强调证候信息客观化、规范化研究，证候分布规律研究，证候演变规律研究和证候调控规律研究等构成了一个崭新的、完整的中医临床证候信息学研究体系，是中医证候信息学研究的主要内容。

### 3. 中医药标准化

向楠教授重视中医药信息化与标准化研究工作，以构建符合自身特点的中医药标准规范体系、提高中医药标准水平为目标，在借鉴现代医药和其他国家传统医药经验的基础上，争取使中医药标准规范成为国际传统医药标准规范。1994年参与研制了《中医病证分类编码》国家标准，2004年参与研制了《全国主要产品分类与代码》（中药部分），2003年主持完成了国家中医药管理局《中医药标准化战略研究》项目，2006年在国家中医药管理局李大宁副局长主持下，组织上海中医药大学、广州中医药大学，完成了《中医药标准化发展规划》的起草与论证，主持完成了中医药标准体系框架的前期研究。2007年作为项目负责人承担了国家"十一五"科技支撑计划《中医技术标准类目研究》，研制《中医各专业标准体系表》。本研究是在中医学理论指导下，根据规范中医药行业管理和临床实践的实际需要，并按照标准化科学和分类学的基本技术要求，确立中医技术标准分类原则和方法，设计以中医技术标准为核心，包括基础、技术、管理和工作等类标准的中医药标准体系架构，为中医药标准体系表的编制提供分类纲领。

### 4. "状态失衡度"的体质学说

向楠教授通过对中医体质学说的深入研究，以"状态"的失衡作为疾病发生的原因和标志，引入"状态失衡度"概念，并将其作为状态曲线体系的要素，进一步提出中医体质辨识是绘制证候状态标准曲线的基础之一。在中医体质辨识的基础上，通过确定每个要素的失衡指数，绘制证候状态标准曲线，将证候调控规律研究确立的状态演变曲线与之拟合综合分析，确证干预方法与影响因素，是实现中医临床疗效动态评价的技术关键。

# 第二章 医案精华

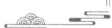

## 一、甲状腺功能亢进及相关眼病

### 1. Graves 病属气阴两虚案

胡某，女，35 岁，教师。就诊日期：2018 年 7 月 6 日。

主诉：怕热、多汗、手抖 20 天，加重伴皮疹 3 天。

现病史：患者诉 20 天前无明显诱因出现怕热、多汗、手抖，至当地医院就诊。甲状腺功能检查提示游离三碘甲状腺原氨酸（$FT_3$）33.7 pmol/L↑（正常值 2.8～7.1 pmol/L），游离甲状腺素（$FT_4$）＞100 pmol/L↑（正常值 12～22 pmol/L），促甲状腺素（TSH）0.017 $\mu$IU/mL↓（正常值 0.27～4.2 $\mu$IU/mL），促甲状腺素受体抗体（TRAb）＞3.81 U/L↑（正常值 0～1.5 U/L）；肝功能、血常规检查正常。甲状腺彩超检查提示甲状腺弥漫性肿大，诊断为"Graves 病（毒性弥漫性甲状腺肿）"，予以甲巯咪唑 10 mg，口服，一天 3 次；盐酸普萘洛尔 10 mg，口服，一天 3 次治疗。治疗 18 天后，突发皮疹，伴皮肤瘙痒，在医生指导下停服所有药物并口服抗过敏药物治疗，皮疹逐渐消退。现患者自觉症状无明显改善，心中焦虑，遂于今日至湖北省中医院就诊，诉怕热、多汗、手抖、心慌，无视物模糊、口干、口苦、恶心、呕吐、胸闷、胸痛等不适，食量增加，睡眠欠佳，大便次数增多，小便可，体重 3 个月内下降约 5 kg。

诊查：一般可，突眼（一），甲状腺Ⅱ度肿大，质稍韧，无压痛及触及明显结节肿块，手抖（＋），心率 102 次/分钟，心律齐，无明显杂音。舌红，苔少，脉弦而数。

实验室检查：$FT_3$ 7.23 pg/mL↑（正常值 1.8～4.8 pg/mL），$FT_4$ 5.76 ng/dL↑（正常值 0.7～1.99 ng/dL），TSH 0.019 $\mu$IU/mL↓（正常值 0.3～5 $\mu$IU/mL），白细胞（WBC）$3.0\times10^9$/L↓（正常值 $3.5\times10^9$～$9.5\times10^9$/L），肝功能正常。

西医诊断：甲状腺功能亢进（简称甲亢），Graves 病。

中医诊断：肉瘿。

证型治法：气阴两虚证，治以益气养阴、散结消瘿。

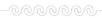

西医处方：①复方甲亢片 1 片，每天 1 次，口服每 5 天递加 1 片，直至 5 片，每天 2 次，若无过敏症状，则维持复方甲亢片 5 片，每天 2 次，口服，4 周后复诊。②普萘洛尔片 10 mg，每天 3 次，口服。

二诊（2018 年 9 月 28 日）：患者诉服药后怕热、手抖、多汗症状较前明显好转，无心慌、皮疹及体重下降，食欲正常，睡眠正常，大便次数近来较前减少，小便可。

诊查：一般可，突眼（-），甲状腺Ⅱ度肿大，质稍韧，无压痛及触及明显肿块，手抖（+），心率 74 次/分钟，心律齐，无明显杂音。舌红，苔少，脉弦细。

实验室检查：$FT_3$ 4.56 pg/mL，$FT_4$ 2.27 ng/dL↑，TSH 0.001 μIU/mL↓，血常规、肝功能正常。

西医处方：复方甲亢片 6 片，每天 2 次，口服。

三诊（2018 年 10 月 26 日）：患者症状体征均较前明显好转，甲状腺功能检查示 $FT_3$ 3.78 pg/mL，$FT_4$ 1.45 ng/dL，TSH 0.012 μIU/mL↓，血常规、肝功能正常，继续予以复方甲亢片 6 片，每天 2 次，口服。之后每月复查甲状腺功能，于 2019 年 2 月 22 日甲状腺功能正常，之后每 2 个月复查并调整药物剂量，病情一直稳定。

**按语：**复方甲亢片为湖北省中医院院内制剂，是以益气养阴中药为主加甲巯咪唑 1 mg 制成的中西药复方制剂，方中黄芪补中益气，生地黄清热养阴，为君药；玄参滋阴降火，白芍养血敛阴、平抑肝阳，为臣药；钩藤清热平肝，牡蛎敛阴潜阳、止汗涩精、化痰软坚，为佐药；夏枯草清肝散结，为佐使药，全方共奏益气养阴、柔肝理气、散结消瘿之功。

向楠教授常使用复方甲亢片治疗甲亢，认为应用复方甲亢片具有以下优势：①每片剂量较小，便于调整剂量，为小儿、维持量患者、特异质患者提供了方便；②每片含甲巯咪唑 1 mg，可直接作为脱敏治疗的初始剂量，剂量精准，方便快捷，增加了患者依从性；③稳定甲状腺功能，缓解临床症状，减少了抗甲亢药物的副作用；④其中含有黄芪、白芍等药物，现代研究表明可以增强免疫力，有效缓解免疫毒性反应；⑤相对于西药，可缩短病程，尤其对于抗甲状腺药物（ATD）过敏等存在副作用的患者，效果更好。

该患者对 ATD 发生过敏反应，即中医所谓的"药毒疹"，与气虚、阴血亏虚密切关系。脾主运化水液，气虚则脾失健运，水停为痰，痰湿蕴结，化热成毒蕴蒸肌肤而出现皮疹；阴血亏虚，肌肤失于濡养，虚风内动，发于皮肤而瘙痒。运用复方甲亢片可有效抗过敏，可能原因有三：1 mg 的甲巯咪唑与致敏靶细胞表面受体结合后，不足以生成足够的生物活性介质，对机体皮肤刺激小，在不引起药疹的情况下已被灭活，可有效脱敏；"药毒疹"与"瘿病"皆以气阴两虚为本，肝火、痰凝、血瘀为标，药毒疹伴有毒热炽盛入血，而复方甲亢片有益气养阴之效，方中生地黄、白芍、玄参滋养阴血，夏枯草、生牡蛎清热化痰散结，可兼顾两者的病机并消除病理因素；黄芪、白芍的免疫调节作用也有助于消除过敏反应。

（周培培　南京中医药大学 2021 级博士研究生）

**2. 甲状腺功能亢进属气滞痰凝证案**

郭某，女，54 岁，退休工人。就诊日期：2019 年 4 月 23 日。

主诉：心悸 1 年余。

现病史：患者诉于 2018 年 5 月体检时发现甲状腺功能亢进，7 月因食欲亢进、大便次数增多、体重下降开始口服甲巯咪唑 10 mg，每天 1 次；地榆升白片 2 片，每天 3 次；香菇菌多糖片 2 片，每天 3 次治疗。自 2019 年 1 月至 4 月一直口服甲巯咪唑 5 mg，每天 1 次治疗。现患者诉心慌，时有胸闷、胸痛，休息后可自行缓解，与运动及体位无关，脾气暴躁，易为琐事扰心，善太息，失眠多梦，纳可，二便调。

诊查：一般可，突眼（－），甲状腺Ⅰ度肿大，质软，无压痛及未及明显结节，手抖（－），心率 84 次/分钟，心律不齐，未及明显杂音。舌质暗，苔黄腻，脉弦。

实验室检查：2019 年 4 月 4 日当地医院甲状腺功能检查提示 TSH 0.31 $\mu$IU/mL↓（正常值 0.27～4.5 $\mu$IU/mL），甲状腺球蛋白抗体（TGAb）174.5 U/mL↑（正常值 0～95 U/mL），甲状腺过氧化物酶抗体（TPOAb）＞674.1 U/L↑（正常值 0～30 U/L）。

西医诊断：甲状腺功能亢进。

中医诊断：气瘿，胸痹。

证型治法：气滞痰凝证，治以疏肝理气、化痰散结。

西医处方：①复方甲亢片 1 片，口服，一天 1 次。②甲巯咪唑片 5 mg，口服，一天 1 次。③硒酵母片 2 片，口服，一天 2 次。

中医处方：

| | | | |
|---|---|---|---|
| 黄芪 10 g | 党参 10 g | 当归 10 g | 柴胡 10 g |
| 白芍 10 g | 枳壳 10 g | 延胡索 10 g | 香附 10 g |
| 全瓜蒌 10 g | 薤白 10 g | 生甘草 6 g | |

上药共 14 剂（中药免煎颗粒），每天 1 剂，分早晚 2 次，开水冲服。

二诊（2019 年 5 月 7 日）：患者诉心悸、胸闷较前明显好转，近 2 周无胸痛发生，自觉脾气较前好转，仍有失眠多梦，余未诉其他不适。向楠教授认为该方对症。

中医处方：守上方加茯神 10 g、酸枣仁 10 g、远志 10 g，共 14 剂，每天 1 剂，分早晚 2 次温服。

**按语：**甲状腺功能亢进病机以阴虚、气虚为本，气滞、痰凝、血瘀、肝火为标，然则向楠教授强调临床辨证时当分阶段、明确主证后方可论治，本案患者气阴两虚为本，气滞痰凝为标，根据"急则指标，缓则治本"的理论，当以祛邪为主，邪去方可防止进一步伤正，故本病治以理气化痰，辅以益气养阴。

该患者在病程初期即有心悸，可见素体本虚，气虚则行血无力，则心动异常，故见心悸；气滞痰凝，气机不畅，故有胸闷、胸痛；长期恼怒郁闷影响肝之疏泄，肝气郁结，气郁化火，横逆犯胃伤脾则见食欲亢进、便次增多，水谷不能转化为津血，则阴血不生，心神失养；郁火上扰心神，心神不宁则心烦、失眠、多梦。

向楠教授审证求因，遵《黄帝内经》"木郁达之"之旨，选用柴胡疏肝散加减以疏肝理气。方中柴胡功善疏肝解郁；香附、延胡索入肝经，香附疏肝行气止痛，延胡索辛润走散，气血双行，为通络止痛之要药，上药共奏疏肝解郁、通络止痛之功。肝郁日久化热，气滞则津液不行，停而为痰，郁热与痰互结，故见患者舌苔黄腻。患者合并有胸痹，故合用瓜蒌薤白剂治疗，其中瓜蒌理气宽胸、涤痰散结，为君药。薤白温通滑利、通阳散结、行气止痛，为臣药。两药相配，一祛痰结，一通气机，为治胸痹之要药。党参益血生津，黄芪补气，兼能生气，善治胸中大气下陷，以助胸中宗气。当归为"补血圣药"，具有补血活血、行气止痛之效；枳壳长于理气宽中，兼化痰消痞，可治胸闷胸痛；白芍养血敛阴，和甘草同用可养血柔肝，缓急止痛；甘草调和诸药；全方共奏疏肝理气、化痰散结之功。

（周培培　南京中医药大学 2021 级博士研究生）

### 3. 甲状腺功能亢进合并结节属肾虚证案

肖某，男，70 岁，退休。就诊日期：2018 年 6 月 5 日。

**主诉：**乏力 1 个月。

**现病史：**患者诉有 20 年甲亢病史，1 个月前与同学聚餐食用海鲜后开始出现四肢乏力，自汗，伴心慌、食欲亢进，考虑可能是"甲亢复发"，遂至当地医院检查甲状腺功能，示 $FT_3\uparrow$，$FT_4\uparrow$，$TSH\downarrow$，肝功能示谷丙转氨酶（ALT）$\uparrow$，诊断为"甲状腺功能亢进症合并肝功能不良"，予甲巯咪唑 10 mg、每天 3 次，复方甘草酸苷片 2 片、每天 3 次，利可君片 1 片、每天 3 次治疗。现患者诉症状改善不明显，仍有四肢乏力，心慌、汗多，夜寐欠安，大便次数增多，夜尿频数。

**既往史：**肾结石、前列腺炎病史。

诊查：一般可，突眼（一），甲状腺Ⅰ度肿大，质中，无压痛及触及明显结节，手抖（一），心率 82 次/分钟，心律齐，无明显杂音。舌淡，苔薄，脉沉。

实验室检查：$FT_3$ 4.05 pg/mL，$FT_4$ 1.01 ng/dL，TSH 0.006 μIU/mL ↓，促甲状腺素受体抗体（TRAb）9.64 U/L↑（正常值 0～1.5 U/L）。甲状腺超声：甲状腺结节。肝功能、血常规正常。

西医诊断：甲状腺功能亢进，Graves 病合并甲状腺结节。

中医诊断：瘿气，瘿结，失眠。

证型治法：肾虚证，治以补肾固摄、养心安神。

西医处方：①复方甲亢片 5 片，一天 3 次，口服。②甲巯咪唑片 10 mg，一天 1 次，口服。

中医处方：

| | | | |
|---|---|---|---|
| 生地黄 10 g | 熟地黄 10 g | 芡实 10 g | 金樱子 10 g |
| 桑螵蛸 10 g | 补骨脂 10 g | 赤芍 10 g | 山药 10 g |
| 夜交藤 10 g | 酸枣仁 40 g | 猪苓 10 g | 炙甘草 6 g |

上药共 28 剂（中药免煎颗粒），每天 1 剂，分早晚 2 次，开水冲服。

二诊（2018 年 7 月 6 日）：患者睡眠、夜尿明显改善，心慌、乏力好转，仍诉汗多，未有其他不适。

实验室检查：$FT_3$ 2.99 pg/mL，$FT_4$ 0.93 ng/dL，TSH 0.163 μIU/mL ↓。肝功能、血常规正常。

中医处方：守上方加黄芪 30 g，党参 10 g，浮小麦 10 g，知母 10 g，煅龙骨 10 g，煅牡蛎 10 g，五味子 10 g，共 28 剂（中药免煎颗粒），每天 1 剂，分早晚 2 次，开水冲服。

西医处方：西药照前服用。

**按语**：老年男性，肾气自虚，膀胱失约，故夜尿增多；脾气亏虚，脾失运化，水湿内生，下注大肠，故大便次数增多；心气亏虚，心动乏力，故心慌；气虚失摄，汗液不固，故自汗；汗出伤阴，肾阴亏于下，心火上炎于上，故心烦失眠；气虚推动无力，故四肢乏力。

该患者过食海鲜后复发，虽然古医籍中常用海藻、昆布等富碘药物治疗甲亢且收获良效，但向楠教授指出瘿病之病因古今有别，古之瘿病多为缺碘所致，而今之瘿病，由于碘盐普及，碘缺乏病已基本消除，而表现为碘充足或者过量，如果再使用富碘中药治疗，显然不符合病情，中药富碘药物主要是抑制甲状腺素的释放，不能直接抑制甲状腺素的合成，仅能起暂时缓解作用，一旦停用可使甲亢症状重新出现，甚至可能影响其他抗甲状腺药物疗效，或使甲亢患者症状已控制者复发，故今甲亢者，尤其伴甲状腺弥漫性肿大者更应慎重使用含碘的药物和食物。

向楠教授临床辨证时常选用滋阴补阳之药物，取"阳生阴长，阴复火平"之意。方中熟地黄入肝、肾经，滋阴补血生精，阴阳双补；金樱子、桑螵蛸、芡实、补骨脂、山药皆入肾经，补肾固精缩尿，善治肾虚引起的二便频数，其中补骨脂、桑螵蛸补肾阳；煅龙骨、煅牡蛎皆有重镇安神之效，同时兼可收敛固脱，治疗汗多之症配伍酸枣仁、夜交藤养心安神、敛汗生津；生地黄、知母滋阴清热降火，赤芍清肝泻火，猪苓利水渗湿，四者合用防止火盛伤阴，使热邪及时从小便而去；黄芪用于此似不相宜，恐升提阳气，增加阳亢之症，然此未配伍柴胡、升麻等升阳之品，同用反可促阳气贯通血脉，助阴血通畅而不瘀滞。

（周培培　南京中医药大学 2021 级博士研究生）

**4. 甲状腺功能亢进症合并月经不调属阴虚内热案**

杨某，女，38 岁，中学教师。就诊日期：2018 年 5 月 25 日。

主诉：月经量少 2 月余。

现病史：有甲亢病史 5 年，因工作、家庭压力大，常漏服抗甲状腺药物。患者近 2 个月发现月经量少，经期仅 2 天，色暗，周期较平常推后约 10 天，诉时有心慌、胸闷不舒，喜太息，烘热汗出，五心烦热，烦躁易怒，两目干涩，乏力，纳可，入睡困难，多梦，二便调。

诊查：一般可，突眼（一），甲状腺Ⅱ度肿大，质中，无压痛及未及明显结节，手抖（±）。舌质淡，苔薄白，脉弦细。

实验室检查：$FT_3$ 5.03 pg/mL↑，$FT_4$ 2.11 ng/dL↑，TSH 0.001 μIU/mL↓。

西医诊断：甲状腺功能亢进，Graves 病或桥本甲亢，月经不调。

中医诊断：瘿气，月经后期。

证型治法：阴虚内热证，治以养阴泻火。

西医处方：复方甲亢片 5 片，每天 3 次，口服。

中医处方：

| | | | |
|---|---|---|---|
| 生地黄 10 g | 熟地黄 10 g | 桑葚 10 g | 女贞子 10 g |
| 旱莲草 10 g | 天花粉 10 g | 石斛 10 g | 菟丝子 10 g |
| 黄精 10 g | 茺蔚子 10 g | 玫瑰花 10 g | 月季花 10 g |
| 当归 10 g | 甘草 6 g | | |

上药共 14 剂（中药免煎颗粒），每天 1 剂，分早晚 2 次，开水冲服。

二诊（2018 年 6 月 8 日）：患者诉上述症状较前好转，但仍诉乏力、夜寐欠安。

中医处方：守上方加合欢花 10 g，夜交藤 10 g，酸枣仁 10 g。上药共 14 剂

（中药免煎颗粒），每天 1 剂，分早晚 2 次，开水冲服。

三诊（2018 年 6 月 22 日）：患者诉月经按期而至，月经量较前增多，上述症状较前均有明显缓解。

实验室检查：$FT_3$ 4.02 pg/mL，$FT_4$ 1.56 ng/dL，TSH 0.001 μIU/mL↓。

效不更方，继续服用以巩固疗效。

**按语：** 该患者甲状腺功能亢进合并月经延期、月经量少，二者有共同的病因病机。《临证指南医案》谓"女子以肝为先天，阴性凝滞，易于怫郁"，肝气易于郁滞，肝郁则气盛，气盛则化火伤阴，故肝有"有余于气，不足于血"之说。女性属阴，"以阴血为本"，"以肝为先天"，生理上有经、带、胎、产、乳的特点，每一个时期都以血为用，易致肝阴亏虚。肾精是月经产生的根本，《傅青主女科》曰"经水出诸肾"，经水的主要内容为肾阴物质，肾水盈亏体现经水多寡，故经水可反映肾阴的状态，肾精化以为血，藏于肝注于冲脉，转为月经。乙癸同源，肝肾同源，肝藏血，肾藏精，精与血，肝与肾之间，同根连枝，相互滋生，故常肝肾阴虚共见，而表现为月经量少甚至闭经。肝郁气滞，气机不畅，故胸闷不舒；气郁化火，肝火亢逆，故烦躁易怒；郁火伤阴，心阴亏虚，心神失养、心神不宁，故见心慌、失眠；肝开窍于目，目失濡养则干涩；阴虚上火，则烘热汗出、五心烦热。故治疗上当抓住病机之根本，滋阴泻火。

向楠教授从滋补肝肾入手，地黄（生熟两用）、女贞子、旱莲草、桑葚，味甘，入肝肾经，滋补肝肾、滋阴养血，熟地黄兼生精，培补下元而固本，桑葚兼生津，生地黄、女贞子、旱莲草兼清虚热，抑制阳亢之症，五药合用，增强滋补肝肾之功；天花粉、石斛清热生精，滋阴除热；菟丝子平补肝肾，既能助阳，又能益精，不燥不腻；茺蔚子辛散苦泄，微寒清热，主入心肝二经血分，"行中有补"，益精养血，活血化瘀；当归补血活血，为妇科良药；玫瑰花、月季花入肝经，活血调经，疏肝解郁；黄精补脾气、益肾精，补脾气一方面防滋腻碍胃，促进药物吸收，另一方面气血生化泉源不竭；酸枣仁补肝宁心，合欢花疏肝解郁，合夜交藤共奏养心安神之效。

余书写病例之余，观向楠教授对此患者处方用药有三大微妙之处。一是黄芪可升提阳气，乍看虽有促进阴虚火旺、使阳亢更加上逆之嫌，实则不然，与诸滋阴药合用可促进津液输布，可促进津液的生成。二是"肝体阴用阳"，体，实体；用，功能。肝藏血，血为阴，故肝体为阴；肝主疏泄，内寄相火，为风木之脏，易东风化火，故功能属阳。《临证医案指南·肝风》曰："故肝为风木之脏，因有相火内寄，体阴用阳，其性刚，主动主升，全赖肾水以涵之，血液以濡之。"养肝之体，以助肝之疏泄，使气机条达，遏制诸郁之渐。三是"壮水

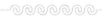

之主,以制阳光",上济心火,下抑肝阳,多以玄参、麦门冬、生地黄等甘寒药物以滋其阴,为避免滋腻阻碍气机,故主张以清润为原则。

(周培培　南京中医药大学 2021 级博士研究生)

**5. 甲状腺功能亢进合并结节属气郁化火、痰瘀内阻证案**

吕某,女,29 岁,护士。就诊日期:2017 年 8 月 31 日。

主诉:自觉颈前肿大 3 月余。

现病史:患者有甲亢病史 5 个月,口服复方甲亢片 5 片,每天 3 次治疗。3 个月前患者自觉颈前肿大,无声嘶、吞咽困难、心慌等不适,性情急躁、易怒,胸胁胀满,月经量少,易疲劳,乏力,纳寐不安,大便偏干,小便可。

诊查:一般可,突眼(一),甲状腺Ⅱ度肿大,质软,无压痛及未及明显结节,手抖(一),心率 86 次/分钟,心律齐,未及明显杂音。舌红,苔黄,脉弦。

实验室检查:甲状腺功能检查示 $FT_3$ 2.68 pg/mL, $FT_4$ 1.25 ng/dL, TSH 2.166 μIU/mL。甲状腺彩超示甲状腺弥漫性肿大;右叶下极钙化灶 1.02 cm × 0.64 cm;左叶 0.49 cm×0.42 cm;低回声结节。

西医诊断:甲状腺功能亢进;甲状腺结节,性质待排。

中医诊断:气瘿。

证型治法:气郁化火、痰瘀内阻证,治以理气清热、化痰活血。

西医处方:①复方甲亢片 5 片,一天 3 次,口服。②理气消瘿膏、活血消瘿膏外敷甲状腺,一天 1 次。

中医处方:

| | | | |
|---|---|---|---|
| 郁金 10 g | 川楝子 10 g | 夏枯草 10 g | 猫爪草 10 g |
| 穿山龙 10 g | 山慈姑 10 g | | |

上药共 28 剂(中药免煎颗粒),每天 1 剂,分早晚 2 次,开水冲服。

二诊(2018 年 9 月 28 日):患者自觉颈前肿大较前减小,胸胁胀满明显好转,性情平缓,纳可,睡眠好转,二便调。

诊查:一般可,突眼(一),甲状腺Ⅰ~Ⅱ度肿大,质软,无压痛及未及明显结节,手抖(一)。舌质淡,苔薄黄,脉弦。

实验室检查:甲状腺功能检测显示 $FT_3$ 2.67 pg/mL, $FT_4$ 1.32 ng/dL, TSH 1.74 μIU/mL。

西医处方:①复方甲亢片 5 片,一天 3 次,口服。②活血消瘿片 4 片,一天 3 次,口服。③夏枯草胶囊 2 粒,一天 2 次,口服。④理气消瘿膏、活血消瘿膏取适量,外敷甲状腺,一天 1 次。

按语:"瘿,婴,在颈婴喉也",婴有缠绕之意,瘤,体内肿块也,中医认为甲状腺结节肿块属于"瘿病""瘿瘤"范畴。该病多与情志失调有关,肝主疏泄,调畅情志,肝气不舒,情志失调,气机受阻,则见烦躁易怒,胸胁胀满;气血运行失调,"无郁不成痰,无痰不成块",痰久血行不畅而瘀生,"痰挟瘀血,遂成窠囊",气滞、凝痰、血瘀相互搏结于颈部而出现颈部不适、甲状腺肿大;冲任与肝密切相关,肝郁气滞则血行不畅,冲任受阻则月经量少;气郁化火伤阴,肠道津亏失润则便干。向楠教授认为情志失调是该患者发病的诱因,痰瘀贯穿始终,既是致病因素,又是导致结节病程长、缠绵难愈及复发的继发病理因素。

向楠教授在本案中选用中成药巩固治疗,中成药作用缓慢、携带方便,取慢病缓图之意。复方甲亢片一方面对抗甲状腺激素引起的心悸、手抖等症,另一方面气郁、痰瘀搏结日久可化火耗气伤阴而致气阴两虚,使用益气养阴中药配合甲巯咪唑治疗,恰到好处。活血消瘿片由柴胡、猫爪草、蜈蚣、桃仁等组成,有活血化瘀、消瘿散结之功。夏枯草胶囊主要成分为夏枯草,具有清肝火、散结、解毒的功效。痰结血瘀日久易郁而化火,向楠教授联用活血消瘿片和夏枯草胶囊治疗,取夏枯草清火、散结之功,一方面助活血消瘿片发挥活血化瘀作用,一方面防止病程日久化火之弊。

向楠教授治疗此病主张内外合治,根据辨证论治选择消瘿膏外敷,通过皮肤直接吸收直达病所,作用快而持久,副作用小。外用膏剂有院内制剂理气消瘿膏、活血消瘿膏、金黄消瘿膏、温阳消瘿膏等,都有消瘿散结的作用,治疗甲状腺肿大结块,但临床偏向不同:肝郁气滞为主者,如气瘿,常选用理气消瘿膏;痰瘀互结、结块难消,如结节性甲状腺肿伴恶变者,常选用活血消瘿膏;郁热疼痛,如亚急性甲状腺炎者,常选用金黄消瘿膏;缠绵难愈、日久阴损及阳、阳虚痰凝者,常选用温阳消瘿膏。

(周培培 南京中医药大学 2021 级博士研究生)

### 6. 甲状腺功能亢进伴贫血属心脾两虚证案

何某,女,69 岁,就诊日期:2017 年 10 月 27 日。

主诉:乏力、心悸 2 个月。

现病史:患者诉 2 个月前无明显诱因出现乏力、心悸,活动后明显,经休息后可缓解。近来自觉乏力、心悸难以缓解,遂至医院门诊就诊。现诉乏力、心悸,腹胀,食欲欠佳,食少,睡眠一般,大便干硬难解,小便可。

既往史:既往有甲亢病史 10 余年,经规范诊治后停药至今。

诊查:一般可,全身皮肤黏膜无瘀点、瘀斑及出血,面色萎黄,突眼

（一），睑结膜色淡白，甲状腺不肿，无压痛及未及明显结节肿大，手抖（一），心率 102 次/分钟，心律齐，未及明显杂音。舌质淡，苔白，边有齿痕，脉细弱。

实验室检查：甲状腺功能检测示 $FT_3$ 7.36 pg/mL↑，$FT_4$ 3.85 ng/dL↑，TSH 0.017 μIU/mL↓。血常规检查示红细胞（RBC）$3.8\times10^{12}$/L↓（正常值 $4.3\times10^{12}\sim5.8\times10^{12}$/L），血红蛋白（Hb）82 g/L↓（正常值 130～175 g/L）。肝功能、肾功能检查：正常。

西医诊断：甲状腺功能亢进，Graves 病或桥本甲亢，贫血（中度）。

中医诊断：瘿气，虚劳。

证型治法：心脾两虚证，治以益气健脾、养血安神。

西医处方：①复方甲亢片 6 片，一天 3 次，口服。②盐酸普萘洛尔片 1 片，一天 3 次，口服。

中医处方：

| | | | |
|---|---|---|---|
| 炙黄芪 15 g | 当归 10 g | 熟地黄 15 g | 桑葚 15 g |
| 枸杞子 15 g | 薏苡仁 15 g | 陈皮 10 g | 厚朴 10 g |
| 党参 10 g | 炒白术 10 g | 茯苓 15 g | 菟丝子 15 g |
| 阿胶 15 g | 炙甘草 10 g | | |

上药共 28 剂（散装中药配方颗粒），每天 1 剂，分早晚 2 次，开水冲服。

二诊（2017 年 12 月 1 日）：患者诉乏力、心悸较前好转。

实验室检查：$FT_3$ 4.56 pg/mL，$FT_4$ 1.49 ng/dL，TSH 0.001 μIU/mL↓。血常规检查示 RBC $4.0\times10^{12}$/L↓，Hb 96 g/L↓。方药不变，继续上述方药口服 1 个月。后患者每月复诊，定期复查甲状腺功能和血常规，于 2018 年 4 月 13 日复诊时，甲状腺功能及血常规均在正常范围内。

西医处方：继续予以调整复方甲亢片稳定甲状腺功能。

**按语：** 综合甲亢的致病因素乃由痰、瘀、毒搏结，日久伤津而致阴亏，损伤人体正气而致气阴两伤，肾为先天之本，脾胃为后天之本，肝肾阴虚累及后天，则脾胃虚弱，脾胃为气血生化之源，虚弱则生血不足，而致气血两伤，故中医多认为贫血属于"虚劳"等范畴。

向楠教授认为脾胃为后天之本，气血生化之源，脾气亏虚，脾失健运，则气血生化乏源而致气血两虚，故治疗当健脾益气养血。气为血之帅，血为气之母，气盛则能生血，故用黄芪补气生血，"补气之功最优"，补气而行滞；党参补中益气、健脾益肺，白术健脾益气、固表止汗，二药合用健脾益气养血；阿胶、熟地黄、桑葚滋阴补血；当归补血和血；熟地黄、枸杞子、菟丝子滋补肝肾，肝肾同源，肾藏精，肝藏血，精血互化，填精以生血；脾喜燥恶湿，脾虚失健，津液内停，聚湿生痰，故选用茯苓、薏苡仁健脾祛湿；陈皮、厚朴理气健脾，燥湿化痰，血充则心神得养，则心悸、失眠可愈。抗甲亢治疗的常用药物甲巯咪唑和丙硫氧嘧啶可引起血液系统疾病，为避免其副作用，故向楠教授选用复方甲亢片治疗。

（周培培　南京中医药大学 2021 级博士研究生）

**7. 甲状腺相关性眼病属肝火炽盛、痰瘀互结证案**

董某，男，55 岁，退休工人。就诊日期：2019 年 3 月 19 日。

主诉：眼突、眼胀 1 年余。

现病史：患者为眼突、眼胀不适烦扰 1 年有余，曾于多处求医，诊断为甲状腺功能亢进，甲状腺相关性眼病，予以甲巯咪唑抗甲亢治疗，甲状腺功能恢复正常，但眼部症状无改善。2018 年 10 月于他处行激素冲击治疗，效果不佳。遂来湖北省中医院就诊，患者现口服甲巯咪唑（5 mg/片）1/3 片，每天 1 次。近来自觉眼突、眼胀加重，伴有视物模糊，羞明流泪，左眼为甚，纳可，睡眠欠佳，多梦易醒，大便 3 次/天，小便正常。

诊查：一般可，突眼（＋），结膜充血，眼睑水肿，手抖（－），甲状腺 Ⅱ 度肿大，质中，未及明显结节，无压痛。舌红，苔白稍厚，脉弦。

实验室检查：2018 年 10 月 30 日于他处眼眶 CT 检查显示双侧眼球突出伴多发眼外肌增粗，以肌梭为著，符合 Graves 病相关表现。2019 年 3 月 14 日于另一医院甲状腺功能检查显示 $FT_3$ 4.69 pmol/L（正常值 3.1～6.8 pmol/L），$FT_4$ 14.51 pmol/L（正常值 9～23.9 pmol/L），TSH 7.01 mIU/L↑（正常值 0.27～4.2 mIU/L），TGAb 10 IU/mL（正常值 0～1.5 IU/mL），TPOAb 27.36 IU/mL（正常值 0～34 IU/mL）；肝功能正常。

西医诊断：甲状腺功能亢进，Graves 病，甲状腺相关性眼病。

中医诊断：鹘眼凝睛。

证型治法：肝火炽盛、痰瘀互结证，治以清肝泻火、活血散结、化痰消肿。

西医处方：①复方甲亢片 2 片，一天 2 次，口服。②左甲状腺素钠片 25 μg，一天 1 次，口服。③夏枯草胶囊 2 粒，一天 2 次，口服。

中医处方：

| | | | |
|---|---|---|---|
| 龙胆草 6 g | 夏枯草 10 g | 知母 10 g | 僵蚕 10 g |
| 泽泻 10 g | 牡丹皮 10 g | 赤芍 10 g | 浙贝母 10 g |
| 土鳖虫 10 g | 车前草 10 g | 酸枣仁 40 g | 茯神 15 g |
| 夜交藤 10 g | | | |

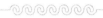

上药共 14 剂（散装中药配方颗粒），每天 1 剂，分早晚 2 次，开水冲服。

二诊（2019 年 4 月 2 日）：患者诉眼突、眼胀、羞明流泪较前好转，仍有视物模糊，纳可，睡眠较前改善，二便调。

诊查：一般可，突眼（＋），结膜有血丝，眼睑轻度水肿，甲状腺Ⅱ度肿大，质中，未及明显结节，无压痛。舌红，苔白稍厚，脉弦。

实验室检查：2019 年 3 月 29 日某医院甲状腺功能检测显示 $FT_3$ 4.77 pmol/L（正常值 3.1～6.8 pmol/L）、$FT_4$ 17.59 pmol/L（正常值 9～23.9 pmol/L）、TSH 4.37 mIU/L（正常值 0.27～4.3 mIU/L）、TGAb 10 IU/mL↑（正常值 0～1.5 IU/mL）、TPOAb 29.81 IU/mL（正常值 0～34 IU/mL）。

中医处方：守上方去酸枣仁、龙胆草、知母，加远志 10 g，28 剂（散装中药配方颗粒），每天 1 剂，分早晚 2 次，冲服。余药同前。

再次复诊，诸症皆有缓解，仍遗留有突眼。眼睑水肿，向楠教授以为效不更方，继以中药方缓慢调治，注意复查甲状腺功能，稳定甲状腺功能。

**按语**：向楠教授在论治甲状腺相关眼病时，多采用整体、局部和微观辨证相结合的方式进行论治。因为这类患者在就诊时多全身症状不明显，但眼部表现突出，故强调辨治本病时应注重局部辨证和微观辨证相结合，即将观察到的眼部局部变化与检查发现的实验室或影像学结果相结合。"东方青色，入通于肝，开窍于目，藏精于肝""肝气通于目，肝和则目能辨五色也"，目与肝密不可分，目病病位多在肝。"肝属木，木冲和调达，不致郁遏，则血脉得畅"，肝主疏泄，气机条达则血行通畅，目有所养而视物精明。肝为刚脏，性喜条达而恶抑郁，若情志不畅，则"五志过极而化火"，《医学入门》曰"七情不遂，则肝郁不达，郁久化火生风"，表现在目为眼肌挛缩羞明流泪、结膜充血；郁火伤阴，目窍失养，则视物模糊；气滞水停为痰，肝火灼津成痰，痰阻而血行不畅，痰瘀互结于目和甲状腺，则眼胀、眼肿、眼肌增粗，甲状腺肿大；郁火夹痰循经上扰，心神不宁，则梦多易醒。

向楠教授认为本例患者属肝火炽盛、痰瘀互结证，治以清肝泻火，活血散结，化痰消肿。临床喜用龙胆草、夏枯草清肝泻火，二味皆味苦、性寒，苦能泄下，寒能清热，均入肝经，直折亢盛之相火；牡丹皮、赤芍相配，清热凉血，活血散瘀，凉血止血而不留瘀，散瘀活血而不妄行；泽泻利水泄热而不伤阴，使热邪从小便而出；僵蚕化痰散结消肿，浙贝母清化热痰、开郁散结，二者动静结合，共奏清热化痰散结之功；甲状腺及目之血络均较丰富，一旦受到邪侵，血行瘀滞，易积成形，易入难出，故选用土鳖虫破血逐瘀，取"痰化瘀消，瘀去痰散"之意；痰火扰心，心神不宁而失眠多梦，在清火化痰的基础上，酌加酸枣仁补肝宁心安神，夜交藤、茯神宁心安神。

甲状腺相关眼病非一日即成，亦非一剂可奏效之疾，宜缓缓图之，在稳定甲状腺功能的同时，应嘱咐患者戒烟，调畅情志，增强对疾病治愈的信心，加强对暴露在外的眼球的保护，包括使用人工眼泪制剂、滴眼液、眼膏，以及外出佩戴墨镜或者睡觉时佩戴眼罩等措施。

（周培培　南京中医药大学 2021 级博士研究生）

**8. 甲状腺相关性眼病属肝风内动兼痰血瘀阻案**

李某，男，52 岁，退休工人。就诊日期：2018 年 9 月 7 日。

主诉：左眼下视受限、闭合不全 1 月余。

现病史：患者诉 10 年前因心慌、手抖就诊，诊断为"甲状腺功能亢进"，予以甲巯咪唑抗甲亢治疗，规律复诊及调整药物剂量，2 年后甲状腺功能稳定，在医师指导下停药。2 年前患者再次因心慌、手抖就诊，诊断为"甲亢复发"，近 1 年口服甲巯咪唑 20 mg，每天 1 次治疗。1 个月前患者发现左眼向下看时稍有困难、闭合不全，伴眼胀、干涩、视物重影，时有心慌、手抖，无多汗、眩晕、恶心、呕吐等不适，纳寐可，二便调。

既往史：高血压病史。

诊查：一般可，左眼突眼（＋），眼睑退缩，眼睑水肿，向下看时稍有受限，闭目迟落，轻度闭合不全，甲状腺Ⅱ度肿大，质中，无压痛、未及明显结节肿块，手抖（±），心率 90 次/分钟，心律齐。

实验室检查：$FT_3$ 5.32 pg/mL↑，$FT_4$ 2.27 ng/dL↑，TSH 0.04 μIU/mL↓，TGAb 30 U/mL（正常值 0～80 U/mL），TPOAb 572 U/mL↑（正常值 0～60 U/mL），TRAb 3.52 U/L↑（正常值 0～1.5 U/L）。

西医诊断：甲状腺功能亢进，Graves 病，甲状腺相关性眼病。

中医诊断：鹘眼凝睛。

证型治法：肝风内动兼痰血瘀阻证，治以平肝息风、活血化痰消肿。

西医处方：①甲巯咪唑片 10 mg，口服，一天 2 次。②复方甲亢片 5 片，口服，一天 1 次。③夏枯草胶囊 2 粒，口服，一天 2 次。

中医处方：

| | | | |
|---|---|---|---|
| 生地黄 15 g | 赤芍 12 g | 白芍 12 g | 地龙 15 g |
| 水蛭 10 g | 浙贝母 15 g | 泽泻 15 g | 石决明 15 g |

上药共 28 剂（中药免煎颗粒），每天 1 剂，分早晚 2 次，开水冲服。

二诊（2018 年 10 月 12 日）：患者诉左眼下视受限、干涩、心慌、手抖较前好转，眼部肿胀、视物重影症状无明显缓解，畏光流泪，乏力，未诉其他不适。

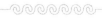

诊查：一般可，左眼突眼（＋），眼睑退缩，眼睑轻度水肿，向下看时稍有受限，闭目迟落，甲状腺Ⅱ度肿大，质中，无压痛及触及明显结节肿块，手抖（－）。

实验室检查：当地医院复查示FT₄ 9.12 pmol/L↓（正常值10.20～21.80 pmol/L），TSH 16.770 μIU/mL↑（正常值0.3～4.75 μIU/mL），TRAb 6.01 U/L↑（正常值1.75 U/L）。

西医处方：①甲巯咪唑片15 mg，口服，一天1次。②夏枯草胶囊2粒，口服，一天2次。

中医处方：

| | | | |
|---|---|---|---|
| 夏枯草10 g | 浙贝母10 g | 茯苓10 g | 赤芍10 g |
| 僵蚕10 g | 炒白术10 g | 山楂10 g | 钩藤10 g |
| 知母10 g | 水蛭10 g | 川牛膝10 g | 生甘草6 g |

患者眼部症状日渐好转，每月规律复查甲状腺功能并根据甲状腺功能调整抗甲状腺药物剂量，方证相符，效不更方，在此方基础上继续加减治疗。

2019年5月7日复诊：患者左眼下视受限明显好转，视物重影、突眼、闭合不全及眼睑水肿与正常无异，予以中药丸剂巩固治疗。

**按语：**《素问·至真要大论》云"诸风掉眩，皆属于肝""诸暴强直，皆属于风"。肝风内动则眼睑挛缩、眼睛活动受限。《医学入门》言"七情不遂，则肝郁不达，郁久化火生风"，肝主疏泄条达气机，调畅情志，情志不遂最易致肝郁，"木郁则化火"，火热过盛致热极生风；肝火灼津伤血而致肝阴亏虚，阴虚风动；阴阳互根互用，无阴则阳无以化，"阳气亢于外，不能入阴，日久耗伤阴液，阴津不足于下，阳气亢张于上"而致肝阳化风；"血虚生风者，非真风也，实因血不养筋，筋脉拘急"，肝藏血，肝主筋，肝热灼津化痰，"诸痰者，此由血脉壅滞"，凝痰瘀血相互胶着，血液进一步亏虚，肝血亏虚则筋脉失养而动风，表现为血虚生风。

向楠教授在治疗肝风内动而致的甲状腺相关眼病时，审证求因，治以平肝息风兼活血化痰消肿，常选用天麻、钩藤、石决明、僵蚕、地龙等平肝息风，石决明平肝潜阳、清肝明目，天麻甘润平肝息风止痉，钩藤清热平肝、息风定惊，共奏清肝、平肝息风止痉之功。僵蚕、全蝎皆有息风止痉、化痰散结之功效。地龙清热定惊、通络，生地黄、赤芍清热凉血，知母清热滋阴，白芍平抑肝阳、柔肝止痛，四药养肝血、滋肝阴以平肝、清肝。水湿积久而成浊脂，故常用白术、茯苓、泽泻等祛湿泄浊，现代研究也表明山楂、荷叶等有降脂之效。

向楠教授临证喜配伍丹参、当归等活血养血药，一方面防风药温燥太过，另一方面补血活血，取"治风先治血，血行风自灭"之意。"诸子明目"，子类药物素有眼科"中药维生素"之称，向楠教授将治疗眼病的子类中药分为两类：一是清肝明目类，如决明子、青葙子、车前子等；二是养肝肾明目类，如枸杞子、菟丝子、女贞子等，在临床上随证选用，效如桴鼓。

（周培培　南京中医药大学 2021 级博士研究生）

### 9. 甲状腺相关性眼病属痰瘀阻络案

胡某，男，43 岁，工人。就诊日期：2017 年 12 月 19 日。

主诉：颈前区不适、眼突 1 年。

现病史：患者诉 15 年前因"甲亢危象"入院治疗，出院后规律复查甲状腺功能及根据甲状腺功能调整甲巯咪唑用量，甲状腺功能基本控制稳定。1 年前开始出现颈前区不适、眼突，缓慢进行性加重，伴眼胀眼痛、流泪、视物重影，无心慌、多汗、手抖等不适，现患者口服甲巯咪唑片 5 mg（每天 1 次）治疗。

诊查：一般可，突眼（＋），左眼为甚，眼睑水肿，眼球活动受限，露白，甲状腺Ⅱ度肿大，质中，无压痛、未及明显肿块，手抖（－）。舌质暗红有瘀点，苔腻，脉细。

实验室检查：TSH 1.953 μIU/mL，TRAb 5.76 U/L↑。

西医诊断：甲状腺功能亢进，Graves 病，甲状腺相关性眼病。

中医诊断：鹘眼凝睛。

证型治法：痰瘀阻络证，治以化痰消肿、活血通络。

西医处方：①甲巯咪唑 5 mg，口服，一天 1 次。②夏枯草胶囊 2 粒，口服，每天 2 次。

中医处方：

泽泻 10 g　　浙贝母 10 g　　僵蚕 10 g　　血竭 10 g　　赤芍 10 g

上药共 28 剂（中药免煎颗粒），每天 1 剂，分早晚 2 次，冲服。

二诊（2018 年 1 月 23 日）：患者自诉口服中药方后，眼部症状明显缓解，考虑到就诊交通不便，遂自行至当地医院照原方再服 2 个月。目前患者诉颈前不适、眼突、眼胀眼痛、重影较前好转，仍遗留有左眼突，时有流泪，视物模糊，余尚可。

诊查：一般可，左突眼（＋），上眼睑轻度水肿，甲状腺Ⅰ度肿大，质中，无压痛、未及明显肿块，手抖（－）。

实验室检查：FT$_3$ 2.41 pg/mL，FT$_4$ 1.00 ng/dL，TSH 2.012 μIU/mL。

中医处方：

泽泻 10 g　　　　浙贝母 10 g　　　　僵蚕 10 g　　　　赤芍 10 g

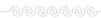

水蛭 10 g　　　　黄芪 20 g

上药共 28 剂（中药免煎颗粒），每天 1 剂，分早晚 2 次，温水冲服。

西医处方：甲巯咪唑片及夏枯草胶囊继续原剂量服用。嘱 6～12 个月后复查甲状腺功能。

**按语：**向楠教授认为痰瘀贯穿甲状腺相关眼病的整个病程中，既可为兼夹证，也可为主证，强调需运用整体观念和辨证论治辨明痰瘀的主次。中医理论自古即有"痰瘀同源""痰瘀同病"之说，痰瘀互生、狼狈为患，治疗当从化痰活血入手。现代血流流变学研究也发现，稳定期突眼血液处于"黏""浓"状态，系血行不畅所致，主以瘀血为主。向楠教授师承陈如泉教授，深谙陈教授辨治血瘀的三大原则，即"和血""活血""破血"。"和血"即调和气血、疏通脉络，常选用当归、牡丹皮等药；"活血"即行血，常选用红花、郁金、川芎、丹参、益母草等药；"破血"即破血逐瘀，常选用三棱、莪术、王不留行、血竭等药或选用水蛭、蛴螂虫、土鳖虫、穿山甲等虫类药。

向楠教授治疗甲状腺相关眼病时喜用、善用虫类药，目为宗脉之所聚，络脉丰富，易滞易瘀，邪气易积成形，治疗非一般草木所能达，当用虫类药剔凝痰通经络。临床喜用水蛭、土鳖虫，味咸走血，为血肉有情之品，性善走窜，搜风剔络，破血逐瘀，配伍僵蚕软坚化痰散结，"痰化瘀消，瘀去痰散"，共奏活血化痰之功。在具体运用过程中，向楠教授强调：一方面化痰祛瘀之药有攻伐耗气太过之嫌，不可用力过猛，以免损伤正气，加重病情，当注重固本，"中病即止"；另一方面，痰瘀胶着日久，影响气血运行，气机不畅，向楠教授临床常选用黄芪补气，入脾经，"黄芪助气壮筋骨，长肉补血，破癥癖，治瘰疬"，补气以行血，同时正气充足则邪气易散，难积成形，且外邪不易入侵。

（周培培　南京中医药大学 2021 级博士研究生）

**10. 甲状腺相关性眼病属脾虚痰阻案**

彭某，女，30 岁，普通职员。就诊日期：2018 年 1 月 9 日。

主诉：眼肿眼胀 6 月余。

现病史：患者诉 2015 年因心慌、手抖、多汗于当地医院就诊，诊断为"甲状腺功能亢进"，予以抗甲状腺药物治疗，但患者不能规律复诊及服药，症状反复，遂于 2017 年 7 月行 131I 治疗，而后出现甲状腺功能减退，予以补充甲状腺素治疗。6 个月前，患者出现眼肿眼胀，渐进性加重，晨起时眼睑水肿明显，伴眼痛、迎风流泪，乏力，食欲欠佳，睡眠可，二便调。现患者口服左甲状腺钠片 12.5 μg（每天 1 次）治疗。

家族史：其母亲有甲亢病史。

诊查：一般可，突眼（＋），眼睑水肿，甲状腺Ⅰ～Ⅱ度肿大，质中，无压痛、未及明显肿块。舌质淡胖边有齿痕，苔白腻，脉缓。

实验室检查：$FT_3$ 2.94 pg/mL，$FT_4$ 1.22 ng/dL，TSH 1.948 μIU/mL。

西医诊断：甲亢$^{131}$I术后，甲状腺功能减退，甲状腺相关性眼病。

中医诊断：鹘眼凝睛。

证型治法：脾虚痰阻证，治以健脾化痰。

西医处方：①左甲状腺素钠片25 μg，口服，每天1次。②雷公藤多苷片1片，口服，每天1次。③夏枯草胶囊2粒，口服，每天2次。

中医处方：

| | | | |
|---|---|---|---|
| 僵蚕10 g | 浙贝母10 g | 泽泻10 g | 水蛭10 g |
| 赤芍10 g | 车前子10 g | 防风10 g | 紫苏叶10 g |
| 桂枝10 g | 黄芪10 g | 川芎10 g | |

上药共30剂（中药免煎颗粒），每天1剂，分早晚2次，温水冲服。每天1剂，开水温服。

二诊（2018年3月6日）：患者诉眼肿眼胀、眼痛、流泪较前好转，时有乏力，纳可，夜寐安，二便调。

诊查：一般可，突眼（＋），眼睑轻度水肿，甲状腺Ⅰ度肿大，质中，无压痛及触及明显肿块。舌质淡白边有齿痕，苔白，脉缓。

实验室检查：$FT_3$ 3.00 pg/mL，$FT_4$ 1.45 ng/dL，TSH 0.906 μIU/mL。

西医处方：①停服左甲状腺素钠片。②雷公藤多苷片1片，口服，一天1次。③夏枯草胶囊2粒，口服，一天2次。

中医处方：

| | | | |
|---|---|---|---|
| 浙贝母10 g | 僵蚕10 g | 泽泻10 g | 茯苓10 g |
| 车前子10 g | 血竭10 g | 赤芍10 g | 青风藤10 g |
| 生甘草10 g | | | |

上药共30剂（中药免煎颗粒），每天1剂，分早晚2次，温水冲服。

患者每月复诊，规律复查甲状腺功能，未见异常，诸症较前明显好转，向楠教授认为该例患者方证相应，效不更方，制丸剂以巩固疗效。

**按语：** 该患者眼睑肿胀症状突出，"肿胀如杯状"，五轮中眼睑为肉轮，在脏属脾，《素问·至真要大论》载"诸湿肿满，皆属于脾"，脾主运化水液，脾虚则失健运，津液内停而为痰饮，泛溢至眼睑则眼睑水肿。脾胃位居中焦，主运化水谷精微及水液，为气血生化之源，脾气健运则能上输水液及精微于肺，下归浊液于肾，脾胃为水液代谢的枢纽。《兰室秘藏》言"夫五脏六腑之精气，皆禀受于脾而上贯于目，脾者诸阴之首也，目者血脉之宗也，故脾虚则五脏之精气，皆失所司，不能归明于目矣"，"目病虽多于肝，而常统于脾"，肺为主气之枢，脾胃生气之源，脾主运化水液，为气血生化之源，肺主行水，肺朝百脉，目为宗脉之所聚，若肺气宣畅、脾气健运则目视光明、眼睑正常，故眼睑肿胀常与脾肺功能失常有关。临床在健脾化痰的基础上，常配合使用麻黄、紫苏叶、防风等轻清辛散之品疏风宣肺；桂枝既可发汗解表又可温通经脉，则气血畅达；选用白术、茯苓、泽泻等健脾渗湿、利水消肿；黄芪母子同补，补肺脾之气，治疗气虚水肿，气行则津行，则津液难以积聚。痰聚日久，血行不畅，痰瘀搏结，故常配伍浙贝母、僵蚕、赤芍、水蛭、川芎等活血化痰之品。

《柳州医话》云"禀乎母气者为多"，甲状腺相关性眼病与遗传密不可分，尤其子女发病与母亲息息相关，有家族史者尤当注意排除本病的可能性，若抗体异常者可远离危险因素，如吸烟、放射性物质等，定期复查。有研究表明，放射性碘治疗可增加眼病的发生，此时可预防性使用类固醇激素治疗，若本身即有突眼者，尽可能避免使用放射性碘治疗。向楠教授治疗甲状腺相关眼病常用中成药夏枯草胶囊和雷公藤多苷片，实验研究表明两者均具有抗炎和调节免疫的作用，夏枯草"独入厥阴，消瘰疬，散结气，止目珠痛"，雷公藤祛风除湿、活血通络、消肿止痛，共奏祛风泻火、活血消肿、通络止痛之功，应用中成药及丸剂因遵循慢病缓图的原则。

（周培培　南京中医药大学 2021 级博士研究生）

> **小结**：案 7、案 8、案 9、案 10 均有瘀血痰阻的表现，但其表现的主次不同。案 7 以肝火炽盛为主，案 8 以肝风内动为主，案 9 以痰瘀阻络为主，案 10 以脾虚为主，故在化痰活血、消肿通络的同时，分别侧重清肝泻火、平肝息风、化痰活血消肿、健脾宣肺，故我们在辨治甲状腺相关性眼病时，要注重辨析其病因的主次之别。

### 11. Graves 眼病属肝肾阴虚案

姚某，女，61 岁，退休教师。初诊时间：2019 年 3 月 5 日。

**主诉**：渐进性眼周青紫 3 个月。

**现病史**：患者诉于 3 个月前开始出现渐进性眼周青紫，伴眼胀眼痛、视物模糊、异物感，视力下降，时有结膜充血、畏光流泪，既往有室性早搏、高脂血症病史。

诊查：一般可，突眼（＋），双眼眼周黑色暗沉，结膜充血，眼睑水肿，手抖（－）。舌质暗红，苔少而薄，脉弦。

实验室检查：$FT_3$ 2.7 pg/mL、$FT_4$ 1.17 ng/dL、TSH 3.097 $\mu$IU/mL。血常规、肝功能、肾功能、血糖正常。

西医诊断：Graves 眼病。

中医诊断：鹘眼凝睛。

证型治法：肝阳上亢证，治以滋阴清火、平肝潜阳，佐以化痰活血。

中医处方：

| | | | |
|---|---|---|---|
| 生地黄 10 g | 熟地黄 10 g | 桑葚 10 g | 刺蒺藜 10 g |
| 女贞子 10 g | 天花粉 10 g | 石斛 10 g | 龙胆草 10 g |
| 钩藤 10 g | 天麻 10 g | 僵蚕 10 g | 浙贝母 10 g |
| 水蛭 5 g | 土鳖虫 10 g | 决明子 10 g | 生甘草 6 g |

上药共 14 剂（散装中药配方颗粒），每天 1 剂，分早晚冲服。

二诊（2019 年 4 月 2 日）：患者诉眼胀眼痛较前好转，时常焦虑急躁或情绪低落，偶有心慌，口服稳心颗粒及参松养心胶囊后有所改善，食欲欠佳，纳少，睡眠浅，多梦易醒，二便调。

诊查：一般可，突眼（＋），眼周青紫较前消退。舌质暗红，苔少而薄，脉弦。

西医处方：①参松养心胶囊 2 粒，一天 3 次，口服；②稳心颗粒 10 g，一天 3 次，冲服。

中医处方：守上方去土鳖虫，加血竭 3 g，柴胡 9 g，玫瑰花 10 g，合欢花 10 g，香附 10 g，佛手 10 g，枸杞子 10 g，酸枣仁 10 g，茯神 10 g，珍珠母 15 g，远志 10 g，炒白术 10 g，山药 10 g，上药共 14 剂（散装中药配方颗粒），每天 1 剂，分早晚 2 次，冲服。

三诊（2019 年 4 月 7 日）：患者诉服药 4 天后皮肤出现红疹，伴瘙痒，自行口服抗过敏药物治疗，今日就诊时局部皮肤仍可见皮疹，色淡，无瘙痒，眼胀、眼周发黑明显消退。嘱患者 10 g 中药颗粒剂分 10 天冲服，若无过敏表现，逐渐增加每天口服量，直至饮尽。

四诊（2019 年 4 月 16 日）：患者诉眼胀明显好转，失眠多梦，急躁易怒，眼睛干涩，视物模糊，余尚可。

中医处方：

| | | | |
|---|---|---|---|
| 生地黄 10 g | 熟地黄 10 g | 桑葚 10 g | 枸杞子 10 g |
| 女贞子 10 g | 当归 10 g | 赤芍 10 g | 玄参 10 g |

| 酸枣仁 10 g | 柏子仁 10 g | 茯神 10 g | 合欢花 10 g |
| 玫瑰花 10 g | 丹参 20 g | 山药 10 g | 炒白术 10 g |

上药 7 剂，每天 1 剂，水煎 600 mL，分早晚 2 次温服。余药同前。

五诊（2019 年 4 月 23 日）：患者自诉仍有眼胀、结膜充血，心情好转，仍有多梦、心慌，眼周发黑已明显改善。

中医处方：守上方加水蛭 3 g，山楂 10 g，密蒙花 10 g，远志 10 g，珍珠母 10 g，黄精 10 g，上药共 14 剂（散装中药配方颗粒），每天 1 剂，分早晚 2 次，冲服。之后复诊眼胀、眼周发黑、情绪及睡眠均较前明显好转，仍遗留有视物模糊，偶有心慌。根据原方灵活加减以善后。

**按语**：《临证指南医案》载"肝为风木之脏，因有相火内寄，体阴用阳，其性刚，主动主升，全赖肾水以涵之，血液以濡之"。肾藏精，肝藏血，精血同源，肝与肾相互滋生，相得益彰。肝"体阴而用阳""全赖肾水以濡之"，肝肾相互为用。女子"以肝为用""以肝为先天""以血为本，以气为用"，当肝失疏泄则气机不畅，郁而化火，肝火上炎则结膜充血；燔灼阴血，目窍失养则视力下降、视物模糊；气滞则血停，血行不畅，不通则痛，则眼痛、眼周青紫。肝失疏泄，气机不畅，则津液不行，停而为痰为饮，与瘀血互结，则表现为眼胀、眼突。

向楠教授认为该患者为退休教师，肝肾阴虚之症尤为突出，一方面由于"年过四十，而阴气自半"的生理因素；另一方面由于怒不得泄、郁不得发、"五志过极化火"的情志因素，肝失疏泄，气机不畅，日久化火伤阴。该病病机与向楠教授自拟滋肾方（生地黄、熟地黄、桑葚、女贞子、刺蒺藜、天花粉、石斛）病机相同，故选用此方为基础方进行加减治疗。方中生地黄、熟地黄同用，生地黄滋阴壮水，熟地黄补血滋阴，阴血内充，则虚热潜藏；桑葚、女贞子、枸杞子味甘，入肝肾经，滋阴养血，滋补肝肾而明目；刺蒺藜一药两用，既可祛风明目，又可平肝解郁。伴肝火炽盛者可加菊花、连翘、决明子、龙胆草等；伴肝郁气滞较重者可加陈皮、柴胡、佛手、香附等；伴失眠者可加合欢花、茯神、酸枣仁、夜交藤等；伴肝阳上亢者可加珍珠母、龙骨、牡蛎、天麻等；伴脾虚痰凝者可加白术、茯苓、浙贝、僵蚕等；伴瘀血阻络，轻者可加赤芍、川芎、丹参等，重则加水蛭、土鳖虫等虫类药，以搜剔络中之邪。同时，向楠教授注重固护脾胃，脾胃为后天之本，脾气健运一则可杜绝生痰之源，一则遵循治肝之病当先实脾之旨，一则可促进药物吸收，故常酌加山药、白术等补脾之品。

（周培培　南京中医药大学　2021 级博士研究生）

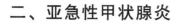

## 二、亚急性甲状腺炎

### 1. 亚急性甲状腺炎属外感风热兼痰瘀阻络案

曹某，女，46岁，就诊日期：2017年12月6日。

主诉：颈部疼痛20余天。

现病史：患者20天前出现颈部疼痛，疼痛剧烈，无发热，遂至当地某西医院就诊，诊断为"亚急性甲状腺炎（简称亚甲炎）"，予以消炎治疗后（具体不详），疼痛缓解，但近来仍有颈部疼痛。

诊查：甲状腺Ⅱ度肿大，压痛明显。舌质暗，苔白稍腻，脉濡。

实验室检查：2017年12月6日某医院甲状腺彩超示甲状腺双侧叶低回声区。

2017年12月8日查甲状腺功能（简称甲功）五项：$FT_3$ 4.31 pg/mL，$FT_4$ 1.91 ng/dL，TSH 0.021 μIU/mL↓，TGAb 98 U/mL↑，TPOAb 28 U/mL。

血液分析：WBC $13.23×10^9$/L↑，中性粒细胞绝对值 $9.24×10^9$/L↑（正常值$1.8×10^9$～$6.3×10^9$/L），单核细胞绝对值 $1.15×10^9$/L↑（正常值$0.1×10^9$～$0.6×10^9$/L），Hb 110 g/L↓，血小板（PLT）$419×10^9$↑（正常值$125×10^9$～$350×10^9$/L）。CRP 89.5 mg/L↑（正常值0～5 mg/L）。ESR 76.4 mm/h↑（正常值0～20 mm/h）。

西医诊断：亚急性甲状腺炎甲亢期。

中医诊断：痛瘿。

证型治法：外感风热兼痰瘀阻络证，治以疏风解表、清热解毒、活血止痛。

中医处方：

| | | | |
|---|---|---|---|
| 板蓝根10 g | 延胡索10 g | 蜈蚣1条 | 蒲公英10 g |
| 猫爪草10 g | 穿山龙10 g | 茯神15 g | 泽泻10 g |
| 薏苡仁40 g | 赤小豆10 g | 炒白术10 g | 草豆蔻10 g |
| 陈皮10 g | 知母10 g | 川牛膝10 g | 黄连3 g |
| 远志10 g | 生甘草6 g | | |

上药7剂，每天1剂，分早晚温服。

二诊（2017年12月15日）：患者诉右侧颈前疼痛，夜间明显，持续1～2小时，伴咽痛，右侧脸颊牵扯痛，白天无明显疼痛，无鼻塞、流涕、怕冷、乏力等不适。纳眠可，二便调。

诊查：甲状腺Ⅱ度肿大，触痛较前减轻。舌质暗，苔黄腻，脉细弱。

西医处方：①塞来昔布胶囊1粒，一天1次，口服。②夏枯草胶囊2粒，

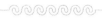

一天 2 次，口服。

中医处方：中药守上方 7 服。

三诊（2017 年 12 月 22 日）：亚甲炎患者，规律服用夏枯草胶囊及中药治疗。自诉颈部疼痛明显缓解，无发热，余尚可。

诊查：一般可，甲状腺肿大Ⅰ度，质地硬，无压痛。

中医处方：①守上方，加三棱 10 g、莪术 10 g，14 剂，每天 1 剂，早晚温服。②夏枯草胶囊 2 粒，一天 2 次，口服。③中药外敷（金黄膏＋活血消瘿膏）。

四诊（2018 年 1 月 9 日）：颈部疼痛减轻，包块较硬。

实验室检查：2018 年 1 月 9 日甲功检查示 FT$_3$ 2.40 pg/mL，FT$_4$ 1.41 ng/dL，TSH 0.038 μIU/mL↓。血液分析基本正常，CRP 4.6 mg/L，ESR 41 mm/h↑。

中医处方：①守上方，去三棱、莪术，蜈蚣加至 2 条，加黄芩 10 g、连翘 10 g，28 服，每天 1 剂，分早晚温服。②夏枯草胶囊 2 粒，一天 2 次，口服。③中药外敷（金黄膏＋活血消瘿膏）。

西医处方：复方甲亢片 3 片，一天 2 次，口服。

**按语**：向楠教授擅长治疗甲状腺疾病，尤以亚急性甲状腺炎的病证结合理念综合诊治为特色，临床上强调辨病论治与辨证论治。本案曹某初发颈部疼痛剧烈，结合现代医学甲功、彩超、ESR 及 CRP 可以迅速诊断为"亚甲炎"。辨病为先可以明确诊断，辨证论治以治其本。本病初期多为外感风热毒邪侵袭肺卫，病邪入里郁而化热，热毒壅结上犯颈咽，可致颈前疼痛忌碰；该案患者新病不久，参合舌苔脉象，将其辨为外感风热兼痰瘀阻络证，故以疏风解表、清热解毒、活血止痛为治疗法。板蓝根、蒲公英清热解毒利咽；知母清热润燥，川牛膝可引火下行，使邪有去路；延胡索清肝热活血止痛；猫爪草化痰散结消肿，穿山龙、蜈蚣活血通络；黄连清热燥湿，泻火解毒；"治湿不利小便非其治也"，故以泽泻、薏苡仁、赤小豆以利其小便、增其除湿之功；草豆蔻性温，燥湿行气，以防大队苦寒药直折中脘；白术、陈皮健脾燥湿；远志配茯神，既可安神，又可疏通气血，消散甲状腺肿大；生甘草调和诸药。

二诊服用中药后白天颈部明显疼痛缓解，遗留有夜间疼痛，效不更方，舌苔脉象提示邪已入里化热，热象明显，加用中成药夏枯草胶囊以增其清热散结消肿之功。三诊曹某症状大大减轻，甲状腺肿大明显缩小，于原方基础上加三棱、莪术，加强破血散结之力。并与院内制剂活血消瘿膏、金黄膏外敷局部患处，内外合治，发挥中医特色，增强疗效。四诊患者热象较为顽固，向楠教授于原方去三棱、莪术，加黄芩、连翘清热散结，蜈蚣加至 2 条，通络散结之功更显。后复查各项指标均已大大改善，唯甲功示仍有轻度甲亢之象。遂向楠教授予小剂量复方甲亢片以稳定其甲功，余治疗同前，继服1个月以善后。

全览病案，向楠教授治疗本案有以下几个特点：①重视病证结合、中西医结合、整体与局部相结合的指导作用，体现在亚甲炎与痛瘿外感风热兼痰瘀阻络证的辨病辨证相结合，中药为主与西药为辅相结合，内服与外敷、汤剂与片剂相结合。②强调既病防变、治未病的中医思想。体现在方中白术、陈皮健脾补中的使用，一方面可燥湿，另一方面可安后天之本，防肝病传脾，必先实其脾气。③注重并发症的诊治，曹某案属亚甲炎合并甲状腺毒症期，此期多为一过性，予小剂量抗甲亢药物调整其甲功。④治疗方法多变，分轻重缓急。二诊患者夜间疼痛明显，并伴有牵扯痛，嘱其痛甚时予非甾体消炎药塞来昔布先止其痛，缓则以中药治其本。治疗方法涉及内服、外敷等方法，体现向楠教授治疗时灵活多变，法不拘泥于某一种。

（牧亚峰　河南中医药大学第一附属医院　主治医师）

**2. 亚急性甲状腺炎属外感风热案**

陈某，女，50岁，就诊日期：2017年10月10日。

主诉：颈部疼痛3个月。

现病史：患者3个月前出现颈部疼痛，现诉疼痛无明显缓解，面部发热，吞咽困难，纳食尚可，夜寐一般，二便调。现服用左甲状腺素钠片37.5 $\mu$g，一天1次治疗。

既往史：有桥本甲状腺炎病史。

诊查：一般可，甲状腺不肿大，压痛明显，舌质淡，苔薄白，脉浮。

实验室检查：2017年10月10日查甲功五项示 $FT_3$ 2.71 pg/mL，$FT_4$ 1.02 ng/dL↑，TSH 4.65 $\mu$IU/mL，TGAb 36 U/mL，TPOAb＞1 300 U/mL↑。血液分析正常，CRP 19.2 mg/L↑，ESR 47.9 mm/h↑。

西医诊断：亚急性甲状腺炎；桥本甲状腺炎伴甲状腺功能减退（简称甲减）。

中医诊断：痛瘿。

证型治法：外感风热证，治以疏风清热、活血止痛。

中医处方：

| | | | |
|---|---|---|---|
| 猫爪草10 g | 穿山龙10 g | 延胡索10 g | 板蓝根10 g |
| 连翘10 g | 蜈蚣1条 | 黄芪30 g | 党参10 g |
| 白芍10 g | 桂枝10 g | 甘草10 g | |

中药免煎颗粒，28剂，每天1剂，分早晚2次，开水冲服。

二诊（2017年11月7日）代诉：颈前疼痛明显缓解，未诉其他不适。舌

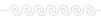

质红，苔薄黄，脉数。

实验室检查：2017 年 11 月 7 日，CRP 0.4 mg/L，ESR 25 mm/h↑。

中医处方：守上方，去桂枝、白芍，加知母、牛膝、栀子、龙胆草各 10 g。28 剂，每天 1 剂，分早晚 2 次，开水冲服。

三诊（2017 年 12 月 5 日）代诉：上火，咽喉不适，颈部隐隐作痛，余尚可。舌质红，苔少，脉细数。

实验室检查：2017 年 12 月 5 日，CRP 0.4 mg/L，ESR 19 mm/h。

中医处方：守上方，去猫爪草、穿山龙，加石斛、天花粉、沙参、麦冬、刺蒺藜、玄参、黄连，28 剂，每天 1 剂，分早晚 2 次，开水冲服。

四诊（2018 年 2 月 2 日）：咽喉疼痛，吞咽疼痛，无发热，无咽痒，无咳嗽咳痰，平素易感冒。甲状腺不肿大，无压痛，舌红，苔白，脉缓。

实验室检查：2018 年 2 月 2 日，查甲功五项示 $FT_3$ 2.58 pg/mL，$FT_4$ 1.05 ng/dL，TSH 2.791 μIU/mL，TGAb 37.70 U/mL，TPOAb >1 300 U/mL↑。血液分析正常，CRP 0.2 mg/L，ESR 16 mm/h。

处方：①夏枯草胶囊 2 粒，每天 2 次，口服。②硒酵母片 2 片，每天 2 次，口服。③左甲状腺素钠片 37.5 μg，一天 1 次，口服。④定期复查甲功、甲状腺彩超。

**按语：**向楠教授指出亚急性甲状腺炎合并桥本甲状腺炎在临床上较少合并出现，此案患者陈某先患有桥本甲状腺炎合并甲状腺功能减退，结合临床症状、体征、ESR 等后确诊为亚急性甲状腺炎。向楠教授认为明确其西医诊断是病证结合理念中辨病论治的首要原则，可以避免误诊、误治，进而更好地发挥中医特色——辨证论治。中医学认为，先病为本，后病为标，急则治其标，缓则治其本。导师遵其旨，践其行，先治亚甲炎，待其病情稳定后，再善桥本病。

外感风热是亚甲炎的主要病因，风、热之邪均为六淫致病病因，风性善行而数变，游走不定，故颈前疼痛可先发于一侧，后转至另一侧；热为阳邪，致病常表现为一派热象的症状，故初期多数患者有低热，少数高热、面赤。本案陈某颈前疼痛，吞咽困难，面部发热，为外感风热毒邪侵袭肺卫，热毒壅结上犯颈咽所导致。舌苔脉象佐之，故将其辨为外感风热证，故以疏风清热、活血止痛为治疗法。细细考究向楠教授遣方用药，颇为精妙。方中桂枝、白芍药对同用，以发汗解肌、调和营卫；连翘疏风解表，配板蓝根又可清热解毒，消肿散结；延胡索清热活血止痛；猫爪草化痰散结消肿，穿山龙、蜈蚣活血通络。

陈某病程稍长，久病耗气伤阴，兼有气虚发热之象，故以黄芪、党参补益正气，益卫固表；甘草清热解毒，兼能调和诸药，全方共奏疏风清热、活血止痛之功。

二诊患者诉颈部疼痛明显减轻，血清炎症指标改善，效不更方，向楠教授望、切之，查其舌质红，苔薄黄，脉数，指出病患外感表证已解，病邪入里化热，热象明显，故在上方基础上去桂枝、芍药，加知母、牛膝、栀子、龙胆草以泄其火热之邪。

三诊患者颈前疼痛已基本消失，ESR 及 CRP 指标恢复正常，但其诉平素易上火，咽喉不适，颈部隐隐作痛，察其舌红苔少，脉细数，向楠教授指出火为阳邪，易耗津液，伤其阴分，证已变，当以益气养阴为主，故去猫爪草、穿山龙，加石斛、天花粉养阴润燥，沙参、麦冬滋阴清热，刺蒺藜疏肝散郁，玄参、黄连泻遗留之火，解未尽之毒。

四诊患者诉已无颈部疼痛，仅有咽部不适，舌脉之象缓和，复查甲功、血象、ESR、CRP 均正常，可知亚甲炎已愈。对于桥本甲状腺炎合并甲减一病，患者服用左甲状腺素钠片替代治疗，甲功指标稳定，但对于其 TPOAb 高滴度先前未有干预，向楠教授临证经验丰富，针对性使用临床上疗效肯定的微量元素硒酵母片及夏枯草胶囊降其抗体，况且后者又可纠正患者易上火之体质，可谓一箭双雕。

亚甲炎合并桥本甲状腺炎一案虽临床上较为罕见，但向楠教授的治疗能使患者颇为满意，实在难能可贵，余回顾整个治疗过程及遣方用药思路，下面几点体会在临床上值得关注：①病证结合思想贯穿始终，从向楠教授诊治理念中可以看出，病证结合并不是说辨"病"重要而辨"证"不重要，而是两者在病证结合治疗中均占有重要地位。二者有机结合、优势互补，才能准确反映病患状态，更有针对性地治疗，达到最好的治疗目的。②辨证论治是中医的生命力所在，本案患者病情较为复杂，证型演变较快，但不失规律，向楠教授深知"谨守病机，随证治之"的真谛，才能准确处方遣药，直达病所，解除疾患。③为"无证可辨"提供治疗思路，桥本甲状腺炎以甲状腺自身抗体升高为特征，像其他类似疾病一样，临床上可能无明显症状，无法实施辨证论治，但向楠教授结合临床经验及现代医学的知识，指出中医以辨证论治为主，但不是说只有辨证论治，像一些专病专药依然可以解决临床问题。做中医一定要广积累，开思路，方能灵活应对临床多变之情况。

（牧亚峰　河南中医药大学第一附属医院　主治医师）

### 3. 亚急性甲状腺炎属肝经湿热兼痰血瘀阻案

桂某，女，81 岁，就诊日期：2018 年 1 月 24 日。

主诉：发现左侧颈部包块 5 天。

现病史：患者 5 天前突发左侧颈部疼痛，可触及包块，自行口服消炎药（阿莫西林）后疼痛缓解，现诉心慌、食欲差、睡眠差、双下肢乏力，膝关节疼痛，大小便可。既往史：痛风，乙肝小三阳，高血压，高脂血症。

诊查：一般可，甲状腺左叶Ⅲ度肿大，有压痛，可触及包块，指关节肿大。舌质暗红，苔白腻，脉弦滑，心率 68 次/分钟。

实验室检查：2018 年 1 月 20 日当地医院查甲功五项，示 $FT_3$ 6.55 pmol/L↑（正常值 2.63～5.70 pmol/L），$FT_4$ 23.93 pmol/L↑（正常值 9～19 pmol/L），TSH 0.72 μIU/mL（正常值 0.35～4.94 μIU/mL），TGAb 2.38 IU/mL（正常值 0～4.11 IU/mL），TPOAb 0.74 IU/mL（正常值 0～5.61 IU/mL）。

血液分析示 RBC $3.13×10^{12}$/L↓（正常值 $3.5×10^{12}$～$5.5×10^{12}$/L），Hb 106 g/L↓（正常值 110～170 g/L），血尿酸（UA）443.2 μmol/L↑（正常值 148～417 μmol/L）。彩超示甲状腺多发囊实性病灶，左叶钙化灶。

2018 年 1 月 24 日湖北省中医院示 ESR 53 mm/h↑，CRP 2.53 mg/L。

西医诊断：亚急性甲状腺炎伴甲状腺结节。

中医诊断：痛瘿。

证型治法：肝经湿热兼痰血瘀阻证，治以疏肝清热利湿、化痰活血。

中医处方：

| | | | |
|---|---|---|---|
| 板蓝根 10 g | 连翘 10 g | 夏枯草 10 g | 半枝莲 10 g |
| 蒲公英 10 g | 陈皮 10 g | 炒白术 10 g | 薏苡仁 20 g |
| 茯神 15 g | 夜交藤 10 g | 三棱 10 g | 莪术 10 g |
| 猫爪草 10 g | 穿山龙 10 g | 鬼箭羽 10 g | 怀牛膝 10 g |
| 汉防己 10 g | 炙甘草 10 g | | |

14 剂，每天 1 剂，分早晚温服。

二诊（2018 年 3 月 9 日）：诉服用中药后疼痛明显减轻，食欲增加，大便干结，右耳前偶有针扎感，双足足趾边缘疼痛，右腿痛。舌质淡，苔黄腻，脉弦滑。

中医处方：守上方，去夏枯草、半枝莲、蒲公英、三棱、莪术、牛膝、防己、猫爪草、穿山龙，薏苡仁加至 40 g，加赤小豆 10 g，加厚朴 10 g、枳实 10 g、木香 6 g、龙胆草 10 g、延胡索 10 g、枸杞子 10 g、蜈蚣 1 条、远志 10 g、猪苓 10 g，14 服，每天 1 剂，分早晚温服。

三诊（2018 年 4 月 1 日）：诉疼痛消失，偶有腿部疼痛不适，纳眠佳，二便通畅。舌质淡，苔白，脉弦。

2018 年 1 月 24 日，查甲功、血象、ESR、CRP 均已恢复正常。

处方：①活血消瘿片 4 片，每天 2 次，口服。②3 个月后复查甲状腺彩超。

**按语：** 本案患者桂某初发以颈部疼痛为主，短期内颈部突发包块为特点，实际上这种突发包块伴颈部疼痛也是亚甲炎的临床典型类型之一。此案桂某虽有并发症甲状腺结节，但病情不太复杂，向楠教授按照病证结合治疗原则诊治该病，做到有先有后，秩序井然。即先处理桂某最为急迫疼痛难忍的亚甲炎，后诊治顽固的慢性甲状腺结节。

肝脏体阴而用阳乃将军之官，主疏泄、畅气机而调情志。情志所伤，郁而不伸，气机郁滞，则肝经血运受阻。肝之经脉循喉咙（甲状腺）而上，肝经血运不畅，阻滞不通，不通则痛，发为本病。此证型多乃表证已解，邪热入里，或病久情志不舒，或素来急躁易怒，肝失疏泄，气不畅达，气滞则血不畅行、瘀阻经络，津停成痰，痰结血瘀，则与热邪结于颈前，经气不通则颈前疼痛、生结节包块；热迫津液外泄，则多汗；肝火扰心，则心悸、失眠；舌质暗红，苔白腻，脉弦滑为肝郁内热夹湿之象。故向楠教授将其辨为肝经湿热兼痰血瘀阻证，以疏肝清热利湿、化痰活血为治疗法。方中板蓝根、蒲公英清热解毒利咽；夏枯草、连翘清热泻火，散结消肿；半枝莲清热活血，消肿止痛；陈皮、炒白术燥湿健脾；薏苡仁利水渗湿，健脾以除痹；夜交藤配茯神，既可安神助眠，又可通经活络止痛；猫爪草、穿山龙、鬼箭羽化痰散结消肿；三棱、莪术活血逐瘀通络，增强消瘿散结之功；怀牛膝补肝肾、强腰膝，又可引火下行；汉防己止痛、利水消肿，兼顾下肢疼痛之疾；炙甘草调和诸药。

二诊桂某诉颈部及下肢疼痛大大缓解，食欲改善，但大便干结，查其舌脉，可见苔黄腻。向楠教授指出湿邪黏滞顽固，不易去除，故守上方，去夏枯草、半枝莲、蒲公英、三棱、莪术、牛膝、防己、猫爪草、穿山龙，薏苡仁加至 40 g，并配赤小豆及猪苓增强利水祛湿之功；厚朴、枳实、木香行气以助通腑泄积，龙胆草、延胡索清热利湿止痛；枸杞子补肝阴以防诸药截阴；蜈蚣、远志通络散结。

三诊患者病情基本痊愈，向楠教授予院内制剂活血消瘿片活血化痰，消瘿散结。

向楠教授在本案治疗上有以下几个特点：①重视鉴别诊断，桂某短短 5 天内颈部长出大包块并伴有疼痛，除了亚甲炎外，向楠教授嘱咐我们这种情况需与急性化脓性甲状腺炎、结节性甲状腺肿伴出血、桥本甲状腺炎等疾病相鉴别，这对于本病的治疗及预后非常重要。②下丘脑-垂体-甲状腺轴多变，初诊桂某甲功指标 $FT_3$、$FT_4$ 升高，而 TSH 正常，并不像亚甲炎甲状腺毒症期表现，向楠教授指出，这可能与病患年龄有关，年龄较大，下丘脑-垂体-甲状腺轴的调节偏慢，所以其TSH可能还未表现为被抑制的状态。③此案桂某为高龄患者，治疗上要中病即止，避免损伤正气，同时要适当加补益类中药以顾护正气。后期予成药治疗甲状腺结节，简单、方便，考虑到了病患的依从性。

（牧亚峰　河南中医药大学第一附属医院　主治医师）

### 4.亚急性甲状腺炎属肝郁热毒兼痰瘀阻络案

胡某，女，50岁，就诊日期：2017年10月10日。

主诉：颈部疼痛伴肿大20余天。

现病史：患者20天前出现颈部疼痛，疼痛剧烈，伴颈部肿大，未治疗，今为求进一步诊治，遂来就诊。现诉颈部疼痛明显，颈部肿大，吞咽疼痛，平素性情急躁，纳食可，夜寐不安，二便调。

诊查：一般可，右侧甲状腺可触及结节，质硬，有压痛，舌质淡，苔黄，脉细数。既往史：无。

实验室检查：2017年10月10日，查甲功五项，示FT$_3$ 3.81 pg/mL，FT$_4$ 1.56 ng/dL，TSH 0.010 $\mu$IU/mL↓，TGAb 30.70 U/mL，TPOAb 34.20 U/mL。血液分析示Hb 96 g/L↓，PLT 525×10$^9$/L↑。CRP 19 mg/L↑，ESR 47 mm/h↑。

西医诊断：亚急性甲状腺炎伴甲亢、甲状腺结节；贫血。

中医诊断：痛瘿。

证型治法：肝郁热毒兼痰瘀阻络证，治以疏肝清热、解毒活血。

中医处方：

| | | | |
|---|---|---|---|
| 猫爪草10 g | 穿山龙10 g | 三棱10 g | 莪术10 g |
| 延胡索10 g | 板蓝根10 g | 连翘10 g | 蜈蚣1条 |
| 生甘草10 g | | | |

中药免煎颗粒，14剂，每天1剂，早晚2次，开水冲服。

西医处方：夏枯草胶囊2粒，每天2次。

二诊（2017年10月24日）：患者诉颈部疼痛明显缓解。

诊查：一般可，甲状腺肿大Ⅰ度至Ⅱ度，有压痛，可触及甲状腺结节，质硬。舌质红，苔黄，脉细数。

实验室检查：2017年10月24日，查甲功三项，示FT$_3$ 4.51 pg/mL，FT$_4$ 2.25 ng/dL↑，TSH 0.004 $\mu$IU/mL↓。

中医处方：

| | | | |
|---|---|---|---|
| 板蓝根10 g | 夏枯草10 g | 猫爪草10 g | 穿山龙10 g |
| 三棱10 g | 莪术10 g | 延胡索10 g | 蜈蚣20 g |
| 连翘10 g | 生甘草10 g | | |

中药免煎颗粒，14剂，每天1剂，分早晚2次，开水冲服。

三诊（2017年11月10日）：患者诉颈部疼痛基本消失，时有隐痛，纳眠可，二便调。

诊查：一般可，甲状腺肿大Ⅰ度，无压痛，可触及甲状腺结节，质中。舌质红，苔薄黄，脉细。

实验室检查：2017年11月10日，查甲功三项，示FT$_3$ 3.81 pg/mL，FT$_4$ 1.78 ng/dL，TSH 0.28 μIU/mL↓。血象、CRP、ESR均在正常范围。

中医处方：

| | | | |
|---|---|---|---|
| 柴胡 10 g | 丹皮 10 g | 赤芍 10 g | 夏枯草 10 g |
| 生黄芪 20 g | 猫爪草 10 g | 瓜蒌皮 10 g | 生甘草 10 g |

20剂，每天1剂，分早晚2次，开水冲服。

**按语**：《灵枢》经云"肝足厥阴之脉……循喉咙之后，上入颃颡"，清·沈承之《经络全书》亦云"（颈项也），……又属足厥阴肝经"。由此可见，甲状腺为足厥阴肝经循行之处，与肝密切相关。本案患者胡某初发颈前疼痛剧烈，实为肝经经脉循行部位，性急、疼痛等均可视为肝郁气滞、化火化毒的表现，结合其舌苔脉象，向楠教授将其辨为肝郁热毒证。又因其颈部有甲状腺结节，局部辨证为痰瘀阻络。所以本案治法为疏肝清热，解毒活血。方中延胡索入肝经，活血行气止痛；板蓝根、连翘清热解毒，散结消肿；猫爪草、穿山龙化痰散结，解毒消肿；三棱、莪术破血行肝经气滞、消积止痛；蜈蚣为血肉有情之品，善攻毒散结、通络止痛；生甘草清热解毒，调和诸药。全方共奏疏肝清热、解毒活血之功。向楠教授并予成药夏枯草胶囊以清肝火，散瘿结，以增强疗效。

二诊胡某颈部疼痛大大减轻，甲状腺肿大较前稍有缩小，向楠教授指出患者症状改善，效不更方，守原方，加夏枯草，去成药，再服2周后，复查血象、甲功、ESR、CRP。

三诊患者诉疼痛基本消失，各项指标均趋向正常，予疏肝散结，益气养阴中药巩固疗效，以善其后。

余再回顾思考本案，治疗有以下几点思考：①首先，该患者为亚甲炎甲状腺毒症期，一般不需要抗甲状腺药物治疗。其次，患者没有明显甲亢症状，可以暂不用抗甲亢治疗。基于上述两点，向楠教授认为甲状腺毒症初期只要坚持治疗，机体会自我调整，甲功总会趋于稳定。②中医药治疗亚甲炎很有特色，在全面认识本病的基础上准确地辨证论治，可以突显中医药治疗亚甲炎的优势，逐渐显示出其独特的疗效，如退热、改善颈前疼痛、降低ESR、改善甲功、预防甲减等方面。③此案涉及亚甲炎恢复期的治疗原则，应适当加补益类中药以

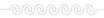

顾护正气。同时要结合患者个人情况,选择用药方式,如此案患者因工作等原因喜用简单方便的中药颗粒剂,故向楠教授考虑到这一点,以保证患者用药的依从性。

(牧亚峰 河南中医药大学第一附属医院 主治医师)

**5. 亚急性甲状腺炎属肝经郁热,痰结血瘀案**

刘某,女,47岁,就诊日期:2018年11月7日。

主诉:颈部疼痛半个月。

现病史:患者半个月前出现颈部疼痛,无发热。今为求进一步诊治,遂来医院就诊,现诉颈部疼痛,可牵扯至面部,纳食可,夜寐差,大小便调。

诊查:一般可,甲状腺肿大Ⅱ度,质硬,有压痛。舌质淡,苔薄白,脉细。

实验室检查:2018年10月26日,当地医院查甲功五项,示 $FT_3$ 9.73 pmol/L↑(正常值3.1~6.8 pmol/L),$FT_4$ 27.46 pmol/L↑(正常值12~22 pmol/L),TSH 0.006 mIU/L↓(正常值0.27~4.2 mIU/L),TGAb 26 IU/mL(正常值0~115 IU/mL),TPOAb <5 IU/mL(正常值0~34 IU/mL)。甲状腺彩超:甲状腺质地欠均匀伴低回声区(不排除为亚甲炎可能)。颈部见淋巴结,部分形态稍饱满。2018年11月7日查血液分析正常,CRP 9 mg/L↑(正常值0~8 mg/L),ESR 45 mm/h↑(正常值0~20 mm/h)。

西医诊断:亚急性甲状腺炎伴甲亢、甲状腺结节。

中医诊断:痛瘿。

证型治法:肝经郁热、痰结血瘀证,治以疏肝清热、化痰活血。

中医处方:

| | | | |
|---|---|---|---|
| 板蓝根10 g | 连翘10 g | 蒲公英10 g | 延胡索10 g |
| 猫爪草10 g | 穿山龙10 g | 鬼箭羽10 g | 莪术10 g |
| 酸枣仁40 g | 柏子仁10 g | 生地黄10 g | 茯神15 g |

生甘草6 g

7剂,每天1剂,分早晚2次,温服。

二诊(2018年11月21日):自诉服用中药后右侧颈前包块及颈前疼痛消失,现颈前左侧出现包块伴压痛,无发热,睡眠差,现服用夏枯草口服液1瓶,每天2次。

诊查:一般可。舌质淡,苔薄白,有齿痕,脉弱数。

中医处方:守上方,加杜仲10 g、熟地黄10 g、蜈蚣2条、天花粉10 g、石斛10 g、刺蒺藜10 g、夜交藤10 g、菟丝子30 g。

15剂,每天1剂,分早晚2次,温服。

三诊（2018 年 12 月 19 日）：自诉右侧颈前包块及颈前疼痛消失，现颈前左侧包块尚在，且伴压痛，无发热，睡眠差，余尚可。

诊查：一般可，左侧颈部可触及包块及压痛，质软。舌质淡，苔白腻，有齿痕，脉弱数。

实验室检查：2018 年 12 月 11 日于当地医院复查甲功五项，示 $FT_3$ 4.84 pmol/L，$FT_4$ 14.58 pmol/L，TSH 4.007 mIU/L，TGAb 28.5 IU/mL，TPOAb ＜5 IU/mL。彩超示甲状腺质地不均；甲状腺左侧叶片状稍低回声，请结合临床诊断。

中医处方：

| | | | |
|---|---|---|---|
| 鳖甲 10 g | 夏枯草 10 g | 三棱 10 g | 莪术 10 g |
| 猫爪草 10 g | 穿山龙 10 g | 鬼箭羽 10 g | 延胡索 10 g |
| 蜈蚣 2 条 | 茯神 10 g | 远志 10 g | 黄芪 30 g |
| 党参 10 g | 泽泻 10 g | 生甘草 6 g | |

15 剂，每天 1 剂，分早晚 2 次，温服。

**按语：** 亚甲炎的并发症有很多，包括甲状腺毒症、甲减、甲状腺结节等。本案刘某为亚甲炎合并甲亢、甲状腺结节，向楠教授平时在诊治此类患者时会兼顾到并发症的问题。根据刘某颈部疼痛的临床症状、甲亢表现的甲功指标、升高的炎症指标及甲状腺彩超结果，做出以上诊断比较容易。导师向楠教授在诊治亚甲炎时一直坚持中医治疗为主，并取得了良好的疗效。她认为明确诊断是第一要务，病证结合可以指导本病的诊疗，中医辨证论治为主，是中医临证的优势与特色所在。

此案刘某肝失疏泄，气行郁滞，肝气郁结，化热后二者互结于颈项，导致血运障碍，故形成血瘀；又可致津液代谢障碍，聚而成痰，热、痰、瘀交阻于颈前，故发为本病。综上，故将其本案辨为肝经郁热、痰结血瘀证，以疏肝清热、化痰活血为治疗法。方中板蓝根、蒲公英、连翘清热解毒、消肿散结；延胡索入肝经，行气止痛；猫爪草、穿山龙化痰散结消肿；生地黄清热凉血；鬼箭羽、莪术破血通经，解毒消肿；酸枣仁、柏子仁、茯神安神助眠；生甘草清热解毒，调和诸药。

二诊刘某颈部右侧包块及疼痛消失，但颈部左侧包块仍在且伴疼痛，夜寐欠佳，未诉其他不适。向楠教授察其苔白，边有齿痕，脉弱且数，指出患者疼痛症状缓解，甲功指标正常，效不更方，结合其舌脉，认为肝肾不足兼有阴虚之象，故守原方加杜仲、菟丝子补肝肾，熟地黄补肾填精，刺蒺藜疏肝散结，使补而不滞，天花粉、石斛滋阴清热，蜈蚣通络散结，夜交藤增强安神之功。

三诊患者刘某颈部疼痛基本消失，仍遗留颈部左侧包块，向楠教授以软坚散结、活血消瘿为主要治法，加鳖甲、夏枯草、三棱、莪术等药，并用黄芪、党参以顾护正气。

余回顾整个治疗过程及遣方用药思路，下面几点体会在临床上值得关注：①亚甲炎合并甲状腺结节的治法随病程与病情变化而变化，如在急性期热毒蕴结，常治以清热解毒、软坚散结；反复发作者，常责之肝经郁热、痰血瘀阻，治以清肝活血、化瘀止痛；日久不愈，脾肾阳虚，寒凝、痰瘀内结者，当以温补脾肾、化痰散结、活血消肿。本案向楠教授活血逐瘀散结与软坚散结并用，以增消瘿散结之功。②祛邪不忘扶正，本案结合刘某病情，向楠教授在治疗时运用大剂活血祛瘀、解毒消肿、化痰散结等中药，祛邪的同时又兼顾到患者本身肝肾、正气之不足，故用补益肝肾及益气中药纠偏，在祛邪同时有顾护正气，做到祛邪不伤正。

（牧亚峰　河南中医药大学第一附属医院　主治医师）

### 6. 亚急性甲状腺炎属肝经湿热兼痰血瘀阻案

瞿某，女，53 岁，就诊日期：2018 年 9 月 18 日。

主诉：颈部疼痛 1 个月。

现病史：患者 1 个月前感冒后出现颈部疼痛，以左侧疼痛明显，伴咽喉不适，脱发，多汗，易饥，近 2 个月体重明显下降 5 kg，烦躁易怒，精神欠佳，失眠。1 周前于某医院就诊，诊断为"亚甲炎"，予以泼尼松 1 片，一天 3 次，以及消炎药治疗，现疼痛明显缓解，仍伴有触痛。今为求进一步诊治，遂来湖北省中医院就诊。

诊查：一般可，颈部触痛。舌质淡暗，苔白腻，脉滑。

实验室检查：2018 年 9 月 7 日于某医院查甲功五项，示 $FT_3$ 5.16 pmol/L（正常值 3.1～6.8 pmol/L），$FT_4$ 21.71 pmol/L（正常值 12～22 pmol/L），TSH 0.101 mIU/L↓（正常值 0.27～4.2 mIU/L），TGAb 375.30 IU/mL↑（正常值 0～115 IU/mL），TPOAb 16.70 IU/mL（正常值 0～34 IU/mL）。甲状腺彩超示甲状腺左侧叶肿大，质地不均，并片状低回声病灶，应结合临床排除亚甲炎可能；甲状腺多发结节（实性、囊性、囊实性），双侧颈部见淋巴结节。

2018 年 9 月 18 日，湖北省中医院血液分析示 WBC $8.86×10^9$/L，中性粒细胞绝对值 $4.46×10^9$/L，淋巴细胞绝对值 $3.90×10^9$/L（正常值 $1.1×10^9$～$3.2×10^9$/L），Hb 130 g/L，PLT $228×10^9$/L。CRP 0.4 mg/L，ESR 43 mm/h↑。

西医诊断：亚急性甲状腺炎伴甲亢、甲状腺结节。

中医诊断：痛瘿。

证型治法：肝经湿热兼痰血瘀阻证，治以疏肝清热利湿、化痰活血。

中医处方：

| 板蓝根 10 g | 延胡索 10 g | 连翘 10 g | 黄连 6 g |
| 知母 10 g | 猫爪草 10 g | 穿山龙 10 g | 远志 10 g |
| 龙胆草 6 g | 茯神 10 g | 薏苡仁 20 g | 赤小豆 10 g |
| 炒白术 10 g | 生甘草 6 g | | |

14 剂，每天 1 剂，分早晚温服。

二诊（2018 年 10 月 4 日）：瞿某诉疼痛明显缓解，无多汗、易饥，纳食可，夜寐可，二便调。舌质红，苔黄，脉滑。

中医处方：守上方，14 剂。

下次就诊复查甲功、血象、ESR、CRP。

三诊（2018 年 10 月 20 日）：诉颈部疼痛消失，纳眠可，二便调。舌质淡，苔薄白，脉弦。

实验室检查：2018 年 10 月 20 日，于湖北省中医院查甲功五项，示 $FT_3$ 3.21 pg/mL，$FT_4$ 1.32 ng/dL，TSH 2.95 μIU/mL，TGAb 90 U/mL，TPOAb 45 U/mL。血液分析正常。CRP 及 ESR 正常。

中医处方：

| 赤芍 10 g | 瓜蒌皮 10 g | 忍冬藤 10 g | 生黄芪 15 g |
| 薏苡仁 20 g | 赤小豆 10 g | 炒白术 10 g | 生甘草 6 g |

20 剂，每天 1 剂，分早晚 2 次。

西医处方：活血消瘿片 4 片，每天 2 次，口服。

**按语**：Iitaka 等从大量临床病历分析并总结出了亚甲炎诊断标准，又称 Iitaka 标准。①甲状腺肿大、疼痛、质硬、触痛，常伴上呼吸道感染的症状和体征，如发热、乏力、食欲不振、颈部淋巴结肿大等；②ESR 加快；③一过性甲亢；④[131]I 摄取率受抑制；⑤甲状腺自身抗体阴性或低滴度；⑥甲状腺穿刺或活检，有多核巨细胞或肉芽肿改变。满足以上 4 条可以诊断。回顾本案，瞿某符合该标准①②③⑤条，故可诊断亚甲炎。前期患者经西医激素及抗炎药治疗后，疼痛虽有缓解，但不能根除。向楠教授指出像这种情况是我们可以通过发挥中医药优势来解决的，辨病、辨证相结合的病证结合治疗观有助于把握瞿某亚甲炎病情。

肝主疏泄，肝郁气滞，热毒蕴结颈前，故发为瘿病。肝经郁热证多乃表证已解，邪热入里，或病久情志不舒，或素来急躁易怒，肝失疏泄，气不畅达，气滞则血不畅行、瘀阻经络，津停成痰，痰结血瘀，则与热邪结于颈前，经气不通则颈前疼痛、生结节包块；热迫津液外泄，则多汗；肝火扰心，则心悸、失眠；肝火犯胃，则多食易饥；肝郁气滞，则烦躁易怒；舌质暗，苔白腻，脉滑为肝郁内热夹湿之象。故将其辨为肝经湿热兼痰血瘀阻证，以疏肝清热利湿、化痰活血为治疗法。方中龙胆草泻肝胆湿热，黄连清热燥湿，泻火解毒；延胡索入肝经，行气止痛；知母清热之中，兼能滋阴润燥，以防苦寒之药截阴；薏苡仁、赤小豆淡渗利湿，利水消肿，以助除湿热之患；板蓝根、连翘清热解毒，散结消肿；猫爪草、穿山龙化痰散结消肿；远志、茯神安神助眠；炒白术健脾燥湿，以安中宫；生甘草清热解毒，调和诸药。

二诊瞿某大部分症状较前改善，效不更方，向楠教授嘱守原方14剂继续治疗，并建议下次就诊时复查各项指标。三诊患者颈部疼痛症状消失，舌淡苔白，脉弦，继予中药巩固治疗；并予院内制剂活血消瘿片活血化痰，消瘿散结。

回顾向楠教授治疗过程，有以下两点：①本案患者为糖皮质激素治疗不彻底，仍旧颈前疼痛。一般来讲激素治疗亚甲炎虽能快速减轻疼痛症状，但易复发且治疗不彻底。向楠教授指出中医药在治疗此类型亚甲炎有较好的疗效，可以降低其复发率，减轻激素的毒副作用。②痰血瘀阻是亚甲炎合并甲状腺结节的重要病机之一，临床上有活血化瘀、软坚散结治疗法。向楠教授指出临床上运用时要明确痰瘀的主次及轻重，治疗有所不同。

（牧亚峰　河南中医药大学第一附属医院　主治医师）

### 7. 亚急性甲状腺炎属肝郁热毒兼痰结血瘀案

陶某，女，55岁，就诊日期：2018年2月2日。

主诉：右侧颈部疼痛1个月。

现病史：患者1个月无明显诱因出现右侧颈前疼痛，压之明显，无发热、流涕，未予治疗。1周前到医院就诊，查彩超示甲状腺结节，今进一步就诊。现诉右侧颈前疼痛难忍，不可触碰，伴吞咽疼痛，背部发冷，余尚可。

诊查：一般可，甲状腺肿大Ⅱ度（右叶），质硬，压痛。舌质红，苔腻，脉弦数。

实验室检查：2018年2月2日，甲状腺彩超示甲状腺实质弥漫性改变；甲状腺右侧叶稍高回声结节可疑；双侧颈部淋巴结可显示。

2018年2月2日，查甲功五项，示 $FT_3$ 4.18 pg/mL，$FT_4$ 1.69 ng/dL，TSH 0.025 μIU/mL↓，TGAb 43.10 U/mL，TPOAb 28 U/mL。

血液分析示 WBC $10.07×10^9$/L↑，中性粒细胞绝对值 $6.47×10^9$/L↑，单核细胞绝对值 $0.68×10^9$/L↑，PLT $373×10^9$/L↑。CRP 60.4 mg/L↑，ESR

97 mm/h↑。

西医诊断：亚急性甲状腺炎伴甲亢、甲状腺结节。

中医诊断：痛瘿。

证型治法：肝郁热毒兼痰结血瘀证，治以疏肝清热、活血止痛。

中医处方：

| | | | |
|---|---|---|---|
| 板蓝根 10 g | 连翘 10 g | 蒲公英 10 g | 猫爪草 10 g |
| 穿山龙 10 g | 延胡索 10 g | 蜈蚣 2 条 | 薤白 10 g |
| 枳壳 10 g | 生甘草 6 g | | |

7 剂，每天 1 剂，分早晚温服。

西医处方：①夏枯草胶囊 2 粒，每天 2 次，口服。②利美松 1 片，口服，一天 1 次，口服。

二诊（2018 年 2 月 9 日）：亚甲炎患者，现服用夏枯草胶囊 2 粒，一天 2 次，以及中药治疗。诉颈前疼痛缓解，余尚可。

诊查：一般可，甲状腺肿大Ⅱ度（右叶），质硬，压痛。

中医处方：守上方 21 服。

三诊（2018 年 8 月 24 日）：亚甲炎患者复诊，诉无颈部疼痛，无其他不适，现口服夏枯草胶囊 2 粒，一天 2 次治疗。

诊查：一般可，甲状腺肿大不显，无压痛。

实验室检查：2018 年 8 月 24 日，查甲功三项，示 $FT_3$ 2.83 pg/mL，$FT_4$ 1.11 ng/dL，TSH 3.517 $\mu$IU/mL。血液分析正常。CRP 3.06 mg/L，ESR 9.6 mm/h。

**按语**：中医认为女子以肝为先天，肝藏血，性主疏泄，陶某年过半百，精气自半。患者发病时，情志失调，肝气郁结化火，逼迫气血上行，火热灼津为痰、为瘀血，痰瘀交阻颈前故发为颈前疼痛。加之气滞较甚，"肝足厥阴之脉……循喉咙之后，上入颃颡"，不通则痛，故疼痛剧烈难忍。舌红苔腻，脉弦数，也为夹痰夹瘀之佐证。故向楠教授将其辨为肝郁热毒兼痰结血瘀证，以疏肝清热、活血止痛法为要。方中板蓝根、连翘清热解毒，散结消肿；蒲公英清热解毒散结；猫爪草、穿山龙化痰散结，解毒消肿；延胡索入肝经，行肝中气滞，活血止痛；薤白配枳壳能够行气开胸，又可通阳以散结；蜈蚣通络散结，以增消瘿之力；生甘草清热解毒，调和诸药。予临床经验之中成药夏枯草胶囊清肝泻火，散结消肿。此外，向楠教授针对陶某剧烈疼痛症状，予其非甾体消炎药迅速止痛，以安抚病患焦虑之态，这也是病证结合治疗观的体现。

二诊陶某诉服用药物后疼痛大减，甚是喜悦，向楠教授指出疗效显著，停非甾体消炎药，中药方及成药不变，继服 3 周。三诊再见陶某已过半年之久，她诉仍在服成药夏枯草胶囊，已无颈部疼痛等症状，病情已愈，复查甲功、血象、ESR、CRP 指标均已正常。向楠教授嘱其可以停服夏枯草胶囊，安然回家。

余再回顾思考本案，治疗有以下几点思考：①向楠教授坚持疗效为首，中药为主，必要时使用西药。此案患者疼痛难以忍受，故予非甾体消炎药快速止痛。向楠教授临床上基本不用糖皮质激素，原因在于其虽能快速消除疼痛，但撤药后易复发，且副作用较多。若患者疼痛不重，可以忍受，向楠教授一般予纯中药治疗也能取得良好的疗效。②病证结合治疗观，西医辨病-中医辨证的病证结合诊疗模式为亚甲炎提供了中西医两种医学融会贯通治疗本病的思路。辨病是诊断病情的首要任务，其次才是辨证。总之，病证结合理念能反映疾病的共性，又能顾及患者的个性，进而使亚甲炎达到最好的治疗目的。③本案患者第 3 次复诊时已有半年，间隔时间较长，不利于掌握病情。向楠教授在临床上一再强调随访很重要，每次就诊完毕一定要给患者交代清楚注意事项。我想细心、认真、关注细节是做好一名合格医生的必要条件。

（牧亚峰　河南中医药大学第一附属医院　主治医师）

### 8. 亚急性甲状腺炎属外感风热兼痰瘀阻络案

田某，女，39 岁，就诊日期：2017 年 11 月 13 日。

主诉：颈部疼痛 2 天。

现病史：患者 2 天前出现颈部疼痛，疼痛剧烈，自测体温 38℃，自行服用头孢类抗生素及双黄连口服液后，疼痛稍有缓解，今晨测体温 36.7℃，现诉颈前右侧压痛，伴咳嗽，咳黄色黏痰，不易咳出，心慌，纳食一般，现口服普萘洛尔 1 片，每天 3 次。今为求进一步诊治，遂来我科。

诊查：一般可，甲状腺肿大Ⅱ度，质硬，右侧压痛（＋）。舌质淡暗，苔白腻，脉数。

实验室检查：2017 年 11 月 10 日，查甲功四项，示 $FT_3$ 5.42 pg/mL↑，$FT_4$ 2.17 ng/dL↑，TSH 0.027 μIU/mL↓，TRAb 0.25 U/L。10 月 27 日彩超示甲状腺右侧叶稍低回声区（考虑炎性改变可能）。

西医诊断：亚急性甲状腺炎伴甲亢、结节。

中医诊断：痛瘿。

证型治法：外感风热兼痰瘀阻络证，治以疏散风热、化痰活血。

西医处方：尼美舒利 1 片，一天 1 次，口服。

中医处方：

| | | | |
|---|---|---|---|
| 焦栀子 15 g | 苦参 10 g | 生地黄 15 g | 丹皮 10 g |
| 大青叶 15 g | 连翘 10 g | 地丁 15 g | 夏枯草 15 g |
| 王不留行 15 g | 橘核 15 g | 穿山龙 15 g | 生甘草 10 g |

10 剂，每天 1 剂，早晚分服。

二诊（2017 年 11 月 23 日）：亚甲炎 1 月余，现服尼美舒利 0.1 g，一天 2 次，以及中药治疗。1 周前受凉后出现心慌，后服普萘洛尔后好转，现停服，诉无颈前疼痛，偶有咳嗽。

诊查：一般可，甲状腺肿大 I 度，质韧，压痛不明显。

实验室检查：2017 年 11 月 23 日查 CRP 4.18 mg/L，ESR 8.7 mm/h。

西医处方：①尼美舒利 1 片，每天 2 次，口服。②活血消瘿片 4 片，一天 3 次，口服。③复方甲亢片 5 片，1 天 1 次，40 天，口服。

三诊（2018 年 12 月 21 日）：病史同前，现停药 10 个月，诉疲劳、感冒后可出现右侧颈部隐隐作痛，休息后可缓解，未诉其他不适。

诊查：一般可，甲状腺肿大不显，无压痛。舌质暗，苔白，脉弦细。

实验室检查：2018 年 12 月 21 日，查甲功三项，示 FT$_3$ 2.80 pg/mL，FT$_4$ 0.97 ng/dL，TSH 4.656 μIU/mL。血液分析示 PLT 114.0×10$^9$/L↓，CRP 0.3 mg/L。甲状腺彩超示甲状腺声像图未见明显异常。

中医处方：

| | | | |
|---|---|---|---|
| 黄芪 30 g | 党参 10 g | 防风 10 g | 延胡索 10 g |
| 知母 10 g | 川牛膝 10 g | 赤芍 10 g | 白芍 10 g |
| 柴胡 10 g | 夏枯草 10 g | 重楼 10 g | 龟板 10 g |
| 生甘草 6 g | | | |

10 剂，每天 1 剂，分早晚温服。

**按语：**本案患者发病只有 2 天，且伴上呼吸道感染症状，结合甲功呈现一过性甲亢表现及彩超提示，可初步判断为亚甲炎初期。本病初期多为外感风热、风热袭于肺卫所致，故可见发热；风热犯肺，肺气上逆，则咳嗽、咳黄痰；热邪扰心，则心慌；郁而化热，热毒上犯颈咽，则颈部疼痛；日久灼伤津液，气血运行不畅，痰瘀互结于颈前局部，形成甲状腺结节。该病患新病不久，参合舌脉，将其辨为外感风热兼痰瘀阻络证，当以疏散风热、化痰活血为治疗法。方中连翘疏散风热，消肿散结，配大青叶、地丁以清热解毒；焦栀子、苦参清热泻火之余，又可燥湿除烦；夏枯草清肝经实火，散结消肿；生地黄、丹皮清热凉血，活血不留瘀；橘核、穿山龙化痰散结消肿；王不留行活血通经，以增强散瘀之力；生甘草清热解毒，调和诸药。田某疼痛较甚，故向楠教授予非甾体类消炎药尼美舒利以止痛。

二诊患者疼痛消失，甲状腺肿大较前明显缩小，ESR 及 CRP 正常，但仍有心慌症状，考虑其仍处于一过性甲亢期，故予小剂量复方甲亢片短期治疗，以及尼美舒利抗感染治疗。针对其颈部肿大及结节，向楠教授予院内制剂活血消瘿片以活血化瘀、消散瘿结，并嘱其定期复诊。三诊时患者已停药近 1 年，复查甲功、CRP、甲状腺彩超均正常，提示亚甲炎已痊愈，但在疲劳、感冒后仍时有颈部不适，向楠教授结合其舌脉，认为其属于亚甲炎恢复期，当属肝郁化热、痰血凝聚证，以疏肝理气、化痰清热为法，黄芪、党参、防风取玉屏风散之意，以益卫固表；柴胡疏肝理气，白芍、延胡索柔肝行气止痛；重楼清热解毒，消肿止痛；知母、川牛膝清热润燥，引火下行；夏枯草清肝中伏火，龟板软坚散结；生甘草清热解毒，调和诸药。故以此方善后，甚是全面。

余全览病案，思索向楠教授治疗本案有以下 3 个特点：①强调既病防变、治未病的中医思想。《黄帝内经》云"邪之所凑，其气必虚"，病久气不足，气虚运血无力，渐致瘀血内停，不通则痛。所以向楠教授重用黄芪、党参补气，鼓舞气血运行。②重视病证结合、中西医结合、整体与局部相结合的指导作用，体现在亚甲炎与痛瘿外感风热兼痰瘀阻络证的辨病辨证相结合，中药为主与西药为辅相结合，汤剂与片剂相结合。③此案三诊时患者已处于亚甲炎恢复期，病程拖得较久，气机不利，肝郁化热，气滞血瘀，痰血凝聚，所以向楠教授以疏肝理气、化痰清热为法。她还指出，亚甲炎恢复期的治疗并不是一成不变的，还是要结合患者的个人情况而辨证论治。

（牧亚峰　河南中医药大学第一附属医院　主治医师）

### 9. 亚急性甲状腺炎属气虚血瘀案

王某，女，40 岁，就诊日期：2018 年 2 月 2 日。

主诉：颈前疼痛半年。

现病史：患者半年前出现颈部疼痛，后因治疗不及时，反复发作，现服用左甲状腺素钠片 1 片，一天 1 次；诉近来自觉胸闷气短，膝关节肿胀感，睡眠欠佳，今为求进一步诊治，遂来我科。

诊查：一般可，甲状腺不肿，无压痛。舌质淡，苔薄白，脉弱。

实验室检查：2018 年 2 月 2 日查甲功五项，示 $FT_3$ 2.83 pg/mL，$FT_4$ 1.43 ng/dL，TSH 3.002 $\mu$IU/mL，TGAb 119.6 U/mL↑，TPOAb 28 U/mL。

西医诊断：亚急性甲状腺炎恢复期；甲状腺功能减退。

中医诊断：痛瘿。

证型治法：气虚血瘀证，治以益气活血、化痰散结。

西医处方：①左甲状腺素钠片 1 片，一天 1 次。②夏枯草胶囊 2 粒，一天 2 次。

中医处方：

| | | | |
|---|---|---|---|
| 黄芪 30 g | 党参 10 g | 板蓝根 10 g | 防风 10 g |
| 炒白术 10 g | 怀牛膝 10 g | 酸枣仁 30 g | 柏子仁 10 g |
| 鸡血藤 10 g | 忍冬藤 10 g | 海桐皮 10 g | 生甘草 6 g |

30 剂，每天 1 剂，分早晚温服。

二诊（2018 年 3 月 16 日）：诉仍然有咽喉疼痛，胸闷，未诉其他不适。

诊查：舌质淡，苔薄白，脉弱。

西医处方：①夏枯草胶囊 2 粒，一天 2 次。②左甲状腺素钠片 1 片，一天 1 次。

中医处方：

| | | | |
|---|---|---|---|
| 黄芪 30 g | 沙参 10 g | 板蓝根 10 g | 葛根 10 g |
| 天花粉 10 g | 桑葚 10 g | 女贞子 10 g | 菟丝子 20 g |
| 防风 10 g | 炒白术 10 g | 茯神 10 g | 生地黄 10 g |
| 熟地黄 10 g | 泽泻 10 g | 怀牛膝 10 g | 防己 10 g |
| 浙贝母 10 g | 僵蚕 10 g | 赤芍 10 g | 生甘草 6 g |

30 剂，每天 1 剂，分早晚温服。

三诊（2018 年 6 月 8 日）：诉扁桃体发炎，睡眠欠佳，易醒，咽喉疼痛，体检发现甲状腺右侧叶稍强回声区，现口服左甲状腺素钠片 1 片，一天 1 次；夏枯草胶囊 2 粒，一天 1 次。

诊查：一般可。舌淡红，苔薄白。

实验室检查：2018 年 6 月 8 日查甲功五项，示 $FT_3$ 3.5 pg/mL，$FT_4$ 2.0 ng/dL↑，TSH 0.28 μIU/mL↓，TGAb 85.20 U/mL↑，TPOAb 未见异常。甲状腺彩超示甲状腺右侧叶稍强回声区（0.5 cm×0.2 cm），边界欠清晰，内部回声欠均匀。

西医处方：①左甲状腺素钠片 1/2 片，一天 1 次，口服。②夏枯草胶囊 2 粒，一天 1 次，口服。

中医处方：

| | | | |
|---|---|---|---|
| 蒲公英 10 g | 板蓝根 10 g | 连翘 10 g | 桔梗 10 g |
| 黄芩 10 g | 黄芪 10 g | 鱼腥草 10 g | 甘草 6 g |

7 剂，每日 1 剂，分早晚温服。

四诊（2018 年 6 月 19 日）：患者诉口苦、口干、失眠。

诊查：一般可。舌质暗，苔薄白，少津，脉弦。

中医处方：守上方，加知母10 g、川牛膝10 g、黄连3 g、天花粉10 g、石斛10 g、沙参10 g、酸枣仁40 g、柏子仁10 g。7剂，每天1剂，早晚分服。

五诊（2018年8月6日）：患者规律服用左甲状腺素钠片1/2片，一天1次。诉易感冒，纳眠可，二便调。

诊查：一般可，甲肿不显。

实验室检查：2018年8月6日，查甲功三项，示 $FT_3$ 2.90 pg/mL，$FT_4$ 1.34 ng/dL，TSH 5.45 $\mu$IU/mL↑。

西医处方：①左甲状腺素钠片1/2片，一天1次。②硒酵母片2片，一天2次。

六诊（2018年9月4日）：患者规律服用左甲状腺素钠片1/2片，一天1次；硒酵母片2片，每天2次。诉多汗，以头颈部为甚，时有咽喉疼痛，纳可，眠差，二便调。

诊查：一般可，甲肿不显。舌红，苔黄，脉数。

实验室检查：2018年9月4日，查甲功三项，示 $FT_3$ 2.85 pg/mL，$FT_4$ 1.43 ng/dL，TSH 4.149 $\mu$IU/mL。

西医处方：①左甲状腺素钠片1/2片，一天1次。②硒酵母片2片，一天2次。

中医处方：

| | | | |
|---|---|---|---|
| 黄芪30 g | 沙参10 g | 知母10 g | 五味子10 g |
| 煅龙骨10 g | 煅牡蛎10 g | 浮小麦30 g | 板蓝根10 g |
| 甘草6 g | | | |

14剂，每天1剂，分早晚温服。

**按语**：该患者因疾病初发时治疗不当，病情反复发作，发展为甲减，现予左甲状腺素钠片替代治疗。病久正气不足，气虚运血无力，导致瘀血内停，血瘀则气滞，故胸闷、气短；心神失养，则失眠。综上，将其辨为气虚血瘀证，治宜益气活血、化痰散结。方中重用黄芪、党参补益正气，鼓舞气血运行；白术益气健脾；防风疏风解表；鸡血藤活血通经，海桐皮祛风通络止痛，板蓝根、忍冬藤清热解毒，散结消肿；怀牛膝补益肝肾；酸枣仁、柏子仁养血安神；生甘草调和诸药。成药夏枯草胶囊清肝热，消瘿结。

二诊患者咽喉不利，以益气养阴为主要治法，调整中药，余治疗同上。三诊患者病情反复，依然咽喉疼痛，伴扁桃体感染、甲状腺结节，以清热利咽、散结消肿为主要治法，调整用药。结合甲功指标，减左甲状腺素钠片为25 $\mu$g，一天1次。四诊诉口干、失眠，结合舌脉，向楠教授认为当加大滋阴安神之力，故在原方基础上加天花粉、石斛、沙参滋阴，黄连、牛膝微泻其火热之邪。至五诊时，患者诉诸证大除，唯有平素易感冒之忧。向楠教授嘱其加强锻炼，慎饮食起居，暂不用药。六诊患者诉易出汗，头颈部为甚，时有咽喉疼痛，故以益气养阴、敛阴止汗为法，黄芪、沙参益气养阴；五味子益气生津，敛肺止汗；知母清热泻火，滋阴润燥；煅龙骨、煅牡蛎敛汗；浮小麦固表止汗；板蓝根清热利咽，甘草调和诸药。

（牧亚峰　河南中医药大学第一附属医院　主治医师）

**10. 亚急性甲状腺炎属肝郁化热兼痰血凝聚案**

王某，男，48 岁。就诊日期：2018 年 6 月 5 日。

主诉：颈部疼痛 2 周。

现病史：患者 2 周前出现颈前两侧疼痛，伴吞咽疼痛，低热，多汗，夜间心慌，遂到当地医院就诊，予头孢曲松＋阿昔洛韦＋地塞米松静滴治疗 7 天后，疼痛消失，后复发，予口服泼尼松 10 mg，一天 1 次；阿奇霉素 1 片，一天 1 次；阿昔洛韦 1 片，一天 3 次。现诉无颈前疼痛及发热，余尚可。

诊查：一般可，甲状腺肿大 Ⅰ～Ⅱ度，质地中等，无压痛。舌质淡暗，苔白腻，脉弦。

实验室检查：2018 年 5 月 15 日，某医院查甲功四项，示 $FT_3$ 4.23 pg/mL↑（正常值 2.14～4.21 pg/mL），$FT_4$ 1.57 ng/dL↑（正常值 0.59～1.25 ng/dL），TSH 0.03 μIU/mL↓（正常值 0.49～4.91 μIU/mL），TPOAb 0.40 U/mL（正常值 0～9 U/mL）。血液分析正常。ESR 98 mm/h↑（正常值 0～15 mm/h）。甲状腺彩超：甲状腺实质回声不均匀（符合亚急性甲状腺炎改变），甲状腺左侧叶近峡部实质性结节（疑为炎性结节），双侧颈部淋巴结增大。

2018 年 5 月 26 日，同一医院查甲功四项，示 $FT_3$ 3.29 pg/mL↑，$FT_4$ 0.77 ng/dL，TSH 0.58 μIU/mL，TPOAb 0.20 U/mL。ESR 50 mm/h↑。血液分析示白细胞 $11.67 \times 10^9$/L↑（正常值 $3.5 \times 10^9 \sim 9.5 \times 10^9$/L），中性粒细胞绝对值 $8.38 \times 10^9$/L↑（正常值 $1.8 \times 10^9 \sim 6.3 \times 10^9$/L），单核细胞绝对值 $0.64 \times 10^9$/L↑（正常值 $0.1 \times 10^9 \sim 0.6 \times 10^9$/L）。

2018 年 6 月 4 日，于湖北省中医院查甲功四项，示 $FT_3$ 3.86 pg/mL，$FT_4$ 0.86 ng/dL，TSH 7.16 μIU/mL↑，TPOAb 0.30 U/mL。甲状腺彩超：双侧甲状腺实质回声稍增强，分布欠均匀；左侧颈部见淋巴结。血液分析正常。

西医诊断：亚急性甲状腺炎恢复期伴亚临床甲减、甲状腺结节。

中医诊断：痛瘿。

证型治法：肝郁化热兼痰血凝聚证，治以疏肝理气、化痰清热。

中医处方：

| | | | |
|---|---|---|---|
| 猫爪草 10 g | 穿山龙 10 g | 延胡索 10 g | 板蓝根 10 g |
| 连翘 10 g | 蒲公英 10 g | 赤芍 10 g | 黄芩 10 g |
| 生甘草 6 g | | | |

14 剂，每天 1 剂，分早晚温服。

二诊（2018 年 6 月 20 日）：患者诉无特殊不适。

实验室检查：2018 年 6 月 20 日，于湖北省中医院查甲功四项，示 $FT_3$ 3.40 pg/mL，$FT_4$ 0.93 ng/dL，TSH 3.27 μIU/mL，TPOAb 0.50 U/mL。ESR 6 mm/h。血液分析正常。

**按语**：本案王某从发病到痊愈只有 1 个月，病程很短，符合亚甲炎的发病特点。因发病后即在当地医院接受西医治疗，病情得到控制。至向楠教授诊室就诊时已无明显症状，但患者诉其颈部肿大，结合其舌脉，向楠教授认为其处于亚甲炎恢复期，并将其辨为肝郁化热兼痰血凝聚证。治宜疏肝理气，化痰清热。方中延胡索入肝经，清热行气止痛；黄芩清热燥湿，泻火解毒；连翘、蒲公英清热解毒，消肿散结；板蓝根清热利咽；猫爪草、穿山龙化痰散结消肿；赤芍清热凉血、活血祛瘀；生甘草清热解毒，调和诸药。全方共奏疏肝清热之功。对于亚临床甲减情况，向楠教授指出暂不用干预，因一般来说短期内出现甲减多呈一过性，短期内可自我调节至正常。二诊患者诉没有颈部疼痛等症状，复查甲功、ESR、CRP 均正常，综上可判定患者临床痊愈，向楠教授嘱其慎起居，如有不适，再来复诊。

余观此案后，有以下几点体会：①亚甲炎看似简单，实则变化多端。临床跟师中发现，亚甲炎多见于中年女性，发病有季节性。病程长短不一，从 1 个月到反复多年均可见，并且并发症多种多样，西医治疗方法单一，而中医药治疗方法多变，有内服法、外敷法等。向楠教授指出，临床上要善于观察总结、分析，找到亚甲炎的发病规律，形成自己的中医诊治思路。②重视病证结合、中西医结合、整体与局部相结合的指导作用，体现在亚甲炎与肝郁化热兼痰血凝聚证的辨病辨证相结合，既能反映疾病的共性，又能顾及病患的个性，能够使亚急性甲状腺炎达到最好的治疗目的。③此案为亚甲炎恢复期，从发病到痊愈经历了一过性甲亢期、甲减期、恢复期，临床非常典型。从中医学来分析，本案患者恢复期病机当属气机不利，肝郁化热，气滞血瘀，痰血凝聚，所以向楠教授以疏肝理气，化痰清热为法。亚甲炎恢复期的治疗并不是一成不变的，还是要结合患者的个人情况而辨证论治，我想这就是中医治疗疾病的精髓所在。

（牧亚峰　河南中医药大学第一附属医院　主治医师）

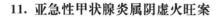

### 11. 亚急性甲状腺炎属阴虚火旺案

晏某，男，52 岁。就诊日期：2018 年 1 月 19 日。

主诉：咳嗽 1 个月。

现病史：患者现诉纳差，眠差，易惊醒，体重明显下降，约 6 kg，大便干结，小便可，视力下降，未诉其他不适。

既往史：糖尿病，胸膜炎。

诊查：一般可，甲状腺肿大 I 度，质硬，无明显压痛。舌质红，苔薄白，脉细数。

实验室检查：2018 年 1 月 12 日，某医院查甲功三项，示 $FT_3$ 10.95 pmol/L↑（正常值 3.1～6.8 pmol/L），$FT_4$ 45.41 pmol/L↑（正常值 12～22 pmol/L），TSH ＜0.005 μIU/mL↓（正常值 0.27～4.2 μIU/mL）。ECT 双侧甲状腺摄锝功能受损，结合临床考虑亚急性甲状腺炎可能性大。血液分析，示 WBC 7.98×$10^9$/L（正常值 3.5×$10^9$～9.5×$10^9$/L），RBC 3.91×$10^{12}$/L↓（正常值 3.92×$10^{12}$～5.61×$10^{12}$/L），中性粒细胞绝对值 5.83×$10^9$/L↑（正常值 1.8×$10^9$～6.3×$10^9$/L）。肝功能：白蛋白 37.8 g/L↓（正常值 40～55 g/L）。血糖 6.65 mmol/L（正常值 3.89～6.11 mmol/L）。CRP 26 mg/L↑（正常值 0～3 mg/L），ESR 82.00 mm/h↑（正常值 0～15 mm/h）。

2018 年 1 月 19 日于湖北省中医院查甲功五项，示 $FT_3$ 3.43 pg/mL，$FT_4$ 1.70 ng/dL，TSH 0.009 μIU/mL↓，TGAb 143.50 U/mL↑，TPOAb 70.50 U/mL。ESR 30.00 mm/h↑。CRP 2.4 mg/L。血液分析示 WBC 6.39×$10^9$/L，RBC 4.13×$10^{12}$/L↓，Hb 124 g/L↓，中性粒细胞绝对值 4.73×$10^9$/L↑。甲状腺彩超示甲状腺肿大。

西医诊断：亚急性甲状腺炎伴甲亢。

中医诊断：痛瘿。

证型治法：阴虚火旺证，治以养阴清热、消肿散结。

中医处方：

| | | | |
|---|---|---|---|
| 板蓝根 10 g | 猫爪草 10 g | 穿山龙 10 g | 夏枯草 10 g |
| 连翘 10 g | 夜交藤 10 g | 茯神 10 g | 炒白术 10 g |
| 酸枣仁 40 g | 柏子仁 10 g | 火麻仁 10 g | 郁李仁 10 g |
| 玄参 10 g | 枸杞子 10 g | 当归 10 g | 黄精 10 g |
| 天花粉 10 g | 石斛 10 g | 麦冬 10 g | 甘草 6 g |

中药颗粒剂，28 剂，每天 1 剂，开水冲服。

二诊（2018 年 2 月 20 日）：患者现诉睡眠改善，大便通畅，纳可，小便

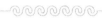

调，未诉其他不适。舌红，苔白，脉细。

实验室检查：2018 年 2 月 20 日，查甲功三项，示 FT$_3$ 2.90 pg/mL，FT$_4$ 1.54 ng/dL，TSH 0.9 μIU/mL↓。血液分析示 WBC 8.23×10$^9$/L，中性粒细胞绝对值 5.24×10$^9$/L，Hb 128 g/L。CRP 1.5 mg/L，ESR 13 mm/h。

中医处方：守上方，去郁李仁、连翘、夜交藤、茯神。20 剂，每天 1 剂，开水冲服。

**按语：** 本案患者以咳嗽为首要症状发病，并不是一个典型的亚甲炎病案，所以在临床上一定要全面细致，方可准确诊断，避免误诊误治，贻误病情。患者有甲状腺肿大、体重下降等体征，甲功提示为一过性甲亢状态，ESR 及 CRP 等炎症指标较高，ECT 提示双侧甲状腺摄锝功能受损，综上可诊断为不典型亚甲炎。结合患者睡眠及舌苔脉象，向楠教授将其辨为阴虚火旺证，治宜养阴清热、消肿散结。方中石斛、麦冬滋阴清热，枸杞子滋补肝肾之阴；天花粉滋阴，生津止渴；玄参清热凉血以滋阴；黄精补气健脾以养阴，炒白术益气健脾；板蓝根、连翘清热利咽消肿；猫爪草、穿山龙化痰散结消肿；夏枯草清肝火，消瘿解结；夜交藤、茯神养血安神；酸枣仁、柏子仁养心安神，后者又可润肠通便；火麻仁、郁李仁入大肠经，润肠通便；当归活血补血之余，又可润肠通便；甘草清热解毒，调和诸药。全方共奏养阴清热，消肿散结之功。

二诊晏某诉睡眠及大便干结症状缓解，察其舌红脉细，依然有阴虚之象，效不更方，向楠教授在原方基础上去郁李仁、连翘、夜交藤、茯神，再服 20 剂以善其后。

本案在诊治过程中，余有以下两点体会：①临床上亚甲炎症状多种多样，除了典型的颈部疼痛、上呼吸道感染症状外，还有不典型亚甲炎。它们一般无颈部疼痛、压痛，或疼痛轻微。这种轻症或不典型病例的甲状腺仅略增大，全身症状轻，临床上无甲亢或甲减表现。若不仔细鉴别诊断，很容易将其误诊为其他疾病，从而贻误患者病情。向楠教授指出临床上要仔细收集患者病史，利用现代医学的仪器设备，有助于我们准确诊断，从而为下一步中医辨证论治提供必要的帮助。②本案患者病程虽短，但初始 1 个月未予治疗，久之耗气伤阴，肝肾阴亏，肝失所养，疏泄失常。阴液虚耗，津不上承，舌红、苔白。病机特点为本虚标实，以肝肾阴虚为本，阴虚阳亢、痰浊、瘀血为标，故以滋补肝肾之阴为主，分别配以清热凉血、化痰散结、润肠通便之药，取得了良好的疗效。

（牧亚峰　河南中医药大学第一附属医院　主治医师）

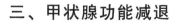

## 三、甲状腺功能减退

### 1. 术后甲状腺功能减退属脾肾阳虚兼瘀血阻络案

程某，女，52岁，就诊日期：2017年8月8日。

主诉：甲状腺结节术后3年。

现病史：患者于8年前发现颈前左侧包块，后逐渐长大至拳头大小，3年前到某医院行甲状腺全切术，术中病理检测结果为良性结节，术后予左甲状腺素钠片替代治疗，现服用左甲状腺素钠片100 μg，一天1次。诉记忆力差，四肢麻木，乏力，怕冷，指关节疼痛，困倦，纳差，眠可，大小便尚可。

既往史：甲状腺全切术。

诊查：一般可，颈前可见手术瘢痕。舌质暗，苔白腻，脉沉细。

实验室检查：2017年8月8日，查甲功五项，示 $FT_3$ 2.20 pg/mL，$FT_4$ 1.61 ng/dL，TSH 32.396 μIU/mL↑，TGAb 108.20 mU/mL↑，TPOAb 583.40 mU/mL↑。甲状腺彩超示：①甲状腺全切术后；②双侧颈部淋巴结可显示。

西医诊断：甲状腺功能减退（甲状腺全切术后）。

中医诊断：瘿劳。

证型治法：脾肾阳虚兼瘀血阻络证，治以温肾健脾、益气活血。

西医处方：左甲状腺素钠片125 μg，一天1次，口服。

中医处方：

| 枸杞子15 g | 菟丝子15 g | 炙黄芪30 g | 鸡血藤30 g |
|---|---|---|---|
| 丹参15 g | 仙茅15 g | | |

上药15剂，每天1剂，每剂煎取400 mL，分早晚2次温服。

二诊（2017年9月5日）：患者自诉仍有四肢末端麻木疼痛，乏力，恶心，纳可，眠差。舌质暗，苔薄白，脉沉。

实验室检查：2017年9月5日，查甲功三项，示 $FT_3$ 2.90 pg/mL，$FT_4$ 1.48 ng/dL，TSH 2.748 μIU/mL。

西医处方：左甲状腺素钠片125 μg，一天1次，口服。

中医处方：守上方，加川芎15 g、夜交藤30 g。上药15剂，每天1剂，每剂煎取400 mL，分早晚温服。

三诊（2017年11月7日）：患者诉四肢乏力、疼痛好转，睡眠差，余尚可。

实验室检查：2017年11月7日，查甲功三项，示 $FT_3$ 3.18 pg/mL，$FT_4$ 2.2 ng/dL↑，TSH 0.28 μIU/mL↓。

西医处方：左甲状腺素钠片 112.5 μg，一天 1 次，口服。

中医处方：

| 黄芪 20 g | 菟丝子 20 g | 淫羊藿 15 g | 酸枣仁 20 g |
|---|---|---|---|
| 丹参 20 g | 生地黄 15 g | 柏子仁 15 g | 枸杞子 20 g |

上药 20 剂，每天 1 剂，每剂煎取 400 mL，分早晚温服。

嘱患者 1 个月后复查甲状腺功能。

**按语**：甲状腺功能减退的病因比较复杂，现代医学根据发病部位的不同将其分为原发性甲减、继发性甲减和三发性甲减，其中原发性甲减最为常见。在原发性甲减中，桥本甲状腺炎、手术、$^{131}$I 是常见原因。本案患者于多年前行甲状腺全切术，术后予甲状腺激素替代治疗，所以西医诊断非常简单。正如向楠教授所强调的，准确的西医诊断是必要的，一方面是病证结合理念的体现，另一方面可以指导中医辨证治疗，使患者有更好的临床获益。

甲减可归属于中医学"瘿劳""虚劳"等范畴，多为先天不足、后天手术、外邪、情志损伤脾胃，或 $^{131}$I 治疗脾肾受损，或久病伤正、气血亏损而致病。程某因手术治疗脾肾受损，肾精亏虚，命门火衰，则见畏寒、怕冷，四肢不得温煦，故疼痛、脉沉细；脾肾阳虚，脾胃运化失常，则纳差；肾精不足，脑失所养，则记忆力减退；舌暗为夹瘀之象。综上，向楠教授将其辨为脾肾阳虚兼瘀血阻络证，治以温肾健脾、益气活血。方中炙黄芪、鸡血藤、丹参、仙茅温肾壮阳、祛寒除湿；菟丝子补肾益精、健脾；善补阳者，当以阴中求阳，枸杞子滋补肝肾，使阳生源源不断；炙黄芪益气健脾，鼓舞气血运行；鸡血藤行血补血；丹参活血调经、祛瘀止痛。全方共奏温肾健脾、益气活血之功。针对其甲功异常指标，向楠教授予左甲状腺素钠片 125 μg（一天 1 次）替代治疗，并嘱其 1 个月后复查甲状腺功能。

二诊患者程某诉诸症较前缓解，但睡眠不佳，察其舌暗苔白脉沉。向楠教授在前方基础上加川芎增强活血行气之功，夜交藤养血安神。甲功三项恢复正常，余治疗不变。

三诊患者诉怕冷、疼痛等症状基本消失，睡眠仍不佳。向楠教授注重清热凉血、养心安神，予生地黄清热凉血、滋阴生津，以制约温阳之药的燥烈之性；酸枣仁敛阴、养阴血、安神助眠。其复查甲功提示处于药物性亚临床甲亢状态，向楠教授酌情减轻其左甲状腺素钠片剂量。

典型成年甲减可见出汗减少、怕冷、疲乏、嗜睡、记忆力减退、食欲欠佳、体重增加、大便秘结等。一般来讲，未经治疗的患者病程越长，其临床表现越显著。中医认为"阳虚则外寒"，阳气根源于肾，肾阳虚与甲减关系密切。肾藏

"先天之精"，为脏腑阴阳之根，故称"肾为先天之本"。肾阳为诸阳之本，五脏之阳皆源于肾阳，才能发挥正常功能活动。肾阳失于温煦导致脾阳不振，脾阳不振易生内湿，湿郁化火，水湿不化聚而为痰，气滞痰凝则血脉瘀阻；甚者，肾阳虚衰，不能温煦心阳，而致阴寒内盛，血瘀水停，心脉痹阻不畅。所以，不论是先天禀赋还是后天失调、失治、误治导致的肾阳亏虚，均有可能导致甲减的发生发展，以温肾阳为主要治法在临床上可取得较好的疗效。

（牧亚峰 河南中医药大学第一附属医院 主治医师）

**2. 桥本甲状腺功能减退属脾肾阳虚案**

刘某，女，81岁，就诊日期：2018年11月2日。

主诉：发现甲减2年。

现病史：现患者诉颈部发紧，自觉喉中有痰难以咯出，乏力，双下肢无力，食欲减退，怕冷，未诉其他不适。现口服左甲状腺素钠片50 μg，一天1次。

诊查：一般可，甲状腺肿大不显，颈部右侧可触及淋巴结。舌质淡，苔白，脉沉。

实验室检查：2018年11月2日，查甲功五项，示 $FT_3$ 1.98 pg/mL，$FT_4$ 0.94 ng/dL，TSH 87.955 μIU/mL↑，TGAb＞500 mU/mL↑，TPOAb＞1 300 mU/mL↑。甲状腺彩超示：①甲状腺实质弥漫性改变，考虑甲减；②双侧颈部淋巴结可显示。

西医诊断：甲状腺功能减退，桥本甲状腺炎。

中医诊断：瘿劳。

证型治法：脾肾阳虚证，治以温肾健脾、补益气血。

西医处方：左甲状腺素钠片75 μg，一天1次，口服。

中医处方：

| | | | |
|---|---|---|---|
| 黄芪 30 g | 党参 10 g | 当归 10 g | 陈皮 10 g |
| 炒白术 10 g | 茯苓 15 g | 肉桂 5 g | 枳壳 10 g |
| 炙甘草 10 g | | | |

上药15剂，每天1剂，每剂煎取400 mL，分早晚温服。

嘱患者1个月后复查甲状腺功能。

二诊（2018年11月21日）：患者诉食欲较前好转，全身乏力，余尚可。舌质淡，苔白，脉沉。

西医处方：左甲状腺素钠片50 μg，每天2次，口服。

中医处方：中药守上方加人参6 g。上药15剂，每天1剂，每剂煎取400 mL，分早晚温服。

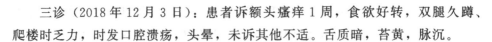

三诊（2018 年 12 月 3 日）：患者诉额头瘙痒 1 周，食欲好转，双腿久蹲、爬楼时乏力，时发口腔溃疡，头晕，未诉其他不适。舌质暗，苔黄，脉沉。

实验室检查：2018 年 12 月 3 日查甲功三项，示 $FT_3$ 2.17 pg/mL，$FT_4$ 1.31 ng/dL，TSH 23.706 $\mu$IU/mL↑。

西医处方：左甲状腺素钠片，早 75 $\mu$g，晚 50 $\mu$g，口服。

中医处方：

| | | | |
|---|---|---|---|
| 黄芪 60 g | 党参 10 g | 沙参 10 g | 知母 10 g |
| 天麻 10 g | 钩藤 10 g | 枸杞子 10 g | 川芎 10 g |
| 当归 10 g | 鸡血藤 10 g | 路路通 10 g | 炙甘草 6 g |

上药 30 剂，每天 1 剂，每剂煎取 400 mL，分早晚温服。

四诊（2019 年 1 月 4 日）：患者诉诸证较前明显好转，偶有乏力，未诉其他不适。舌质暗，苔白，脉沉。

实验室检查：2019 年 1 月 4 日甲功三项检查示 $FT_3$ 3.57 pg/mL，$FT_4$ 1.61 ng/dL，TSH 3.2 $\mu$IU/mL。

西医处方：①左甲状腺素钠片，早 75 $\mu$g，晚 50 $\mu$g，口服。②右归胶囊 3 粒，每天 2 次，口服。

**按语：** 本案患者所患甲减类型为临床上最为常见的桥本甲状腺炎合甲减，也称为非甲状腺肿性甲减。该类型甲减多见于女性，且随年龄增长，患病率逐渐上升。根据刘某典型的甲减临床表现、高滴度的甲状腺自身抗体及甲状腺彩超提示的甲状腺弥漫性改变，可以明确诊断。向楠教授坚持病证结合、中西医结合诊治疾病，针对刘某亚临床甲减指标，给予左甲状腺素钠片替代治疗，起始并没有给足剂量，原因在于患者年龄偏大，考虑其适应性，缓慢调整剂量。并在下次就诊时复查甲状腺功能后再予调整。

甲减可归属于中医学"瘿劳""虚劳"等范畴，病变部位责之于脾肾。年老者在亚临床甲减患者中所占比例较高，老年女性更是如此。刘某年过八旬，精气衰矣。《素问》云女子"六七，三阳脉衰于上，……七七任脉虚，太冲脉衰少，天癸竭"，而男子"五八，肾气衰，发堕齿槁；六八，阳气衰竭于上"。肾为先天之本，肾气亏虚，则神疲乏力；脾主肌肉、四肢，脾气不足，故见双下肢无力；脾失健运，则食欲减退；气主阳，损耗过多，伤及脾肾阳气，阳气主温煦机体，故见怕冷；舌质淡，苔白，脉沉佐之。综上，将本案患者辨为脾肾阳虚证，以温肾健脾、补益气血为治疗法。方中黄芪大补脾气以健脾；党参、茯苓、白术取四君子汤之意，增强补气健脾之功；肉桂补火助阳、温经散寒；陈皮健脾燥湿以化痰；枳壳行气散滞，以防大队补药过于滋腻；当归行血补血、补益气血；炙甘草补益中气、调和诸药。全方共奏温肾健脾、补益气血之功。

二诊患者诉仍觉乏力明显，向楠教授在原方基础上加人参 6 g 以大补元气。并调整其西药左甲状腺素钠片剂量及服用方法。

三诊患者诉额头瘙痒，食欲好转，双腿久蹲、爬楼时乏力，时发口腔溃疡，头晕，苔黄，脉沉。向楠教授指出，临床上常可见虚不受补之象，稍用或者加大补益力度，患者可见上火、不适等症状。当以益气养阴为法，暂消其火。方选黄芪、党参、沙参益气养阴；知母清热泻火、滋阴润燥；枸杞子滋补肝肾之阴；天麻、钩藤清热平肝、息风止痉；川芎活血行气以止痛；当归、鸡血藤补血活血；路路通祛风活络；炙甘草调和诸药。患者甲状腺功能指标较前明显改善，向楠教授将左甲状腺素钠片剂量增加至早 75 μg，晚 50 μg，并嘱其继续监测甲状腺功能。

四诊患者诸证基本消失，考虑其年纪偏大，予中成药右归丸以巩固疗效，丸者，缓也，以收其功。其余治疗不变，定期监测甲状腺功能。

（牧亚峰　河南中医药大学第一附属医院　主治医师）

### 3. 甲状腺功能减退属阳虚痰凝案

孙某，女，28 岁，就诊日期：2018 年 12 月 19 日。

主诉：体重增加、手脚出汗 8 个月。

现病史：患者 8 个月前在某医院因甲亢行[131]I 治疗后体重逐渐增加 10 kg，伴眼睛肿胀，手脚出汗，乏力，小便黄，大便干结，月经不调。今为求专科治疗来湖北省中医院，诉诸证同前。

既往史：甲亢。

诊查：一般可，甲状腺肿大。舌质淡，苔白，脉沉紧。

实验室检查：2018 年 11 月 13 日，于某医院查甲功五项，示 $FT_3$ 1.44 pg/mL↓（正常值 2.3～4.2 pg/mL），$FT_4$ 0.74 ng/dL↓（正常值 0.89～1.76 ng/dL），TSH 0.514 μIU/mL↓（正常值 0.55～4.78 μIU/mL），TGAb 274.50 mU/mL↑（正常值 0～60 mU/mL），TPOAb 553.50 mU/mL↑（正常值 0～60 mU/mL）。

西医诊断：甲状腺功能减退（甲亢[131]I 治疗后）。

中医诊断：瘿劳。

证型治法：阳虚痰凝证，治以温阳补血、化痰散结。

西医处方：左甲状腺素钠片 125 μg，一天 1 次，口服。

中医处方：

| 肉桂 10 g | 附子 10 g | 肉苁蓉 10 g | 玄参 10 g |

| 泽泻 10 g | 浙贝母 10 g | 僵蚕 10 g | 知母 10 g |
| 猪苓 10 g | 赤芍 10 g | 益母草 20 g | 黄芪 60 g |
| 党参 10 g | 五味子 10 g | 生甘草 6 g | |

上药 30 剂，每天 1 剂，每剂煎取 400 mL，分早晚温服。

二诊（2019 年 2 月 27 日）：患者自诉眼部肿胀较前好转，怕冷，便秘，双下肢疼痛，夜间尤甚，嗜睡，颈部肿胀、疼痛，咽喉异物感，未诉其他不适。现口服左甲状腺素钠片 25 $\mu$g（一天 1 次）治疗。

诊查：一般可，甲肿Ⅰ度。舌淡，苔白厚，脉沉。

实验室检查：2019 年 2 月 23 日，于湖北省中医院查甲功三项，示 FT$_3$ 1.27 pg/mL↓，FT$_4$ 3.42 ng/dL↓，TSH 110.173 $\mu$IU/mL↑。

西医处方：左甲状腺素钠片 125 $\mu$g，一天 1 次，口服。

中医处方：

| 肉桂 10 g | 附子 10 g | 肉苁蓉 10 g | 淫羊藿 10 g |
| 浙贝母 10 g | 僵蚕 20 g | 延胡索 10 g | 石菖蒲 10 g |
| 丹参 20 g | 当归 10 g | 黄精 10 g | 炙甘草 6 g |

上药 15 剂，每天 1 剂，每剂煎取 400 mL，分早晚温服。

嘱患者 1 个月后复查甲状腺功能。

三诊（2019 年 3 月 30 日）：患者自诉上述症状明显好转，稍显乏力，未诉其他不适。现口服左甲状腺素钠片 125 $\mu$g（一天 1 次）治疗。

诊查：一般可，甲肿Ⅰ度。舌淡，苔白厚，脉沉。

实验室检查：2019 年 3 月 30 日，于湖北省中医院查甲功三项，示 FT$_3$ 3.10 pg/mL，FT$_4$ 1.41 ng/dL，TSH 4.30 $\mu$IU/mL。

中医处方：守上方 20 服，每天 1 剂，每剂煎取 400 mL，分早晚温服。

**按语：**本案患者为甲亢行碘（$^{131}$I）治疗后转变为甲减，且临床症状明显，追问病史后并不难诊断。中医学将甲减归属为"瘿劳""虚劳"范畴，此案孙某多因碘（$^{131}$I）治疗损及脾肾，脾肾阳虚，气化无权，水溢眼睑，则见眼睛肿胀；肾精亏虚，命门火衰，则见乏力；气不摄津，则手脚出汗；阳损及阴，阳气不足，无力推动肠腑运动，则见小便黄、大便干结；脾气亏虚，不能统血，时见月经不调。结合舌脉，向楠教授将孙某辨为阳虚痰凝证，当以温阳补血、化痰散结为法。方中肉桂温阳散寒、温通血脉；附子补火助阳；肉苁蓉补肾阳兼能润肠通便；知母、玄参清热泻火、滋阴润燥；泽泻、猪苓利水消肿；浙贝母、僵蚕化痰散结；赤芍、益母草活血化瘀，后者兼能利水；黄芪、党参益气健脾；五味子敛阴止汗；生甘草调和诸药。根据甲状腺功能指标，予左甲状腺素钠片 125 μg，每天 1 次，口服。

二诊患者诉眼部肿胀、出汗较前好转，仍怕冷，便秘，双下肢疼痛，夜间尤甚，嗜睡，颈部肿胀、疼痛，咽喉异物感。向楠教授追问病史，孙某因害怕西药副作用大，自行减药量，导致病情加重。向楠教授嘱其遵医嘱服药，不要私自调整药物剂量。中药方守原方，去黄芪、党参、五味子、泽泻、猪苓、益母草，加淫羊藿以补火助阳，黄精补肾填精，丹参、当归以补血活血。

三诊患者诉诸证大减，复查甲状腺功能已接近正常，向楠教授嘱其规律服药，并继服中药方巩固疗效，定期复查甲状腺功能。

余回顾整个病案，思索后有以下几点体会：①甲减是一种慢性甲状腺疾病，临床上多表现为气血不足、脏腑虚损的阳虚症状。因此临床上治疗多采用温肾壮阳益气之法，主用右归丸、阳和汤等主方化裁治疗。多选用肉桂、附子、菟丝子、巴戟天、淫羊藿、仙茅、补骨脂、肉苁蓉之类的中药。②现代医学对甲减研究较为透彻，临床诊疗较为规范，当我们运用中医药治疗时，并不是说要否定西医，或者说不用西医治疗。相反，正是因为现代医学的病理阐述，我们在运用现代医学治疗时可以及时纠正甲状腺功能，延缓病情进展。中医学重视病证结合，向楠教授也一再给我们强调病证结合理念甚为重要，现代医学的准确诊断可以为我们的中医辨证提供指导，二者实际上是相辅相成的。同时中医药在治疗甲减时，可以明显改善患者症状，减轻西药激素剂量及副作用。

（牧亚峰 河南中医药大学第一附属医院 主治医师）

> **小结**：案 1、案 2、案 3 均以脾肾阳虚为基础，但兼有不同，案 1 兼有瘀血阻络，案 2 兼有气血两虚，案 3 兼有痰浊凝聚，故在温肾健脾的同时，分别侧重活血化瘀、补益气血、化痰散结之不同，为我们在辨治甲减的时候提供了有益指导，要辨析痰瘀之轻重，在气在血之不同。

### 4. 术后甲状腺功能减退属气阴两虚案

魏某，女，65 岁，就诊日期：2018 年 11 月 28 日。

主诉：乏力半年。

现病史：患者于 2018 年 5 月行甲状腺结节切除术，术后出现明显乏力，于某医院诊断为"甲减"，予左甲状腺素钠片 25 μg，隔天 1 次；50 μg，隔天 1 次交替治疗。今为求专科治疗，遂来湖北省中医院。现诉乏力，下肢为甚，咽喉疼痛，痰中夹带血丝，双手手指末端麻木，纳食一般，睡眠不佳，二便调。

既往史：甲状腺结节切除术。

诊查：一般可。舌质红，苔少，脉细数。

实验室检查：2018 年 11 月 24 日，查甲功三项，示 FT$_3$ 4.82 pg/mL↑，FT$_4$ 1.21 ng/dL，TSH 3.3 μIU/mL。

西医诊断：甲状腺功能减退（甲状腺术后）。

中医诊断：瘿劳。

证型治法：气阴两虚证，治以益气养阴、养血安神。

西医处方：左甲状腺素钠片 25 μg，一天 1 次，口服。

中医处方：

| | | | |
|---|---|---|---|
| 黄芪 30 g | 沙参 10 g | 玄参 10 g | 杏仁 10 g |
| 百合 10 g | 当归 10 g | 黄精 10 g | 生地黄 10 g |
| 熟地黄 10 g | 川芎 10 g | 知母 10 g | 川牛膝 10 g |
| 酸枣仁 40 g | 柏子仁 10 g | 夜交藤 10 g | 茯神 15 g |
| 生甘草 6 g | | | |

上药 10 剂，每天 1 剂，每剂煎取 400 mL，分早晚温服。

二诊（2018 年 12 月 19 日）：患者自诉口服药物后，食欲改善，咳嗽略缓解，仍觉乏力，睡眠差，咽喉痛，吞咽有梗阻感，时有背部疼痛，右手手指胀痛感，余尚可。

诊查：一般可，甲状腺肿大不明显，质软。舌质红，苔白滑，脉细数。

中医处方：守上方，去当归、黄精，黄芪加至 60 g，加桑枝 10 g、枳壳 10 g、天花粉 10 g、石斛 10 g、延胡索 10 g。上药 15 剂，每天 1 剂，每剂煎取 400 mL，分早晚温服。

三诊（2019 年 1 月 16 日）：患者诉口干、鼻干、咽干，舌头麻木，乏力，睡眠欠佳，未诉其他不适。

诊查：一般可，甲状腺肿大不显，无压痛。心率 90 次/分钟。舌质红，苔黄腻，有裂纹，脉弦细。

实验室检查：2019 年 1 月 16 日，查甲功五项，示 FT$_3$ 2.83 pg/mL，FT$_4$ 1.38 ng/dL，TSH 3.256 μIU/mL，TGAb 141.4 mU/mL↑，TPOAb 37 mU/mL。

西医处方：左甲状腺素钠片 25 μg，一天 1 次，口服。

中医处方：

| | | | |
|---|---|---|---|
| 知母 10 g | 川牛膝 10 g | 生地黄 10 g | 熟地黄 10 g |
| 天花粉 10 g | 石斛 10 g | 刺蒺藜 10 g | 沙参 10 g |
| 玄参 10 g | 黄芪 60 g | 酸枣仁 40 g | 茯神 15 g |
| 柏子仁 10 g | 黄连 3 g | 鸡血藤 10 g | 生甘草 6 g |

上药 15 剂，每天 1 剂，每剂煎取 400 mL，分早晚温服。

四诊（2019 年 3 月 20 日）：患者诉诸证好转，偶晨起口干，舌两侧疼痛，未诉其他不适。舌淡暗，苔薄白，脉濡。

西医处方：左甲状腺素钠片 25 μg，每天 1 次，口服。

中医处方：守上方，加延胡索 10 g、龙胆草 6 g。上药 15 剂，每天 1 剂，每剂煎取 400 mL，早晚 2 次分服。

五诊（2019 年 4 月 24 日）：患者诉双下肢乏力较前明显好转，偶有口干，心慌，余尚可。舌体胖大，边有齿痕。

实验室检查：2019 年 4 月 24 日，查甲功三项，示 $FT_3$ 2.84 pg/mL，$FT_4$ 1.30 g/dL，TSH 3.777 μIU/mL。

中医处方：守上方，加茯苓 10 g、泽泻 10 g、赤芍 10 g、丹参 20 g。上药 15 剂，制水蜜丸。

**按语：**本案刘某甲减乃甲状腺术后所引起，是临床上原发性甲减的三大原因之一。多为先天禀赋不足、后天手术、$^{131}$I 治疗、外邪、情志损伤等因素导致脾肾受损，气血亏损而致病。脾肾受损，伤及正气，脾主四肢肌肉，则见乏力，下肢为甚；气损及阴，不能够濡养五脏，脉络受损，则见咽喉疼痛，痰中夹带血丝；瘿病手术，伤及脾肾之气，气血不足，血不养肌，则夜寐不安，手指麻木；舌质红，苔少，脉细数，均为阴虚之象。综上，向楠教授将其辨为气阴两虚证，治宜益气养阴、养血安神。方中黄芪补中益气健脾；沙参养阴清肺；玄参、知母滋阴润燥，兼清虚火；川牛膝补益肝肾、引火下行；杏仁宣发肺气、润肠通便；百合滋阴之余又可清心安神；黄精补气养阴、健脾补肾；生地黄、熟地黄既可补血养阴生津，又可填精益髓；当归行血补血，使补而不滞；川芎活血行气，气行则血行；酸枣仁、柏子仁、茯神宁心安神，夜交藤补养阴血、养心安神；生甘草补脾益气、调和诸药。全方共奏益气养阴、养心安神之功。结合甲状腺功能指标中 $FT_3$ 稍偏高，向楠教授减其左甲状腺素钠片剂量至 25 μg，每天 1 次。

二诊患者诉食欲、咳嗽缓解，仍觉乏力，睡眠差，咽喉痛，吞咽有梗阻感，手指、背部疼痛。察其苔白滑，略有壅滞。去当归、黄精，予黄芪加量，花粉、石斛增强益气养阴之力；延胡索、桑枝、枳壳通络行气止痛。

三诊患者自感口干、鼻干、咽干，舌头麻木，乏力，睡眠欠佳，苔黄腻，有裂纹，脉弦细，可见阴虚明显，兼有实火，故在上方基础上加黄连以清热燥湿、泻火解毒。复查甲功指标稳定，继予原剂量左甲状腺素钠片服用。

四诊魏某诸症好转，偶口干，舌头两侧疼痛，舌淡暗，苔薄白，脉濡，加延胡索、龙胆草以清热泻火、行气止痛。

五诊患者诉诸症已基本缓解，向楠教授指出甲减是慢性病，病程长，久病入络，予茯苓、泽泻、赤芍、丹参以增活血利水之功，并将上述中药做成水蜜丸，以缓图其功，巩固疗效。

（牧亚峰　河南中医药大学第一附属医院　主治医师）

**5. 甲状腺功能减退合并月经不调属脾肾亏虚、气滞血瘀案**

李某，女，25岁，就诊日期：2018年11月14日。

主诉：月经不规律5年余。

现病史：患者诉5年前无明显诱因出现月经不规律，常停经三四个月后月经再行，月经量少，色黑有块，伴有恶寒，曾服用黄体酮和中药治疗，效果不明显，检查甲状腺功能示TSH升高，无腹痛、腰痛等不适，今为求专科治疗，遂来湖北省中医院，纳食尚可，睡眠佳，二便调。

诊查：神清，精神一般，未及甲状腺肿大，甲状腺内未及明显肿块，无压痛，质软。舌质淡，苔白而薄黄，左脉弱，右关脉滑。月经初潮12岁。

实验室检查：2018年11月14日，查甲功，示TSH 7.292 μIU/mL↑。

西医诊断：亚临床甲状腺功能减退。

中医诊断：瘿劳，月经不调。

证型治法：脾肾亏虚、气滞血瘀证，治以健脾益气、补肾填精、疏肝理气、活血调经。

西医处方：左甲状腺素钠片25 μg，每天1次，口服。

中医处方：

| | | | |
|---|---|---|---|
| 黄芪 30 g | 党参 10 g | 当归 10 g | 黄精 10 g |
| 益母草 20 g | 刘寄奴 10 g | 茺蔚子 30 g | 菟丝子 30 g |
| 玫瑰花 10 g | 桑葚 10 g | 女贞子 10 g | 甘草 6 g |

上药14剂，每天1剂，每剂煎取400 mL，分早晚温服。

**按语：**甲减病属中医"瘿劳"范畴，多为先天禀赋不足、后天手术或[131]I治疗、外邪、情志损伤等因素导致脾肾受损，气血亏损而致病。脾气亏虚，气血生化乏源，气血亏虚，不能充盈血海，故月经量少；肾主生殖，肾精不足，肝失所养，疏泄失职，故月经愆期、色暗有块。治以健脾益气、补肾填精、疏肝理气、活血调经。方中黄芪、党参补气以生血；当归养血活血；菟丝子、桑葚、女贞子补肾填精；益母草、刘寄奴、茺蔚子活血通经；玫瑰花疏肝活血；甘草调和诸药。

月经不调是甲减常见的并发症，从现代医学角度来讲，垂体-甲状腺轴异常可引起性腺轴的异常，进而引发生殖相关问题。从中医角度来讲，二者常存在共同的病理基础，病位均与肝脾肾有关，此三脏功能异常可引起冲任功能失调，进而引起月经异常，甚至影响生殖。而中医在这方面具有一定优势，因此向楠教授从肝脾肾进行论治，为我们后续治疗类似疾病奠定了基础。

（曾明星　湖北中医药大学基础医学院　讲师/主治医师）

### 6. 甲状腺功能减退合并失眠属心脾两虚案

皮某，女，27 岁，就诊日期：2018 年 11 月 28 日。

主诉：失眠 1 年余。

现病史：患者诉半年前无明显诱因出现失眠，伴梦多，四肢乏力，头晕心慌，脱发健忘，月经愆期半月，色深，偶有腰痛，无腹痛。曾诊断为桥本甲减，服用左甲状腺素钠片、夏枯草胶囊、通心络胶囊、活血消瘿片等药治疗，今复查甲状腺功能示甲状腺功能三项正常，抗体升高。为求进一步诊治，遂来湖北省中医院。精神一般，纳差，二便调。

诊查：一般可，神清，未及甲状腺肿大，甲状腺内未及明显肿块，无压痛，质软。舌质淡，苔白，脉细。

实验室检查：2018 年 11 月 28 日，查甲功，示 TGAb 243.7 U/mL↑，TPOAb＞1 300 U/mL↑。

西医诊断：桥本甲减，失眠。

中医诊断：劳瘿，失眠。

证型治法：心脾两虚证，治以益气健脾、养血安神。

中医处方：

| | | | |
|---|---|---|---|
| 黄芪 500 g | 党参 300 g | 红参 200 g | 黄精 300 g |
| 肉桂 300 g | 知母 300 g | 川牛膝 300 g | 茯神 300 g |
| 远志 300 g | 酸枣仁 400 g | 石菖蒲 300 g | 当归 300 g |
| 水蛭 100 g | 川芎 300 g | 益母草 300 g | 菟丝子 300 g |
| 茺蔚子 300 g | 甘草 100 g | 阿胶 250 g | |

上药 1 剂，熬膏。1 次 10 g，一天 3 次，口服。

按语：甲减病属中医"劳瘿"范畴，常系疾病日久出现劳证的改变，故常伴脏腑功能衰退、气血阴阳亏损的改变，最为常见的就是气血亏虚，而脾为气血生化之源，故常常伴有脾虚的表现；气血亏虚可以继发系列病理变化：血不养心，心神失养故见心悸、失眠、多梦、健忘；血虚不能充盈冲任，冲任失养，故见月经不调、量少；发为血之余，血不养发，故见脱发；不能上荣清窍，故见头晕；腰为肾之府，血不生精，肾府失养，故见腰酸腰痛。方中黄芪、党参、红参益气健脾；肉桂鼓舞气血生长、温阳散寒；茯神、酸枣仁养心安神；远志、石菖蒲开

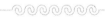

窍醒神；黄精、知母、川牛膝、菟丝子补益肝肾；当归、阿胶养血活血；川芎、水蛭、益母草活血通经。全方共奏益气健脾、养血安神兼有活血调经之功。

（曾明星　湖北中医药大学基础医学院　讲师/主治医师）

**7. 甲状腺功能减退合并高脂血症属脾虚痰阻案**

张某某，女，就诊日期：2019 年 4 月 23 日。

主诉：甲减 2 年余。

现病史：患者诉 2 年前发现甲减，予以左甲状腺素钠片 50 μg（一天 1 次）治疗，甲状腺功能已恢复正常，但血脂升高。今为求专科治疗，遂来湖北省中医院就诊。现诉全身乏力，睡眠欠佳，食纳欠佳，二便调。

既往史：高脂血症。

诊查：一般可，神清，未及甲状腺肿大，甲状腺内未及明显肿块，无压痛，质软。舌质淡，苔薄黄腻，脉濡。

实验室检查：2019 年 4 月 8 日，某医院查甲功三项，示 $FT_3$ 4.53 pg/mL（正常值 3.1～6.8 pg/mL），$FT_4$ 1.30 g/dL（正常值 0.7～1.99 g/dL），TSH 1.8 μIU/mL（正常值 0.27～4.2 μIU/mL）。血脂检查示总胆固醇（TC）9.42 mmol/L↑（正常值 0～5.18 mmol/L），低密度脂蛋白胆固醇（LDL-C）7.2 mmol/L↑（正常值 0～3.37 mmol/L）。

西医诊断：甲减，高脂血症。

中医诊断：劳瘿。

证型治法：脾虚痰阻证，治以益气健脾、化痰祛浊。

西医处方：左甲状腺素钠片 50 μg，一天 1 次，口服。

中医处方：

| | | | |
|---|---|---|---|
| 陈皮 10 g | 薏苡仁 10 g | 赤小豆 10 g | 茯神 15 g |
| 远志 10 g | 炒白术 10 g | 黄芩 10 g | 黄芪 20 g |
| 生甘草 6 g | | | |

上药 14 剂，每天 1 剂，每剂煎取 400 mL，分早晚温服。

**按语：**甲减病属中医"劳瘿"范畴，病位主要集中在脾肾，有偏脾虚与肾虚的不同。此例患者，以脾虚为主，脾主运化，脾失健运，运化失常，故痰浊内生，入于血脉可见血脂升高；痰上扰心神，可见失眠；中焦失运，饮食失化，故纳呆少食；脾虚气血生化乏源，气血不足，不能充养四肢肌肉，故见全身乏力。高脂血症是甲减的常见并发症，此时需要进一步明确诊断。对于甲减继发的高脂血症，经补充甲状腺激素后大多会缓解，无须降脂治疗；但是有一部分原发性高脂血症患者，独立于甲减存在，常需辅助降脂治疗。高脂血症是心血管疾病的危险因素，因此控制血脂是此类疾病的关键，而中医药在此方面具有一定优势。向楠教授认为，此类患者大多属于脾虚内生痰浊所致，故在治疗时以健脾化痰为主，常取得满意效果。

（曾明星 湖北中医药大学基础医学院 讲师/主治医师）

## 四、桥本甲状腺炎

### 1. 桥本甲状腺炎属肝肾亏虚案

谢某，女，17岁。就诊日期：2019年3月6日。

主诉：乏力3个月余。

现病史：近3个月来时感乏力，腰膝酸软，情绪抑郁，现口服抗抑郁药物盐酸氟西汀、碳酸锂。近日自觉乏力加重，精神疲惫，遂至湖北省中医院就诊。现神疲乏力，腰膝酸软，面色无华，月经颜色偏暗，夜寐差，纳差，二便正常。

既往史：抑郁症。

诊查：舌色暗红，苔黄，脉细弱；甲肿不显。

实验室检查：$FT_3$ 2.06 pg/mL、$FT_4$ 1.2 ng/dL、TSH 0.4 μIU/mL、TGAB 40 U/mL、TPOAb 300.80 U/mL↑。

西医诊断：桥本甲状腺炎。

中医诊断：瘿病，虚劳。

证型治法：肝肾亏虚证，治以滋养肝肾。

中医处方：

| | | | |
|---|---|---|---|
| 黄芪30 g | 党参10 g | 太子参10 g | 当归10 g |
| 合欢花10 g | 玫瑰花10 g | 红花10 g | 菊花10 g |
| 杜仲10 g | 桑葚10 g | 女贞子10 g | 生甘草6 g |

共7剂，每天1剂，分早晚温服。

二诊（2019年3月13日）：上方服7剂后，乏力略有好转，夜寐稍安，心情较前愉悦。舌质稍转淡红，苔黄腻。又以初诊方续14剂。

疗效评价：甲功指标恢复正常范围内，患者服药后诸症皆消，生活质量提高。

按语：桥本甲状腺炎是临床常见的一种自身免疫性甲状腺疾病，随着人们现代生活压力的增大，其发病率逐年上升。近年来的临床研究显示，中医药治疗本病有其独特的优势。本病的形成与情志因素有着非常密切的关系。长期思想忧郁、精神压抑或者突然受到剧烈的精神创伤，都可使肝的疏泄功能失常，而造成肝气郁结。忧愁思虑日久，肝气失于条达，气机郁滞，则津液不得正常输布，易于凝聚成痰，气滞痰凝，壅结颈前，则形成瘿病，并出现相关的临床症状。现代中医学认为，桥本甲状腺炎的中医特点是虚实夹杂，病之根本是正气内虚，而外有瘿肿，结合西医免疫学观点，此属难治之病。应采取标本兼治之法，补益正气，疏肝解郁，活血化痰，消瘿散结，达到提高自身免疫能力、缓解不适症状和消除肿大的甲状腺的目的，中医药通过辨证论治，调节脏腑功能，调整阴阳平衡。腰为肾之府，肾阳虚衰，失于温养，故腰部酸软；气虚脏腑功能减退，则全身乏力；肾阳不足，脾阳亦不足，脾失健运，故胃纳不佳。

向楠教授认为患者瘿病日久，正气内虚，宜重用黄芪为君，性甘温，善补中气。臣以党参、太子参益气健脾，助黄芪补中益气之力，三药相须为用，乃培固根本之法；当归、红花养血活血，合欢花舒郁理气安神，玫瑰花疏肝解郁、和血调经。《灵枢·脉度》指出："肝气通于目，肝和则目能辨五色矣。"患者情志不畅，致肝气郁结，肝开窍于目，故选用菊花清肝明目，防止眼疾发生；杜仲、桑葚、女贞子配伍同补肝肾，生甘草调和诸药。诸药配伍，共奏滋养肝肾之效。

患者就诊于春季，肝脏在五行属木，与春季对应。肝主疏泄，能调节人的气机与精神情志活动。肝疏泄失常，则情志失调，所欲不遂、郁怒不解或忧愁所伤，导致五脏气机不和、肝失条达、枢机不运，故该患者表现出精神抑郁、情绪低落，向楠教授方中加合欢花、玫瑰花以疏肝解郁、理气安神、和血调经，以助疾病的恢复。

（彭钦　咸宁麻塘中医医院　医师）

**2. 桥本甲状腺炎属肝郁脾虚案**

唐某，女，38 岁，职工。就诊日期：2019 年 4 月 17 日。

主诉：失眠 1 月余，加重 1 周。

现病史：患者于 1 个月前因家庭琐事出现失眠、焦虑、脱发等症状，并日渐加重，入睡困难，早醒、醒后不能再入睡，同时伴有烦躁、心慌、食欲下降，记忆力减退，兴味索然，神疲，自觉精力减退。1 周前上述症状加重，遂至湖北省中医院就诊。现诉情绪低落，健忘，失眠多梦，神疲食少，四肢倦怠，面色少华，乏力，月经量少。

诊查：神情焦虑，情绪低落。舌质红，苔薄白，脉弦。甲状腺肿大不显。

实验室检查：$FT_3$ 3.90 pg/mL、$FT_4$ 1.26 ng/dL、TSH 18.85 μIU/mL↑、TGAb>500 U/mL↑、TPOAb>600 U/mL↑。

西医诊断：桥本甲状腺炎，亚临床甲减。

中医诊断：瘿病、虚劳。

证型治法：肝郁脾虚证，治以疏肝健脾、安神解郁。

西医处方：左甲状腺素钠片 75 μg，一天 1 次，口服。

中医处方：

| | | | |
|---|---|---|---|
| 黄芪 20 g | 党参 10 g | 当归 10 g | 茯神 15 g |
| 远志 10 g | 制首乌 10 g | 合欢花 10 g | 玫瑰花 10 g |
| 苍术 10 g | 柴胡 10 g | 赤芍 10 g | 白芍 10 g |

生甘草 6 g

共 14 剂，每天 1 剂，分早晚温服。

二诊（2019 年 5 月 8 日）：患者治疗半月余，精神状况逐渐好转，病症减轻，情绪平稳，饮食可，且能安寐。与人谈话时面带笑容，无烦躁、心慌、胸闷等症状。效不更方，继予上方治疗。

疗效评价：患者服药后诸症得到改善，生活质量提高。

**按语：**中医学认为其病因主要是情志内伤、饮食及水土失宜，并与禀赋因素密切相关。病位在肝脾，病机为情志不畅，致肝失调达，肝郁气滞，气滞则津停血瘀。患者情志不畅，致肝失调达，日久伤及气血而致气血不足，瘀血内生，心失所养，神不守舍而致失眠。肝主疏泄，肝气郁结则疏泄不利，并影响脾胃运化，出现以消化功能减弱为主的症状，如食欲下降，四肢倦怠，气血生化减少，不足营养四肢而见四肢乏力，治宜健脾疏肝。肝气郁结，气机不畅，以致气滞血瘀，发失所养，故见脱发。脉证合参，为肝郁脾虚之证。

方中黄芪、党参益气养血，当归补血活血调经，共为君药。茯神远志宁心安神，柴胡疏肝解郁，同为臣药。制首乌气微，味微甘而苦涩，补肝肾、益精血、乌须发，玫瑰花味辛、甘，性微温，理气解郁，活血调经，合欢花安神解郁，入脾补阴，入心缓气而令五脏安和，神气舒畅。赤芍清热凉血、祛瘀止痛，白芍养血敛阴、柔肝缓急，与柴胡配用，补肝体养肝血，助肝用行气郁，甘草补中益气、调和诸药，共为佐使。诸药合用，肝郁得舒，肝血得养，肝脾同调，气血兼顾。

本病例患者因家庭琐事出现失眠等症状，因情志不畅，日久则肝失条达，肝气郁结。肝主疏泄，肝气郁结则疏泄不利，脾气亦因之运化失职，导致脾气虚弱。再者肝脾之间存在制乘关系，木克土，肝郁日久而致脾气虚弱，而肝藏血，脾虚则气血生化不足，影响肝藏血功能，进而影响其疏泄功能。肝失疏泄，导致气机郁滞，气机升降失司、阴阳出入失常，阴阳失调，阳不入阴。脾失健运则气血生化不足，心失所养，而致失眠。通过证型寻找相应的治法，从根本上对症治疗，则病得治也。

（彭钦 咸宁麻塘中医医院 医师）

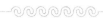

### 3. 桥本甲状腺炎属肝郁气滞案

方某，女，51岁，职工。就诊日期：2019年3月13日。

主诉：颈部不适1年余，加重1个月。

现病史：1年前无明显诱因出现颈前部两侧隐痛不适，于其他医院诊断为桥本甲状腺炎，口服左甲状腺素钠片治疗，其间症状控制尚可。近1个月来，患者因吵架后出现胸胁胀闷疼痛不适，休息时症状稍缓解，伴易心慌，遇事易紧张，遂就诊于向楠教授。现诉胸胁疼痛，心慌，易紧张，大便干结，欲便不得出，未诉其他不适。

诊查：甲状腺肿大不显；舌色偏暗，苔薄黄腻，脉象弦弱。

实验室检查：$FT_3$、$FT_4$正常，TSH 3.00 μIU/mL、TGAb 316.00 U/mL↑、TPOAb＞1 300 U/mL↑。

西医诊断：桥本甲状腺炎。

中医诊断：瘿病。

证型治法：肝郁气滞证，治以理气舒郁、清热养阴。

西医处方：①左甲状腺素钠片75 μg，一天1次，口服。②硒酵母片2片，一天2次，口服。

中医处方：

| | | | |
|---|---|---|---|
| 黄芪60 g | 沙参10 g | 党参10 g | 玄参10 g |
| 天花粉10 g | 石斛10 g | 刺蒺藜10 g | 延胡索10 g |
| 玫瑰花10 g | 木香10 g | 火麻仁10 g | 郁李仁10 g |
| 甘草6 g | | | |

7剂，每天1剂，分早晚温服。

二诊（2019年3月20日）：患者诉胸胁疼痛明显减轻，仍有心慌、易紧张。

疗效评价：甲功指标逐渐接近正常，患者服药后诸症得到改善，生活质量提高。

**按语：** 向楠教授诊本病为肝郁气滞，兼郁而化火。患者情志内伤使肝失条达，气机郁滞，经脉不利，则津液输布失常，痰气搏结于颈部成瘿。肝气郁结日久，气病及阴，气机失于运行，故病久致气阴两虚。肝失疏泄，气机不畅，故胸胁部胀闷痛。气机郁结，郁而化火，耗气伤阴，肝火上炎，上扰心神，故心慌易紧张。气机郁滞，不能宣达，通降失常，故大便不畅。向楠教授认为本病特点为虚实夹杂，治疗应标本兼顾，故治以理气解郁、益气养阴。

吾观向楠教授之遣方用药，思本病应属虚实夹杂之证。《诸病源候论》："瘿者，由忧恚气结所生，亦曰饮沙水，沙随气入于脉，搏颈下而成之。"患者因情志因素，肝失调达，肝郁气滞，横逆犯脾，脾失健运，痰浊内生，痰气互结，循经上行，结于喉结之处而成。肝失疏泄，气机不畅，经脉不利，故肝经循行部位胸胁出现胀闷疼痛。气郁化火耗气伤阴，气阴两虚，腑失通利，传导失职，糟粕内停，不得下行，而致大便不畅。胆为清静之腑，主决断，肝与胆互为表里，肝气郁结日久，郁而化火，上扰心神，心神失宁而心慌。肝郁日久，气病及血，气血不和，气滞血瘀，故舌色偏暗。脉证合参，患者属虚实夹杂。属肝郁气滞证，兼郁而化火，治以理气舒郁、清热养阴。

方中黄芪为君，性甘温，补中气，固一身之气。党参补脾益气，与黄芪相须而用。沙参养阴清热，益胃生津。玄参清热凉血，滋阴降火。石斛益胃生津，养阴清热。天花粉清热泻火，生津止渴。以加强益气生津、清热养血之功，为臣药。延胡索活血化瘀，行气止痛。玫瑰花理气解郁，和血调经。刺蒺藜疏肝解郁。木香行气止痛，温中和胃。使理气解郁，气行则血行，以散邪热郁结，寓"火郁发之"之意，且增强止痛之效，功兼佐使之用。火麻仁功在润肠止渴活血，郁李仁具有润燥滑肠，利水下气，两药专治血虚津亏之便秘，为佐药。甘草生用，既清热解毒，又调和诸药，为使药。诸药配伍，共奏理气疏郁、清热养阴之效。

（彭钦　咸宁麻塘中医医院　医师）

### 4. 桥本甲状腺炎属脾虚湿盛案

彭某，女，54 岁，退休工人。就诊日期：2018 年 11 月 14 日。

主诉：疲劳乏力 1 年余，加重 2 个月。

现病史：患者近年来无明显诱因出现全身乏力沉重，双腿乏力明显，偶有头晕，心慌气短，胸闷不舒，无视物旋转，无头痛，无恶心、呕吐，无呼吸困难。整日浑浑然，思维迟钝，且性情改变，变得诸事缺乏兴趣，脸色淡黄失泽；胸稍闷，不欲运动，动则双腿困乏，疲惫不堪，非坐即卧。近日自觉上述症状加重，遂就诊于向楠教授。现疲劳乏力，心慌气短，头晕，胸闷不舒，无视物旋转，无头痛，无恶心、呕吐，无呼吸困难。食欲不振，夜寐可，二便调，未诉其他不适。

诊查：舌质淡，苔白腻，脉象弱。

实验室检查：$FT_3$、$FT_4$正常，TSH 57.57 $\mu IU/mL$↑、TGAb 178.50 U/mL↑、TPOAb＞1 300 U/mL↑。甲状腺彩超示甲状腺实质弥漫性改变。

西医诊断：桥本甲状腺炎，亚临床甲减。

中医诊断：瘿病，虚劳。

证型治法：脾虚湿盛证，治以健脾燥湿、行气散结。

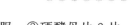

西医处方：①左甲状腺素钠片 100 μg，一天 1 次，口服。②硒酵母片 2 片，一天 2 次，口服。

中医处方：

| | | | |
|---|---|---|---|
| 黄芪 60 g | 党参 10 g | 红参 10 g | 当归 10 g |
| 黄精 10 g | 鸡血藤 10 g | 薤白 10 g | 瓜蒌仁 10 g |
| 苍术 10 g | 茯苓 10 g | 枳壳 10 g | 炙甘草 6 g |

10 剂，每天 1 剂，分早晚温服。

二诊（2019 年 3 月 13 日）：患者服上药后，疲劳乏力稍缓解，头晕减轻；但诉睡眠欠佳，不易入睡，食欲不振，二便可。舌苔黄，脉弱。$FT_3$ 2.70 pg/mL、$FT_4$ 1.56 ng/dL、TSH 2.150 μIU/mL。

西医处方：左甲状腺素钠片 100 μg，一天 1 次，口服。

中医处方：上方去苍术 10 g，加荷叶 30 g、延胡索 10 g，10 剂，每天 1 剂，分早晚温服。

疗效评价：甲功指标逐渐接近正常，患者服药后诸症得到改善，生活质量提高。

**按语**：桥本氏甲减常见于中年女性桥本甲状腺炎患者，是由于桥本氏甲状腺炎的发展加重，甲状腺储备功能逐渐降低，甲状腺破坏到一定程度，从而出现甲减的表现。中医学认为，气滞、血瘀、痰凝是发病的主要机制，三者可单独或互为因果作用于人体，导致痰气搏结于颈前，发为桥本甲状腺炎。本例患者自觉全身乏力沉重为主症，此为脾虚湿困之象。患者平素缺乏运动，渐使脾气不足而湿从内生，湿生则有碍脾胃运化，使脾胃更衰，如此恶性循环，终成此病。湿为阴邪，其性重浊黏腻，故见全身沉重乏力，湿邪下注，易袭阴位，故下肢乏力明显。湿浊内阻，故见胸闷不舒、食欲不振、神情呆钝、舌苔腻均为脾虚湿盛之症，治以健脾祛湿，行气散结。

方中重用黄芪，健脾补气，入脾肺经，而补中气，以固其本。党参与黄芪相须而用，加强益气健脾之效，扶正以祛邪。苍术味辛、苦，性温，配伍茯苓健脾渗湿。红参益气摄血，黄精增强补脾之力，鸡血藤性味苦、甘，温，归肝、肾经，行血补血，通经活络。薤白味辛温、苦，通阳散结，行气导滞，枳壳理气宽中，行滞消胀，两者配伍共奏行气散结之功。当归养血和营，瓜蒌仁清热化痰，宽胸散结，炙甘草益脾胃，调诸药。诸药配伍，共奏健脾燥湿、行气散结之效。

余书写病历间，思虑此病治法，脾喜燥恶湿，若脾气虚衰，运化水液的功能障碍，痰饮水湿内生，即所谓"脾生湿"；水湿产生之后，又反过来困遏脾气，致使脾气不升，脾阳不振，称为"湿困脾"。外在湿邪侵入人体，困遏脾气，致脾气不得上升，也称为"湿困脾"。由于内湿、外湿皆易困遏脾气，致使脾气不升，影响正常功能的发挥，故脾欲求干燥清爽，即所谓"脾喜燥而恶湿"。临床上，对脾生湿、湿困脾的病证，一般是健脾与利湿同治，所谓"治湿不治脾，非其治也"。本案患者年纪较大，故向楠教授方用黄芪甘温补脾，又配苍术苦温燥湿，使补脾与燥湿相辅相成。

（彭钦　咸宁麻塘中医医院　医师）

### 5. 桥本甲状腺炎属气血两虚案

汪某，女，48 岁，退休工人。就诊日期：2019 年 4 月 30 日。

主诉：颈前部疼痛 2 月余，加重 1 个月。

现病史：2 月余前无明显诱因出现颈前部两侧隐痛不适，无发热，无吞咽困难。近 1 个月来，患者颈前部两侧隐痛加重，并伴神疲乏力，未诉其他不适。遂就诊于向楠教授。

诊查：舌苔白腻，舌色暗紫红，脉象弦细。甲状腺肿大不显。

实验室检查：$FT_3$ 2.85 pg/mL、$FT_4$ 1.39 ng/dL、TSH 0.918 $\mu$IU/mL、TGAb 75.50 U/mL、TPOAb 436.60 U/mL↑。甲状腺彩超示甲状腺实质弥漫性改变。

西医诊断：桥本甲状腺炎。

中医诊断：瘿病，虚劳。

证型治法：气虚血瘀、痰凝内阻证，治以益气行血、散瘀止痛。

中医处方：

| | | | |
|---|---|---|---|
| 黄芪 30 g | 党参 10 g | 沙参 10 g | 当归 10 g |
| 黄精 10 g | 延胡索 10 g | 甘草 6 g | 猫爪草 4 g |
| 穿山龙 10 g | | | |

14 剂，每天 1 剂，分早晚温服。

二诊（2019 年 5 月 14 日）：患者诉颈部隐痛逐渐缓解，乏力减轻，夜寐可，心情甚为愉悦，再请诊之。向楠教授以为药已对症，无须更方，仍以原方 14 剂服用即可。

疗效评价：甲功指标逐渐接近正常，患者服药后诸症得到改善，生活质量提高。

按语：中医治病讲究整体审查，四诊合参。向楠教授诊本病为气血两虚、痰凝内阻，患者初期气机郁滞，津液痰凝，痰气搏结于颈前，故颈部疼痛。久病耗伤气血，气血生化不足，故易感疲劳。痰湿郁于颈前，故舌苔白腻。皆为气血两虚，痰凝内阻之象。本证特点为虚实相兼，虚多实少。治以益气行血为主，散瘀止痛为佐。

吾观师之遣方用药，思初病多实，久病乃虚。气血瘀滞，痰湿内生，痰湿内凝结颈前，病久致血脉瘀阻，故此类证候主要责之于气、痰、瘀三者合而为患。《外科正宗·瘿瘤论》提出瘿病的主要病理是气、痰、瘀结的观点。

故患者气血瘀滞，痰湿互结，循经而上，结于喉部，结而成瘿。患者久病耗伤气血，气虚则形神失养，脏腑功能减退，故神疲乏力，易感疲劳。气虚运血无力，血行缓慢，以致脉络瘀阻，故舌暗红。瘀血内阻，经络不通，则颈前喉部隐痛。脉证合参，患者属本虚标实，证属气虚血瘀，痰湿内阻。治以益气养血，散瘀止痛。

方中黄芪为君，其性甘温，入脾肺经，而补中气，固一身之气，臣以党参益气生血，黄精补气养阴。君臣搭配，以增强补气健脾之效。佐用当归补血活血，即所谓"有形之血不能自生，生于无形之气"，且当归辛行温通，为活血行滞止痛之良药；猫爪草消肿散结，清热解毒；沙参清热养阴，化痰；穿山龙活血止痛，行气化痰。延胡索活血行气止痛，李时珍谓其"能行血中气滞，气中血滞，故专治一身之痛"。四药合用，共奏行气止痛、活血散瘀、消肿散结之效。且使黄芪、党参、黄精补而不滞。伍用生甘草者，以其甘温益气，助补气之功。更兼调和诸药，而司佐使之职。诸药配伍，益气行血，散瘀止痛。

余书写病历间，思虑此病治法，颈前喉部两侧隐痛，伴易疲劳，当属久病体虚，气血两虚之证，认为可用八珍汤合消瘰丸，可达气血双补、消肿散结之效。但观向楠教授方后，始明患者虽久病致气血两虚，但以气虚为主；患者虚实夹杂，以本虚为主。且患者久病气虚，气虚运血无力，气血瘀滞颈前。故只需益气以养血，行气以消肿，即可药到病除。此乃治病求本，四两拨千斤之意。反观吾方，人参、熟地黄等大补气血之药，牡蛎贝母等清热化痰之药，患者本久病体虚，若过于滋补，猛于散结，反而适得其反。愿于精进神医道，共行天下中医路。

（彭钦　咸宁麻塘中医医院　医师）

### 6. 桥本甲状腺炎属阴虚火旺案

姚某，女，55岁，退休工人。就诊日期：2019年4月24日。

主诉：口干20年，加重1个月。

现病史：20年前无明显诱因出现常感口干，饮后稍缓解，同时伴泄泻，每天2～3次。近1个月来，无明显诱因出现口干口渴加重，易烦躁，夜间症状明显加重，伴泄泻，每天3～4次，便质清水样，为求诊治，遂就诊于向楠教授。

诊查：舌红苔少，脉象濡细数。甲状腺肿大不显。

实验室检查：$FT_3$ 2.92 pg/mL，$FT_4$ 1.25 ng/dL，TSH 1.33 $\mu$IU/mL，TGAb＞500 U/mL↑，TPOAb 158.2 U/mL↑。

西医诊断：桥本甲状腺炎。

中医诊断：瘿病，虚劳。

证型治法：阴虚火旺证，兼脾虚湿盛，治以滋阴清热、健脾渗湿。

西医处方：①复方甲亢片2片，一天1次，口服。②夏枯草胶囊2粒，一天2次，口服。

中医处方：

| | | | |
|---|---|---|---|
| 知母10 g | 天花粉10 g | 刺蒺藜10 g | 沙参10 g |
| 石斛10 g | 桑葚10 g | 茯苓10 g | 薏苡仁10 g |
| 赤小豆10 g | 甘草6 g | | |

14剂，每天1剂，分早晚温服。

二诊（2019年5月8日）：患者治疗半个月，口干症状明显缓解，大便成形，每天约1次。

疗效评价：患者服药后诸症得到改善，生活质量提高。

**按语：** 向楠教授诊本病为虚火内扰，湿邪蕴脾所致。阴虚为本，燥热为标。患者初期胃热炽盛，炼液为痰，痰气搏结于颈前，故颈部不适。燥热伤肺，津液不得上输，故口燥咽干。阴虚则阳无所制，虚热内炽，故感烦躁。燥热灼伤脾胃，脾阴不足，则口干。脾运失职，小肠无以分清泌浊，大肠无法转化，水反为湿，则腹泻。久病阴伤，湿邪内盛，脾胃亏虚，阴无以治阳，虚火上灼，耗伤津液，故口干加重。阴损及阳，阴阳俱虚，脾失健运，故泄泻加重。结合脉象舌诊，均为阴虚火旺、脾虚湿盛之象，治以滋阴润燥、健脾渗湿。

吾观向楠教授之遣方用药，思初病多实，久病乃虚。脾胃失调，运化失司，痰湿内生，凝结颈前，则形成瘿病，故此类证候主要责之于气、痰、瘀三者合而为患。《外科正宗·瘿瘤论》谓："夫人生瘿瘤之症，非阴阳正气结肿，乃五脏瘀血、浊气、痰滞而成。"指出瘿瘤主要为气、痰、瘀壅结而成。病机为阴虚、阳亢、风动。故患者脾胃阴虚，脾失健运，痰湿互结，循经而上，结于喉部，结而成瘿。《医学纲目》曰："盖肺长藏气，肺无病则气能管摄津液之精微，而津液之精微者收养筋骨血脉，余者为溲。"肺为水上之源，敷布津液，燥热伤肺，则津液不得上输，故口燥咽干。胃主腐熟，脾主运化，为胃行津液。燥热伤脾胃，胃火炽盛，脾阴不足，虚火上炎，则口干欲饮。《证治要诀·大小腑门》曰"湿泻由久坐卧湿处，以致湿气伤脾，土不克水"，《医宗必读》曰"无湿不成泻"。湿为阴邪，易困脾阳。患者久病脾胃受损，湿困脾土，肠道功能失司，故患者长期腹泻，便质清稀。舌红苔薄，脉濡细数，为阴虚火旺之象。脉证合参，患者以阴虚脾弱为本，证属阴虚火旺，脾虚湿盛。治以滋阴清热、健脾渗湿。方中知母味苦甘寒、滋阴润燥、清热泻火，天花粉生津止渴，两药常相须而用，既能清肺胃二经之热，又能生津止渴；沙参养阴清热、益胃生津，石斛益胃生津、滋阴清热。两药合用，以助知母、天花粉滋阴清热、生津止渴之效，同时防止苦寒伤中。阳明乃多气多血之经，虚热伤及阴血，故以桑葚滋阴补血，生津润燥。茯苓利水渗湿，健脾。薏苡仁利水渗湿，健脾止泻。赤小豆解毒排脓，利水消肿。刺蒺藜平肝解郁。甘草益胃生津，调和诸药。诸药配伍，滋阴清热，兼以健脾渗湿，滋阴而不碍湿，利水而不伤阴。

余书写病历间，思虑此病治法，患者口渴欲饮，伴泄泻便溏，当属水热互结之伤阴证，认为可用猪苓汤，可达利水渗湿、养阴清热之效。但观向楠教授方后，始明患者以阴虚脾弱为主；患者虚实夹杂，以本虚为主。患者初期若以吾方，或有疗效。但患者病程日久，伤阴之本，虚火内炽，水湿内蓄，单用猪苓汤，恐药力难以触及本病之本。故向楠教授以滋阴清热为主，健脾以渗水利湿。此乃同病异治之意。

（彭钦 咸宁麻塘中医医院 医师）

### 7. 桥本甲状腺炎减退属气虚血瘀案

敖明莲，女，42岁。初诊时间：2018年4月4日。

主诉："桥本甲减"复诊，患者诉月经周期紊乱，今推迟20天未至。

现病史：2018年8月22日"桥本甲减"复诊，患者诉月经周期紊乱，今推迟20天未至，脚酸。现口服左甲状腺素钠片1片，一天1次；硒酵母片2片，一天1次治疗。

实验室检查：$FT_3$ 2.75 pg/mL，$FT_4$ 1.10 ng/dL，TSH 3.379 μIU/mL，TGAb 280.7 U/mL↑，TPOAb＞1 300 U/mL↑。超声示甲状腺实质弥漫性改变。

西医诊断：桥本甲减。

中医诊断：瘿病。

证型治法：气虚血瘀证，治以补气养血、活血化瘀。

西医处方：①左甲状腺素钠片50 mg，一天1次。②硒酵母片2片，一天2次。

中医处方：

| 黄芪 30 g | 当归 10 g | 黄柏 30 g | 党参 10 g |

桑葚 10 g　　　　女贞子 10 g　　　　枸杞子 10 g　　　　益母草 20 g

薏苡仁 10 g　　　　刘寄奴 10 g　　　　生甘草 10 g

14 剂，颗粒剂，早晚冲服。

二诊（2018 年 10 月 2 日）：病史同前。规律服用左甲状腺素钠片 50 μg，一天 1 次；硒酵母片 2 片，一天 2 次。月经 2 个月未行。未诉其他不适。一般可，甲状腺肿大 2 级，质软。舌淡红，苔薄黄，脉弦细。

实验室检查：$FT_3$ 2.51 pg/mL，$FT_4$ 1.09 ng/dL，TSH 5.458 μIU/mL↑。

西医处方：①左甲状腺素钠片 62.5 μg，一天 1 次。②硒酵母片 2 片，一天 2 次。

中医处方：承上方，加石斛 10 g、月季花 10 g、旋覆花 10 g。14 剂，颗粒剂，早晚冲服。

三诊：桥本甲减复诊；月经停止，未诉不适，二便调，纳眠可。现口服左甲状腺素钠片 62.5 μg，一天 1 次；硒酵母片 2 片，一天 2 次。一般可，舌淡红，苔白腻，脉细。

西医处方：①左甲状腺素钠片 62.5 μg，一天 1 次，口服。②硒酵母片 2 片，一天 2 次，口服。

疗效评价：随访半年，月经规律，精神转佳。

**按语：**《圣济总录·瘿瘤门》指出瘿病以山区发病较多，"山居多瘿颈，处险而瘿也"，并从病因的角度进行了分类，"石瘿、泥瘿、劳瘿、忧瘿、气瘿是为五瘿。石与泥则因山水饮食而得之；忧、劳、气则本于七情"。《三因极一病证方论·瘿瘤证治》主要根据瘿病局部证候的不同，提出了瘿病的另外一种分类法："坚硬不可移者，名曰石瘿；皮色不变，即名肉瘿；筋脉露结者，名筋瘿；赤脉交络者，名血瘿；随忧愁消长者，名气瘿。"并谓"五瘿皆不可妄决破，决破则脓血崩溃，多致夭枉"。其对本病的分类更切合临床实际，治疗以内服药物为主，不可轻易施以刀针。《儒门事亲·瘿》指出常食海带、海藻、昆布可消瘿，以之作为防治瘿病的方法。明清时期突出了气滞、血瘀、痰浊在致病中的重要作用，治疗上除继承消瘿散结外增加了有效的治法方药。《外科正宗·瘿瘤论》认为"夫人生瘿瘤之症，非阴阳正气结肿，乃五脏瘀血、浊气、痰滞而成"，指出瘿瘤主要由气、痰、瘀壅结而成。本病的病机，采用的主要治法是"行散气血""行痰顺气""活血散坚"，该书所载的海藻玉壶汤等方，至今仍为临床所习用。

（尹谢添　湖北省中医院　主治医师）

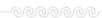

## 五、甲状腺癌

### 1. 甲状腺癌术后属热毒郁结、痰凝血瘀案

徐某，30 岁，女，普通职员，就诊日期：2018 年 9 月 14 日。

主诉：甲状腺癌术后 2 月余。

现病史：患者诉于 2 个月前体检发现甲状腺结节，考虑恶性可能，遂至某医院治疗，予以"甲状腺全切术＋中央组淋巴结清扫"治疗。术中病检提示：左侧甲状腺乳头状癌，中央区淋巴结转移 3/7。术后予以左甲状腺素钠片 137.5 μg，每天 1 次，口服治疗。患者未诉声音嘶哑、吞咽困难、心慌、怕热、乏力及其他不适，但因惧怕是癌症且有复发可能，遂至湖北省中医院门诊寻求中医治疗。

家族史：其父亲有甲状腺癌病史。

诊查：一般可，突眼（－），甲状腺前可见一长约 5 cm 的淡红色手术瘢痕，轻度水肿，手抖（－）。舌红，苔黄，脉弦。

实验室检查：2018 年 7 月 25 日，某医院甲状腺功能检查，示 $FT_3$ 4.24 pmol/L（正常值 2.63～5.7 pmol/L），$FT_4$ 12.16 pmol/L（正常值 9.01～19.05 pmol/L），TSH 2.302 8 μIU/mL（正常值 0.35～4.94 μIU/mL），TGAb 523.4 U/L↑（正常值 0～60 U/L），TPOAb 394.78 U/L↑（正常值 0～60 U/L）。

西医诊断：甲状腺癌全切、中央组淋巴结清扫术后。

中医诊断：石瘿。

证型治法：热毒郁结、痰凝血瘀证，治以清热解毒、化痰活血。

西医处方：左甲状腺素钠片 137.5 μg，一天 1 次，口服。

中医处方：

| | | | |
|---|---|---|---|
| 知母 10 g | 川牛膝 10 g | 黄连 3 g | 猫爪草 10 g |
| 穿山龙 10 g | 山慈姑 10 g | 半枝莲 10 g | 白花蛇舌草 10 g |
| 生甘草 6 g | | | |

上药共 14 剂（自煎），每天 1 剂，水煎 400 mL，分早晚 2 次温服。

按语：向楠教授提出，甲状腺术后早期正气未虚，痰、毒、瘀相对亢盛以邪实为主者，治以清热解毒、活血化痰、软坚散结，遵"实则泻之""损其有余"之法。选用白花蛇舌草、半枝莲抗癌解毒，增强免疫力，现代研究表明两药在治疗癌症方面疗效突出；黄连、知母清热泻火解毒，同时知母有滋阴之功，防热耗阴液；穿山龙、川牛膝活血化瘀，穿山龙兼利尿通淋，使邪从小便而去；猫爪草、山慈姑清热解毒兼化痰散结，与活血药同用，取"痰化瘀消，瘀去痰散"之意；甘草补益脾气，调和诸药。

向楠教授临证时善用活血化瘀的药物，甲状腺手术必会损伤周围组织留有瘢痕，日久气血凝滞，诸邪皆阻滞于此，《仁斋直指方论》载"气血凝滞，结为瘿瘤"，故活血化瘀甚为重要，根据血瘀轻重遵循"活血""行血""破血"原则，若症状轻，选当归、川芎、郁金、丹皮、鸡血藤等；血瘀较重则选桃仁、红花、牛膝、益母草等；血瘀极重者选用三棱、莪术、穿山甲等破血药，同时配伍理气药，"气行则血行""气行则痰行"，如香附、郁金、陈皮等。

（周培培　南京中医药大学　2021级博士研究生）

**2. 甲状腺癌术后属气阴两虚证案**

江某，女，56岁，退休教师，2018年9月5日初诊。

主诉：乏力、口干1月余。

现病史：患者诉2012年因甲状腺肿大遂至当地医院行甲状腺全切术及淋巴结清扫，病检提示甲状腺癌（具体不明），术后曾3次行放射性核素治疗。现口服左甲状腺素钠片 62.5 $\mu$g，5天；75 $\mu$g，2天治疗。患者现诉乏力、口干，善太息、腰痛、脱发、皮肤瘙痒，时有胸前区憋闷感，纳可，睡眠差，二便调。

诊查：一般可，突眼（一），甲状腺不显，颈前可见一长约6 cm陈旧性瘢痕，手抖（一）。舌淡红，苔少，脉弱细。

实验室检查：2019年9月1日，某医院甲状腺功能检查，示 FT$_3$ 5.42 pmol/L（正常值 3.1～6.8 pmol/L），FT$_4$ 22.68 pmol/L↑（正常值 12～22 pmol/L），TSH 0.198 $\mu$IU/mL（正常值 0.27～4.2 $\mu$IU/mL），TGAb 1 532 U/L↑（正常值 0～115 U/L），TPOAb 12.78 U/L（正常值 0～34 U/L），甲状腺球蛋白（TG）＜0.04 U/mL↓（正常值 3.5～7 U/mL）。颈部彩超示甲状腺全切术后；颈部淋巴结可见（左Ⅱ区大小 12.6 mm×4.3 mm，右Ⅱ区大小 13.2 mm×4.2 mm）。

西医诊断：甲状腺癌术后（全切术＋淋巴结清扫）。

中医诊断：石瘿。

证型治法：气阴两虚证，治以益气养阴。

西医处方：左甲状腺素钠片 62.5 $\mu$g，5天；75 $\mu$g，2天，口服。

中医处方：

| | | | |
|---|---|---|---|
| 生地黄 10 g | 熟地黄 10 g | 杜仲 10 g | 桑葚 10 g |
| 芡实 10 g | 女贞子 10 g | 制首乌 10 g | 黄芪 60 g |
| 党参 10 g | 五味子 10 g | 当归 10 g | 黄精 10 g |
| 枳壳 10 g | 玄参 10 g | 延胡索 10 g | 甘草 6 g |

上药共14剂（自煎），每天1剂，水煎取 400 mL，分早晚2次温服。

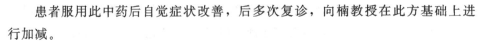

患者服用此中药后自觉症状改善，后多次复诊，向楠教授在此方基础上进行加减。

复诊（2018年11月30日）：患者诉上述症状均有明显改善，守上方改黄芪30 g，加牛膝10 g、酸枣仁10 g、合欢花10 g、夜交藤10 g，共30剂，制膏以巩固疗效。

**按语：**向楠教授辨证该患者时地黄生熟两用、女贞子、旱莲草、桑葚，味甘，入肝肾经，滋补肝肾、滋阴养血，熟地黄兼生精，培补下元而固本，桑葚兼生津，生地黄、女贞子、旱莲草兼清虚热；玄参、五味子滋肾养阴；杜仲、牛膝、制何首乌补肝肾，强筋骨；黄精、黄芪、党参皆可补中益气，养阴生津；当归活血补血；延胡索、枳壳疏肝解郁；酸枣仁、合欢花、夜交藤养心安神。

向楠教授在治疗该患者时有五个方面的借鉴。其一，《外科正宗》云"初起元气实……久而元气虚"，综合石瘿的致病因素乃由痰、瘀、毒搏结，日久伤津而致阴亏，甲状腺术后损伤人体正气而致气耗两个方面的因素，依据"虚者补之"的原则，治疗上主张益气养阴。其二，"春夏养阳，秋冬养阴"，冬剂使用膏方进补，调整人之精、气、神，该患者使用益气养阴药物制成的膏方，应合"秋冬养阴"之说，膏方滋补可更好补充人体所消耗的阴液，改善体质。其三，甲状腺术后日久津液耗伤严重，阴损及阳，阴阳俱虚，故于众多滋阴药中采用少许温补肾阳的药物，亦取"阳中求阴"之意，阴阳互根互用、相互转化，"阴得阳助而泉源不竭"。其四，张介宾云"五脏中皆有脾气，而脾胃中皆有五脏之气"，诸病或用药皆可伤及脾胃，故脾胃之气在人体占据重要位置，运用补脾气之药促进吸收，使气血生化有源。其五，患者病检提示恶性肿瘤，理应采用TSH抑制治疗，将TSH控制在小于0.01 μIU/mL的范围内以防止肿瘤复发，但是考虑患者为绝经后女性，甲状腺术后6年余，有腰酸、腰痛等症状，且甲状腺球蛋白<0.04 g/mL，故适当放宽TSH抑制水平。

（周培培　南京中医药大学　2021级博士研究生）

## 六、甲状腺结节

### 1. 甲状腺结节属肝郁气滞案

张某，男，42岁，在岗职工。就诊日期：2019年3月13日。

主诉：体检发现甲状腺异常2月余。

现病史：患者于2019年1月体检发现"甲状腺双叶囊性结节"，因其工作繁忙，未入院治疗，未口服用药，现来门诊求治。问其不思饮食，夜晚常失眠，偶有梦，醒后难以入睡，平时易心烦，口苦，小便经常是黄色，大便困难。

诊查：舌淡红，苔薄黄，脉弦细。无甲状腺肿大，面色黄。

实验室检查：2019 年 1 月 15 日，超声提示双侧甲状腺形态正常，实质回声分布欠均匀，左侧内可见多个无回声区，其中一个大小约 0.7 cm×0.4 cm，边界清晰，内可见强光点回声；右侧内可见多个无回声区，其中一个大小约 0.3 cm×0.2 cm，边界清晰，内可见强光点回声。CDFI 显示上述无回声区内均未见明显异常血流信号。2019 年 3 月 13 日，甲状腺功能检查示 $FT_3$ 3.21 pg/mL、$FT_4$ 1.05 ng/dL、TSH 4.027 μIU/mL、TGAb 30.70 U/mL、TPOAb 37.00 U/mL。

西医诊断：甲状腺结节，便秘。

中医诊断：气瘿。

证型治法：肝郁气滞证，治以疏肝理气消瘿。

中医处方：

| | | | |
|---|---|---|---|
| 柴胡 10 g | 白芍 10 g | 山药 10 g | 白术 10 g |
| 陈皮 10 g | 延胡索 10 g | 厚朴 10 g | 当归 10 g |
| 黄精 10 g | 云苓 10 g | 香附 10 g | 生甘草 6 g |

共 7 剂，研为散装颗粒，每天 1 包，分早晚 2 次温水送服。

**按语**：甲状腺为肝、肾、心、脾、胃之经与任、督二脉所过，是气血津液循行之枢纽，若肝的疏泄功能失调则不能正常促进血液与津液的运行输布，津聚为痰，气郁痰凝，则结节生。由此可见肝主疏泄这一生理功能在甲状腺结节疾病中的作用。肝气郁结，则气行、血运不畅，津液停聚成痰，痰浊、瘀血相互胶着，壅结于颈发为瘿瘤。患者平素生活压力大、忧思不节，而肝喜条达恶抑郁，故肝失其疏泄，长久便郁而化火，最终成肝木乘土之势。邪火扰动心神，心火内盛，心神不安，故患者心烦、难寐、小便黄；肝失疏泄，胆气上逆，胆溢从咽入口，故见口苦；乘脾则脾虚无力推动六腑"传化物"，故出现便秘症状。肝失疏泄，气结于咽喉，故出现颈部甲状腺结节。向楠教授用逍遥散加减，治以疏肝解郁、养血健脾，加山药、黄精补气健脾；陈皮理气化湿和中，厚朴燥湿行胃肠之气，以先实脾；香附、延胡索入肝经，行气解郁，郁舒则火自消。以上诸味旨在调节恢复脏腑气血功能的正常运转，阴平阳秘，以和为期。

（黄诗怡　武汉市中医医院　住院医师）

**2. 甲状腺结节属阴虚痰瘀互结案**

张某，女，32 岁，在岗职工。就诊日期：2018 年 12 月 4 日。

主诉：甲状腺结节伴乳房周围牵扯痛 1 周。

现病史：患者从年初发现甲状腺结节以来，经常就诊，上次就诊为 2 个月前，毒性结节，伴手抖，皮下结节增多，经治疗后结节停止生长，稳定在 3.74 cm×1.87 cm，草药方多以行气活血消瘿为法，辅以中成药鳖甲煎丸。近 1 周来，患者感觉双侧乳房周围不时会有牵扯痛，经期基本正常，经量、血色无异常，唯来潮时，烦躁感尤为明显。近来自觉咽部有异物感，口干明显，讲话语速加快的时候，不能连续表达。

诊查：一般情况可，甲状腺肿大Ⅱ度，手抖（＋）。舌红，苔少色白，脉细数。

西医诊断：甲状腺功能亢进，毒性结节性甲状腺肿。

中医诊断：瘿结。

证型治法：阴虚痰瘀互结证，治以养阴化痰消瘿。

西医处方：夏枯草胶囊 2 粒，每天 2 次。

中医处方：

| 沙参 10 g | 枸杞子 10 g | 天花粉 10 g | 葛根 10 g |
| 枳壳 10 g | 厚朴 10 g | 石斛 10 g | 刺蒺藜 10 g |
| 柴胡 10 g | 赤白芍 10 g | 鸡血藤 10 g | 路路通 10 g |
| 川芎 10 g | 三棱 10 g | 莪术 10 g | 薏苡仁 20 g |
| 生甘草 10 g | | | |

共 21 剂，制为散装颗粒，每天 2 次，每次 1 包。

二诊（2019 年 1 月 10 日）：患者诉乳房周围牵扯痛好转，咽部异物感好转，手抖好转，效不更方，再服用 14 剂。

**按语：**甲状腺结节病机本虚标实，正气亏虚，气血生化不足，则血不足载气而行，气无力难推血行，津液停聚成痰，痰浊、瘀血相互胶着，壅结颈前则形成瘿瘤。而痰瘀亦可作为病理产物，阻碍新血的生成，气机的调达。本病发病之本在于正气亏虚，发病之初以肝气郁滞表现为主，中后期以痰凝、血瘀表现为主，痰瘀互结贯穿在本病始终，故病程较长，缠绵难愈。

患者既有阴虚之本，又有痰瘀互结之标，向楠教授用柴胡伍白芍，疏肝解郁，养血敛阴。刺蒺藜一可助柴胡疏肝行气，二可用于肝气郁结之胸胁不舒，三可破癥结积聚；叶天士在《本草经解》中言其"主恶血，破癥消积聚，喉痹，乳难"。肝喜条达而恶抑郁，为藏血之脏，体阴而用阳。肝失调达则肝体失去柔和，以致肝郁血虚，故患者胸胁不适，脉沉细。故以除疏肝解郁外，用葛根、天花粉、沙参、石斛以滋阴血，薏苡仁健脾利水、解毒散结，枳壳、厚朴以行气化痰，鸡血藤、路路通、川芎行气活血，三棱、莪术皆有破血行气、消积止痛功效，而前者偏于破血，后者偏于破气。二者配伍，相须为用，既入血分，又人气分，一同破血消癥，甘草调和诸药。全方共奏养血疏肝、活血消瘿之用，实为精妙。

（黄诗怡  武汉市中医医院  住院医师）

**3. 甲状腺结节属脾肾阳虚证案**

叶某，男，61岁，退休职工。初诊时间：2019年3月1日。

主诉：乏力，恶寒10年余。

现病史：患者于2017年8月体检发现甲状腺结节，最大直径<2.0 cm，患者认为可自我调节，故未予治疗。2018年6月体检时彩超显示双侧甲状腺多个结节，最大的1.9 cm×0.9 cm。TGAb>4 000.0 U/mL↑，TPOAb>3 000.0 U/mL↑。现患者诉其乏力，纳差，怕冷，夜寐欠佳，余尚可。为求进一步诊疗遂来就诊。

诊查：一般可，甲状腺肿大Ⅰ度，质地韧。舌淡红，苔薄黄，脉沉弱。

实验室检查：TGAb 272.40 U/mL↑，TPOAb 1 300 U/mL↑。彩超显示甲状腺双侧叶结节，右侧叶结节伴钙化。

西医诊断：桥本甲状腺炎伴结节。

中医诊断：气瘿。

证型治法：脾肾阳虚证，治以益气健脾、温阳化痰。

西医处方：①建议下次做造影；②硒酵母片2片，每天2次。

中医处方：

| | | | |
|---|---|---|---|
| 黄芪30 g | 党参10 g | 红参10 g | 当归10 g |
| 桂枝10 g | 细辛3 g | 柴胡10 g | 白芍10 g |
| 酸枣仁40 g | 夜交藤10 g | 柏子仁10 g | 生甘草10 g |

共14剂。制为散装颗粒剂，早晚各1剂。

二诊（2019年3月15日）：患者诉畏寒、乏力症状有所改善，精神状况好转。

诊查：舌淡红，苔薄白，脉沉细。

中医处方：守上方服14剂。

**按语**：本病多因肝失调达，气滞、血瘀、痰凝，诸多交至于颈前下部而成。本案患者处于疾病后期，实邪盘踞日久，气血津液不得输布，五脏不得充养，伤及脾肾。后天之本脾胃运化失常，营卫失养，故患者出现乏力、纳差、夜寐难安。先天之元阳缺乏滋养，故患者怕冷。故向楠教授用重用黄芪补益脾肺气、扶助元气，叶天士在《本草经解》中说道："人身之虚，万有不齐，不外乎气血两端。黄芪气味甘温，温之以气，所以补形不足也；补之以味，所以益精不足也。"而现代药理学亦证实黄芪多糖能促进RNA和蛋白质合成，使细胞生长旺盛，寿命延长，并能抗疲劳、增强免疫、抗肿瘤等。入党参、甘温之红参一同补

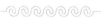

气健脾，生化气血以扶正。柴胡、芍药疏肝理气，养血活血；当归、桂枝、细辛温经散寒，养血通脉，取法自《伤寒论》中的当归细辛汤；酸枣仁、夜交藤、柏子仁养心安神，甘草调和诸药。全方阴阳双补，使补阴而不滞，补阳而不燥。

（黄诗怡　武汉市中医医院　住院医师）

**4. 甲状腺结节属肝肾亏虚证案**

患者杨某，男，68岁。就诊日期：2018年12月21日。

主诉：颈部右侧肿胀3天。

现病史：患者3天前口服"香菇多糖片"后，右侧颈部肿胀，伴有咽干口燥，不痛，但有异物感，吞咽时明显，未口服药物治疗。患者近年来觉腰酸背痛，不能负重。

诊查：患者一般情况可。舌淡红，舌体较瘦，苔薄白，脉沉。

实验室检查：2018年5月10日，超声显示甲状腺弥漫性改变；甲状腺左侧叶内稍低回声区，甲状腺右侧叶内有一混合性结节；双侧颈部低回声光团。甲状腺微粒体抗体（TMAb）19 U/mL↑（正常值0～35 IU/mL）。2018年9月2日，TMAb 22 U/mL↑。

西医诊断：结节性甲状腺肿。

中医诊断：瘿病。

证型治法：肝肾亏虚证，治以滋肝补肾、养阴清热。

中医处方：

| | | | |
|---|---|---|---|
| 知母10 g | 牛膝10 g | 生地黄10 g | 熟地黄10 g |
| 杜仲10 g | 延胡索10 g | 玄参10 g | 沙参10 g |
| 石斛10 g | 生甘草6 g | | |

共7剂，水煎服，每天1剂，分早晚温服。

二诊（2018年12月28日）：患者诉上述症状无明显改变，舌脉如前，二便调，纳可。嘱其守上方继续服5剂。

三诊（2019年1月2日）：患者言服药后症状好转，告知已受耳鸣症状干扰2年。除此之外，未诉明显其他不适。

诊查：患者一般情况可。舌质淡，苔薄白，脉弦。

证型治法：以疏肝活血为法，辅以补益肝肾。

中医处方：方用龙胆草10 g，柴胡10 g，白芍10 g，生地黄、熟地黄各10 g，当归10 g，黄精10 g，杜仲10 g，知母10 g，生甘草6 g。共10剂，水煎服，每天1剂，分早晚温服。

**按语**：患者为老年男性，《黄帝内经·上古天真论》云"七八肝气衰，筋不能动，天癸竭，精少，肾脏衰，形体皆极。八八则齿发去……今五脏皆衰，筋骨解堕，天癸尽矣，故发鬓白，身体重，行步不正，而无子耳"。故患者会有腰酸背痛、难以负重之感，是以肾精不充，肾不能主骨是也。然肾精不充，肾阴、肾阳无物质来源，肝肾阴虚易阳亢，肾阳虚弱，肾主水功能亦影响，水液输布不利则停聚凝滞为痰。故症见口干舌燥，颈部异物感，腰膝酸软无力。老师用生地黄、熟地黄滋肾填精，杜仲补益肝肾，强筋骨。佐牛膝一可助杜仲补肝肾，强筋骨之功；二可引血下行，引药下行，直达肝肾，收敛或是因药导致的火热上攻咽喉之症；三可行气活血，逐瘀通经，破除停聚的痰瘀。李中梓在《雷公炮制药性解》中言其"补血气，利腰膝，填骨髓……破血结……牛膝引诸药下行，宜入足少阴以理诸疾，妇人得之，应归血海，故行血有功"。知母质地凉润，入肺、胃、肾经，一可滋肾阴，泻相火，二可清内热，生津止渴。沙参清补肺胃。石斛滋润肝肾，玄参咸寒，可清热解毒养阴，治咽喉肿痛，瘰疬痰核。李中梓言其"补肾气……疗咽喉，消瘿瘤，散痈肿，解热毒……玄参气轻清而苦，故能入心肺，以清上焦之火；体重浊而咸，故能入肾部，以滋少阴之火。所以积聚等症，靡不疗之"，加延胡索活血行气止痛，甘草调和诸药。使标本兼顾，补而不滞。而后三诊时患者颈部肿感好转，仍有咽喉干燥，且脉弦，故用龙胆草清肝热，柴胡、白芍疏肝理气养血，加以补益肝肾之药诊治。

（黄诗怡　武汉市中医医院　住院医师）

### 5. 甲状腺结节属痰凝血瘀证案

颜某，男，36 岁。就诊日期：2017 年 7 月 1 日。

主诉：体检时发现甲状腺结节。

现病史：患者体检时发现有甲状腺结节，局部胀感或压迫感不明显，患者平素有时胸闷不舒，饮食可，夜寐欠安。

诊查：舌质紫暗，苔白腻，脉弦滑。

实验室检查：甲状腺功能正常。

西医诊断：结节性甲状腺肿。

中医诊断：瘿结。

证型治法：痰凝血瘀证，治以理气化痰、活血消瘿。

中医处方：①活血消瘿片 4 片，一天 3 次，口服；②夏枯草胶囊 2 粒，每天 2 次，口服。

二诊（2017 年 7 月 31 日）：患者一般情况可，未诉不适，嘱其按原剂量服药。

三诊（2017 年 9 月 29 日）：患者一般情况可，彩超显示甲状腺峡部厚度

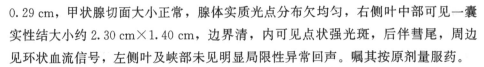

0.29 cm，甲状腺切面大小正常，腺体实质光点分布欠均匀，右侧叶中部可见一囊实性结大小约 2.30 cm×1.40 cm，边界清，内可见点状强光斑，后伴彗尾，周边见环状血流信号，左侧叶及峡部未见明显局限性异常回声。嘱其按原剂量服药。

四诊（2018 年 1 月 29 日）：患者一般情况可，未诉特殊不适。

诊查：甲状腺肿大Ⅰ度。舌淡红，苔薄白。彩超示甲状腺峡部厚度 0.29 cm。右侧叶前后径 1.8 cm，左侧叶前后径 1.7 cm，甲状腺切面大小正常，腺体实质光点分布欠均匀，右侧叶中部可见一囊实性结节，大小约 2.5 cm×1.2 cm，边界清，其内见多个无回声区，呈蜂窝状，可见点状强光斑，结节内及周边见点状及短条状血流信号，左侧叶及峡部未见明显局限性异常回声。予以鳖甲煎丸 10 g，一天 3 次。

五诊（2018 年 6 月 1 日）：患者规律服药，无特殊不适。

诊查：一般可，甲状腺肿大不明显。舌淡红，苔薄白，脉弦。嘱按上次剂量服药。

**按语：**活血消瘿片是向楠教授的恩师——陈如泉教授从痰瘀辩证甲状腺疾病的研究结晶，由蜣螂虫、土鳖虫、蜈蚣、莪术、王不留行、桃仁、猫爪草、柴胡组成。蜣螂虫为君药，蜣螂虫性寒、味咸，归肝经，具有活血化瘀、散结消肿之功。土鳖虫性寒、味咸，具有破血逐瘀之力。蜈蚣性温，味辛，具有攻毒散结、通络止痛的作用，二者共为臣药，两药配伍共达活血散结之效。三药均为虫类药物，虫类药物性善走窜，直达病所，故重用虫类药以加强活血、散结、化痰之力。莪术性温，味辛，长于行气、破血、散结。王不留行性平，味苦，性走而不守，能走血分，长于行血。桃仁性平，味苦，活血、破血力强。猫爪草具有解毒、消肿、散结之功，四者共为佐药，化瘿病之痰凝血瘀。柴胡性微寒，味苦、辛，性善疏肝解郁，为使药。全方共奏活血通络、软坚散结之功。陈如泉教授认为，结节性甲状腺肿发现之时，多病已久深，痰血瘀阻严重，此时一般的化痰活血药物常难以达病所，同时因其病位居上，故重用蜣螂虫、蜈蚣及土鳖虫引经入络、攻坚破结。治疗结节性甲状腺肿时，对病程小于 6 个月、低回声、囊性、边界清楚、无血供或低血供、结节最大直径小于 3 cm 的结节性甲状腺肿效果较好。夏枯草胶囊是以中药夏枯草为主要成分的中成药，夏枯草具有清肝火、散结、解毒的作用。中医学认为痰结血瘀日久易郁而化火，导师向楠教授将活血消瘿片联合夏枯草胶囊治疗结节性甲状腺肿，取夏枯草清火、散结之功，一方面助活血消瘿片发挥活血化瘀的作用，一方面防止病程日久化火之弊。

（黄诗怡　武汉市中医医院　住院医师）

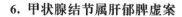

### 6.甲状腺结节属肝郁脾虚案

张某，男，42岁。初诊时间：2019年3月13日。

**主诉：**体检发现甲状腺结节2月余。

**现病史：**患者诉于2个月前体检时行甲状腺彩超检查发现"甲状腺双叶囊性结节"，未予治疗，现为求进一步诊治，遂来门诊就诊。现诉颈部无压迫感、无声嘶等不适，睡眠可，纳食一般，大便排出困难，小便调。

**诊查：**体格检查示神清，精神一般，面色萎黄，未及甲状腺肿大，甲状腺内未及明显肿块，无压痛，质软。舌质淡，苔白厚，脉弦细。

**实验室检查：**2019年1月15日，某医院体检报告结果显示甲状腺双叶囊性结节（多发），其中左侧大小0.7 cm×0.4 cm，右侧大小0.3 cm×0.2 cm。血脂四项检查示TC 5.42 mmol/L↑（正常值0～5.18 mmol/L）。2019年3月13日，于湖北省中医院行甲状腺功能检查，示FT$_3$ 3.21 pg/mL，FT$_4$ 1.05 ng/dL，TSH 4.027 $\mu$IU/mL，TGAb 30.70 U/mL，TPOAb 37.00 U/mL。

**西医诊断：**甲状腺结节。

**中医诊断：**瘿结。

**证型治法：**肝郁脾虚证，治以疏肝解郁、健脾化痰。

**中医处方：**

| | | | |
|---|---|---|---|
| 柴胡10 g | 白芍10 g | 山药10 g | 白术10 g |
| 陈皮10 g | 延胡索10 g | 厚朴10 g | 当归10 g |
| 黄精10 g | 云苓10 g | 香附10 g | 甘草6 g |

7剂，颗粒剂，分早晚冲服。

**按语：**甲状腺结节病是以甲状腺结节为主要表现的疾病，病属中医"瘿结"范畴。向楠教授认为，此种体检意外发现的结节占临床上新发甲状腺结节的绝大部分，而一般表现为结节较小，症状不明显，因此辨证上显得尤为困难，常常无症可辨。一般来说，此类结节如果没有压迫症状，即颈部压迫感或者声音嘶哑等表现，同时结节直径小于1 cm，在排除恶性可能的情况下，常可观察治疗，不予服药或者处理，仅须定期复查甲状腺彩超和甲状腺功能即可。但是大部分患者，一旦体内检查出甲状腺结节，治疗的愿望极其强烈，惧怕结节继续增大或者恶变，所以大多数患者都会选择治疗，本例患者就是众多患者的代表之一。

向楠教授认为，本患者虽是意外发现甲状腺结节，但是还是有症可辨的。第一，患者面色萎黄，这是望诊中望面色的内容，对于专科医生来说易被忽视。面色萎黄常意味着脾胃虚弱，结合患者的饮食一般，形体偏胖，舌淡苔白，脾虚的一方面是确定的；另外患者血脂升高，也可作为辨证的补充，脾虚导致痰浊内生，蕴于血脉而表现为血脂升高。第二，要注意基本情况的问诊，必须要问的有饮食、睡眠、二便和妇女月经等，在询问过程中患者反映大便困难，大便的排出与大肠的传导功能密切相关，而六腑以降为顺，因此本患者存在气机上面的异常，而肝主疏泄，调畅全身气机，结合脉弦，因此推测患者存在肝郁的一方面。第三，甲状腺所在部位是肝经循行经过的部位，甲状腺的病变多与肝有关。第四，张仲景在《金匮要略》中就提到，"见肝之病，知肝传脾，当先实脾"，同时脾虚可导致木郁，故脾虚肝郁常常相互影响，终成肝郁脾虚之证。第五，患甲状腺结节者，在心理层面或多或少存在一定的恐惧，容易导致气机郁结，我们不仅要同患者传达正确的疾病观，还要辅以情志上的疏导，同时可以配合药物上的调理，多管齐下，最终达到治疗效果，这也是中医治未病、整体观念的体现。针对本患者，向楠教授以逍遥散为基本方加减治疗，加一味黄精通便的同时防止温药太过而伤阴。

（曾明星　湖北中医药大学基础医学院　讲师/主治医师）

### 7. 甲状腺结节属气血亏虚案

刘某，女，34岁，公务员。就诊日期：2019年4月24日。

主诉：发现甲状腺结节7天。

现病史：刘某自诉平时熬夜加班，工作压力大，夜寐欠佳，易感乏力，月经不调，经量少，未予以重视。7天前患者体检发现甲状腺结节，心中自感焦虑不安，不知甲状腺结节为何病及病情是否严重，遂来甲状腺专科门诊诊治。

刻下症：患者诉晨起有异物感，自觉吞咽不适，精神不振，自觉乏力，月经紊乱，经期月经量少，无痛经，夜寐欠安，偶有口干，纳食一般，二便尚可，未诉其他不适。既往体健。

诊查：神清，甲状腺双侧可触及结节，活动度可，边界清楚，无压痛，质地中等。舌淡红，苔薄白，脉细。

实验室检查：2019年4月17日，某医院甲功检查，示 $FT_3$ 3.12 pg/mL（正常值2.3～4.2 pg/mL），$FT_4$ 1.22 ng/dL（正常值0.89～1.8 ng/dL），TSH 4.677 μIU/mL（正常值0.55～4.78 μIU/mL），TGAb 24.60 U/mL（正常值0～60 U/mL），TPOAb＞1 300 U/mL↑（正常值0～60 U/mL），TRAb＜0.30 U/L（正常值0～1.58 U/L）。甲状腺彩超示甲状腺右侧叶等回声结节（TI-RADS为3类），大小约4.0 cm×1.4 cm×1.7 cm，下极可见一大小约0.9 cm×0.5 cm等回声光团，边界清晰，内部回声不均匀；左侧叶大小约4.2 cm×1.4 cm×1.5 cm，内未见明显局限性异常回声。

西医诊断：甲状腺结节，桥本甲状腺炎。

中医诊断：瘿结。

证型治法：气血亏虚证，治以益气养血、滋阴安神。

西医处方：夏枯草胶囊 2 粒，一天 2 次。

中医处方：

| | | | |
|---|---|---|---|
| 黄芪 30 g | 沙参 10 g | 当归 10 g | 黄精 10 g |
| 天花粉 10 g | 酸枣仁 40 g | 石斛 10 g | 菟丝子 10 g |
| 茺蔚子 10 g | 桑葚 10 g | 茯神 10 g | 益母草 20 g |
| 生甘草 6 g | | | |

共 14 剂，水煎服，每天 1 剂，分早晚温服。

二诊（2019 年 5 月 8 日）：患者诉精神较前明显好转，夜寐尚可，晨起偶有吞咽不适，心情甚为愉悦，再请诊之。向楠教授认为药已对症，无须更方，仍以原方 14 剂服用即可。后随访患者自诉症状明显减轻，心中甚喜。

**按语：**辨病治疗是西医的原则，辨证施治是中医的特点，向楠教授在治疗甲状腺结节中重视病证结合，将中医的"证"与西医的"病"相结合，借助实验室检查方法首先应明确结节的性质，根据局部触诊、病史，综合各项检查如甲状腺功能检查、甲状腺彩超、局部穿刺及疗效观察可判断出甲状腺结节属于肿瘤性、功能性、炎症性等，对于恶性结节应及早手术以免延误病情；对于甲状腺良性结节者，根据患者的临床症状进行中医辨证论治，以疏肝解郁、健脾化痰、活血散结为基本治疗大法，针对久病体虚者予以益气扶正，兼顾月经不调的则酌加滋补肝肾之品如菟丝子、桑葚等。

向楠教授医术精湛，善治瘿病，疗效颇佳。本案患者为中年女性，伏案工作较多，平素情绪郁闷，长期肝气不舒、气滞为先，久病耗伤气血津液，津液运行不畅，积聚生痰，气血耗伤，则感体虚乏力；思虑过多，心神不安，则夜寐欠安。故向楠教授中药予以益气养血，滋阴安神。方中黄芪补诸虚，益元气，为补气要药；益母草、黄精滋阴养血；石斛、天花粉、沙参养阴生津；当归补血活血；酸枣仁、茯神宁心安神，菟丝子、桑葚滋补肝肾，茺蔚子活血调经，生甘草调和诸药。诸药相合，病证对应，以收全功。夏枯草胶囊口服散结消肿，对病治疗。此为向楠教授病证结合治疗疾病的一大特色。

（李章青　武汉市洪山区中医院　住院医师）

**8. 甲状腺结节属阴虚血瘀案**

孔某，女，65 岁，已退休。就诊日期：2019 年 4 月 16 日。

主诉：颈部不适 2 月余。

现病史：孔某自诉退休后帮子女带孩子，平素劳累，思虑较多，夜寐不佳。患者于 2018 年 11 月因感冒后于当地医院就诊，检查发现甲状腺多发性结节，未予以特殊治疗。患者自觉颈部有异物感，时有不适，遂来就诊。患者自觉颈部不适，时有吞咽不适，无梗阻感，情绪不佳，易烦闷急躁，时有头昏，无头痛，无视物旋转，睡眠欠佳，纳食尚可，大便时有干结，小便正常，未诉其他特殊不适。今患者为求进一步诊治，遂来专科门诊就诊。

既往史：患者既往有高血压病史，糖尿病史。

诊查：神清，甲状腺双侧可触及结节，活动度一般，边界清楚，无压痛，质地柔软。舌红，少苔，脉细弦。

实验室检查：2019 年 4 月 16 日，甲功检查，示 $FT_3$ 2.79 pg/mL，$FT_4$ 1.10 ng/dL，TSH 3.178 μIU/mL，TGAb 15 U/mL，TPOAb 32.70 U/mL。甲状腺彩超示甲状腺双侧叶多发囊实性结节，边界尚清，部分实性为主（TI-RADS 为 3 类），内及周边可见环状血流信号，大小分别约 1.49 cm × 0.93 cm（左侧中部，内可见散在的强回声斑，后伴彗尾）、1.75 cm × 1.09 cm（右侧下极）。

西医诊断：甲状腺结节。

中医诊断：瘿结。

证型治法：阴虚血瘀证，治以滋阴安神、理气活血。

西医处方：活血消瘿片 3 片，一天 2 次，口服。

中医处方：

| | | | |
|---|---|---|---|
| 生地黄 10 g | 熟地黄 10 g | 枸杞子 10 g | 桑葚 10 g |
| 酸枣仁 40 g | 当归 10 g | 黄精 10 g | 夜交藤 10 g |
| 香附 10 g | 佛手 10 g | 合欢花 10 g | 生甘草 6 g |

共 14 剂（散装颗粒），水冲服，每天 1 剂，分早晚温服。

二诊（2019 年 5 月 8 日）：患者诉睡眠较前改善，偶感颈部不适，头昏较前缓解，心中甚为欢喜，再请诊之。

中医处方：守上方加夏枯草 10 g、郁金 10 g、赤芍 10 g，继服 14 服。

后随访患者诉睡眠明显改善，心情愉悦，后期复查甲状腺彩超显示甲状腺结节明显减少。

按语：向楠教授认为，甲状腺结节与肝密切相关，肝主疏泄，具有畅达全身气机、调畅情志等功能，以及肝气具有升发、主升主动的生理特性。《血证论·脏腑病机论》云："肝属木，木气冲和调达，不致遏郁则血脉得畅。"此外，还与足厥阴肝经循喉咙之后，上入鼻咽部，连目系的经脉循行部位有关。肝经循行所到之处为颈前甲状腺部位，肝脏喜条达而恶抑郁，肝气郁滞则会出现情志不畅、胸胁、乳房或少腹部胀痛不舒等症状。甲状腺结节是与情志因素息息相关的疾病，肝气郁结，情志不舒，极易罹患此病。

该案患者情志不调，肝气郁结，肝失调达，气机运行不畅，气滞则血行停滞，瘀血内生，搏结于颈部咽喉，则形成瘿瘤；久病体虚，劳累多度，耗伤阴津，阴虚燥热内生，失于濡养，心神不安，则见夜寐欠安，清窍失养，时有头昏。故向楠教授予以滋阴安神，理气活血。方中生地黄熟地黄共用，寒热共济，补肾养血，滋阴生津；枸杞子、桑葚滋阴养血，生津润燥；酸枣仁、夜交藤养血以安心神，治疗夜寐欠安疗效甚佳；加之当归、黄精养血活血，滋阴益肾；香附、佛手疏肝理气，活血解郁，气机条达则血行顺畅；合欢花能安五脏，和心志，令人欢乐无忧；甘草调和诸药。全方共奏滋阴安神，理气活血之功效。二诊患者症状明显缓解，效不更方，在原方基础上加郁金、赤芍，增强理气活血之功效，正气渐盛，予以夏枯草散瘿消肿。活血消瘿片活血化瘀，理气消瘿。向楠教授方证合拍，患者服之后疗效颇佳。

（李章青 武汉市洪山区中医院 住院医师）

**9. 甲状腺结节属脾虚痰凝案**

吴某，女，52 岁，已退休。就诊日期：2019 年 3 月 6 日。

主诉：咽部不适 3 天。

现病史：患者诉 3 天前自觉咽部不适，于院外检查甲状腺彩超示甲状腺双侧叶结节，左侧一大小为 30 mm×20 mm，右侧一大小为 16 mm×18 mm，边界清楚，弹性评分 2 分（TI-RADS：3 类），诊断为甲状腺结节，未予以治疗，心中自觉不安，遂来就诊。

刻下症：患者颈前肿大，吞咽不适，咽部有痰，如异物阻，痰白易咯，时有神倦乏力，偶有便溏，纳可，夜寐安，小便调。今患者欲以中医调理，遂来专科门诊就诊。患者既往体健。

诊查：神清，甲状腺稍肿，未触及结节。舌淡红，苔薄白，边有齿痕，脉细弱。

实验室检查：2019 年 3 月 3 日，某医院甲状腺彩超示甲状腺双侧叶结节，左侧一大小为 30 mm×20 mm，右侧一大小为 16 mm×18 mm，边界清楚，弹性评分 2 分（TI-RADS 为 3 类）。

2019 年 3 月 6 日，于湖北省中医院甲功检查，示 $FT_3$ 2.10 pg/mL，$FT_4$ 1.00 ng/dL，TSH 4.70 μIU/mL，TGAb 40 U/mL，TPOAb 20 U/mL。

西医诊断：甲状腺结节。

中医诊断：瘿结。

证型治法：脾虚痰凝证，治以健脾益气、化痰消瘿。

中医处方：

| | | | |
|---|---|---|---|
| 党参 10 g | 白术 10 g | 茯苓 10 g | 白芍 10 g |
| 浙贝母 10 g | 玄参 10 g | 法半夏 10 g | 陈皮 6 g |
| 炒薏仁 30 g | 桔梗 6 g | 生甘草 6 g | |

共 14 剂，水煎服，每天 1 剂，分早晚温服。

二诊（2019 年 4 月 10 日）：服药半个月后复诊，偶有颈前胀闷不适，咽中时有咯痰，伴有神疲乏力，畏寒肢冷，腰膝酸软，纳可寐安，大便稀溏，每天 2～3 次，小便调，舌淡而胖大，苔薄白边有齿痕，脉沉细。心率（HR）60 次/分钟。

中医处方：党参 10 g，白术 10 g，茯苓 10 g，桂枝 10 g，淫羊藿 10 g，肉豆蔻 6 g，山萸肉 10 g，山药 15 g，白芥子 10 g，浙贝母 10 g，桔梗 6 g，生甘草 6 g。

共 14 剂，水煎服，每天 1 剂，分早晚温服。

三诊（2019 年 4 月 26 日）：颈部无明显不适，触之柔软，腰酸时作，畏寒好转。舌淡红，苔薄白，脉细。复查甲状腺彩超示甲状腺双侧叶结节，左侧一个大小为 10 mm×10 mm，右侧一个大小为 8 mm×5 mm，弹性评分 2 分（TI-RADS 为 3 类）。

中医处方：上方去桂枝、白芥子，加炒稻芽 15 g、炒麦芽 15 g。继服半年，随症加减，复查甲状腺彩超示甲状腺未见明显异常。随访未再复发。

**按语：**本案患者中年女性，素体脾胃虚弱，脾虚不能运化水谷精微，津液不归正化，痰湿内生，加之情志失调，肝气郁结，气机郁滞，痰气交结，壅于颈前，发为瘿病。初诊以党参、白术、茯苓健脾益气，法半夏、陈皮、薏苡仁燥湿化痰，浙贝母化痰消瘿，白芍疏肝理气，玄参利咽散结，桔梗、甘草相伍，既仿仲景桔梗甘草汤祛痰利咽，又载诸药上行，直达病所；二诊时患者脾虚及阳，出现脾肾阳虚之象，故药用党参、白术、茯苓健脾温中，淫羊藿、山萸肉、肉豆蔻温肾助阳，取"离照当空，则阴霾自散"之意，山药健脾益肾，浙贝母化痰散结，桂枝温通经脉、助阳化气，白芥子温化寒痰、利气散结，又有通络之性，善除皮里膜外之痰，共消颈前瘿结；三诊患者临床症状基本消失，仍有腰酸，结节明显减小，原方去桂枝、白芥子，加炒稻芽 15 g，炒麦芽 15 g 顾护脾胃之气，继服巩固疗效，以竟全功。

肝主疏泄、亦主情志，长期忧郁愤懑或暴怒伤肝，肝气失于条畅，气机郁滞，津液输布受阻，凝而为痰，脾为生痰之源，脾主运化，饮食不节，损伤脾胃，脾失健运，不能运化水湿，湿浊内生，聚而成痰，痰阻气滞，壅结颈前，发为瘿瘤。随着病情进展，肝脾相互影响，肝的疏泄功能失常，横逆犯脾，木旺乘土，脾虚湿聚，痰湿内盛，痰邪阻碍经络气血，气血失调，气滞血瘀痰结，病程后期可见气、痰、瘀合而为病。故向楠教授觉得本病病变脏腑主要在肝脾，可影响及肾。痰邪既是机体水液代谢失常的病理产物又是致病因素，是导致甲状腺结节的发生发展的重要环节。《丹溪心法》云"痰之为物，随气升降，无处不到"，"凡人上中下有块者多是痰"。甲状腺结节临床多表现为甲状腺肿大或肿块，也是有形痰邪聚结于局部的具体表现。治疗当紧扣痰邪产生的病因病机，以化痰软坚为治疗的基本原则，五脏皆可生痰，而主要从肝、脾、肾论治，同时根据患者的临床症状及实验室检查，辨证施治。

（李章青　武汉市洪山区中医院　住院医师）

**10. 甲状腺结节属气阴两虚案**

陈某，女，71 岁，已退休。初诊时间：2019 年 3 月 15 日。

主诉：发现甲状腺结节 2 年余。

现病史：患者诉 2017 年 4 月体检发现甲状腺结节，未予以重视。1 年后复查甲状腺彩超示甲状腺稍增大（具体大小不详），于某医院就诊，医生嘱其服用小金丸、夏枯草胶囊治疗，服用半年后患者自觉无明显变化，故求治于中医治疗。患者诉颈部吞咽不适，有异物感，时有心慌、胸闷，活动后加重，乏力，精神不振，口干不欲饮，偶感关节疼痛，纳食一般，夜寐尚可，大小便正常，未诉其他不适。

既往史：患者既往有冠心病史，骨质疏松症病史。

诊查：神清，甲状腺双侧叶触及结节，活动度可，边界清楚，无触痛，质地柔软。舌红，边有裂纹，少苔，脉细。

实验室检查：2019 年 3 月 14 日，某医院甲状腺功能检查，示 $FT_3$ 2.93 pg/mL（正常值 2.3～4.2 pg/mL），$FT_4$ 0.88 ng/dL ↓（正常值 0.89～1.8 ng/dL），TSH 4.203 μIU/mL（正常值 0.55～4.78 μIU/mL），TGAb 143 U/mL ↑（正常值 0～60 U/mL），TPOAb 35.80 U/mL（正常值 0～60 U/mL）。甲状腺彩超示甲状腺右侧叶混合性结节（TI-RADS 为 3 类，较 2018 年 11 月 20 日的无明显变化），右侧叶大小约 3.6 cm×1.4 cm×1.2 cm，中段中层内可见一大小约 0.5 cm×0.3 cm 混合回声光团，边界清晰，内部回声不均匀；另可见一大小约 0.3 cm×0.2 cm 囊性无回声区，边界清晰，内可见强回声光斑，后伴彗尾。甲

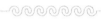

状腺双侧叶囊性结节伴浓缩胶质回声（TI-RADS 为 2 类），左侧叶大小约 3.7 cm×1.3 cm×1.0 cm，内可见一大小约 0.5 cm×0.4 cm 囊性无回声区，边界清晰，内可见强回声光斑，后伴彗尾。

西医诊断：甲状腺结节。

中医诊断：瘿结。

证型治法：气阴两虚证，治以益气养阴、补肾养精。

西医处方：左甲状腺素钠片 12.5 μg，一天 1 次。

中医处方：

| | | | |
|---|---|---|---|
| 黄芪 30 g | 党参 10 g | 沙参 10 g | 当归 10 g |
| 黄精 10 g | 天花粉 10 g | 石斛 10 g | 生地黄 10 g |
| 熟地黄 10 g | 刺蒺藜 10 g | 补骨脂 10 g | 桑葚 10 g |
| 生甘草 6 g | | | |

共 14 剂，水煎服，每天 1 剂，分早晚温服。

二诊（2019 年 4 月 10 日）：服药半个月后复诊，患者诉乏力，精神不振明显好转，颈部时有吞咽不适，心慌、胸闷较前缓解，偶感口干，舌红少苔，边有裂纹，脉细。患者症状较前明显好转，效不更方，向楠教授嘱其继服中药 14 剂，后复查彩超示甲状腺结节明显缩小。

**按语：**本案患者老年女性，久病体弱，耗伤津液气血，气虚推动无力，水液运行不畅，痰湿内阻，交结于颈部，则发为瘿瘤；日久化火伤阴，阴液亏损，不能濡养脏腑、充养血脉，病及肝脾日久则气机失调、血行不畅、痰气交阻，气、血、痰壅结于颈前而成瘿病，故患者表现为颈部肿大、病起缓慢、质软、心慌、胸闷、口干等症状，治疗上予以益气养阴、补肾益精。向楠教授指出该患者病程较长，证属虚实夹杂，虚为气血阴津耗伤，实则气血瘀滞，以虚证为主，治疗上重在益气养阴、补肾养精。方中黄芪大补元气，为治疗气虚之要药；党参与黄芪合用，增强补气之功效；沙参甘寒滋阴；当归、黄精滋阴养血；天花粉、石斛养阴清热，生津止渴；地黄生熟寒温两用，一刚一柔，共滋肾水为君，补而不腻，清而不峻；刺蒺藜平肝解郁，活血下行；桑葚入厥阴、少阴经，滋补肝肾；补骨脂补肾养精而壮骨。全方共奏益气养阴、补肾养精之功效。复诊时患者症状明显好转，辨证准确，疗效明显，效不更方，继服上方，后随访患者症状明显好转。

甲状腺结节属于中医"瘿病"范畴，向楠教授认为辨证准确是治疗的关键所在。瘿病的辨证首先要明确标本，即紧抓阴虚为本，气、火、痰、瘀为标这个基本病机；其次要辨病情轻重、病程长短、脏腑偏重。养阴清热、解郁化痰是治疗本病的基本治则，具体运用时应根据具体证候、病位、病程、年龄、体质等情况来区别对待。

（李章青　武汉市洪山区中医院　住院医师）

**11. 甲状腺结节属气虚痰瘀案**

蔡某，女，39 岁，国企职员。就诊日期：2019 年 1 月 15 日。

主诉：发现甲状腺结节 20 余天。

现病史：2018 年 12 月 18 日，某医院行甲状腺彩超检查示甲状腺双侧叶见多发性实性结节（左侧下大小约 0.9 cm×0.6 cm，左侧中大小约 0.5 cm×0.3 cm，右侧下大小约为 0.6 cm×0.4 cm）；双侧叶囊实性结节（左侧中大小约为 1.2 cm×0.8 cm，右侧中大小约为 2.4 cm×1.5 cm）。诊断为甲状腺结节，医生嘱其口服夏枯草胶囊 2 粒，一天 2 次治疗，定期观察随访。患者未规律口服药物，现在患者为求进一步诊治，遂来门诊就诊。

刻下症：患者诉偶有吞咽不适，有异物感，晨起自觉喉中有痰，易咳白色黏痰，平素工作精神不振，月经不规则夹有血块，遇事易烦闷急躁，饮食一般，夜寐安，二便调，未诉其他不适。患者既往体健。

诊查：神清，甲状腺两侧可触及结节，边界清楚，质地柔软，无触痛。舌淡红，苔薄白，脉弱。

实验室检查：2019 年 1 月 15 日，甲状腺功能检查，示 $FT_3$ 2.53 pg/mL，$FT_4$ 1.10 ng/dL，TSH 2.64 μIU/mL，TGAb 60 U/mL，TPOAb 40 U/mL。甲状腺彩超示甲状腺左侧叶可见数个稍低至中等回声结节，大小约 1.0 cm×0.50 cm（稍低至中等回声结节，中部近后包膜处，边界尚清，可见点状强光斑）、0.92 cm×0.60 cm（下部，稍低回声结节，其近边缘处贝壳状粗大钙化，内见点状血流信号），超声造影提示结节中部呈不均匀性低增强（TI-RADS：4a 类）；甲状腺右侧叶内见数个囊实性结节，其一大小约 2.3 cm×1.6 cm（实质上部，边界清晰，内及周边见点线状血流信号，结节内见不规则无回声区），其一大小约为 0.60 cm×0.45 cm（内见点状强光斑），其一大小为 1.0 cm×0.50 cm（稍低至中等回声结节，中部近后包膜处，边界尚清，可见点状强光斑，内见点线状血流信号），超声造影提示呈均匀性增强（TI-RADS 为 3 类）。

西医诊断：甲状腺结节。

中医诊断：瘿结。

证型治法：气虚痰瘀证，治以补气养血、涤痰破瘀。

中医处方：

黄芪 20 g　　　党参 10 g　　　当归 10 g　　　黄精 10 g

| 三棱 10 g | 莪术 10 g | 鳖甲 10 g | 半枝莲 10 g |
| 白花蛇舌草 10 g | 石见穿 10 g | 猫爪草 10 g | 蜣螂虫 10 g |
| 鬼箭羽 10 g | 穿山龙 10 g | 生甘草 6 g | |

共 15 剂，水煎服，每天 1 剂，分早晚温服。

二诊（2019 年 1 月 30 日）：服药半个月后复诊，患者诉吞咽不适较前好转，时有异物感，晨起自觉喉中有痰，易咳白色黏痰，精神好转，向楠教授认为效不更方，嘱其继服上述中药 15 服，定期复查甲状腺彩超，保持心情愉悦，低碘饮食。后随访患者，自诉于外院复查甲状腺结节较前缩小。

**按语**：随着生活节奏的加快，影像学医疗技术的进步，越来越多的人被检查出甲状腺结节。甲状腺结节多发于 20～40 岁的青壮年，以青、中年女性为多，大多为良性增生或胶性结节，恶性结节仅占 5% 左右。向楠教授以为甲状腺结节首先应辨别良性与恶性，其次根据其性质选择不同的治疗方案。若为恶性结节，建议患者尽早予以手术治疗；良性结节者，可予以中西医综合调治。

本案患者甲状腺彩超怀疑恶性结节，嘱患者行造影检查以排除恶性病变，后检查结果提示为良性结节，故向楠教授予以中药治疗。方中黄芪、党参补气健脾，扶助正气；黄精、当归养血补血；三棱、莪术破血散结；鳖甲软坚散结；半枝莲、白花蛇舌草清热解毒，活血化瘀；石见穿涤痰消肿；猫爪草解毒、化痰散结；蜣螂虫善破症结；鬼箭羽、穿山龙涤痰破瘀；生甘草调和诸药，全方共奏补气养血、涤痰破瘀之功效。向楠教授针对顽固性甲状腺结节，喜用鳖甲、蜣螂虫、石见穿、鬼箭羽等破瘀散结、化痰消瘿之功效类药物，且药力偏强，取得良好成效。向楠教授教导我们在临床上需辨别甲状腺结节的性质，选取合适的药物治疗，才可达到治疗效果，为我们治疗甲状腺结节提供了整体的治疗思路，获益颇多。

（李章青　武汉市洪山区中医院　住院医师）

**12. 甲状腺结节属痰湿蕴肺案**

周咏梅，女，42 岁。初诊时间：2019 年 3 月 6 日。

主诉：咳嗽 1 月余。

现病史：2019 年 3 月 4 日，入院超声显示甲状腺结节，未口服治疗，现自诉易咳嗽，持续时间长，未诉其他不适。现为求进一步诊断，遂来专科门诊治疗。

诊查：一般可，舌苔黄腻。超声示：甲状腺质地欠均，甲状腺右侧叶囊实性结节，甲状腺右侧叶低回声结节，甲状腺左侧叶低回声结节。

实验室检查：FT$_3$ 2.93 pg/mL，FT$_4$ 1.04 ng/dL，TSH 1.709 μIU/mL，TGAb 61.70 U/mL，TPOAb 37.00 U/mL。

西医诊断：甲状腺结节。

中医诊断：瘿结。

证型治法：痰湿蕴肺，治以健脾化痰清肺。

西医处方：夏枯草胶囊2粒，一天2次，口服。

中医处方：

| | | | |
|---|---|---|---|
| 黄芪 20 g | 党参 10 g | 陈皮 10 g | 茯神 15 g |
| 赤小豆 10 g | 薏苡仁 40 g | 川芎 10 g | 杏仁 10 g |
| 生甘草 10 g | 防风 10 g | 炒白术 10 g | |

10 剂，颗粒剂，分早晚冲服。

二诊（2019年4月2日）：患者现诉咳嗽，咳痰伴咽痒，恶寒，纳可，睡一般，易醒，起夜1次，大便调，月经提前2天，伴经痛。一般可，甲肿不显。舌质淡红，苔白厚，边有齿痕，脉弦有力。

疗效评价：随访半年，咳嗽渐平，受风寒刺激偶发。

**按语：**甲状腺结节是指在甲状腺内的肿块，可随吞咽动作随甲状腺而上下移动，是临床常见的病证，可由多种病因引起。临床上有多种甲状腺疾病，如甲状腺退行性变、炎症、自身免疫及新生物等都可以表现为结节。甲状腺结节可以单发，也可以多发，多发结节比单发结节的发病率高，但单发结节甲状腺癌的发生率较高。

脾失健运，水谷不能化为精微上输以养肺，反而聚为痰浊，上贮于肺，肺气壅塞，上逆蕴阻所表现出来的咳嗽，咳声重浊，痰多，舌苔白腻，脉象濡滑的一类病证。肺主气，司呼吸，上连气道、喉咙，开窍于鼻，外合皮毛，内为五脏华盖，其气贯百脉而通它脏，不耐寒热，若饮食不节，嗜酒好烟，或过食肥甘厚味辛辣，或平素脾失健运，饮食精微不归正化，脾湿生痰，上渍于肺，壅遏肺气，故咳嗽，咳声重浊，痰多；湿邪困脾，则脘痞，体倦，大便时溏；舌苔白腻，脉象濡滑为痰湿蕴肺之象。

方中用黄芪补气固表。党参补中益气、健脾益肺。理气开胃，燥湿化痰。茯神宁心，安神，利水。赤小豆利水消肿、解毒排脓。薏苡仁健脾利湿、除痹止泻、清热排脓。川芎活血行气，祛风止痛。杏仁降气、止咳平喘、润肠通便。防风发表、祛风、除湿。炒白术健脾、益气、燥湿利水。生甘草调和诸药。

（尹谢添  湖北省中医院  主治医师）

**小结：**甲状腺结节是指甲状腺肿块，可随吞咽动作上下移动，甲状腺退行性变、炎症、自身免疫及新生物等均可表现为结节。其属于中医"瘿病"的范畴，发病多是脏腑阴阳功能失调的基础上，由各种原因而致病理产物痰浊、气滞、血瘀等凝结于颈前而发为瘿瘤，如案例 2 阴虚痰瘀互结、案例 8 阴虚血瘀案、案例 9 脾虚痰凝证、案例 11 气虚痰瘀案，均属虚实夹杂之证，在滋阴、健脾、补气、化痰的基础上以消瘿。脏腑定位主要在肝、脾、肾三脏，临床上发病多从肝开始，如案例 1 证属肝郁气滞证，可选方逍遥散加减以疏肝解郁，进而发展影响到脾和肾的生理功能，如案例 4 的肝肾亏虚证、案例 6 的肝郁脾虚证，调肝基础上，还需兼顾脾肾，日久表现以脾肾两虚为主者，如案例 3 脾肾阳虚证，则以温补脾肾为主。病机分虚实、或虚实夹杂并见，实证可见案例 5 的痰凝血瘀证、案例 12 痰湿蕴肺案，以理气化痰、活血消瘿为主；虚证如案例 7 的气血亏虚案、案例 10 的气阴两虚案，治以益气养血、滋阴养精。

# 七、骨质疏松症

## 1. 骨质疏松属肝肾亏虚、阴血不足案

陈某，女，63 岁，退休工人。就诊日期：2019 年 4 月 13 日。

主诉：左下肢放射痛 1 周。

现病史：患者 1 周前乘车久坐后出现左下肢疼痛，放射到足部，活动后疼痛加重，伴腰膝酸软，平素常觉乏力，善太息。夜间难以入睡，盗汗，纳差，大小便如常，体力、体重无明显变化。

诊查：舌苔薄白，舌色暗红，脉弦细。腰椎生理曲度正常，脊柱无压痛叩击痛，四肢肌力血运感觉正常，双下肢直腿抬高试验阳性，腱反射正常引出，病理征阴性。

实验室检查：血清降钙素原（PCT）＜0.05 μg/L。肾功能 4 项示尿素氮（BUN）、肌酐（CREA）、尿酸（UA）正常，总二氧化碳（$TCO_2$）30.2 mmol/L↑。骨密度检查示身高 158 cm，体重 55 kg，BMI 22.03 $kg/m^2$。

骨密度评分（T-score）：粗隆间（InterTro）－1.6，整体髋关节－1.3 下降，颈部（Neck）－0.6，转子（G.T）－0.3 正常。腰椎：全部－2.5，$L_1$－2.6，$L_2$－2.4，$L_3$－2.2，$L_4$－2.6，全部－2.5，均下降。

西医诊断：腰椎间盘脱出伴坐骨神经痛；原发性单侧膝关节病；老年性骨质疏松症。

中医诊断：腰痹病。

证型治法：肝肾亏虚、阴血不足证，治以补益肝肾、通络止痛。

西医处方：①完善检查，予以中西医结合消炎镇痛等对症处理。②钙尔奇 $D_3$ 1 片，一天 2 次。③阿法骨化醇片 1 片，一天 2 次。

中医处方：

虎潜丸加减。

| | | | |
|---|---|---|---|
| 淫羊藿 20 g | 补骨脂 20 g | 菟丝子 15 g | 生地黄 10 g |
| 熟地黄 10 g | 枸杞子 10 g | 黄精 10 g | 白芍 12 g |
| 牛膝 10 g | 当归 10 g | 川芎 10 g | 茯神 15 g |
| 合欢皮 10 g | 炙甘草 10 g | | |

10 剂，每天 1 剂，水煎服，分早晚温服。

二诊（2019 年 4 月 23 日）：患者通过在院综合治疗，下肢疼痛好转，夜间盗汗、纳差等症状明显改善，仍觉乏力，不欲饮食，继上方去熟地黄、枸杞子、黄精，加黄芪 20 g、陈皮 10 g、薏苡仁 10 g，服用 7 剂。

疗效评价：患者服药后诸症皆有所改善，生活质量提高。出院后仍嘱制丸剂，继服上方，定期复查，下肢偶有疼痛，未再见盗汗、纳差等表现。

**按语：** 根据患者的临床表现，结合其骨密度检查，其骨质疏松症应归属于中医"骨痹"的范畴，以疼痛为患者主症。中医讲求标本兼治，此患者下肢放射痛，从西医角度诊断，应为腰椎间盘突出症诱发的下肢放射痛，然究其根本，在于患者肝肾亏虚，骨髓失养，稍有劳累即诱发疼痛。因此，除了解决局部腰椎间盘病变诱发的下肢疼痛以外，也必须提高患者整体的骨质量。从患者的腰椎骨密度检查可以看到，其骨密度均已下降，如果单纯治疗腰椎间盘病变，可解一时之痛，日后恐稍有劳累或轻微外力，即可造成疼痛复发，甚至骨折发生。因此，在骨伤科常规治疗之外，还应针对骨质疏松症进行治疗。向楠教授提出，骨质疏松症的治疗应以补肾为基础，依据患者的临床表现，诊断为肾阴虚，以补骨脂、菟丝子、生地黄、熟地黄、枸杞子、黄精滋肾壮骨；且患者伴有气血不足，气虚血瘀，从而表现为"不通则痛"，因此予以当归养血活血，川芎行气止痛，白芍养血柔肝止痛，茯神、合欢皮安神解郁，川牛膝引诸药下行，通达病所，直解患者最苦之下肢疼痛，炙甘草调和诸药。向楠教授还指示，方中所用淫羊藿，虽为补肾阳之药，然现代医学证明，淫羊藿具有植物雌激素作用，是骨质疏松症的要药，故应用之，且合之《景岳全书》所言"善补阴者，必欲阳中求阴，则阴得阳升而泉源不竭"之意。骨质疏松症治疗需坚持长期规律用药，故嘱患者出院后继服丸剂，"丸者缓也"，徐徐图之，从根本上改善患者肾阴虚的症状，并最大程度减少腰背疼痛的发作，减缓病程进展。

（周广文　湖北中医药大学　副教授/主治医师；

张麟　武汉市中西医结合医院　主治医师）

**2. 骨质疏松属肾精亏虚案**

付某，女，62 岁，退休工人。就诊日期：2019 年 4 月 13 日。

主诉：腰及右下肢胀痛 1 个月。

现病史：患者于 1 个月前出现腰及右下肢胀痛，疼痛不剧烈，日常生活工作可坚持，未就诊治疗。患者近日疼痛症状渐加重，伴纳差，情绪焦躁，遂来就诊，门诊进一步检查治疗，以"腰痛"收入。患者精神可，睡眠二便如常，体力体重无明显变化。

诊查：舌苔薄白，脉象细，尺脉弱。腰椎生理曲度正常，脊柱无压痛叩击痛，四肢肌力、血运感觉正常，双下肢直腿抬高试验阳性，腱反射正常引出，病理征阴性。

实验室检查：PCT$<0.05\,\mu$g/L。肾功能 4 项示 BUN 14.3 mmol/L，CREA 202 mmol/L↑，UA、$TCO_2$ 正常。肝功能 16 项示人血白蛋白 39.8 g/L↓，其他正常。骨密度检查示身高 157 cm，体重 49 kg，BMI 19.88 kg/m$^2$。

T-score：髋关节 Neck$-1.3$，InterTro$-1.2$，整体髋关节$-1.0$ 降低，G.T 0.8 正常。腰椎：$L_2-1.6$，$L_3-1.5$，$L_4-1.1$，全部$-1.3$，均降低，$L_1-0.8$ 正常。

西医诊断：腰椎间盘脱出伴坐骨神经痛。

中医诊断：腰痹病。

证型治法：肾精亏虚证，治以补肾填精。

西医处方：①完善检查，予以中西医结合消炎镇痛等对症处理。②钙尔奇 $D_3$ 1 片，一天 2 次。③阿法骨化醇片 1 片，一天 2 次。

中医处方：

| | | | |
|---|---|---|---|
| 淫羊藿 20 g | 补骨脂 20 g | 菟丝子 15 g | 生地黄 15 g |
| 熟地黄 15 g | 枸杞子 10 g | 黄精 10 g | 白芍 12 g |
| 牛膝 10 g | 当归 10 g | 川芎 10 g | 炙甘草 10 g |

7 剂，一天 1 剂，水煎服，分早晚温服。

二诊（2019 年 4 月 20 日）：患者通过在院综合治疗，下肢疼痛好转，睡眠、乏力症状改善，出院后继服上方 10 剂。

疗效评价：患者服药后疼痛症状明显改善，生活质量提高。

**按语**：患者因腰背持续性的疼痛就诊，结合其入院后的骨密度检查，除有腰椎间盘突出症的原因，还有骨质疏松症的存在。向楠教授认为，骨质疏松症是机体衰老过程在骨代谢方面的体现，肾虚是导致衰老的根本原因，早在《素问·上古天真论》言"女子……七七，任脉虚，太冲脉衰少，天癸竭，地道不通，故形坏而无子也"，即指出人体的衰老过程是肾气肾精由充盛到衰少继而耗竭的过程。因此，针对以肾虚为主要病机的骨质疏松症，应全面滋补肾精肾气，阴阳互根互用，同补共生。方中淫羊藿与补骨脂合用，同为君药，发挥益肾壮阳、强筋健骨的作用，菟丝子滋补肝肾、固精缩尿，生地黄、熟地黄同用，滋阴养血，填精益髓。患者病痛日久，情绪烦躁，故以枸杞子滋肾兼以养肝、润肺，白芍养肝柔肝，疏肝解郁；佐以黄精补脾润肺，牛膝引药下行，炙甘草调和诸药。全方以滋补肾精、温补肾阳为主，兼顾疏肝健脾理气，调节患者整体状态，起到标本兼治的效果。患者出院后，嘱其适当增加腰背部的锻炼，并坚持骨质疏松症的相关治疗。

（周广文 湖北中医药大学 副教授/主治医师；

张麟 武汉市中西医结合医院 主治医师）

### 3. 骨质疏松属肝肾亏虚、痰湿蕴结案

李某，女，69 岁。就诊日期：2019 年 4 月 18 日。

主诉：反复腰痛 10 余年，复发伴双下肢疼痛 3 个月。

现病史：患者 10 余年前无明显诱因间断出现腰痛，多在劳累后出现，不伴下肢疼痛、麻木，3 个月前腰部疼痛加重，出现双下肢疼痛，为臀部、大腿外侧、小腿后外侧，双下肢活动受限，行走 10 余米需休息，为进一步治疗就诊，以"腰椎间盘突出症"收治入院。患者精神可，偶有头晕头痛，平素喜食肉类，嗜睡，打鼾，渴喜冷饮，常感疲劳，二便可，近期体重无明显变化。

既往史：高血压 10 余年，最高达 180/120 mmHg，现口服苯磺酸左氨氯地平片 1 片，一天 1 次；氢氯噻嗪 1 片，一天 1 次。自述控制在 110/60 mmHg 水平，否认糖尿病、心脏病等慢性病史，否认肝炎、结核等传染病史，否认家族遗传病史。否认外伤史及输血史。

诊查：舌红苔厚腻，脉滑数。腰椎生理曲度正常，脊柱无压痛叩击痛，四肢肌力血运感觉正常，双下肢直腿抬高试验阴性，腱反射正常引出，病理征阴性。

实验室检查：PCT＜0.05 $\mu$g/L。肾功能 4 项示 BUN 9.3 mmol/L↑，UA 434 $\mu$mol/L↑，CREA、TCO$_2$ 正常。肝功能 16 项示白/球比值（A/G）1.12↓，纤维连接蛋白（Fn）450.4 mm/L↑，其他正常。骨密度检查示身高 156 m，体重 80 kg，BMI 32.87 kg/m$^2$。T-score：Neck－0.3，G. T 0.4，InterTro－0.9，

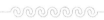

整体髋关节－0.6（均正常）。腰椎：$L_1$－0.3，$L_2$－1.6，$L_3$－0.5，$L_4$－1.1，全部－0.8（均正常）。

西医诊断：腰椎管狭窄；腰椎间盘脱出伴坐骨神经痛；高血压3级（极高危）。

中医诊断：腰痹病。

证型治法：肝肾亏虚、痰湿蕴结证，治以补肾化痰、通络止痛。

西医处方：①完善检查，予以中西医结合消炎镇痛等对症处理。②继服苯磺酸左氨氯地平片1片，一天1次；氢氯噻嗪1片，一天1次。

中医处方：

向氏补肾化痰方（自拟）加减。

| | | | |
|---|---|---|---|
| 淫羊藿15 g | 补骨脂15 g | 菟丝子10 g | 全瓜蒌10 g |
| 山楂15 g | 红曲15 g | 制香附10 g | 广木香10 g |
| 延胡索10 g | 川芎10 g | 当归10 g | 三七粉10 g另下 |
| 牛膝10 g | 炙甘草10 g | | |

10剂，每天1剂，水煎服，分早晚温服。

二诊（2019年4月29日）：患者通过在院综合治疗，下肢疼痛好转，嗜睡、体力改善，继服上方7剂。

疗效评价：患者服药后疼痛明显好转，服药期间未发头晕头痛，嗜睡、乏力等好转，生活质量提高。

**按语：**单纯从患者的骨密度检查来看，并未达到骨质疏松症的诊断标准，但已进入骨量减低的范畴。而结合其临床表现、既往史及平素生活习惯，患者体重超标，并有代谢综合征异常表现，属中医痰湿体质，故疾病难愈且反复发作。向楠教授认为，骨质疏松症是机体衰老过程在骨代谢方面的体现，肾虚是导致衰老的根本原因，而痰浊是脏腑虚衰的病理产物，又是导致脏腑功能进一步减退的因素。在《医贯·痰论》中提到"肾虚不能制水……洪水泛滥而为痰……阴虚火动，则水沸腾，……水随波涌而为痰"，表明肾气亏虚，蒸腾气化作用失常，津液不能蒸化而为痰浊；或肾精亏虚，阴虚火动，灼津为痰，而痰浊产生之后，"上至巅顶，下至涌泉，随气升降，周身内外皆到，五脏六腑皆有"（《杂病源流犀烛·痰饮源流》）。全身各处，无处不到，阻滞气血运行，达到一定程度而不能消除时，便可引起组织器官损伤而导致并加重衰老。现代研究已证实，脂代谢紊乱与骨质疏松症密切相关，而多项研究指出脂代谢紊乱是"痰浊"的物质基础。基于对痰浊在骨质疏松发病中的认识，向楠教授提出"从痰论治"骨质疏松症，在参照《本草纲目》补骨脂丸与《丹溪心法》黄瓜蒌丸基础上，自拟补肾化痰方治疗既有脂代谢紊乱，又有骨质疏松症临床表现的患者。中医讲究"治未病"，未病先防，既病防变，此例患者虽尚未完全达到西医所谓骨质疏松症和高脂血症诊断的标准，但观其生活方式及其病易复发、病难速愈的特点，应从补肾化痰的角度及早干预，预防骨质疏松症进一步发生。方中淫羊藿与补骨脂合用，同为君药，发挥益肾壮阳、强筋健骨的作用；菟丝子滋补肝肾、固精缩尿，全瓜蒌清热化痰，共为臣药；山楂消食化积、行气散瘀，红曲健脾消食、活血化瘀，二药协同为佐药，全方共奏补肾益髓，化痰调脂之功。制香附、广木香、延胡索、川芎行气通络止痛，当归、三七粉活血化瘀，牛膝引药下行，专攻下肢疼痛，炙甘草调和诸药，全方通补兼顾，标本同治。出院后嘱患者加强功能锻炼，清淡饮食。病易反复，可酌情长期服药，控制整体病情。

（周广文 湖北中医药大学 副教授/主治医师；

张麟 武汉市中西医结合医院 主治医师）

**4. 骨质疏松属肾虚血瘀案**

潘某，男，65 岁。就诊日期：2019 年 4 月 15 日。

主诉：腰痛伴右膝疼痛 1 周。

现病史：患者于 1 周前无明显诱因腰痛伴右膝疼痛不适，晨起加重，无明显夜间疼痛，劳累后加重，体位改变时未见疼痛加重，无活动受限、四肢麻木等不适，为进一步治疗就诊，以"腰痹"收治入院。

既往史：高血压病史 10 余年，最高达 210/120 mmHg，现口服厄贝沙坦片 1 片，一天 1 次；倍他乐克 1 片，一天 1 次。血压控制尚可。糖尿病病史 3 年，口服药物治疗，血糖控制不详。1981 年因阑尾炎行手术治疗，2002 年右侧胫骨骨折病史。否认心脏病等慢性病史，有肝炎、结核等传染病史，否认家族遗传病史，否认外伤史及输血史。

诊查：舌略红，苔薄白，脉细弦。双下肢直腿抬高试验（-），加强试验（-），拾物试验（-），感觉减退部位无，鞍区麻木无，压痛部位为腰背部（$L_3 \sim L_5$）压痛明显，伴叩击痛，肌张力不高，运动肌力正常，生理反射存在，病理征未引出。

实验室检查：PCT ＜ 0.05 $\mu g/L$。肾功能 4 项示 UA 506 $\mu mol/L$↑，CREA、$TCO_2$ 正常。肝功能 16 项示 Fn 432 mm/L↑，其他正常。骨密度检查示身高 180 cm，体重 85 kg，BMI 26.23 $kg/m^2$。

T-score：Neck 0.4，G.T 0.1，InterTro −0.6，整体髋关节 −0.4（均正常）。腰椎：$L_1$ −1.6，$L_2$ −1.3，$L_3$ −1.8，$L_4$ −2.0，全部 −1.8（均下降）。

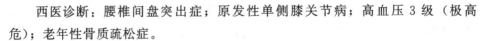

西医诊断：腰椎间盘突出症；原发性单侧膝关节病；高血压3级（极高危）；老年性骨质疏松症。

中医诊断：腰痹；膝痹；眩晕；骨痹。

证型治法：肾虚血瘀证，治以补肾活血、祛瘀止痛。

西医处方：①完善检查，予以中西医结合消炎镇痛等对症处理。②钙尔奇$D_3$1片，一天2次；阿法骨化醇片1片，一天2次。

中医处方：

（1）身痛逐瘀汤加减。

| 淫羊藿 15 g | 补骨脂 15 g | 菟丝子 15 g | 枸杞子 15 g |
| 川芎 10 g | 当归 10 g | 五灵脂 10 g | 香附 10 g |
| 甘草 10 g | 羌活 10 g | 没药 10 g | 牛膝 10 g |
| 秦艽 10 g | 桃仁 10 g | 红花 10 g | 地龙 10 g |

10剂，每天1剂，水煎服，分早晚温服。

（2）中成药有七厘胶囊、腰痹通胶囊口服。

疗效评价：患者服药后腰腿痛明显改善。

**按语**：此例患者以腰脊刺痛、腰膝酸软为主症，并见舌略红苔薄白，脉细弦，诊断其病机为肾虚血瘀。现代学者大多认为骨质疏松症的发生与肾精亏损、脾胃虚弱、肝血亏虚、瘀血阻络四个因素有关，而向楠教授指出，其病机本在肾虚，标在血瘀。肾精亏损是骨质疏松的发病关键，瘀血阻络是骨质疏松症的病理产物和加重因素。"肾主骨，生髓"，骨的发育、生长、荣枯与肾之精气盛衰密切相关。妇女绝经后，年老体衰，肾精虚少，骨髓化源不足，骨失所养，骨质稀疏，发为骨痿；而"元气既虚，必不能达于血管，血管无气，必停留而瘀"（《医林改错》）。瘀血不去，新血不生，血瘀气不行则"不通则痛"，流通不畅供养不足则加剧"不荣则痛"。现代多项研究也指出，骨微血管的阻塞是骨质疏松症的重要病理基础。故此患者的治疗以身痛逐瘀汤加减，配伍较大剂量的补肾中药如淫羊藿、补骨脂、菟丝子、枸杞子等，达到标本兼治的效果。

（周广文　湖北中医药大学　副教授/主治医师；

张麟　武汉市中西医结合医院　主治医师）

**5. 骨质疏松属肝肾亏虚案**

王某，女，71岁。就诊日期：2019年4月12日。

主诉：腰部及双下肢疼痛10余年，加重2个月。

现病史：患者10余年前腰腿痛缠绵日久，反复发作，乏力、不耐劳，劳则加重，卧则减轻，伴双下肢疼痛、麻木，为双臀部、大腿外侧、小腿后外侧至足，上述腰腿痛症状间断出现，筋脉拘挛，手足心热，夜间多梦盗汗，纳差，便秘，偶伴头痛、胸胁胀痛，为进一步治疗就诊，以"腰椎管狭窄症"收治入院。

既往史：高血压、糖尿病、心脏病等病史，血压、血糖控制可。1992年行子宫肌瘤手术。否认肝炎、结核等传染病史，否认家族遗传病史，否认外伤史及输血史。

诊查：舌红苔少，脉细弦。脊柱生理曲度正常，棘突无压痛、无叩痛，双下肢直腿抬高试验70°（－），加强试验（＋），双侧内外踝、足背感觉减退，右侧为重，踇背伸肌及踝背伸肌肌力4级，双下肢血运正常。

实验室检查：肾功能检查示 $TCO_2$ 19.3 mmol↓，BUN、CREA、UA 正常。肝功能16项示血清总蛋白（TP）63.6 g/L，白蛋白（ALB）36.5 h/L↓，其余均正常。降钙素（CT）0.53 pg/mL↓。骨钙素、β-胶原特殊序列、甲状旁腺素、总Ⅰ型胶原氨基端延长肽正常。骨密度检查示身高156 cm，体重64 kg，BMI 26.30 kg/m²。

T-score：Neck－1.5，InterTro－1.4，整体髋关节－1.1（均下降），G.T 0.2正常。腰椎：$L_1$－2.7，$L_2$－2.8，$L_3$－2.3，全部－2.6（均下降），L4－0.8正常。

西医诊断：腰椎管狭窄；腰椎间盘脱出伴坐骨神经痛；老年性骨质疏松症；高血压3级（极高危）。

中医诊断：腰痹；骨痹；眩晕。

证型治法：肝肾亏虚（阴虚证），治以滋阴降火、行气疏肝止痛。

西医处方：①完善检查，予以中西医结合消炎镇痛等对症处理。②骨质疏松症治疗，钙尔奇 $D_3$ 1片，一天2次；阿法骨化醇片1片，一天2次。

中医处方：向氏滋肾方加减。

| | | | |
|---|---|---|---|
| 生地黄15 g | 熟地黄15 g | 菟丝子20 g | 桑葚10 g |
| 女贞子12 g | 墨旱莲12 g | 天花粉10 g | 石斛10 g |
| 刺蒺藜12 g | 枸杞子10 g | 川芎10 g | 川牛膝10 g |
| 制香附10 g | 广木香10 g | 茯神10 g | 炙甘草10 g |

10剂，每天1剂，水煎服，分早晚温服。

二诊（2019年4月22日）：服用上方后，手足心热、多梦盗汗、便秘明显好转，腰痛缓解，然走路时间略长，仍觉双下肢麻木、乏力。治以益气温经、和血通痹。

中医处方：黄芪桂枝五物汤加减。

| 黄芪 30 g | 党参 20 g | 桂枝 12 g | 桑枝 10 g |
| 芍药 12 g | 生姜 12 g | 大枣 6 枚 | 当归 10 g |
| 菟丝子 10 g | 石斛 10 g | 枸杞子 10 g | 炙甘草 10 g |

15 剂，每天 1 剂，水煎服，分早晚温服。

疗效评价：患者服药后腰腿痛明显改善，出院。

**按语**：患者腰腿痛缠绵日久，反复发作，并伴有手足心热，夜间多梦盗汗、纳差，便秘、胸胁胀痛的表现，辨证属于中医肝肾阴虚的证型。而向楠教授认为，在《医贯·痰论》中就提到"阴虚火动，则水沸腾，……水随波涌而为痰"，即言肾精亏虚，阴虚火动，灼津为痰，而痰浊产生之后，全身各处，无处不到，阻滞气血运行，达到一定程度而不能消除时，便可引起组织器官损伤而导致并加重衰老，在骨代谢方面则表现为骨质疏松症的发生。首诊时，患者肝肾阴虚症状明显，因此，向楠教授以滋肾方治疗。方中生熟地黄并用，滋阴生津，补血凉血；患者病长日久，故选用古方二至丸的女贞子—墨旱莲药对，善补虚损、暖腰膝、壮筋骨，天花粉与石斛并用，养阴生津，菟丝子、枸杞子相须为用，滋补肝肾，刺蒺藜平肝潜阳，可解肝经头痛，川芎、制香附、木香行气活血止痛，川牛膝引药下行，善通下肢疼痛，少佐茯神宁心安神，炙甘草调和诸药。

一诊过后，肝肾阴虚所致症状明显缓解，然患者病程日久，阴损及阳，肾气亏虚，气虚血瘀，故选用益气温经，和血通痹的黄芪桂枝五物汤加减治疗，方中重用黄芪，党参大补元气，桂枝、桑枝通阳行痹，芍药柔肝，当归活血，仍用菟丝子、石斛、枸杞子滋补肝肾，少佐大枣、生姜顾护脾胃，患者服用后诸症均明显好转。

（周广文　湖北中医药大学　副教授/主治医师；

张麟　武汉市中西医结合医院　主治医师）

### 6. 骨质疏松属脾肾阳虚案

颜某，男，70 岁。就诊日期：2019 年 4 月 13 日。

主诉：腰痛 3 天。

现病史：患者于 3 天前无明显诱因间断出现腰痛，不伴有活动受限，疼痛不剧烈，在家中休息，未就诊治疗。现疼痛较前加重。平素动则汗出，易感冒，入睡困难，手足不温，冬天尤甚，夜尿频多，纳差，大便不成形，为进一步治疗就诊，以"腰痹"收治入院。

既往史：高血压、冠心病、脑梗死、心肌梗死病史，否认糖尿病等其他慢性病史，否认肝炎、结核等传染病史，否认家族遗传病史。2011 年因下肢静脉曲张行手术治疗，2015 年行甲状腺切除术。否认外伤史及输血史。

诊查：舌淡苔少，脉弦细。腰椎生理曲度正常，脊柱稍许叩击痛，四肢肌力血运感觉正常，双下肢直腿抬高试验阴性，腱反射正常引出，病理征阴性。

实验室检查：PCT＜0.05 μg/L。肾功能 4 项示 BUN 9.3 mmol/L↑，UA 434 μmol/L↑，CREA、$TCO_2$ 正常。肝功能 16 项示 A/G 1.12↓，Fn 450.4 mm/L↑，其他正常。DR 腰椎正侧位片（2019 年 4 月 12 日）示腰椎退行性改变。骨密度检查示身高 172 cm，体重 71 kg，BMI 24.00 $kg/m^2$。

T-score：Neck－2.4，G.T 1.1。腰椎：$L_1$－0.36，$L_2$－0.8，$L_3$－2.6，$L_4$－3.1，全部－1.7。

西医诊断：腰椎间盘突出症；老年性骨质疏松症；高血压 3 级（极高危）；冠状动脉粥样硬化性心脏病；脑梗死；陈旧性心肌梗死。

中医诊断：腰痹；骨痹；眩晕；胸痹；中风。

证型治法：脾肾阳虚证，治以温肾健脾、通络止痛。

西医处方：①完善检查，予以中西医结合消炎镇痛等对症处理。②骨质疏松症治疗有钙尔奇 $D_3$ 1 片，一天 2 次；阿法骨化醇片 1 片，一天 2 次。

中医处方：

金匮肾气丸合玉屏风散加减。

| | | | |
|---|---|---|---|
| 生地黄 15 g | 山药 12 g | 茯苓 12 g | 山茱萸（酒炙）12 g |
| 制附子 12 g | 肉桂 10 g | 炮姜 10 g | 黄芪 20 g |
| 防风 10 g | 白术 10 g | 川牛膝 10 g | 川芎 10 g |
| 车前子 10 g | 炙甘草 10 g | | |

10 剂，每天 1 剂，水煎服，分早晚温服。

二诊（2019 年 4 月 23 日）：患者服药后，腰痛明显改善，手足觉温，夜尿减少。故继上方减量，附子 6 g、肉桂 6 g，去生地黄、川芎、车前子，继服 7 剂。

疗效评价：服药后各症状均明显好转，无其他不适，故出院。

**按语**：患者素有脾肾阳气亏虚的表现，而骨密度检查提示其有老年性骨质疏松症，因此在不自知的轻微外力作用下，即出现了筋出槽、骨错缝的症状，表现为腰痛，并逐渐加重，难以忍受。使用中医骨伤科传统整骨理筋的方法缓解腰痛并不难。然而向楠教授认为，治病必求于本，其病根源还是在年老体衰、脾肾亏虚，必须温补脾肾阳气，以养先天而壮骨，补后天而助筋，通过内在脏腑的调理，解决本虚的问题，在此基础之上，再配合中医骨伤科的特色治疗，才能真正解决患者的疾苦。因此，处方以金匮肾气丸为主，方中附子、肉桂、炮姜温补肾阳，且肉桂与牛膝相配，可引火归元，大补肾阳不足；又与山药、山茱萸（酒炙）、茯苓、白术相配合，既补脾阳，又有健脾燥湿的功效。针对患者素有体虚易感的表现，又合以玉屏散（黄芪、防风、白术）加减，炙甘草调和诸药。患者服用后诸症均明显好转。

（周广文　湖北中医药大学　副教授/主治医师；

张麟　武汉市中西医结合医院　主治医师）

### 7. 肩周炎并骨质疏松症属脾胃虚弱、寒湿凝滞案

余某，女，55岁，就诊日期：2019年4月30日。

主诉：双手晨僵，伴左肩痛半年，加重1月。

现病史：患者自述半年来双手晨僵加重，并伴有左肩痛，活动受限。遂就诊。患者平素喜好运动，然常觉体力不支，纳少，怕冷，寐可，二便如常。

诊查：双手指间关节肿大，左肩部疼痛不显，痛点在三角肌内侧缘，上举、外展、外旋时疼痛加重。查腹部多有扁平疣。舌质淡，苔白，脉沉细。

实验室检查：双能X线骨密度报告示身高159.5 cm，体重62 kg，BMI 24.37 kg/m²。

右髋 T-score：Neck$-2.5$，G.T $-1.7$，ward's $-2.3$，全部$-1.3$。左髋 T-score：Neck$-1.9$，G.T $-1.2$，ward's $-0.5$，全部$-1.5$。

西医诊断：肩关节周围炎；老年性骨质疏松症。

中医诊断：肩痹；骨痹。

证型治法：寒湿凝滞证，兼脾胃虚弱证。治以温阳健脾、祛寒通络止痛。

中医处方：

（1）双手外擦太极膏。

（2）针灸1次。合谷、曲池（捻转泻法），太溪（捻转补法）。艾灸：神阙，30分钟，针刺后肩痛有好转。

二诊（2019年5月7日）：患者擦药后双手晨僵明显好转，仍诉肩痛，活动受限。

中医处方：

（1）参苓白术散加减。

| 黄芪20 g | 党参20 g | 白术15 g | 白扁豆15 g |
|---|---|---|---|
| 山药15 g | 砂仁15 g | 薏苡仁15 g | 茯苓12 g |
| 桑枝12 g | 鸡血藤12 g | 附子（制）6 g | 肉桂6 g |
| 防风10 g | | | |

10剂，每日1剂，水煎服，分早晚温服。

（2）针灸。针刺合谷、曲池、肩髃，阴陵泉（捻转泻法）；悬钟、命门、肾俞（提插补法）。艾灸：足三里。

疗效评价：患者服药后，饮食、体力有所增加患者；针刺后，晨僵及肩痛明显好转，仍诉肩部活动受限。

**按语**：患者平素喜好运动，坚持常年游泳，无论季节，每日游泳 2～3 小时。近 2 年来，始觉游泳时耐力不够，体力欠佳，1 年内偶发荨麻疹 2～3 次。近半年来，出现怕冷、双手晨僵，近 1 个月来，双手晨僵严重，做过类风湿相关检查，已排除。并伴有左肩疼痛，活动后加重，上举外展受限。体检可在患者腹部见多处暗褐色扁平疣。患者平素饮食以素食为主，纳少。舌质淡，苔白，脉沉细。结合患者的临床表现及常年生活习惯，考虑患者内以脾胃虚弱为主，常年外受寒湿侵袭所致晨僵与疼痛。故先以中药外用，缓解患者的晨僵表现。清代医家吴师机在《理瀹骈文》说："外治之理即内治之理，外治之药亦即内治之药。所异者，法耳。"故以中药外擦，温经通络，患者晨僵得愈。患者肩痛则以针灸并用，以起到温阳通络止痛的作用。以局部针刺配合循经取穴，针刺后，嘱其活动，疼痛缓解立竿见影。二诊时，患者诉晨僵明显好转，仍肩部隐痛，活动受限，并提供了之前骨密度体检报告。可见患者的骨密度虽未达到骨质疏松的诊断标准，仍提示骨量下降，结合其素有脾胃虚弱的表现，故以中药内服参苓白术散加减补其脾胃，兼以温阳祛痹，针灸外用温补脾肾，温阳散寒。向楠教授认为，针药并用治疗骨质疏松症在缓解骨质疏松患者疼痛方面，疗效显著。其课题组在针刺悬钟穴、肾俞穴、命门穴治疗原发性骨质疏松进行的临床疗效评价及规范化研究（国中医药科 2003ZL45 号）结果显示针刺补法能够有效地缓解骨质疏松的疼痛症状。故上肢以患者疼痛部位，循经（手阳明大肠经）取穴，泻法驱邪；背俞穴及下肢取穴则以补法为主，温补脾肾。通过针药并用，内外合治，标本兼顾，患者诸症兼愈。然患者寒湿之邪日久，嘱其减少游泳，尤其是秋冬季不宜，可常艾灸保健，温补阳气。

（周广文　湖北中医药大学　副教授/主治医师）

### 8. 甲状腺功能减退合并骨质疏松属肾气不足、脾虚痰凝案

谌某，女，48 岁。就诊日期：2018 年 9 月 10 日。

主诉：背痛半年加重 1 个月。

现病史：谌某自经营一家店铺，问之平日琐事繁多，休息日短，情绪起伏较大。3 年来，颈部渐自肿大，旁人视之亦觉异常。遂自入院检查，医之诊断为甲亢，并告知坚持规律服药，病情可稳。自日起，谨遵医嘱，及时问医再诊。然待病情稳定后，药物时常少服或不服，待想起时又重剂服之。治疗失常，变

症峰起,几经辗转,又变甲减。问及月事如何,其曰已停2年。今年春夏之交,始发背痛,似入骨髓,以为感冒带发,加之业务繁忙,遂无暇顾及。然一直延续似无好转之意,又以为劳力所致,购买诸种喷剂,亦无济于事。犹感身心疲惫,精力不济。今来延师诊治,亦诉背痛之患急需除之。视其面容憔悴,肤色较黑;动则汗出,时感腰酸腿软,夜间须起夜2次,喜暖。问其饮食,曰因工作之事,不常规律,口干却不常饮。

诊查:甲肿稍显。视其舌苔,中部厚腻,舌质较淡,边有齿印。脉弦细弱,尺部略沉。

实验室检查:TSH 0.018 μIU/mL↓。

西医诊断:亚临床甲亢;骨质疏松症。

中医诊断:瘿气;骨痹。

证型治法:肾气不足、脾虚痰凝证,治以补肾健脾化痰。

西医处方:左甲状腺素钠片75 μg,一天1次,口服。

中医处方:

向氏补肾化痰方加味。

| | | | |
|---|---|---|---|
| 菟丝子30 g | 补骨脂15 g | 淫羊藿10 g | 全瓜蒌15 g |
| 红曲12 g | 山楂15 g | 黄芪30 g | 党参10 g |
| 浮小麦30 g | 五味子10 g | 炒白术10 g | 茯苓10 g |
| 煅龙骨10 g | 煅牡蛎10 g | 薏苡仁10 g | 生甘草6 g |

14剂,每天1剂,水煎服,分早晚温服。

二诊(2018年9月24日):服药半月,渐觉精力充沛,腰腿较前之有力,胃口变好。但背痛似无缓解,夜间仍需起夜。视其舌苔变薄,舌质较淡,齿痕仍在。脉象较前之有力。患者自觉中药效果尚佳,愿继服前方,师以为可。遂按原方不变,再服14剂,静观其变。

三诊(2018年10月9日):患者再诊,告之曰,诸症皆有好转,唯背痛仍有,兼有畏寒。师思虑再三,予原方增附子10 g,鼓舞气血。再服14剂。

四诊(2018年10月23日):背痛亦属偶发,身觉热感。其厚腻舌苔已化,脉稍按即有。患者疾苦缓解,心情愉悦。师认为症状虽已缓解,正气仍需培护,仍以补肾化痰方加减巩固1个月。

疗效评价:随访半年,无再发,且精力集中。甲状腺功能指标亦在正常范围内。

按语:《黄帝内经》曰"正存于内邪不可干,邪之所凑其气必虚"。肾乃先天之本,一身之根基。肾之阴阳为一身阴阳之统帅。此病复杂,二病相合,前有瘿疾，后有骨痹。向楠教授曰此当二病同治，但亦分轻重缓急，患者以背痛为最苦，当先除之。骨痹为患，疼痛为先，虽属于痹证，亦与其相分别。骨痹多因肾气亏虚，命门火衰，且不能生髓养骨，髓虚则无抗病之能。如薛己谓"筋骨作痛，肝肾之气伤也"。背为阳，督脉循行之地，总司阳气。《经络汇编》："督者，都也，行背部之中行，为阳脉之都纲，乃奇经八脉之一也。其见证也，脊强而腰厥。"《素问·骨空论》曰"督脉者，起于少腹，……少阴上股内后廉，贯脊属肾。……侠脊抵腰中，入循膂络肾"，肾阳不足督脉亦受损。且天癸已衰，月事不行，女子以血为用，血脉既枯，气血亦不能充盈精气，精不生髓，变为骨枯。先天为基，后天为补，先天肾气既虚，后天脾胃无以顾护，且饮食不常规律，脾胃吸收乏源，故脾胃气虚。脾胃既虚精液无所化，聚而为痰。病因即明，合之于症，口干不欲饮，舌苔厚腻。以补肾为大法，扶以健脾，祛痰为标。

补肾化痰方乃向楠教授多年总结之经验方，即可单独运用治疗，也可随症加减运用。由是脾肾皆虚，故加以四君子汤，补气健脾。黄芪乃补气专药，且《医宗金鉴》所言："盖阳争于阴，汗出营虚，则卫亦随之而虚。故倍加黄芪者，一以完已虚之表，一以固未定之阴。"五味之于补肾，所在之功在于滋肾敛阴。煅龙牡相配养阴潜阳。薏仁主健脾利湿，《名医别录》云"除筋骨邪气不仁"。

每遇此类病例，余对辨证施治尚有徘徊。或想到秦艽、羌活、独活之类，或思之王清任逐瘀汤类。尚未思考治本求源，向楠教授补肾化痰之思维，正是着眼于正本清源，"标本亦得，邪气乃服"。

（谭张奎　中国人民解放军中部战区总医院　主治医师）

### 9. 甲状腺结节合并骨质疏松属肾虚水泛案

方某，女，47 岁，公司职员。就诊日期：2018 年 10 月 12 日。

主诉：眼睑水肿 1 个月。

现病史：甲状腺结节得之隐匿，初患病无症状，确之于医院体检，此有 5 年之久。患病之初，一切安然，适逢公司体检，遂诊之为甲状腺结节。因报告结节尚小，未予治疗，静待以观。近 1 个月，上眼睑水肿，晨起较重，好似挂重物，难于睁眼，傍晚稍好。整日腰酸乏力，瞌睡绵绵。觉知于身体较差，奈何时间较紧，无法去健身房，又不愿晨跑锻炼。因公司办公位于五楼，遂决定不乘电梯，步行爬楼，以为锻炼，未至四楼即已觉腿软，气喘，后亦未坚持。月事已半年未至。因工作生活之因，耐心缺乏，稍不顺心，即思绪万千。经友人推荐，延诊于师，其人面色无华，无精打采，上眼睑略显水肿。

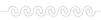

诊查：舌苔白，脉弦弱。

实验室检查：甲状腺彩超提示甲状腺左侧叶近峡部稍低回声结节（TI-RADS 为 4 类）。骨密度检查 T-score 示 Neck −2.3 ↓。

西医诊断：甲状腺结节；骨质疏松。

中医诊断：结瘿；骨痹。

证型治法：肾虚水泛证，治以补肾化痰利湿。

西医处方：骨化三醇片 1 片，一天 2 次。

中医处方：

（1）活血消瘿片 4 片，一天 3 次。

（2）振源胶囊 2 粒，一天 3 次。

（3）向氏补肾化痰方加减。

| | | | |
|---|---|---|---|
| 菟丝子 30 g | 补骨脂 15 g | 淫羊藿 10 g | 全瓜蒌 15 g |
| 红曲 12 g | 山楂 15 g | 茯苓 10 g | 泽泻 10 g |
| 猪苓 10 g | | | |

14 剂，每天 1 剂，分早晚温服。

二诊（2018 年 10 月 23 日）：面色较荣，每天坚持步行，腿力渐长，睡眠更佳，不似前之昏沉。上眼睑沉重感好转。腰酸仍旧，不耐久坐。向楠教授考虑补肾之力较弱，于前方加山药 10 g、山茱萸 10 g，再服 14 剂。其他药物仍继服。

三诊（2018 年 11 月 2 日）：腰酸之感渐好。脉象有力。药力已至，只待缓图收功。再服前方，后加减调节。

疗效评价：随访半年，精力尚好，各症均平。

**按语：**患者乃绝经后发骨质疏松。向楠教授认为当从"肾主骨""精生髓"论。《素问·上古天真论》曰女子"七七任脉虚，太冲脉衰少，天癸竭，地道不通，故形坏而无子也"。此时，月事已闭，气血衰少，肾经匮乏，髓空渐枯。肾者，水脏，肾阳不足，则水无所制约，若上泛于肺则咳嗽多痰，若泛于脾则呕吐泄泻，若泛于四肢则水肿，若泛于上则面目水肿。又肾气亏虚，全身之气乏于动力，则四肢无力，精神疲软。向楠教授以补肾化痰为基础，兼利水湿，如此正气得复，邪气亦去，一补一泄，兼收并蓄。

此患者因有结节与骨质疏松，遂采用活血消瘿片（蜈螂虫 50 g、蜈蚣 50 条、土鳖虫 100 g、莪术 300 g、王不留行 300 g、桃仁 300 g、猫爪草 700 g、柴胡 170 g）以治结节，此药为湖北中医药大学附属医院院内制剂，有活血通络、消瘿化结之功，对于甲状腺结节效果明显。采用补肾化痰方治疗骨质疏松，茯苓、猪苓、泽泻均为利水渗湿要药，亦是取五苓散利湿行水之意。后加山药吴茱萸，增强补肾之力，亦是取六味地黄丸三补之意。全方攻守兼备，主次有序，以获全功。

观向楠教授之用药，无论中西医疗法，全在平和二字，既不主张猛攻，亦不墨守成规。此种思维，正是"中庸"之道。既能有效控制病情，又能减缓药物之毒副，古有言"是药三分毒"，看似平淡的药物日积月累，亦能引起身体之变化。

（谭张奎　中国人民解放军中部战区总医院　主治医师）

### 10. 甲状腺功能减退合并骨质疏松属阴阳两虚案

陈某，女，53 岁。就诊日期：2018 年 6 月 1 日。

主诉：畏寒 10 年，加重半年。

现病史：病之起当追溯至 10 年前，因颈部疼痛而确诊为"亚甲炎"，后经泼尼松激素治疗 3 个月停药。然半年之后，又感畏寒，脱发甚多，担心亚甲炎复发而至医院复诊，确诊为"甲状腺功能减退"，服用左甲状腺素钠片 50 μg，一天 1 次，延续至今，其间复查甲功指标皆在正常范围内。虽如此，畏寒之感犹在，且近半年更甚，虽处夏季若稍有吹风即感知凉。身虽畏寒，五心却有烦热，口干舌燥，颈前总觉不适亦不痛，胸骨处略痛。深感西医虽能治病却不及中医能够祛病养身，延诊于师，钦望以治。

诊查：舌苔薄，舌质偏红，脉象沉而细数且无力。甲状腺肿大Ⅰ度。

实验室检查：甲功检查示 TSH 0.764 μIU/mL。肝功能、血液分析均正常。甲状腺彩超提示甲状腺右侧叶稍低回声区、右侧叶囊性结节。骨密度检查 T-score Neck −2.4↓。

西医诊断：甲状腺功能减退；骨质疏松症。

中医诊断：瘿劳；骨痹。

证型治法：阴阳两虚证，治以补肾阳、滋肾阴。

西医处方：①左甲状腺素钠片 25 μg，一天 1 次。②骨化三醇片 1 片，一天 1 次。

中医处方：

向氏补肾化痰方合滋肾方加减。

| | | | |
|---|---|---|---|
| 菟丝子 30 g | 补骨脂 15 g | 淫羊藿 10 g | 全瓜蒌 15 g |
| 红曲 12 g | 山楂 15 g | 肉桂 10 g | 防风 10 g |
| 黄芪 30 g | 党参 10 g | 生熟地黄各 10 g | 葛根 20 g |
| 板蓝根 10 g | 枳壳 10 g | 薤白 10 g | 桑葚 10 g |
| 天花粉 10 g | 石斛 10 g | 刺蒺藜 10 g | 炙甘草 6 g |

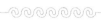

7剂，每天1剂，分早晚温服。

二诊（2018年6月8日）：诸症稍缓，但症状尚存，且诉口舌发麻。考虑阴液不足，原方加沙参10g、麦冬10g、玄参10g、蜈蚣1条、当归10g、黄精10g、生甘草6g。14剂，服法如上。骨化三醇片1片，一天2次；阿仑膦酸钠片1片，一天1次。

三诊（2018年6月22日）：诸症好转，尚腰酸乏力，上方加延胡索10g、知母10g、杜仲10g、芡实10g，14剂，服法如上。

疗效评价：随访半年，虽有畏寒却大大减轻，诸症均平，生活愉悦。

按语：女子49岁过后，天癸始衰，适年经断，气血渐虚，属自然规律，况"女子以血为用"，故向楠教授认为女子绝经后乃多为阴虚之体，亦如《黄帝内经》所言"人年四十而阴气自半"，遂有五心烦热之症状。然患者长年病史，正气渐耗，肾阳始弱，肾阳为一身阳气之根本，于是有畏寒，虽炎夏不能除。胸骨处是胸中阳气汇聚之地，胸阳不振，阴寒内聚，而有胸骨痛。颈前略肿大其标当属气滞痰凝血瘀，其本仍是脾肾阳虚、气虚推动无力所致。

初诊时，治以补肾气化痰浊，辅以滋阴。选补肾化痰方去红曲、山楂，加肉桂，辛温通散，王好古曰"补命门不足，益火消阴"；配"善补阳者必阴中求阳""善补阴者必阳中求阴"，合滋肾方，此乃两全之策；加黄芪、防风，取玉屏风散增强卫外之功；葛根乃阳明经之专药，主消渴，除阳明经之热；薤白配瓜蒌通阳散结，以除胸痹。

二诊，诸症已缓，则药效已见，惟药力尚浅。本是阴虚之体，又加之病程日久，暗耗阴液，遂加入沙参麦冬玄参滋阴之品，以复津液；蜈蚣取其善走串之性，而通经活络，《医学衷中参西录》曰"蜈蚣，走窜之力最速，内而脏腑，外而经络，凡气血凝聚之处皆能开之"。当归养血活血，黄精"补中益气，安五脏，润心肺，填精髓，助筋骨"；炙甘草主以缓急和中，生甘草主泻心火，故易之以治舌尖发麻。全方补初诊之未备，增滋阴养血通络之力。

三诊，诸症好转，然腰酸乏力之感仍在。思虑之病久，正气尚未复原。加延胡索理气，知母入肾经而滋肾之阴，杜仲增肾气而强腰力，芡实补脾固肾，助气益精。全方标本兼顾，以收全功。

甲减症状多为畏寒怕冷、动作迟缓、精神萎靡、困倦嗜睡、记忆力减退等一派阳虚之证，现在研究与脾肾阳虚相关，加之骨质疏松，更证实肾虚之实。实则亦去，虚则难补，且患者处于绝经后期，身体素质不如壮年，恢复亦较慢，当耐心调理以期进一步改善。

（谭张奎　中国人民解放军中部战区总医院　主治医师）

## 八、糖尿病

### 1．2 型糖尿病属气阴亏虚证案

程某，女，52 岁，务农。就诊日期：2018 年 3 月 20 日。

主诉：口干多饮、潮热、大汗 2 周。

现病史：患者 8 个月前体检发现血糖升高，遂至医院就诊，诊断为"2 型糖尿病"，现口服二甲双胍 500 mg，每天 1 次，沙格列汀 1 片，每天 1 次，平素自测空腹血糖＜6.0 mmol/L，餐后 2 h 血糖＜9.0 mmol/L。2 周前患者无明显诱因出现口干多饮、潮热，大汗，眼部不适，纳食欠佳，睡眠一般，大便稀，小便可。既往有胆囊切除手术史。

诊查：一般可。舌质淡，苔薄白，脉细弱。

西医诊断：2 型糖尿病。

中医诊断：消渴。

证型治法：气阴亏虚证，治以益气养阴、健脾生津。

西医处方：①二甲双胍 500 mg，一天 1 次。②沙格列汀 1 片，一天 1 次。

中医处方：

| 生地黄 10 g | 玄参 10 g | 桑葚 10 g | 女贞子 10 g |
| 五味子 10 g | 煅龙骨 10 g | 煅牡蛎 10 g | 天花粉 10 g |
| 石斛 10 g | 菟丝子 20 g | 生甘草 6 g | |

14 剂（散装中药配方颗粒），每天 1 剂，分早晚温服。

二诊（2019 年 4 月 3 日）：（现已停服降糖药）患者诉服药后潮热、大汗等症明显好转，自觉食欲欠佳，饮食减少，精神疲惫，四肢乏力，睡眠一般，大便偏稀，小便可。

诊查：一般可。舌质淡，苔薄白（晨起白苔，现已用牙刷刷过舌面），脉弱。

实验室检查：空腹血糖 5.5 mmol/L，餐后 2 h 血糖 8.6 mmol/L。

中医处方：守上方，加黄芪 30 g、党参 10 g、防风 10 g、炒白术 10 g、浮小麦 30 g、熟地黄 10 g、知母 10 g。共 14 剂（散装中药配方颗粒），每天 1 剂，分早晚温服。

**按语**：结合患者病史和临床表现以口干多饮为主，可以明确此病属于中医学"消渴"范畴。《证治准绳》根据临床症状，将消渴分为三消，"渴而多饮为上消，消谷善饥为中消，渴而便数有膏为下消"。然"三消一证，虽有上、中、下之分，其实不越阴亏阳亢，津涸热淫而已"，"五脏皆柔弱者，善病消瘅"，故本病病机关键为阴虚，燥热为标，阴愈虚则燥热愈盛，燥热愈盛则阴愈虚。肾阴亏虚则潮热，虚火内生，上灼心肺则口干多饮，肺主气，司皮毛开阖，腠理开则不能敛津而有大汗，肾为先天之本，主藏精而寓元阴元阳，肾阴虚累及后天则脾虚，脾失健运则纳食减少，固摄失司则大便稀溏。

向楠教授认为该病滋肾阴尤为重要，《景岳全书·三消干渴》载："凡治消之法，最当先辨虚实……若由真水不足，则悉属阴虚，无论上、中、下，急宜治肾，必使阴气渐充，精血渐复，则病必自愈。若但知清火，则阴无以生，而日见消败，益以困矣。"桑葚、玄参、石斛、生地黄、熟地黄滋肾阴，熟地黄、桑葚兼能补血；石斛、女贞子、生地黄兼能清虚热；浮小麦退虚热、止汗；五味子入心、肺、肾经，酸敛之中有滋养之性，敛肺滋肾，益气生津；龙骨、牡蛎滋阴潜阳，收敛固脱，菟丝子平补肝肾，补脾止泻；天花粉入肺胃经，清热生津，清肺润燥；防风祛风解表，预防汗出腠理开而邪入；黄芪、党参、炒白术益气健脾，脾气健运则气血生化有源，先天肾阴得固，全放共奏益气养阴、健脾生津之效。

（周培培　南京中医药大学　2021级博士研究生）

**2. 2型糖尿病属胃热津伤案**

张某，女，53岁，自由职业。就诊日期：2018年10月16日。

主诉：口干、纳亢半年，加重半月。

现病史：患者于半年前无明显诱因出现口干，纳亢，易饥，伴眼干，畏光流泪，患者至武汉某医院查空腹血糖为6.8 mmol/L，嘱患者定期监测血糖，生活方式干预。半个月前患者自觉口干加重，伴纳亢易饥，眼干，时有心慌，烦躁，乏力，寐差。

诊查：舌质红，苔薄黄，脉弦。

实验室检查：BMI 22.3 kg/m$^2$。糖耐量试验（OGTT）：0 h 8.8 mmol/L，0.5 h 13.2 mmol/L，1 h 16.3 mmol/L，2 h 18.4 mmol/L，3 h 13.5 mmol/L。胰岛素激发试验：0 h 12.82 μIU/mL，0.5 h 27.10 μIU/mL，1 h 30.76 μIU/mL，2 h 35.77 μIU/mL，3 h 20.91 μIU/mL。C肽激发试验：0 h 2.22 ng/mL，0.5 h 3.46 ng/mL，1 h 3.76 ng/mL，2 h 6.28 ng/mL，3 h 4.34 ng/mL。HbA1c 7.3%。

西医诊断：2型糖尿病。

中医诊断：消渴。

证型治法：胃热津伤证，治以清热养阴、生津止渴，辅以安神。

西医处方：盐酸二甲双胍片0.5 g，一天3次。

中医处方：

玉女煎加减方。

| | | | |
|---|---|---|---|
| 生石膏 30 g | 知母 10 g | 生地黄 15 g | 麦冬 10 g |
| 牛膝 10 g | 黄连 10 g | 熟地黄 10 g | 黄芪 20 g |
| 五味子 15 g | 乌梅 10 g | 酸枣仁 20 g | 赤芍 10 g |
| 地龙 15 g | 荔枝核 15 g | 茯神 15 g | 首乌藤 20 g |

7剂，每天1剂，分早晚温服。

二诊：患者诉口干、纳亢易饥好转，伴盗汗，烦躁，睡眠好转，大小便可。自测空腹血糖及餐后2 h血糖均达标。拟方如下：

| | | | |
|---|---|---|---|
| 知母 10 g | 生地黄 15 g | 麦冬 10 g | 乌梅 10 g |
| 酸枣仁 20 g | 茯神 20 g | 天冬 20 g | 首乌藤 20 g |
| 合欢皮 20 g | 佛手 15 g | 黄芪 30 g | 炒白术 15 g |
| 地龙 10 g | 赤芍 10 g | | |

7剂，每天1剂，分早晚温服。

患者坚持规律服药，自行监测血糖均达标，口干、纳亢易饥、寐差等均改善。

**按语**：向楠教授强调，辨证需抓主症，该患者以"口干、纳亢易饥"为主症。《灵枢·师传篇》指出："胃中热则消谷，令人悬心善饥。"阳明胃火亢盛，蒸灼津液，热盛阴伤，则口干、消谷善饥；津液被夺，气阴耗伤，则乏力、心悸、眼干。中医学认为，胃不和则卧不安，胃热炽盛，扰乱心神，则寐差。方中石膏生用，辛苦大寒，直清胃热。《疫疹一得》云："石膏性寒，大清胃热；性淡气薄，能解肌热；体沉性降，能泄实热。"知母佐之，味苦，性寒质润，寒助石膏以清热，润助石膏以生津。石膏与知母相须为用，加强清热生津之功，泻火而不伤阴，选药精准，配伍精当。黄连味苦，性寒，归心肝胃大肠经，能清热燥湿，泻火解毒，且善清胃火，用之以协助石膏、知母清泻胃火。《珍珠囊》谓"其用有六：泻心火，一也；去中焦湿热，二也；诸疮必用，三也；去风湿，四也；治赤眼暴发，五也；止中部见血，六也"。熟地黄补少阴不足之水。牛膝活血祛瘀，补肝肾，尚能降火，导热引血下行，以降炎上之火，而止上溢之血。配伍滋阴药物，如麦冬、生地黄等治本之药以滋阴，可阻止泻火对阴液的耗伤。五味子、乌梅、酸枣仁味酸之品，以收敛气阴，苦酸相伍以制甜。黄芪甘温，健脾补中，益卫固表，使气化复常，气旺以促血行，气足则表卫得固。荔枝核行气散结，一方面可增强益气活血之功，另一方面使黄芪补益而无呆滞之虞。研究表明，荔枝核具有改善胰岛素抵抗、降血糖等作用。赤芍活血化瘀。地龙性走窜，善于通行经络。向楠教授强调，在糖尿病发病时就开始配合活血通络药物，可延缓糖尿病微血管并发症发生发展。同时，配伍了酸枣仁、茯神、首乌藤等具有安神之功的药物。二诊时，患者口干、纳亢易饥好转，而出现盗汗、烦躁症状。此时胃热炽盛较前改善，津伤气耗尚存，则去掉生石膏等苦寒之品，加黄芪、炒白术健脾益气补中，天冬养阴生津，合欢皮、佛手理气解郁安神。

（赵勇　湖北省中医院　主治医师）

**3. 糖尿病肾脏疾病属气阴两虚案**

童某，男，58岁，职员。就诊日期：2018年10月10日。

主诉：发现血糖升高3年，发现蛋白尿1月余。

现病史：患者于3年前体检时发现血糖升高，诊断为"2型糖尿病"，予以胰岛素治疗。1个月前就诊。

诊查：现诉时有口干，乏力疲劳，无明显多饮、多食，无视物模糊，无手足麻木，睡眠差，不易入睡，大便可，小便色黄，有泡沫。舌质淡红，苔薄黄，脉细。

实验室检查：BMI 26.22 kg/m²。空腹血糖7.7 mmol/L↑，糖化血红蛋白6.5%。肾功能检查示肌酐115 μmol/L↑，尿酸533 μmol/L↑，肾小球滤过率61.2 mL/（min·1.73 m²）↓，24 h尿蛋白定量545.46 mg/24 h↑，尿微量白蛋白61.2 mg/L。

西医诊断：2型糖尿病；糖尿病肾脏病（$G_2A_2$期）；高尿酸血症。

中医诊断：消渴；水肿；痛痹。

证型治法：气阴两虚证，治以益气养阴、补肾固精。

西医处方：①甘精胰岛素16 U，一天1次，睡前皮下注射。②阿卡波糖片50 mg，一天3次。③羟苯磺酸钙分散片0.5 g，一天3次。

中医处方：

六味地黄丸合水陆二仙丹加减。

| | | | |
|---|---|---|---|
| 茯苓10 g | 丹皮10 g | 泽泻10 g | 熟地黄10 g |
| 山药10 g | 山茱萸10 g | 淫羊藿15 g | 金樱子15 g |
| 芡实15 g | 桑螵蛸15 g | 枳实10 g | 大黄5 g |
| 地龙15 g | 胡芦巴10 g | 黄芪15 g | |

7剂，每天1剂，分早晚温服。

二诊，患者自诉小便泡沫减少。复查尿常规示尿微量白蛋白7.8 mg/L，尿蛋白（-）。肾功能示BUN 7.2 mmol/L，CREA 99 μmol/L↑，UA 364 μmol/L，肾小球滤过率（GFR）（估算）73.6 mL/（min·1.73 m²）↓。

中医处方：

| | | | |
|---|---|---|---|
| 茯苓10 g | 丹皮10 g | 泽泻10 g | 熟地黄10 g |

| | | | |
|---|---|---|---|
| 山药 10 g | 山茱萸 10 g | 淫羊藿 15 g | 金樱子 15 g |
| 芡实 15 g | 桑螵蛸 15 g | 枳实 10 g | 大黄 5 g |
| 地龙 15 g | 胡芦巴 10 g | 枸杞子 15 g | 女贞子 15 g |
| 五味子 10 g | 丹参 15 g | 三七粉 20 g | 黄芪 15 g |

7 剂，每天 1 剂，分早晚温服。

患者规律治疗后，复查尿微量白蛋白及肾功能正常后，予以金水宝片口服巩固治疗。

**按语**：向楠教授认为，古人对消渴病继发肾脏疾病的认识多从肾入手，重视肾虚在疾病发展中的作用。"男子消渴，小便反多，以饮一斗，小便一斗，肾气丸主之。"中医治疗糖尿病肾脏病辨证要点除"辨明病位"之外，还应注意"辨明病性"。通过研究可以发现，糖尿病肾脏病病性上呈现本虚标实的特点。本虚包括脏腑气血阴阳之虚，标实包括痰浊、瘀血、湿热、浊毒等多种病理产物。消渴病其病程漫长，久病必虚，进而导致气阴两虚。中药复方治疗早期糖尿病肾脏病，与黄酮类化合物可抑制醛糖还原酶活性，并可清除超氧离子自由基有关。中药所含黄酮类化合物可对脂质过氧化酶及糖化、氧化荧光产物有明显抑制，并可明显减少糖尿病大鼠的尿白蛋白排泄率。另外，中药复方能不同程度地改善糖尿病肾脏病糖代谢，改善血液流变学指标，改善微循环。

向楠教授以六味地黄丸和水陆二仙丹为主方化裁，方中黄芪甘，微温，归肺、脾、肝、肾经，功能补气升阳、利尿消肿。熟地黄滋阴补肾、填精益髓，山茱萸入肝、肾经，味酸涩微温，功能补益肝肾、涩精固脱，还有减轻糖尿病肾病肾小球细胞外基质增生的作用。山药健脾益气以助运化，泽泻淡泄肾浊，茯苓渗利脾湿，二药合用引浊邪下行，起"推陈致新"之用，且茯苓中所含茯苓素具有免疫调节作用，在体内还可拮抗醛固酮活性，而醛固酮除了对肾脏水钠有重吸收作用，同时也是一个重要致肾纤维化介质。丹皮凉泄肝火，具有改善微循环、降血糖、降血压的作用。淫羊藿辛甘，气香，性温，入肝、肾经。能补命火、益精气、兴阳事。肾为五脏之本，阴阳之根，因此向楠教授常用二药合用以补肾助阳、阳中求阴。金樱子，味酸、涩，性平，归肾、膀胱、大肠经，功能固精缩尿、涩肠止泻。芡实味甘、涩，性平，归脾、肾经，可以补脾去湿、益肾固精。二者相配，源于《洪氏经验集》中的"水陆二仙丹"。原方由二者制为水丸，盐汤送服，用于治疗肾虚所致的男子遗精白浊、女子带下及小便频数等症，从生长环境看，金樱子在山上，芡实在水中，分别秉承水土之气；从性味看，金樱子酸涩，芡实甘涩，二者相合，酸以收之，甘以缓之，酸甘化阴，养阴收涩，有益肾滋阴、收敛固摄之功。糖尿病肾病出现大量蛋白尿时，脾肾亏虚不能固摄精微，而随尿排出。选用此组药对，确能达"仙丹"之效。桑螵蛸，味甘、咸，性平，入肝、肾经。桑螵蛸得桑木之津液，禀秋金之阴气，善滋肾助阳、固精缩尿。地龙，味咸，性寒，归肝、脾、膀胱经，功能清热息风、通经活络、利水平喘。地龙作为一种虫类药，以其蠕动之性，飞灵走窜，具有搜剔络中瘀血、推陈致新之功，广泛应用于机体循环淤滞或代谢障碍。大黄味苦、性寒，入胃、大肠、肝经，能泻火通便、破积除滞、行瘀解毒。现代研究显示：大黄有泻下、抗菌作用，并能保护肾功能，降低血尿素氮。有所谓"和胃气即所以护肾气，泄浊毒即所以保肾元"之说。

二诊时患者尿蛋白及尿酸水平均较前有所好转，据临床报道，血瘀是糖尿病肾病的普遍病理状态，因此，活瘀通络之法应贯穿糖尿病治疗的始终。向楠教授强调糖尿病治疗早期加用活血通络的药物能延缓糖尿病微血管并发症发展，加用丹参、三七粉增强活血祛瘀之效，现代医学研究表明，可以明显增加肾脏血流量，提高肾脏肌酐和自由基清除率，改善微循环，防止血栓形成；同时丹参能明显降低 BUN 和 SCr 含量，提高 SCr、BUN 清除率和滤过量，提高生存率，改善肾脏供血，减轻肾脏损伤。女贞子，甘苦、性凉，归肝肾经。补肝肾阴，乌须明目。墨旱莲，味甘酸、性寒，归肝肾经，补肝肾养阴，凉血止血。二药均入肝、肾二经，相须为用，互相促进，补肝肾、滋肾阴。

（赵勇　湖北省中医院　主治医师）

### 4. 2 型糖尿病性皮肤病变属肝肾阴虚案

樊某，男，91 岁，退休教师。就诊日期：2018 年 10 月 7 日。

主诉：间断口干、多饮 28 年，皮肤瘙痒 3 天。

现病史：患者 28 年前无明显诱因出现口干、多饮、多尿、消瘦，至当地医院检查，诊断为"2 型糖尿病"。现降糖方案为阿卡波糖片 100 mg，一天 3 次，三餐时嚼服；甘精胰岛素 25 U，晚上 9 点皮下注射。3 天前患者自觉全身皮肤瘙痒，无皮疹，口干。

诊查：舌质淡红，苔薄黄，脉细。

实验室检查：BMI 23.5 kg/m²。血液分析示 WBC $7.36 \times 10^9$/L，RBC $4.06 \times 10^{12}$/L↓，Hb 122.0 g/L↓，PLT $342.0 \times 10^9$/L，CRP 2.0 mg/L。血生化检查示丙氨酸氨基转移酶（ALT）18 U/L，天门冬氨酸氨基转移酶（AST）15 U/L，TC 5.17 mmol/L，高密度脂蛋白胆固醇（HDL-C）0.96 mmol/L，LDL-C 3.26 mmol/L，BUN 7.9 mmol/L，CREA 96 μmol/L，肾小球滤过率（估算）（eGFR）70.6 mL/（min·1.73 m²）↓。凝血功能检查示 D-二

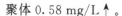

聚体 0.58 mg/L↑。

西医诊断：2 型糖尿病；糖尿病肾脏病（$G_2$ 期）；2 型糖尿病性肾病；2 型糖尿病性周围血管病变。

中医诊断：消渴；水肿。

证型治法：肝肾阴虚证，治以补肾滋阴、养血祛风。

西医处方：①甘精胰岛素 26 U，一天 1 次，晚上 9 点皮下注射；②阿卡波糖 100 mg，一天 3 次。

中医处方：

沙参麦冬汤合消风散加减。

| | | | |
|---|---|---|---|
| 生地黄 15 g | 沙参 15 g | 麦冬 15 g | 当归 15 g |
| 鸡血藤 20 g | 黄柏 10 g | 知母 15 g | 防风 15 g |
| 土茯苓 15 g | 红花 20 g | 茯苓 15 g | 丹皮 15 g |
| 女贞子 20 g | 墨旱莲 20 g | 黄芪 15 g | 太子参 10 g |

7 剂，每天 1 剂，分早晚温服。

患者规律治疗后，血糖平稳，皮肤瘙痒好转，继予上方 7 剂治疗后病情缓解。

**按语：** 糖尿病性皮肤瘙痒症在糖尿病患者中常有发生，据统计发生率为 7％～43％。中医学中并没有"糖尿病皮肤瘙痒症"的独立描述，也未将其单独定义，历代医家依照其临床表现将其归于"风瘙痒""痒风"等范畴。向楠教授认为本病是消渴病日久损及肝肾，导致肝肾亏损，久病入络，络脉闭阻，不通则肌肤失荣，而出现肢体瘙痒麻木等症状。肝阴虚，肝风内动，风性善行而数变，流窜肌肤，则痒。肝主疏泄，肝疏泄失常，不能布散精微，则发为消渴，肝郁日久化火，肝肾同源，久及肾水，肾虚失固则尿多而甜，气机不畅，营卫失和，则皮肤瘙痒；反之肾阴虚，母病及子，肾水无法涵养肝母，肝肾阴虚，阴血耗损，易化燥生风，肌肤腠理失于滋养而发为瘙痒。对于肝肾阴虚的患者，治疗宜标本兼治，既要顾护肝肾，又要祛风止痒。生地黄性味甘苦，凉，入心、肝、肾经，功能清热凉血、养阴生津。《本经逢原》："干地黄，内专凉血滋阴，外润皮肤荣泽，患者虚而有热者宜加用之。"血热易生风生燥，风燥之邪停留肌表易发为瘙痒，本品既可滋阴又可清热凉血，正对糖尿病皮肤瘙痒症阴虚内热之病机。此外生地黄还具有抗炎、镇静等作用。生地黄与玄参、麦冬、知母等药合用能够改善高代谢和高内分泌功能引起的阴虚内热。防风长于祛风解表，胜湿，止痉，《神农本草经》曰"主大风头眩痛，恶风，风邪，目盲无所见，风行周身"。本品辛温发散，能祛风止痒，可用治多种皮肤病，尤长于风邪所致之瘾疹瘙痒。现代药理研究证实，防风有解热、抗炎、抗过敏的作用。当归性味甘温，归心、肝、肺经，主要功效为补血活血、调经止痛、润燥滑肠，《本草纲目》记载："治头痛……治痈疽，排脓止痛，和血补虚。"当归长于补血，为补血圣药。在血虚导致的糖尿病皮肤瘙痒的治疗中起着举足轻重的作用。清朝沈金鳌在《杂病源流犀烛》中提到"血虚之痒，虫行皮中"描绘了血虚导致瘙痒的特点为如同蚁虫在表皮中行走。血虚则肌肤失于荣养，肌肤干燥，脱屑，增厚，瘙痒。现代药理研究证实，当归具有补血、促进细胞增殖、抗炎、抗氧化的作用。牡丹皮性寒，味辛，功能清热解毒、散风止痒、活血消肿，《本草纲目》："滋阴降火，解斑毒，利咽喉，通小便血滞。"配伍红花，相须为用，增强活血通络的作用。现代药理研究证实，牡丹皮具有降糖、保护肝肾、抗炎、镇静、降温、解热、镇痛、解痉等多种作用。鸡血藤味苦微甘、性温，归肝、心、肾经；色赤入血，质润行散；具有活血舒筋、养血调经的功效；可加强补血活血之效，以藤通络，使药至病所，药到效达。黄芪配伍太子参补气运血，促进血液循环，正是取"治风先治血，血行风自灭"之意。女贞子与墨旱莲相互为用，能补肝肾、滋阴、固本培元。

（赵勇　湖北省中医院　主治医师）

### 5. 糖耐量异常合并多囊卵巢综合征脾虚痰湿案

卢某，女，30岁，职员。初诊时间：2018年4月24日。

主诉：进行性体重增加1年余，间断头晕、心慌1个月。

现病史：患者于1年前无明显诱因出现进行性体重增加，且月经周期延长，无皮肤紫纹，无多毛，遂就诊。查胰岛素：胰岛素（空腹）19.92 $\mu$IU/mL，胰岛素（120 min）53.75 $\mu$IU/mL↑。查性激素：卵泡生成素（FSH）6.02 mIU/mL，促黄体生成素（LH）12.22 mIU/mL，睾酮（TESTO）84.88 ng/dL↑。诊断为"多囊卵巢综合征"，予以二甲双胍缓释片0.5 g，达英-35治疗，其后患者月经较前规律，但体重仍较前增加，约2个月前患者自行停二甲双胍及达英-35。近1个月来患者间断出现午餐前头晕、心慌，汗出，少量进食后症状缓解，时有恶心、呕吐，睡眠可，饮食可，二便调。

诊查：舌淡红，苔薄白，脉细。

实验室检查：身高160 cm，体重81 kg，BMI 31.64 kg/m$^2$。OGTT：0 h 4.6 mmol/L，30 min 7.0 mmol/L，1 h 9.3 mmol/L，2 h 9.1 mmol/L，3 h 3.7 mmol/L。胰岛素激发试验：0 h 17.85 $\mu$IU/mL，30 min 87.52 $\mu$IU/mL，1 h 148.27 $\mu$IU/mL，2 h 143.30 $\mu$IU/mL，3 h 16.39 $\mu$IU/mL。C肽激发试验：0 h 2.12 ng/mL，30 min 5.51 ng/mL，1 h 10.39 ng/mL，2 h 11.96 ng/mL，

3 h 4.27 ng/mL。HbA1c 5.3%。肝功能：ALT 176 U/L↑，AST 83 U/L↑。血脂：TC 5.64 mmol/L↑，LDL-C 3.19 mmol/L↑。甲状腺功能：$FT_3$ 3.10 pg/mL，$FT_4$ 1.20 ng/dL，$TSH_3$UL 2.272 μIU/mL，TGAb 176.90 U/mL，TPOAb＞1 300.0 U/mL。性激素全套：雌二醇（$E_2$）52.24 pg/mL，FSH 5.08 mIU/mL，LH 15.58 mIU/mL，黄体酮（PROG）0.290 ng/mL，TESTO 66.93 ng/dL，垂体泌乳素（PRL）12.99 μg/L。子宫附件彩超：双侧卵巢呈多囊样改变。肝胆脾胰肾彩超：轻度脂肪肝。

西医诊断：糖耐量减低；多囊卵巢综合征；高脂血症；肝功能不全；非酒精性脂肪肝；继发性肥胖；桥本甲状腺炎。

中医诊断：消渴；闭经；脂浊；积聚；肥胖症；瘿痛。

证型治法：脾虚痰湿证，治以健脾祛湿、活血调经。

西医处方：①二甲双胍片 0.5 g，一天 3 次。②左甲状腺素钠片 125 μg，一天 1 次。

中医处方：

| | | | |
|---|---|---|---|
| 黄芪 30 g | 赤芍 30 g | 当归 10 g | 川牛膝 30 g |
| 续断 20 g | 郁金 10 g | 桑寄生 30 g | 黄精 30 g |
| 泽兰 20 g | 香附 10 g | 陈皮 10 g | 法半夏 10 g |
| 浙贝母 20 g | 水蛭 10 g | | |

14 剂，每天 1 剂，分早晚温服。

二诊：患者月经规律，体重较前减轻，拟方如下：

| | | | |
|---|---|---|---|
| 枳实 10 g | 郁金 10 g | 黄芪 20 g | 当归 10 g |
| 生地黄 20 g | 熟地黄 20 g | 女贞子 15 g | 墨旱莲 15 g |
| 黄精 20 g | 寄生 30 g | 续断 20 g | 山药 30 g |
| 茯苓 10 g | | | |

7 剂，每天 1 剂，分早晚温服。

患者坚持中药方治疗，3 个月后测体重 74 kg，BMI 28.9 kg/m²。复查 OGTT：0 h 4.6 mmol/L，30 min 8.8 mmol/L，1 h 7.3 mmol/L，2 h 8.1 mmol/L，3 h 4.7 mmol/L。胰岛素激发试验：0 h 16.63 μIU/mL，0.5 h 126.07 μIU/mL，1 h 58.44 μIU/mL，2 h 102.46 μIU/mL，3 h 32.74 μIU/mL。HbA1c 6.1%。复查甲功：$FT_3$ 2.59 pg/mL，$FT_4$ 1.07 ng/dL，TSH 1.641 μIU/mL，TGAb 188.20 U/mL，TPOAb＞1 300.0 U/mL。复查性激素：$E_2$ 37.39 pg/mL，FSH 7.17 mIU/mL，LH 3.97 mIU/mL，PROG 0.400 ng/mL，TESTO 26.97 ng/dL，PRL 19.10 μg/L。

　　**按语：** 多囊卵巢综合征是一种与多基因遗传有关的、常见妇科内分泌紊乱性疾病，其患病率高达5％～10％。表现有月经紊乱（月经周期延长、闭经、月经量增多等）、多毛、胰岛素抵抗等临床症状，其高血压、代谢综合征、糖耐量降低、糖尿病及心血管疾病的发病风险显著升高。现多数研究表明与同年龄正常女性相比，PCOS患者IGT或DM发病率是其2～7倍。胰岛素抵抗和高胰岛素血症被认为是PCOS重要的病理生理基础，卵巢含有介导胰岛素作用的所有信号蛋白和代谢酶，PCOS患者卵巢组织的胰岛素信号通路明显异常。

　　中医没有多囊卵巢综合征的病名，但根据其临床特征，可将其归属于中医"月经后期""不孕""闭经""癥瘕"等范畴。向楠教授认为本病以肾虚为本，痰湿为标。肾藏精，为生殖之本，若肾气不足、天癸不盛，冲任二脉空虚，则会导致闭经及月经稀发、月经不定期等；脾与人体代谢功能有密切关系，"脾主运化"与人体内分泌代谢相吻合，脾虚致运化失司，水谷不化，反聚湿生痰生浊，痰湿之邪黏滞重浊，易袭下位，故常聚于胞宫而致胞宫阻滞，可致闭经、不孕。本方中黄芪具有补益宗气、振奋脾阳的作用，现代药理学研究显示，黄芪具有雌激素样作用，而且具有降糖调节免疫及降低血压扩张血管的作用，当归味甘辛、性温，归肝、心、脾经，长于补血活血、调经止痛，为补血之圣药，黄芪、当归配伍能够增强妇女体内雌激素水平。黄精补气养阴、润肺益肾，续断补肝肾，续筋骨，调血脉，《药品化义》曰"（续断）苦能坚肾，辛能润肾……"，桑寄生补肝肾，强筋骨，除风湿，通经络，益血，安胎。药理研究表明，补肾药具有类雌激素和促性激素样作用，能够多靶点调节下丘脑-垂体-卵巢轴，改善卵巢功能，而温补肾阳中药能够提高卵巢对LH的反应性，促进和维持黄体功能。泽兰活血行水，祛瘀通经，一药两功，经期用活血化瘀、调经止痛效果明显，调经以治本，非经期用其利水化湿作用祛除痰湿水饮，祛湿以治标，标本同治，尤其在虚胖型患者的治疗上，均能达到减轻体重、去除面部痤疮使皮肤更加细腻等良好效果，最终使经血得调。与川牛膝、水蛭配伍，共奏活血化瘀之效，药理研究表明，活血化瘀药可增加卵巢血液循环，促进卵泡发育并形成优势卵泡。香附理气宽中，调经止痛，善解肝气之郁结；郁金行气解郁，凉血破瘀；陈皮行气化痰，燥湿健脾，善调畅气机，调理中焦而使气机升降有序，中焦运化功能正常，痰饮水湿自愈，三药配伍行气力强。药理研究显示香附根茎乙醇提取物能改善小鼠体重并降低血清胆固醇和甘油三酯的水平；郁金具有抗氧化、抗炎、降血脂、免疫抑制及促进伤口愈合等作用。浙贝母味大苦，性寒，入肺、肝、胃经，功能清热化痰、散结解毒；法半夏性味辛、温，归脾、胃、肺经，主要功效为燥湿化痰，两者配伍使用增强化痰祛湿的作用。

二诊时，患者体重较前明显下降，血糖均有所好转，在原方的基础上去掉活血化瘀类及化痰除湿类药物，加用女贞子、墨旱莲滋补肝肾之阴，枳实以增强行气之功，与补虚药物配伍使用，可达滋而不腻、补而不滞之效；生地黄、熟地黄两者合用，既清热凉血，又益精填髓。

（赵勇　湖北省中医院　主治医师）

### 6. 2 型糖尿病气阴两虚案

苏某，女，51 岁，个体。就诊日期：2018 年 6 月 21 日。

主诉：口渴多饮、乏力 1 个月。

现病史：患者诉 1 个月前无明显诱因出现口渴、多饮、多尿，双下肢酸胀乏力，活动后明显，腰臀部酸痛，无明显下肢麻木，不能久行久立，夜间有双小腿抽搐，无腹痛，无头晕头痛，无心慌胸闷，无咳嗽咳痰，纳食正常，大便正常，夜尿 2～3 次，夜寐欠安。

诊查：舌质淡红，舌苔薄黄，脉细。

实验室检查：血糖（GLU）18.4 mmol/L（正常值 3.9～6.1 mmol/L），TC 5.48 mmol/L，甘油三酯（TG）2.07 mmol/L（正常值 0.45～1.69 mmol/L），HDL-C 1.36 mmol/L，LDL-C 3.02 mmol/L，糖化血红蛋白（HbA1C）15.0%（正常值 4%～6%）。尿液分析：酮体（KET）（－），尿蛋白（PRO）（－），尿糖（GLU）（＋＋＋），双下肢动脉细小斑块形成。

西医诊断：2 型糖尿病；2 型糖尿病性大血管病变；高脂血症。

中医诊断：消渴；脂浊。

证型治法：气阴两虚证，治以益气养阴、健脾益肾。

西医处方：①地特胰岛素 18 U，一天 1 次，睡前皮下注射。②门冬胰岛素 6 U，一天 3 次，皮下注射。③二甲双胍片 0.5 g，一天 3 次，口服。④阿司匹林肠溶片100 mg，一天 1 次，口服。

中医处方：

| | | | |
|---|---|---|---|
| 太子参 30 g | 麦冬 10 g | 五味子 10 g | 生地黄 20 g |
| 黄精 20 g | 寄生 20 g | 桑葚 20 g | 知母 15 g |
| 赤芍 20 g | 山药 20 g | 茯苓 10 g | 葛根 20 g |

7 剂，每天 1 剂，分早晚温服。

患者坚持生活方式干预及药物治疗，口渴、多饮、乏力缓解，血糖平稳后停胰岛素治疗。

按语：2 型糖尿病属中医消渴病的范畴，向楠教授认为本病以阴虚燥热为基本病机，阴虚易生内热，耗伤津液，阴津亏损使气失依附而致气虚，气虚则生化或固摄无权，又可使阴津进一步虚损，故气阴两虚贯穿糖尿病的始终，治疗以益气养阴、润燥生津为基本原则。该患者以"口渴多饮多尿"为主症，气虚无力运化水谷津液则口干，燥热内生则喜饮多饮，固摄无力则见多尿。气阴两虚以补气为主当选参类，太子参甘、微苦，平，归脾、肺经，体润性和、补气生津，现代药理学研究显示，太子参多糖有降血糖、改善胰岛素抵抗的作用。麦冬味甘、微苦，性微寒，归胃、肺、心经，有养阴润肺、益胃生津、清心除烦的功效，《医学衷中参西录》言其："能入胃以养胃液，开胃进食，更能入脾以助脾散精于肺，定喘宁嗽。"现代药理学研究证实麦冬多糖可以改善机体胰岛素抵抗情况，提高对胰岛素的敏感性，使血糖降低更显著，而且麦冬具有较强的调脂作用，能够降低血中 TG 含量。五味子具有敛肺、滋肾、生津、收汗、涩精的功效，有研究证实能有效抑制葡萄糖苷酶，起到降血糖作用。生地黄甘寒，《长沙药解》记载："凉血滋肝，清风润木，疗厥阴之消渴。"具有滋补肝肾，养阴生津之功。治疗时用量需大，重补肾阴，用生地黄不用熟地黄意在防熟地黄味厚滋腻碍胃；黄精味甘平，归肺、脾、肾三经，气阴双补，作用广泛。知母具有清火滋阴之功，而且知母所含皂苷，现代药理研究有明显降血糖的作用，是控制血糖的效药。赤芍具有活血祛瘀、凉血消痈之效，研究发现，茯苓、山药均有降低血糖的作用，改善胰岛素敏感性或发挥细胞保护作用。桑葚性味凉甘、酸，功效主要为补血滋阴、生津止渴，与葛根合用，加强生津止渴之功，同时葛根有明显扩张血管、改善微循环的作用，对于预防糖尿病并发症有良好疗效，是"治未病"思想的体现。

（赵勇　湖北省中医院　主治医师）

### 7. 2 型糖尿病合并高尿酸血症湿热蕴结案

谢某，男，50 岁，自由职业。就诊日期：2018 年 6 月 18 日。

主诉：口干、多饮 3 年余。

现病史：患者于 3 年前无明显诱因出现口干、多饮，无多食易饥，无体重下降，未予以重视。现于门诊就诊，仍觉口干，多饮，乏力，怕热，多汗，双眼视物模糊，无明显多食易饥，无肢体末端麻木，无头晕头痛，无心慌胸闷，无咳嗽咳痰，无腹痛腹泻。

诊查：鼻尖呈酒渣样变化。舌质红，舌苔黄腻，脉弦。

实验室检查：BMI 29.41 kg/m$^2$（正常值 18.5～23.9 kg/m$^2$）。OGTT：0 h 6.7 mmol/L，0.5 h 10.8 mmol/L，1 h 15.9 mmol/L，2 h 15.7 mmol/L，3 h 10.9 mmol/L。胰岛素激发试验：0 h 13.56 μIU/mL，0.5 h 31.47 μIU/mL，

1 h 55.65 $\mu IU/mL$，2 h 62.83 $\mu IU/mL$，3 h 56.33 $\mu IU/mL$。HbA1c 7.6%。UA 589 $\mu mol/L$，24 h 尿尿酸（U-UA）2 108.00 $\mu mol/L$。血脂：TC 7.28 mmol/L↑，TG 13.60 mmol/L↑。尿液分析：pH 值 5.5（正常值 5~7）。

西医诊断：2 型糖尿病；高尿酸血症；高脂血症。

中医诊断：消渴；膏浊。

证型治法：湿热蕴结证，治以清热利湿、补肾活血。

西医处方：①二甲双胍片 0.5 g，一天 3 次。②苯溴马隆片 50 mg，一天 1 次。③碳酸氢钠片 0.5 g，一天 3 次。④非诺贝特缓释胶囊 0.25 g，一天 1 次。

中医处方：

| | | | |
|---|---|---|---|
| 山药 30 g | 茯苓 15 g | 知母 30 g | 玄参 30 g |
| 黄芩 20 g | 葛根 20 g | 芦根 30 g | 丹参 30 g |
| 续断 20 g | 川牛膝 15 g | 鸡血藤 30 g | 泽泻 10 g |
| 鱼腥草 30 g | 车前草 20 g | | |

7 剂，每天 1 剂，分早晚温服。

**按语：** 在中医古代文献中，虽未见糖尿病合并高尿酸血症之病名，但分别对两病有详细论述。古代医家关于"消渴""消瘅""脾瘅"的论述颇多。《黄帝内经·太素》中有关于"脾瘅"的记载。《灵枢·五变》说："五脏皆柔弱者，善病消瘅。"《伤寒论》厥阴病脉证并治中有关于消渴的论述，现代学者据此理论及《足臂十一脉灸经》，认为消渴病与厥阴肝经密切相关。《金匮要略》有专篇论述关于消渴病的证治。"高尿酸血症"这一病名在古代文献中无确切记载，现代医家将之归属"尿酸浊""膏浊"及"血浊"等范畴。将有症状的尿酸浊归属于"痛风""历节"等病范畴。向楠教授认为，脾瘅源于肥胖，可发展为消渴，常可伴发尿酸浊，认为消渴与尿酸浊邪内生之间存在一定的关联。脾肾功能失调，导致水饮痰湿内停，瘀血内阻，阻碍气机升降，影响津液的布散，久则化热，津伤气耗，气损及阳，阴阳两虚，最终发为消渴。若肾失气化之职，水饮、湿浊之邪不能排出，则出现尿酸浊。本方中山药性甘，味平，归脾、肺、肾经，能补脾养胃之气，并能益肺生津，也能补肾涩精。有研究发现山药多糖提高在调节糖代谢关键的酶活性作用，从而起到降低血糖的作用。玄参甘、苦、咸，微寒，归肺、胃、肾经。泻热凉血兼以补阴。有实验证实中、高剂量玄参多糖可以改善 2 型糖尿病大鼠的糖代谢功能，促进胰岛素的分泌，降低血糖。黄芩味苦，平，能清热燥湿、泻火解毒、止血、安胎。有研究发现黄芩苷可以防治糖尿病周围神经病变及糖尿病肾病等慢性并发症作用，而且黄芩苷还有改善胰岛素抵抗的作用。芦根配伍葛根，增强生津止渴之效。鸡血藤味苦，微甘，性温，归心、脾经。活血舒筋；养血调经。本品行血养血、舒筋活络，为治疗经脉不畅、络脉不和病证的常用药。鸡血藤具有改善造血系统、调节免疫、抗肿瘤、抗病毒、抗氧化等多种药理作用，川牛膝甘、酸、平，归肝、肾经。功能活血以通经，并能补肝肾，强壮筋骨，且能利水通淋，引火（血）下行，两者合用，增强活血通络的功效，有利于防止糖尿病的慢性并发症。知母配伍丹参，清热凉血，茯苓性味甘、淡、平，入心、脾、肾经，有利水渗湿、健脾、宁心安神的功效。《名医别录》谓其"开胸腑，保神守中"。现代药理研究表明茯苓具有利尿、抗氧化、抗病毒肿瘤及免疫调节等作用。鱼腥草味辛、性寒凉，功能清热解毒、排痈消肿疗疮、利尿除湿，有研究表明鱼腥草具有抗炎镇痛、利尿降压、抗病毒、抗过敏、平喘的作用，且有较好的降胰岛素抵抗的功效。车前草味甘，性寒，利水渗湿，有研究表明车前草中的黄酮类化合物具有抗癌、抗炎、抗过敏、抑菌、抗病毒等多种作用。三药合用，引湿浊之邪下行，由二便分消。

（赵勇　湖北省中医院　主治医师）

### 8. 2型糖尿病肺肾亏虚案

靳某，男，57岁，退休。就诊日期：2018年4月7日。

**主诉：** 间断口干、多饮12年，加重1月余。

**现病史：** 患者于12年前无明显诱因出现口干、多饮，多食、易饥，于外院就诊，诊断为"2型糖尿病"。近1个月来，患者未严格糖尿病饮食，自觉口干、多饮加重，自测空腹血糖约13 mmol/L，餐后2 h血糖约18 mmol/L。患者自行调整降糖方案为甘精胰岛素20 U，晚上8点皮下注射；阿卡波糖片100 mg，三餐时嚼服。现诉口干、多饮，乏力，时有心慌，活动后加重，咳嗽，无痰，言语不利，双下肢协调性差。

**诊查：** 舌淡红，舌苔薄白，脉细。

**实验室检查：** BMI 22.45 kg/m²。HbA1C 8.2%↑。血液分析：WBC 9.84×$10^9$/L↑，中性粒细胞百分比（GRAN%）79.90%↑，淋巴细胞百分比（LYM%）12.80%↓，CRP 58.8 mg/L↑。肾功能：BUN 7.7 mmol/L，CREA 107 $\mu$mol/L↑，UA 490 $\mu$mol/L↑，钾（K）4.39 mmol/L，钙（Ca）2.16 mmol/L，镁（Mg）0.73 mmol/L↓，磷（P）0.83 mmol/L↓。eGFR 67.1 mL/（min·1.73 m²）↓［正常值（125±15）ml/（min·1.73 m²）］。全胸正位片：双肺散在斑片及条索灶，感染性病变可能。头颅轴位CT平扫：左侧基底节区腔隙性脑梗死。脑白质病。双下肢动静脉彩超：双下肢动脉粥样硬化斑块形成。颈部血管彩超：左侧颈部大动脉粥样硬化伴双侧斑块形成，右

侧锁骨下动脉起始段粥样硬化斑块形成。

西医诊断：2 型糖尿病；糖尿病肾脏病（$G_2$ 期）；肺部感染；脑梗死后遗症；颈部及下肢动脉粥样硬化。

中医诊断：消渴；水肿。

证型治法：肺肾亏虚证，治以补肾益气、滋阴润肺。

西医处方：①甘精胰岛素 24 U，一天 1 次，皮下注射。②阿卡波糖 50 mg，一天 3 次。③磷酸西格列汀片 100 mg，一天 1 次。④阿司匹林肠溶片 100 mg，一天 1 次。⑤阿托伐他汀钙片 10 mg，一天 1 次。⑥头孢替唑 3.0 g，一天 1 次，一次 20 g，静脉注射。

中医处方：

| | | | |
|---|---|---|---|
| 石斛 30 g | 北沙参 30 g | 紫菀 20 g | 炙冬花 20 g |
| 葛根 20 g | 芦根 20 g | 续断 20 g | 川牛膝 20 g |
| 黄芪 30 g | 金樱子 30 g | 芡实 20 g | 泽泻 15 g |

7 剂，每天 1 剂，分早晚温服。

上述治疗后患者复查血液分析恢复正常，且肾功能及尿微量白蛋白恢复正常。

**按语：**消渴病的发病机制极为烦琐，无法局限于单一的发病机制论来阐释消渴病，虽主要在肺、胃、肾三脏，每一脏器既可以单独诱发疾病，又往往相互作用和影响。如燥热伤肺，煎灼津液，津液输布受阻，中可使脾胃缺乏滋养，下可令肾精充润不足；中焦热盛，上燔肺液，下损肾阴；肾阴虚则火旺，上炎肺胃，发展为肺燥胃热肾亏，故临床常常以口燥咽干且多饮、消谷易饥、小便频数三症并见。向楠教授认为老年人以虚证最为常见，而在疾病的传变过程中往往可见虚实夹杂证以及实证，其病证主要为正虚邪实。其中以肺肾两脏最为重要，肺乃肾之母，肺虚及肾，则尿频量多、腰膝酸软、五心烦热，病久则肺肾阴虚，阴虚生内热，火热上燔，煎灼津液，故烦渴多饮、口燥咽干。石斛性味微寒，甘，归胃、肾经，功效益胃生津，滋阴清热，现代药理学研究证明石斛具有一定的降血糖效果，且能改善糖尿病大鼠的胰岛素抵抗，提高糖尿病大鼠对外源性葡萄糖的耐受能力。沙参味甘、微苦，微寒，归肺、胃经，功能滋养肺胃、养阴生津。芦根甘，微苦，微寒，归肺、胃经，具有生津止渴、清热降火的功效，有研究证实，芦根经过特殊工艺得到芦根乙醇提取物，有降低血糖的功效；葛根具有培补脾胃、清热生津的作用，培补后天之本，以升元气，两者合用，增强生津止渴之功。黄芪多糖是黄芪的主要成分，具有调节免疫、提高白细胞诱生干扰素的功能。有研究结果显示，黄芪多糖可以明显降低 2 型糖尿病大鼠的体重及空腹血糖、血清 TC、血清 TG、血清 LDL-C 的水平，改善其脂代谢紊乱的症状。此外，黄芪多糖还可以降低 2 型糖尿病大鼠血清肝损伤特异性指标 ALT、AST 的水平，减轻其肝脏细胞空泡的程度，改善其肝脏脂肪滴沉积的症状，抑制由 2 型糖尿病引起的肝损伤。

金樱子味酸涩，性平，归肾、膀胱、大肠经，不仅能固精缩尿止带，而且可以涩肠止泻，《本草备要》谓其"固精秘气……"。一项研究结果显示，经过金樱子提取液治疗后的大鼠的尿微量白蛋白、24 h 尿量及肾脏指数均出现明显降低，糖尿病肾病肾脏病理也得到了明显改善，并且无明显副作用。芡实益肾固精、补脾止泻、祛湿止带，与金樱子共奏收敛固摄之功，且有研究证实酸味中药能改善胰岛病理状态，降低 T2DM 大鼠血清 FINS 和 IR，增加外周对空腹血清胰岛素（FINS）的敏感性，降低胰岛素抵抗（IR），降低空腹血糖（FBG）、HbA1c 水平从而缓解高血糖的病理状态。泽泻甘、寒，入肾、膀胱经，具有利水渗湿之功，川牛膝活血化瘀，以助气血正常运行。现代药理研究发现，泽泻属于治疗糖尿病的代表中药，具有降糖、降压作用。款冬花，功能润肺下气，又可止咳平喘；紫菀性味苦、温，主要功效为温肺下气、化痰止咳，二者相伍使用，增强润肺化痰止咳之功。全方滋肾保肺，金水同调，共奏补肾益气、滋阴润肺之效。

（赵勇　湖北省中医院　主治医师）

### 9. 2 型糖尿病性阳痿肾虚血瘀案

李某，男，55 岁，职员。就诊日期：2018 年 4 月 11 日。

主诉：间断口干、多饮 20 余年，加重 1 个月。

现病史：患者诉 20 余年前无明显诱因出现口干、多饮、消瘦，于当地医院查空腹血糖约 12 mmol/L，诊断为"2 型糖尿病"。现患者降糖方案为重组甘精胰岛素注射液 30 U，一天 1 次；门冬胰岛素早 14 U、中 10 U、晚 12 U 餐前皮下注射；二甲双胍缓释片 0.5 g，一天 2 次，口服。近 1 个月来，患者自觉口干、多饮症状加重，乏力，四肢麻木感，偶有活动后心慌、胸闷、阳痿、纳食可，睡眠可，二便调。

诊查：舌质暗红，舌苔薄，脉弦细。BMI 21.8 kg/m²。

西医诊断：2 型糖尿病；糖尿病勃起功能障碍；2 型糖尿病性周围神经病变。

中医诊断：消渴病。

证型治法：肾虚血瘀证，治以益气活血、补益肝肾。

西医处方：①甘精胰岛素 28 U，一天 1 次，皮下注射。②门冬胰岛素

10 U，一天3次，餐前皮下注射。③二甲双胍0.5 g，一天3次。④甲钴胺分散片0.5 mg，一天3次。

中医处方：

| | | | |
|---|---|---|---|
| 知母 30 g | 玄参 30 g | 赤芍 30 g | 丹参 20 g |
| 葛根 30 g | 茯苓 10 g | 山药 30 g | 续断 30 g |
| 川牛膝 30 g | 鸡血藤 30 g | 忍冬藤 30 g | 黄连 15 g |
| 浙贝母 30 g | 杜仲 20 g | 菟丝子 20 g | 枸杞子 20 g |
| 淫羊藿 15 g | 仙茅 20 g | | |

7剂，每天1剂，分早晚温服。

**按语：**向楠教授认为糖尿病发病基础为阴虚燥热，患者多表现肾虚血瘀，肾虚是导致疾病反复发作、迁延不愈的主要原因，血瘀始终贯穿疾病发生发展过程。消渴日久，肝肾亏虚，阴不制阳，气阴两虚，阴液亏虚则气损；气虚则津液亏，血黏滞，脉络瘀阻，气血难达四肢，则出现四肢麻木不仁，肌肉萎软。患者咳嗽咳黄痰，痰不易咳出，本方中知母苦甘而寒，清肺内之实火，养肾中之阴精，玄参清热凉血，滋阴降火，与知母同用既可清泻火热，又能滋补肾阴，配伍葛根可生津止渴。黄连性味苦寒，功能清热燥湿、泻火解毒。《名医别录》："微寒，无毒。主治五藏中的冷和热……治疗消渴、大惊，调节胃肠功能，有利于胆汁分泌。"《药类法象》："清泻心火，清除脾胃中的湿热，治疗烦躁及恶心。"小檗碱被证实可以降低新发糖尿病的患者空腹血糖和餐后血糖。实验证明，小檗碱还可以起到改善胰岛素抵抗的作用。赤芍可凉血活血、清热止痛。《神农本草经》中记载："主邪气腹痛，除血痹，破坚积。"赤芍水溶液等能够抑制血小板聚集；水煎剂可以延长体外血栓形成时间。实验证明：赤芍总苷对实验动物血瘀证及动静脉血栓质量有抑制作用，降低血黏度，改善血液流变状态。川牛膝既能补益肝肾，又可逐瘀痛经、祛风除湿。与赤芍、丹参活血药又可引血下行，改善下肢血液循环。《本草正义》："疏通脉络，流利关节。"现代研究发现川牛膝含有三萜皂苷、多种甾体类、多糖类及微量元素等，可抗炎，镇痛，提高机体免疫力，降低血糖，改善微循环。

茯苓性味甘、淡，平，能够入心、脾、肾，能利水渗湿，健脾，宁心安神。山药性甘，味平，归脾、肺、肾经，能补脾养胃之气，并能益肺生津，也能补肾涩精；现代药理研究证实山药本身就有能降低血糖的作用。续断配伍杜仲，增强补肝肾强筋骨之功。鸡血藤性温，味苦、甘，归肝、肾经，具有补血、活血、通络之功效；忍冬藤甘、寒，入心、肺经，具有清热解毒、活血通络之功效，《本草汇言》明确提出"藤蔓之属，皆可通经入络"，二藤合用，既可以通经入络以祛除病邪，又可以作为引经药引领诸药物直达病所。淫羊藿味辛甘性温，入肝、肾二经，为补命门、益精气、强筋骨、补肾壮阳之要药，现代研究表明，淫羊藿含淫羊藿苷、挥发油、蜡醇、植物甾醇、鞣质、维生素 E 等成分，有降压（引起周围血管舒张）、降血糖、利尿、镇咳祛痰及维生素 E 样作用。仙茅温肾阳壮，祛除寒湿。菟丝子甘、温，归肾、肝、脾经，具有滋补肝肾、固精缩尿、安胎、明目、止泻之功效。《本草纲目》记载："枸杞子甘平而润，性滋补……能补肾、润肺、生精、益气，此乃平补之药。"淫羊藿、仙茅、菟丝子、枸杞子的药物搭配体现了"治下焦如权，非重不沉"的治肾原则，正所谓"万病不治求之于肾"，这四味药相辅相成，温阳而无辛燥之嫌，滋阴而无滞腻之碍。

（赵勇　湖北省中医院　主治医师）

### 10. 2型糖尿病合并周围血管病变气虚血瘀案

欧阳某，女，54 岁，职员。就诊日期：2018 年 3 月 25 日。

主诉：发现血糖升高 10 年余。

现病史：患者于 10 年前无明显诱因发现血糖升高，在武汉市某医院查血糖示空腹血糖 7.2 mmol/L，餐后 2 h 血糖 11.9 mmol/L。伴体重下降，无明显口干、多饮、多尿，诊断为"2 型糖尿病"。现降糖方案调整为格列齐特缓释片 30 mg，一天 1 次。平素空腹血糖约 7.5 mmol/L，餐后 2 h 血糖控制在 9～11 mmol/L。诉时有头痛，时有皮肤瘙痒，双下肢畏冷、乏力，睡眠正常，大便可，小便可。

诊查：舌质暗红，舌苔薄白，脉细。足背皮温偏低。

实验室检查：OGTT 示 0 h 5.9 mmol/L，0.5 h 12 mmol/L，1 h 13.3 mmol/L，2 h 13.8 mmol/L，3 h 11.6 mmol/L。胰岛素激发试验示 0 h 5.53 $\mu$IU/mL，0.5 h 12.26 $\mu$IU/mL，1 h 15.56 $\mu$IU/mL，2 h 30.46 $\mu$IU/mL，3 h 23.15 $\mu$IU/mL。C 肽激发试验示 0 h 0.95 ng/mL，0.5 h 1.88 ng/mL，1 h 2.55 ng/mL，2 h 4.88 ng/mL，3 h 4.68 ng/mL。HbA1C 6.8%。双下肢动静脉彩超：双下肢动脉粥样硬化斑块形成。

西医诊断：2 型糖尿病；2 型糖尿病性周围血管病变；骨质疏松。

中医诊断：消渴。

证型治法：气虚血瘀证，治以补气活血、养阴通络，辅以清热止痒。

西医处方：①磷酸西格列汀片 100 mg，一天 1 次。②碳酸钙 $D_3$ 片 1 片，一天 1 次。

中医处方：

| 生地黄 15 g | 丹皮 10 g | 赤芍 15 g | 生白芍 15 g |
|---|---|---|---|
| 桑葚 15 g | 地肤子 15 g | 白鲜皮 10 g | 土茯苓 10 g |
| 丹参 15 g | 川芎 10 g | 菊花 10 g | 野菊花 15 g |
| 黄芪 15 g | | | |

7 剂，每天 1 剂，分早晚温服。

患者坚持治疗，血糖平稳，乏力、皮肤瘙痒缓解。

**按语：**向楠教授结合老年糖尿病患者病理生理特点及其临证经验，认为糖尿病合并周围血管病变以气虚血瘀为主，因老年糖尿病患者脾肾两衰，脾虚气血化生不足，肾虚鼓动无力，致血行迟缓，气虚血瘀为疾病过程重要病理变化，故治疗以补气活血、养阴通络为主。方中生地黄清热养阴、凉血生津，生地黄在糖尿病治疗中应用广泛，主要通过改善胰岛细胞功能实现降糖作用。牡丹皮有消瘀散结、凉血清热之效，《滇南本草》便有记载牡丹皮有行血、破血之功，动物实验表明，牡丹皮能通过调节血管微环境，减少 DPN 的发生概率；此外，丹皮还具有抗氧化及抗炎杀菌的作用。黄芪健脾益气，还具有抵抗自由基、双向调节血糖、增强机体免疫力、改善微循环等功效，且能够有效抑制醛糖还原酶。现代探究中黄芪能够加速机体代谢、缓解疲劳、加快蛋白质新生；并且可以调控血糖，不至于过高或过低；能抑制血小板黏附性，溶解形成的血栓；还有调节血脂代谢、延缓机体衰老氧化等作用。川芎味辛，性温，具有活血行气、祛风止痛的功效。川芎辛温香燥，性走而不守，行散上行可达巅顶；入血下行可达血海。川芎，其性善散，又能够走肝经，属于气中的血药。向楠教授认为，川芎能够搜寻肝气，补充肝血，起到润养肝燥的作用。患者全身皮肤瘙痒，向楠教授认为"治风先治血，血行风自灭"，地黄滋养阴血，芍药养血益阴，川芎活血行气，合用补血而不滞血，行血而不伤血，且白芍、赤芍均能够调节免疫功能，白芍还可以增强巨噬细胞的吞噬能力。白鲜皮清热燥湿，祛风止痒。《药性论》曰："主一切恶风、热毒风，风疮疥癣赤烂……"《本草纲目》曰"气寒善行，味苦性燥……为治诸黄风痹要药"，现代药理学研究发现，白鲜皮具有改善皮肤代谢和抗过敏的效果，配伍地肤子，加强祛风止痒之效。土茯苓《本草再新》谓之"祛湿热"，现代药理研究证明有抗炎、抗菌、抗真菌作用。菊花味甘、苦，微寒，归肺、肝经，具有清热解毒、明目平肝之功效。现代科学研究表明，菊花含有黄酮、多糖、多酚及挥发油等成分，具有清除自由基、抗氧化活性。野菊花具有清热解毒、疏风散热、明目降压等功效，研究发现，野菊花所含植物挥发油具有抗菌消炎、抗病毒、抗氧化及保护心

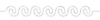

血管等药理作用。桑葚性味甘、酸，寒，归肝、肾经，有滋阴补血、生津润燥的功效，调和全方。

（赵勇　湖北省中医院　主治医师）

### 11. 2型糖尿病性周围神经病变气虚血瘀案

胡某，男，56岁，教师。就诊日期：2018年1月24日。

主诉：间断口干、多饮12年余，双下肢麻木6个月。

现病史：患者于2006年无明显诱因出现口干、多饮，伴心慌、体重进行性下降，于某医院就诊，诊断为"2型糖尿病"。6个月前患者自觉口干、多饮加重，伴双下肢麻木，感觉功能减退，乏力，双眼视物模糊，现降糖方案为诺和锐30及阿卡波糖片治疗，平素未规律服用药物。现诉口干、多饮、双下肢麻木、针刺、蚁行感，易疲劳乏力，耳鸣，小便次数增多、时有泡沫。

诊查：舌质暗红，舌苔薄黄，脉细。

实验室检查：HbA1C 11.7%↑。C-肽（空腹）（CpS）0.34 ng/mL↓（正常值0.8～4.2 ng/mL）。双下肢动静脉彩超：双下肢动静脉声像图未见明显异常。颈部血管彩超：左侧颈部大动脉粥样硬化伴斑块形成。

西医诊断：2型糖尿病；糖尿病性周围神经病变；颈内动脉粥样硬化。

中医诊断：消渴。

证型治法：气虚血瘀证，治以健脾益气、活血通络。

西医处方：①地特胰岛素16 U，一天1次，皮下注射。②门冬胰岛素7 U，一天3次，餐前皮下注射。

中医处方：

| | | | |
|---|---|---|---|
| 柴胡10 g | 郁金15 g | 生地黄10 g | 丹皮10 g |
| 丹参15 g | 桃仁15 g | 红花10 g | 泽兰15 g |
| 川芎10 g | 葛根15 g | 鸡血藤15 g | 黄芪30 g |
| 桂枝10 g | 苍术10 g | 白术10 g | 炙甘草10 g |

7剂，每天1剂，分早晚温服。

患者病情较久，血糖控制不佳，经调整降糖方案及中药方治疗后，血糖控制达标，下肢麻木、针刺感缓解。

**按语：**向楠教授结合糖尿病患者病理生理特点及其临证经验，认为本病病机以气虚络瘀、痰湿痹阻为主，因老年糖尿病周围神经病变患者脾胃虚弱、气血两虚，且久病入络，加之前者原因，更易导致气滞络瘀；久病脾胃虚弱，致痰湿中阻，影响气机升降，是疾病过程的重要病理变化，故治疗以化瘀通络、燥湿化痰为主。郁金性味辛苦，寒，归肝、心、肺经，可行气活血、疏肝解郁、具有清热凉血的功效。《本草经疏》曰"本入血分之气药，其治已上诸血证者，正谓血之上行……此药能降气，气降即是火降，而其性又入血分"，与柴胡配伍，共奏疏肝解郁行气之功。桃仁，不但能活血化瘀，而且因为是果仁，还能够润肠通便，止咳平喘。红花，辛、温，归心、肝经，主要有活血通经作用，并能祛瘀止痛。二药相须为用，使活血化瘀之功倍增。此药对整体的作用明显强于各单味药，体现出配伍的优越性。川芎，为"血中之气药"，可活血行气、祛风止痛，其可兼入气分血分，走窜之性可攻阴凝黏滞，与诸药相配可调和气血，使气血调达，濡养下肢肌肤分肉筋脉，防治痛疽发生。桃仁、红花、川芎合用，使活血化瘀通络之功增加，同时又与补气之要药——黄芪合用，起到气行则血行、气行则络通的作用。丹参既能活血祛瘀、通经止痛，又可清心除烦、凉血消痈，与黄芪、丹皮、鸡血藤、川芎相配可去下肢之宿血，补新血以濡养下肢。《云南中草药选》："治风湿痹痛，痈肿。"现代研究发现丹参含有菲醌衍生物、原儿茶醛、丹参素等，并能抗凝血、抗血栓形成，改善血液循环，调血脂，保护细胞，抗氧化，抗菌消炎，抗肿瘤。葛根甘、辛、凉，归脾、胃二经，有生津止渴的功用。《名医别录》又提及："生根汁，疗消渴，伤寒壮热。"葛根中含有黄酮类物质，其中的葛根素可以增加血管流量；提取物葛根素对促进机体微循环，增加局部微血流量，降低血小板聚集性与黏附性有重要作用；葛根还有轻微降血糖的功效。苍术，可燥湿健脾化浊，又能祛风散寒。临床治疗脾虚湿聚、痰饮或水肿常与茯苓配伍。李杲认为苍术能除湿，下安太阴，使邪气不传入脾起到敛脾精的作用。《本草纲目》曰："治湿痰留饮……及脾湿下流。"现代研究发现苍术主要含有挥发油和多种微量元素，其中挥发油中的主要成分是苍术醇。另外苍术能不同程度地抑制真菌，降低血糖，抗炎，抗缺氧。白术性温味甘、苦，归脾、胃经，具有补气健脾、燥湿利水的功效，二药配伍，其中苍术芳香苦温，其性躁烈，兼能升阳散郁，燥湿、升散之力优于白术，同用而增强其燥湿之功。桂枝辛散温通，既可发汗解肌治疗表证，又可温通经脉、散寒止痛，与诸药相配其助阳化气之功又可温补脾肾之阳，使"阳气并则阴凝散"，痰饮湿邪尽去。现代研究发现桂枝含挥发油、酚类、有机酸、多糖、苷类、香豆精及鞣质等。桂枝提取物具有抗血小板聚集、抗凝血作用，可扩张血管、抗炎抑菌等。炙甘草和中缓急，调和全方诸药。

（赵勇 湖北省中医院 主治医师）

**12. 2 型糖尿病合并慢性肾脏病脾肾阳虚案**

倪某，男，84 岁，退休。就诊日期：2019 年 5 月 16 日。

主诉：发现血糖升高 30 余年。

现病史：患者于 30 年前无明显诱因出现双眼视物模糊，于某医院诊疗发现血糖升高（具体不详），诊断为"2 型糖尿病"。现降糖方案：格列喹酮 10 mg，口服，一天 3 次；卡博平 50 mg，三餐时嚼服；磷酸西格列汀片 100 mg，口服，一天 1 次。诉口干、口苦，双眼视物模糊，右手指麻木，双下肢水肿，怕冷，乏力，时有咳嗽无痰，睡眠正常，大便可，小便 3～4 次/晚。

诊查：舌质暗红，有瘀点，舌苔白厚，脉细。

实验室检查：BMI 21.613 kg/m²。HbA1C 9.2% ↑。肾功能：BUN 16.7 mmol/L↑，CREA 130 μmol/L↑，UA 481 μmol/L↑。eGFR 49.2 mL/（min·1.73 m²）↓。糖化血清蛋白（GSP）2.51 mmol/L↑。尿微量白蛋白（MAU）493.4 mg/L。尿液分析：PRO++。双肾彩超：右肾萎缩；颈部血管彩超：右侧颈动脉粥样改变并斑块形成，双侧椎动脉供血不足。心电图：窦性心律，电轴正常，T 波低平。

西医诊断：2 型糖尿病；糖尿病肾脏病（$G_{3a}A_3$ 期）；慢性肾脏病 3 期；2 型糖尿病性周围神经病变；颈内动脉粥样硬化。

中医诊断：消渴。

证型治法：脾肾阳虚证，治以健脾益气、补肾助阳。

西医处方：①胰岛素泵持续门冬胰岛素泵入基础量 13.9 U，三餐前大剂量。早 6 U、中 4 U、晚 4 U，餐前 5 min 皮下注射。②羟苯磺酸钙胶囊 0.5 g，每天 2 次。③硫酸氢氯吡格雷片 75 mg，一天 1 次。④甲钴胺分散片 0.5 mg，一天 1 次。

中医处方：

| | | | |
|---|---|---|---|
| 黄芪 20 g | 女贞子 15 g | 鬼箭羽 15 g | 葛根 15 g |
| 地龙 12 g | 杜仲 12 g | 菟丝子 12 g | 骨碎补 15 g |
| 山药 12 g | 山茱萸 12 g | 淫羊藿 15 g | 炙甘草 10 g |
| 桔梗 15 g | 炙枇杷叶 15 g | 木蝴蝶 10 g | |

7 剂，每天 1 剂，分早晚温服。

患者坚持上述治疗后复查肾功能：BUN 14.3 mmol/L，CREA 10⁹ μmol/L，UA 458 μmol/L，eGFR 61.1 mL/（min·1.73 m²）。

**按语：**向楠教授结合老年糖尿病患者病理生理特点及其临证经验，认为糖尿病合并慢性肾脏病的病因病机有两方面，一为肾气亏虚，一为血脉瘀滞。老年糖尿病患者肾气不足，尤以肾阴亏虚为主，久病入络，气血耗上，血行迟缓，气虚血瘀为疾病过程重要病理变化，故治疗以补脾益肾、活血化瘀为主。黄芪甘温，既能补气健脾、益气固表、利尿消肿，又能升阳举陷、托毒生肌。本品善补脾胃之中气，可使脾胜能胜湿，气足无顽麻；另外黄芪又能利尿消肿，标本兼治，可治下肢之水肿；又可补气生津，促进津液的生成与输布止渴治疗脾虚不能布散津液之消渴。现代研究发现黄芪的主要成分黄芪多糖有抗糖尿病作用。有实验发现黄芪不仅能够降低 DM 大鼠的血糖，还能减轻 DM 的微血管病变。鬼箭羽有活血化瘀、通经止痛之奇效，鬼箭羽中的黄酮及其他提取物能通过抑制氧化应激途径改善糖尿病周围神经病变，同时，鬼箭羽还能清除氧自由基，预防糖尿病周围神经病变（DPN）。山药归脾、肺、肾经，能补脾养胃、生津益肺，现代药理研究显示，山药多糖能显著降低糖尿病肾病大鼠模型的肾重/体重、降低血糖和血脂水平，显著改善肾功能，具有良好治疗糖尿病肾病的作用。山茱萸补益肝肾，涩精固脱，《本草经疏》："山茱萸治心下邪气寒热，肠胃风邪、寒热头风。"有研究发现，山茱萸配伍组分有调节血脂的作用，并且能够恢复血管舒张与收缩的动态平衡，因而改善血液流变性，从而起到保护心血管的功能血小板活化。中医肾藏精、肝藏血，肾主骨生髓、肝主筋，肝肾亏虚，气血不足，筋骨失养，则手足麻木，且患者年事已高，脏腑功能下降，脾肾阳虚，则下肢水肿，向楠教授联合运用杜仲、骨碎补、淫羊藿、菟丝子补肾健骨、温阳助阳，现代药理研究证明骨碎补的成分为骨碎补总黄酮，其主要作用为补肾、强骨及止痛等，可以提高骨强度、抑制骨吸收，骨形成更快，还可以起到镇痛的作用，有效抑制化学刺激导致的疼痛，避免热传导刺激导致的疼痛反应。杜仲主要功效为补肾阳、纳气，有关研究证明其雌激素作用较强，杜仲中含有的杜仲总黄酮可以促进成骨细胞合成 I 型胶原蛋白，具有"护骨"的作用。淫羊藿主要可以刺激骨细胞活性，骨髓细胞 DNA 合成得到促进，骨组织蛋白质合成及成骨细胞生长更快。女贞子以肝肾滋补，配伍使用，养脾补肾、益气行水及滋阴补阳作用显著。患者咳嗽咳痰，炙枇杷叶性味苦，微寒，入肺胃经，功能清肺止咳、降逆止呕，现代药理研究证明其有镇咳、平喘、祛痰及抗菌作用。木蝴蝶微苦、甘、凉，归肺、肝、胃经，功能利咽润肺、疏肝和胃，药理研究证明其种子、茎皮含黄芩苷元，有抗炎、抗变态反应、利尿、利胆，降胆固醇的作用。桔梗宣肺，利咽，祛痰，排脓，且能载药上行，直达病所。

（赵勇　湖北省中医院　主治医师）

### 13. 2 型糖尿病足阳虚痰凝证

金某，男，73 岁，退休。就诊日期：2019 年 4 月 24 日。

主诉：间断口干、多饮 20 余年，左足底破溃 10 天。

现病史：患者于 20 余年前无明显诱因出现口干、多饮、多尿，于外院查血糖发现血糖升高（具体不详），诊断为"2型糖尿病"。现降糖方案：甘精胰岛素注射液22U，晚上8点皮下注射；阿卡波糖片50mg，三餐时嚼服。10天前患者自行使用鸡眼贴外敷左足底后出现溃烂，无明显渗血、渗液，伴左足底疼痛，左下肢水肿，按之凹陷，时有口干、多饮，双眼视物模糊，睡眠正常，大便可，小便可。

诊查：左下肢足背动脉搏动差。舌淡胖，脉沉细。

实验室检查：BMI 23.53 kg/m²。颈部血管彩超：双侧颈部大动脉粥样硬化伴斑块形成，双侧椎动脉颅外段走行较迂曲。双下肢动静脉彩超：双下肢动脉粥样硬化伴斑块形成（双侧胫前动脉部分血栓形成）。下肢DR：左足诸骨可见骨质增生及骨质疏松改变，关节间隙存在。HbA1C 9.9%↑，GLU 11.3 mmol/L↑，GSP 2.68 mmol/L↑。

西医诊断：2型糖尿病；2型糖尿病足；2型糖尿病性周围血管病变。

中医诊断：消渴。

证型治法：阳虚痰凝证，治以健脾温阳、化痰祛瘀。

西医处方：①甘精胰岛素注射液24U，一天1次，皮下注射。②磷酸西格列汀片100mg，一天1次。③阿卡波糖片100mg，一天3次。④阿司匹林肠溶片100mg，一天1次。

中医处方：

| 熟地黄30 g | 肉桂10 g | 桂枝12 g | 白芥子12 g |
| 鹿角霜12 g | 当归15 g | 川牛膝15 g | 川芎12 g |
| 麻黄3 g | 鸡血藤15 g | 甘草10 g | 地龙15 g |
| 黄芪20 g | | | |

7剂，每天1剂，分早晚温服。

患者坚持治疗，足底溃烂缓解，足部皮温较前改善，血糖平稳。

**按语：** 糖尿病足具有较高发病率，且致病因素较复杂，以肢体末端疼痛、麻木、感染、溃疡、坏疽为临床表现，属中医的"消渴""脱疽""筋疽""脉痹"等范畴，《灵枢·痈疽篇》有"发于足趾，名脱疽，其状赤黑，死不治；不赤黑、不死，治之。衰，急斩之，不则死矣"的记载。《外科真诠》又云："脱疽，未发疽之先，烦躁发热，颇类消渴，日久始发此症。"向楠教授认为本病的主要病机是消渴日久，气阴两伤、阴损及阳，致气滞痰凝、血气运行受阻，脉络痹阻。本方中鹿角胶生精补髓、养血助阳、强筋壮骨，《本草汇言》云其"填骨髓，长肌肉，生精血，补五脏，内伤不足，通血脉"，现代药理研究证明鹿角胶具有抗炎镇痛、抗乳腺增生、胃黏膜保护、抗骨质疏松、补血活血、壮阳、促进软骨及成骨细胞增殖、抗老年痴呆症等作用。肉桂味辛甘而大热，主归脾、肾、心、肝经，辛散温通经脉，补火助阳，能破阴和阳，宣畅气血，正如《本草纲目》所言，其可"内托痈疽痘疮，能引血化汗化脓"，现代药理学研究认为肉桂有丰富的挥发油、多糖类、多酚类，能抗胃溃疡，扩张血管；桂皮醛能扩血管、降血压、促进机体的血液循环，防治糖尿病；肉桂原花青素是抗糖尿病的主要化学成分，可显著抑制体外蛋白非酶糖化的作用，还能抗炎、抗氧化、抗肿瘤。二药合用，增强温阳散寒解凝之功。熟地黄是传统中医药四大药王之一，又称"熟地黄"，熟地黄味甘性微温，归肝、肾经，有养血滋阴、补精益髓的功效。麻黄以辛温宣散，主归膀胱经、肺经，能宣肺通络，开泄腠理，善走肌表经络，散寒气，引阳气，使地黄、鹿角胶补而不滞。川牛膝味甘、酸、苦，性平，入肝和肾经，具有逐瘀通经、引血下行、补肝肾、强筋骨之功效。白芥子，主归膀胱经和肾经，能温肺化痰、散结利气，通络止痛，直达皮里膜外，温化寒痰。黄芪可脱毒益气又可强化白芥子功效，现代药理研究证实，黄芪还可强化机体免疫功能，改善血液流变学指标，实现小动脉扩张，改善微循环。当归《珍珠囊》云："头破血、身行血，尾止血。"其成分可显著扩充血管，提升血管血流量，从中熔炼的中性油能减缓心肌缺血；当归成分阿魏酸可以显著地抗血栓形成，并且具备降血糖、改善贫血等功效。川芎具有活血行气、祛风止痛的功效，喻"血中之气药"，善治气滞血瘀之痛证。川芎中主要成分为川芎嗪，能扩充冠状动脉、脑血管，提升血液流量，加快微循环。地龙始载于《神农本草经》，《本草纲目》云："其性寒而下行，性寒故能解诸热疾，下行故能利小便，治足疾而通经络也。"地龙性味咸、寒，归肝、脾、膀胱经，具有平肝息风、清热止痉、通络、平喘、利尿的功效。现代研究发现地龙的化学成分主要为酶类、氨基酸及多肽、脂类、核苷酸和微量元素。地龙的提取物有抗凝血溶血栓、降血脂、抗炎镇痛、抗菌、抗氧化、促进伤口愈合及免疫调节等功效。甘草解脓毒、调和诸药，诸药合用，阳回阴消，散寒通滞，血脉宣通。

（赵勇　湖北省中医院　主治医师）

**14. 糖尿病肾病肾阴亏虚案**

郭某，男，72岁，退休。就诊日期：2019年3月31日。

主诉：口干、多饮、多尿5年余，加重3天。

现病史：患者于5年前无明显诱因出现口干、多饮，查血糖升高，于外院诊断为"2型糖尿病"，予以格列齐特缓释片30 mg，一天1次；盐酸二甲双胍片0.5 g，一天3次；阿卡波糖片50 mg，三餐时嚼服。但患者服药欠规律，平素未规律监测血糖，血糖控制欠佳。后多次住院调整降糖方案，目前降糖方案为磷酸西格列汀片 100 mg，一天 1 次。3 天来患者自觉多尿加重，伴双眼视物模糊，大便秘结，自测餐前血糖约为 28 mmol/L，餐后 2 h 血糖 25～31 mmol/L。

诊查：舌质暗红，舌苔薄黄，脉细。

实验室检查：身高 1.68 m，体重 70 kg，BMI 24.8 kg/m²。肾功能：UA 466 μmol/L，eGFR 71.7 mL/（min·1.73 m²）。GLU 24.7 mmol/L。尿液分析：KET（－），PRO（－），GLU（＋＋），pH 值 5.5。HbA1C 10.1%。MAU 34.0 mg/L。

西医诊断：2 型糖尿病；糖尿病性肾病。

中医诊断：消渴。

证型治法：肾阴亏虚证，治以补肾养阴、固精化瘀。

西医处方：①甘精胰岛素注射液 17 U，一天 1 次，皮下注射。②门冬胰岛素注射液 9 U，一天 3 次，餐前皮下注射。

中医处方：

六味地黄丸合水陆二仙丹加减。

| | | | |
|---|---|---|---|
| 生地黄 15 g | 山茱萸 15 g | 丹皮 15 g | 茯苓 10 g |
| 泽泻 10 g | 枳实 15 g | 生白术 15 g | 火麻仁 15 g |
| 苦杏仁 15 g | 金樱子 15 g | 芡实 15 g | 地龙 10 g |
| 天花粉 15 g | 玉竹 10 g | 桃仁 15 g | 红花 10 g |
| 法半夏 10 g | | | |

7 剂，每天 1 剂，分早晚温服。

患者血糖平稳后，院外继续坚持中药方治疗 1 个月后用金水宝片巩固治疗，半年后复查肾功能：BUN 4.0 mmol/L，CREA 74 μmol/L，胱抑素-C（CYC）1.40 mg/L（正常值 0.5～1.1 mg/L），eGFR 101.1 mL/（min·1.73 m²），MAU 3.9 mg/L。

**按语**：糖尿病性肾病在中医学中并无此对应病名，但根据其临床主要症状可归属为"水肿""肾消""关格""癃闭"等范畴。如《灵枢》曰："五脏皆柔弱者，善病消瘅。"《金匮要略·消渴小便不利淋病脉证并治》曰："消渴，小便反多，以饮一斗，小便一斗，肾气丸主之。"说明消渴病以肾虚立论者基于肾气不足。治疗上以"治肾"为根本原则。

向楠教授认为消渴肾病中心病位在肾，与肝、脾有关，晚期常累及心、胃等脏腑。其主要病因是由于禀赋不足、饮食不节、六淫侵袭、情志失调、失治误治、劳逸过度等多种因素，长期相互作用于机体，正气亏虚，耗伤真阴，肾精亏损，机体失衡，从而形成肾阴亏虚证。故在治疗上，应以补肾固精、养阴固精为主方，用六味地黄丸合水陆二仙丹加减。

六味地黄丸原名地黄丸，是宋代儿科圣手钱乙在《小儿药证直诀》中化裁金匮肾气丸所拟的方剂，主要用于治疗小儿肾虚引起的"五迟"，《正体类要·正体主治大法》云"筋骨作痛，肝肾之伤也，用六味地黄丸"，主要用于治疗肾阴虚以发挥滋阴补肾的功效，此方名被后世医家认同并沿用至今。现代实验研究则证实了单独使用六味地黄丸（汤）对多种肾病模型动物也具有很好的防治效果，如改善肾功能和减轻病理损伤等，机制研究主要集中在抗炎、抗脂质过氧化、抑制 TGF-$\beta_1$/SMADS 信号通路、抑制肾实质细胞凋亡等环节。

生地黄滋阴补血、生津止渴，有研究发现鲜地黄、地黄的降糖作用要比熟地黄强，故在治疗糖尿病时宜选用鲜地黄或地黄，故本方中采用生地黄而非熟地黄，为主药；山茱萸酸温滋肾益精，为辅药，配以泽泻清泻肾火，茯苓健脾渗湿，牡丹皮清肝泻火，使山茱萸补而不涩。患者口干、多饮症状明显，同时配伍天花粉、玉竹增强生津止渴之功，其中天花粉味甘微苦，性微寒，有养阴、清热、生津之功效，现代医学药理研究发现其具有胰岛素类似效应的作用，在保护肾小球损伤的同时可保护肾小管的功能；该患者大便秘结，小便频，是因脾运不畅，肾不固涩，方中火麻仁、杏仁润肠通便，加用生白术健脾益气以通便，现代药理研究证实白术具有促进受损自主神经功能的恢复，调整人体脏腑功能平衡和调节胃肠运动、降糖、增强抵抗力等作用；生白术与法半夏合用可健脾燥湿化痰，佐以金樱子、芡实收敛固涩护肾；患者右侧肢体活动障碍故予以桃仁、红花活血通经、散瘀止痛，其中红花中提取的红花黄色素被广泛用于糖尿病肾病的防治上。

（赵勇　湖北省中医院　主治医师）

### 15. 2 型糖尿病伴周围神经病变、脑出血后遗症气虚血瘀案

平某，男，63 岁，退休。就诊日期：2019 年 3 月 18 日。

主诉：发现血糖升高 6 年余，右侧肢体麻木 1 年余。

现病史：患者诉约 6 年前体检发现血糖升高，餐后 2 h 血糖约 12 mmol/L，诊断为"2 型糖尿病"，但患者未系统诊治，未规律监测血糖，血糖情况不详。1 年余前在外院诊断为"脑出血"，予以相关治疗后，患者出现右侧肢体麻木，协调性差，乏力，时有双眼视物模糊，于外院就诊调整降糖方案为甘精胰岛素及伏格列波糖治疗，但餐后血糖控制欠佳。1 年前调整降糖方案为口服西格列汀片 100 mg，一天 1 次。患者自测空腹血糖 7～8 mmol/L。近 1 个月患者自觉双侧肢体麻木，乏力，蚁行感，右上肢活动欠佳，行走不协调。

诊查：舌质暗红，舌苔薄白，脉细。

实验室检查：BMI 23.9 kg/m²。头颅血管 CTA：主动脉弓管壁小点状钙化斑块附着；右侧椎动脉纤细；左侧大脑前动脉 A1 段管腔近端稍狭窄；右侧大脑中动脉 M3 段管腔局部明显狭窄。HbA1C 7.8%。尿液分析：PRO ＋＋，GLU ＋＋＋，尿蛋白（24 h）305.40 mg/24 h。MAU 584.3 mg/L。眼底照相：双眼底未见明显渗出及出血。双下肢动静脉彩超：左下肢股总动脉斑块形成。颈部血管超声：双侧椎动脉走行稍迂曲，双侧椎动脉供血不对称，双侧椎动脉血流阻力指数增高。

西医诊断：2 型糖尿病；2 型糖尿病性周围神经病；糖尿病肾脏病（A₃期）；脑出血后遗症。

中医诊断：消渴。

证型治法：气虚血瘀证，治以益气活血、祛瘀通络。

西医处方：①盐酸二甲双胍片 0.5 g，一天 1 次。②磷酸西格列汀片 100 mg，一天 1 次。

中医处方：

补阳还五汤加减。

| | | | |
|---|---|---|---|
| 赤芍 10 g | 川芎 10 g | 当归 10 g | 地龙 10 g |
| 黄芪 20 g | 全蝎 5 g | 瓜蒌仁 10 g | 红花 10 g |
| 桃仁 10 g | 牛膝 10 g | 石菖蒲 10 g | 丹参 10 g |
| 钩藤 10 g | | | |

7 剂，每天 1 剂，分早晚温服。

患者规律治疗，肢体麻木、蚁行感缓解，配合针刺治疗以改善行走时协调性差。

**按语**：糖尿病性周围神经病变是糖尿病患者的常见并发症和主要致残因素之一，主要临床表现为肢体麻木及针刺样或烧灼样疼痛、闪痛或刀割样疼痛，肌萎缩无力；深浅感觉明显减退，腱反射、膝反射减退或消失。本病目前尚无特效药物，其治疗的困难性及晚期不可逆性，不仅给患者带来巨大的痛苦和精神负担，也给患者家庭和社会带来巨大的经济压力。中医药治疗糖尿病（消渴）已经有 2000 多年的历史，对于本病中医自古就有精辟论述。最早见于《黄帝内经》，如《灵枢·五变》中记载"五脏皆柔弱者，善病消瘅"，后世医家根据临床表现主要为肢体末端麻木、疼痛、萎弱，多把本病归属于中医学的"痹证""痿证"的范畴。

向楠教授认为气虚血瘀是糖尿病性周围神经病变的主要病因病机，消渴病日久，伤阴耗气，久病入络，气阴两虚，甚至阴阳俱虚，气虚血瘀，脉络痹阻，气血不能润养四肢，阳气不能布达四末，筋骨失养。向楠教授结合多年的临床经验，应用加味补阳还五汤治疗糖尿病性周围神经病变。方中黄芪剂量最大，意在大补元气，气旺则有利于推动血液的运行，瘀血散、脉络通，则痿废得治，为君药；单纯补气，恐怕瘀滞不去，故用当归活血祛瘀不伤血，当归性甘、辛、温，归肝、心、脾经，具有补血活血作用，为"血中之圣药"，现代药理学表明当归具有抗自由基作用，能够抗血小板聚集、降低血液黏稠度、抑制缩血管物质，促进血液系统的造血功能，增强机体免疫功能，减少缺血、缺氧导致的神经元减少。赤芍、川芎、桃仁、红花、当归、丹参合用活血祛瘀，其中川芎味辛，性温，归肝、胆经，能活血止痛，行气解郁，用于治巧肝郁气滞，脉络瘀阻型消渴证尤为合适，川芎嗪是中药川芎的提取物，具有抗血小板凝集、改善微循环等作用；桃仁、红花活血通经，散瘀止痛，红花中提取的红花黄色素被广泛用于糖尿病肾病的防治上；地龙、全蝎功专祛瘀通络，力痿萎废止之功；牛膝性平，味苦、酸，归肝经、肾经，强筋骨，补肝肾，亦可引药下行；钩藤甘、凉，入肝、心经，清热平肝，息风定惊，现代研究发现钩藤碱具有镇痛作用，对糖尿病神经病理性疼痛有较强的镇痛效果；石菖蒲开窍豁痰、醒神益智，现代药理学研究发现石菖蒲中有效成分 β-细辛醚和丁香酚通过调控凋亡基因的表达，对神经细胞的损伤具有一定的保护作用。全方共奏益气活血、祛瘀通络之功。

（赵勇 湖北省中医院 主治医师）

### 16. 2 型糖尿病伴勃起功能障碍肾阳亏虚案

胡某，男，39 岁，职员。就诊日期：2019 年 3 月 11 日。

主诉：发现血糖升高 1 年余，双下肢末端麻木 2 天。

现病史：患者于 1 年前体检发现血糖升高，后于武汉同济医院行糖耐量试验示空腹血糖 6.1 mmol/L，2 h 血糖 14 mmol/L，诊断为"2 型糖尿病"。建议改善生活方式，未予以药物降糖治疗，后患者平时自测空腹血糖约为 6 mmol/L，餐后 2 h 血糖为 6～10 mmol/L，糖化血红蛋白 5%～6%。近 2 天患者诉时有口干、多饮，双下肢末端麻木，伴勃起功能障碍，无心慌胸闷，无头晕头痛，无腹痛腹泻，睡眠正常，大便可，小便可。发病以来，患者体重减轻 10 kg。

实验室检查：身高 168 cm，体重 57 kg，BMI 20.2 kg/m²。尿液分析：尿胆原（一），酮体（一），尿隐血（一），尿蛋白（一），尿糖（一）。生化全套：ALT 13 U/L，AST 12 U/L，碱性磷酸（ALP）42 U/L，TC 3.82 mmol/L，TG 0.94 mmol/L，GREA 54 μmol/L，eGFR 166.9 mL/（min·1.73 m²）。性激素：$E_2$ 30.56 pg/mL，FSH 8.43 mIU/mL，LH 3.70 mIU/mL，PROG

0.350 ng/mL，TESTO 254.57 ng/dL，PRL 13.94 $\mu$g/L。甲状腺功能：$FT_3$ 3.50 pg/mL，$FT_4$ 1.31 ng/dL，TSH 1.220 $\mu$IU/mL。MAU 8.8 mg/L。HbA1C 5.5%。OGTT：GLU（空腹）0 h 5.0 mmol/L，0.5 h 8.6 mmol/L，1 h 6.6 mmol/L，2 h 5.6 mmol/L，3 h 3.9 mmol/L。胰岛素 INS 激发试验：胰岛素（空腹）4.28 $\mu$IU/mL，0.5 h 36.87 $\mu$IU/mL，1 h 31.93 $\mu$IU/mL，2 h 29.49 $\mu$IU/mL，3 h 4.75 $\mu$IU/mL。肌电图：左下肢周围神经损害。阴茎彩超：右侧阴茎血流频谱测值：Vmax＝10.3 cm/s，Vmin＝1.5 cm/s，RI＝0.85。左侧阴茎血流频谱测值：Vmax＝7.2 cm/s，Vmin＝1.0 cm/s，RI＝0.86。

西医诊断：2 型糖尿病伴有多个并发症；糖尿病性周围神经病；糖尿病性勃起功能障碍。

中医诊断：消渴。

证型治法：肾阳亏虚证，治以补肾温阳、健脾活血。

西医处方：糖尿病饮食，适量运动，监测血糖。

中医处方：

二仙汤加减。

| | | | |
|---|---|---|---|
| 知母 10 g | 黄柏 10 g | 黄芪 20 g | 补骨脂 15 g |
| 桂枝 10 g | 炒白芍 15 g | 鸡血藤 15 g | 伸筋草 15 g |
| 仙茅 10 g | 牛膝 15 g | 桑寄生 15 g | 山茱萸 15 g |
| 淫羊藿 15 g | 续断 15 g | 泽泻 10 g | |

7 剂，每天 1 剂，分早晚温服。

患者规律治疗，自觉勃起功能较前好转，将上方加减后制成丸剂以巩固疗效。

**按语：** 该患者 2 型糖尿病性周围神经病与 2 型糖尿病性勃起功能障碍并见，向楠教授治疗 2 型糖尿病性周围神经病经验已在前面详细叙述，暂不在此赘述，现详细介绍向楠教授治疗 2 型糖尿病性勃起功能障碍经验。"勃起功能障碍（erectile dysfunction，ED）"是现代医学名字，传统无此病名，与之相对应的中医病名是"阴痿""阳痿"。隋代巢元方《诸病源候论·虚劳阴痿候》指出"肾开窍于前阴，若劳伤于肾，肾虚不能荣于阴器，故痿弱也。……阴阳衰微，风邪入于肾经，故阴不起，或引小腹痛也"，其认为阳痿病源于肾虚。明朝张景岳《景岳全书》指出"凡男子阳痿不起，多由命门火衰，精气虚冷；或以七情劳倦损伤少生阳之气多致此证"，古代学者对 ED 的认识和治疗历史悠久，中医学理论认为"肾藏精，主生殖，开窍于前、后二阴"，此乃古中医以肾为治法的缘由。肾藏有先天之精，为脏腑明阳之本，也是人体生长、发育、生殖之源，是生命活动之根本，因此肾虚可影响其余脏腑而继发阳痿。

二仙汤是由张伯讷教授 20 世纪 50 年代针对肾精不足、相火偏旺所致的更年期综合征而研制出的一首现代名方，以温肾阳、补肾精、泻相火、滋肾阴、调冲任、平衡阴阳见长。淫羊藿乃传统益肾壮阳药，《神农本草经》云其"主阴痿绝伤，茎中痛。利小便，益气力，强志"；《本草别录》称之"坚筋骨"，《本草纲目》言"淫羊藿，性温不寒，能益精气，真阳不足者宜之"。而现代药物研究提出淫羊藿具有雄激素样作用，淫羊苷能有效持续松弛阴茎海绵体；仙茅性热，味辛，归肾、肝、脾经，温肾壮阳，现代研究发现仙茅主含化学成分有兰草元肽、仙茅肽等，能改善性功能，使成熟精子数量增多。佐以补骨脂温肾助阳；黄柏、知母是临床常用的药对之一，两药均味苦，性寒，入肾经，同具清热泻火之功，两者相须伍用，则可增强清相火、退虚热之功效。《医方集解》云："水不胜火，法当壮水以制阳光，黄柏苦寒微辛，泻膀胱相火，补肾水不足，入肾经血分……知母辛苦寒滑……润肾燥而滋阴，故二药每相须而行，为补水之良剂。"方中两药既能泻妄动之相火，抑制壮阳药辛温之性平调阴阳，又兼有补肾阴之功效。本方中黄芪剂量最大，意在大补元气，气旺则有利于推动血液的运行，瘀血散、脉络通，则痿废得治；桂枝、白芍为经典药对，桂枝善通阳发汗解肌，白芍能养血敛阴和营，二者为伍，可令全方散中有收、汗中寓补、邪正兼顾、阴阳并举。合牛膝、桑寄生、续断以增强补肝肾、强筋骨的作用；患者双下肢末端麻木，佐以鸡血藤、伸筋草活血通络；山茱萸补益肝肾、涩精固脱，泽泻利小便、清湿热，一补一泻，调和阴阳。

（赵勇  湖北省中医院  主治医师）

### 17. 2 型糖尿病伴周围神经病变痰热阻络案

蒋某，男，63 岁，退休。就诊日期：2019 年 1 月 30 日。

主诉：间断乏力、口干 6 年，双上肢末端麻木 4 个月。

现病史：患者 2013 年前无明显诱因出现乏力、口干多饮，于当地医院诊断为"2 型糖尿病"，予以盐酸二甲双胍片等口服药治疗（具体不详），自述上述症状较前缓解，平素未定期复诊及监测血糖。2014 年患者出现泡沫尿，自测随机血糖 26 mmol/L，遂于外院就诊。调整降糖方案：诺和锐 30 早 12 U、晚 20 U，餐前 5 min 皮下注射，自述血糖控制尚可（具体不详），上述症状好转。2015 年患者自行将降糖方案调整为口服达美康及罗格列酮治疗，自述血糖控制欠佳（具体不详）。2018 年 9 月无明显诱因出现双上肢末端麻木，偶有双下肢麻木，1 个月前患者自行将降糖方案调整：诺和锐 30 早 12 U、晚 20 U，餐前 5 min 皮下注射，自述血糖控制欠佳（具体不详）。近 20 天患者自觉乏力，口干多饮，双上肢末端麻木加重。

诊查：舌质红，舌苔黄、稍厚，脉弦。

实验室检查：身高 171 cm，体重 70 kg，BMI 23.94 kg/m$^2$。HbA1C 11.3%。

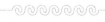

MAU 15.7 mg/L。肌电图：左侧尺神经运动传导波幅降低。右下肢周围神经损害。眼底照相：左眼可见微量渗出及一可疑陈旧出血灶。

西医诊断：2型糖尿病伴多个并发症。2型糖尿病性周围神经病。2型糖尿病性视网膜病变。

中医诊断：消渴。

证型治法：痰热阻络证，治以清热化痰、活血通络。

西医处方：①地特胰岛素9U，一天1次，皮下注射。②门冬胰岛素7U，一天3次，餐前皮下注射。

中医处方：

二陈汤合知柏地黄丸加减。

| | | | |
|---|---|---|---|
| 陈皮 15 g | 法半夏 15 g | 知母 15 g | 黄柏 20 g |
| 荔枝核 15 g | 黄精 10 g | 地龙 20 g | 黄连 10 g |
| 丹参 20 g | 瓜蒌皮 15 g | 党参 15 g | 泽泻 15 g |
| 山茱萸 15 g | | | |

7剂，每天1剂，分早晚温服。

患者规律降糖治疗，服上述中药方21剂后，上肢末端麻木感较前明显缓解。

**按语：**向楠教授认为本病当从症状入手，该患者2型糖尿病病史6年余，以"双下肢麻木"为主要症状，考虑为2型糖尿病性周围神经病。2型糖尿病性周围神经病变是一种慢性并发症，伴随糖尿病而发，有较高的发病率和致残率，是足溃疡发生的重要原因，严重影响人们身体健康。其主要的临床特点是肢端的感觉异常，可表现为疼痛、麻木、灼热、感觉减退等。中医学认为糖尿病性周围神经病变相当于中医学文献中的"消渴病"继发的"痿证""痹证""麻木"等病。其发病机制与消渴病日久，内热伤阴耗气，气虚、阴虚、气阴两虚甚至阴阳两虚，行血、温通无力，濡养失常而致血瘀，或气滞、痰湿、湿热、寒湿阻滞而致血瘀，经脉痹阻，气血不能濡养四末而致。《素问·痹论》指出"风寒湿三气杂至，合而为痹也"，《丹溪心法》则说消渴"热伏于下，肾虚受之，腿膝枯细，骨节酸疼"。

向楠教授根据阴津亏耗、燥热偏盛的中心环节，运用知柏地黄丸加减治疗本病有独特之功。本方中山茱萸酸、涩，微温，归肝、肾经，具有固肾益精、益气养阴之功，现代药理研究发现山茱萸可促进胰岛素分泌，改善糖代谢；知母润肺滋肾而降火，黄柏泻虚火而坚肾阴，相须为用，清化膀胱湿热，为滋肾泻火之良剂。汪昂云："此足少阴药也，水不胜火，法当壮水以制阳光，黄柏苦寒微辛，泻膀胱相火，补肾水不足，入肾经血分。知母辛苦寒滑，上清肺金而降火，下润肾燥而滋阴，入肾经气分，故二药每相须而行，为补水之良剂。肉桂辛热，假之反佐，为少阴引经，寒因热用也。"泽泻利水清热，诸药配合，具有滋阴降火之功效。瓜蒌皮甘、寒，归肺、胃经，清化热痰，利气宽胸。半夏味辛，性温，归脾、胃、肺经，燥湿化痰，二药合用增强化痰祛瘀之功，配以陈皮理气健脾，增强燥湿化痰的作用。荔枝核入肝经血分，善行血中之气，理气止痛，祛寒散滞；党参补中益气，丹参活血祛瘀、通经止痛，二药合用可增强活血通络止痛之功；地龙为虫类药，善行走窜，配伍可增强清热通络之功；黄连味苦、寒，入肝经，与吴茱萸相合是"左金丸"的配伍。黄连清泻肝火，降胃火。吴茱萸疏肝解郁，又能制黄连之寒，二药相反相成，能清泻肝火、降逆止呕。黄精味甘，性平，归脾、肺、肾经，可补气养阴、健脾、润肺、益肾，现代药理研究发现黄精具有良好的降糖作用。全方配伍得当，在针对手足麻木用药的同时兼顾降糖治疗，标本兼治，收效显著。

（赵勇　湖北省中医院　主治医师）

### 18. 2 型糖尿病合并大血管病变阴虚热盛案

殷某，男，45 岁，个体。就诊日期：2019 年 4 月 25 日。

主诉：发现血糖升高 4 天。

现病史：患者 4 天前自觉颈项部不适，于骨科就诊，查空腹血糖升高，自觉时有口干、咽干，易饥。

诊查：舌尖红，舌苔薄黄，脉弦细。

实验室检查：TC 5.55 mmol/L，TG 4.73 mmol/L，HDL-C 0.72 mmol/L，LDL-C 2.99 mmol/L。CREA 49 $\mu$mol/L。UA 197 $\mu$mol/L。GLU 14.8 mmol/L。GSP 2.87 mmol/L。HbA1C 9.6%。胰岛素（空腹）9.01 $\mu$IU/mL，120 min 41.44 $\mu$IU/mL。CpS 0.46 ng/mL，120 min 2.20 ng/mL。MAU 35.3 mg/L。尿蛋白（24 小时）118.30 mg/24 h。颈部血管彩超：右锁骨下动脉起始处斑块形成。双下肢动静脉彩超：双下肢动脉粥样硬化伴细小斑块形成。

西医诊断：2 型糖尿病。高脂血症。颈部血管、下肢血管动脉粥样硬化伴斑块形成。

中医诊断：消渴；脂浊。

证型治法：阴虚热盛证，治以养阴生津、清热润燥。

西医处方：①盐酸二甲双胍片 0.5 g，一天 3 次；②甘精胰岛素注射液 6 U，一天 1 次，皮下注射；③门冬胰岛素 6 U、5 U、6 U，一天 3 次，餐前皮下注射。

中医处方：

| | | | |
|---|---|---|---|
| 玉竹 15 g | 石斛 10 g | 知母 10 g | 麦冬 15 g |
| 生地黄 10 g | 牛膝 15 g | 黄连 10 g | 绞股蓝 10 g |

荷叶 15 g

7 剂，每天 1 剂，分早晚温服。

患者规律治疗，平时坚持二甲双胍片口服治疗，血糖平稳，复查血脂达标。

**按语：**中医学认为糖尿病周围血管病变属中医学"消渴""血痹""脉痹"等范畴。中医认为，本病属本虚标实之证，其中脾虚为本，湿热、痰浊、血瘀为标。脾为后天之本，主运化水谷之精微，为气血生化之源。如《素问·经脉别论》所说："饮入于胃，游溢精气，上输于脾，脾气散精，上归于肺，通调水道，下输膀胱，水津四布，五经并行。"由于饮食失节，恣食肥甘厚味，致使脾胃损伤，不能运化与生化，遂生消渴。消渴日久，耗伤气阴，致气阴两虚，阴虚久之，阴损及阳，导致阴阳两虚；同时阴亏燥热，耗伤气阴，气虚则推动无力，血行不畅，燥热伤津，热灼津血，血液黏滞，血脉瘀阻则为血瘀。不通则痛，患者见颈部疼痛不适。本方中玉竹甘微寒，功能养阴润燥、生津止渴。善治内热消渴病，以及伤津烦渴。《本草正义》："玉竹味甘多脂，柔润之品。……今惟治肺胃燥热，津液枯涸，口渴嗌干等症，而胃火炽盛，燥渴消谷，多食易饥者，尤有甚效。"可见玉竹用于消渴病的治疗早已有之。向楠教授认为玉竹既有补气作用，又有补血作用，能够补气生阴，且玉竹药性平和，滋而不腻，滋阴又不留邪。石斛长于养胃阴、清胃热、生津止渴，《本草纲目拾遗》言其"清胃，除虚热，生津，已劳损"。向楠教授认为该药较滋腻，容易敛邪，使用时需辨清邪正盛衰，以防滋补敛邪。知母甘寒而苦，善滋阴润燥，清热生津，除烦止渴，王好古称其尚能"泻肺火，滋肾水，治命门相火有余"。《神农本草经》云其："主消渴热中，除邪气肢体浮肿，下水，补不足，益气。"向楠教授善用本品，尤在消渴病初，用于热盛口渴、消谷善饥者。麦冬甘、微苦、微寒，归心、肺、胃经。有养阴润肺、益胃生津、润燥除烦之功。《名医别录》："疗虚劳客热，口干、燥渴，止呕吐。"《本草拾遗》："止烦热。"向楠教授常用本品益胃生津、润燥，与玉竹、石斛配伍相互为用。生地黄又可凉血清肝，血中热去则精微不为所迫，精微不为热迫则不外泄。怀牛膝导热下行，使邪热从下而出，又能活血化瘀，与麦冬合用，共治少阴不足、阳明有余之证。《素问·奇病论》即说"此肥美之所发也，此人必数食甘美而多肥也，肥者令人发热、甘者令人中满，故其气上溢，转为消渴"。因此，控制血脂也是治疗周围血管病的关键。绞股蓝味甘、苦，性寒，归肺、脾、肾经，具有消炎解毒、止咳祛痰、强壮身体等功效。现代药理研究证明绞股蓝和绞股蓝总皂苷具有明显的降低血脂功能，以及降糖、抗肿瘤、免疫调节、抗氧化和保护心血管等多重作用。荷叶性辛凉，味略带苦涩、微咸，有清暑利湿、升发清阳、清心去热、凉血止血利水等功效。《证治要诀》中说："荷叶服之，令人瘦劣。"荷叶含有莲碱、原荷叶碱和荷叶碱等多种生物碱及黄酮类物质、维生素、多糖等成分，药理研究证实这些成分具有较好的降脂减肥作用。

（赵勇　湖北省中医院　主治医师）

## 九、卵巢早衰

### 1. 卵巢早衰属肾阳虚案

王某某，女，39 岁，公司职员。就诊日期：2019 年 4 月 13 日。

主诉：停经 4 月余，伴反复烘热汗出、腰腹冷痛半年余。

现病史：停经 4 月余，末次月经 2018 年 12 月 8 日，既往月经周期规律，经期 3～4 天，量少，色暗。患者平素怕冷，偶有腰腹冷痛，近半年来因工作原因常熬夜后出现头晕头痛，失眠，月经量减少，色淡暗，点滴即净。近 4 个月无明显诱因出现停经，停经后经常头晕，烘热汗出，面部尤甚，时有潮红，夜间难以入眠，夜尿 1～2 次。自觉平时缺乏运动，常感脚膝无力，体力不佳，精神萎靡不振。近期头痛乏力，脱发，腰腹冷痛，纳差，失眠加重。遂来求治，诊见患者形体瘦弱，精神欠佳，面色无华，语声低，毛发稀疏无泽。

诊查：舌淡胖有齿印，苔薄白，脉沉细，触诊其指不温。

实验室检查：性激素六项示 FSH 54.25 mIU/mL（卵泡期 3.5～12.5 mIU/mL，排卵期 4.7～21.5 mIU/mL，黄体期 1.7～7.7 mIU/mL，绝经期 25.8～134.8 mIU/mL）。查抗苗勒氏管激素（AMH）示＜0.010 ng/L（正常值 2.2～6.8 ng/L）。

西医诊断：卵巢早衰。

中医诊断：月经不调。

证型治法：肾阳虚证，治以温肾益精。

西医处方：①雌二醇/雌二醇地屈孕酮片 1 mg，一天 1 次。②维生素 E 软胶囊 0.1 g，一天 2 次。

中医处方：

| | | | |
|---|---|---|---|
| 熟地黄 20 g | 山药 15 g | 菟丝子 15 g | 枸杞子 10 g |
| 鹿角胶 15 g | 杜仲 10 g | 山茱萸 10 g | 当归 10 g |
| 川续断 10 g | 茯苓 10 g | 淫羊藿 10 g | 黄芪 10 g |
| 补骨脂 10 g | 仙茅 10 g | 白术 10 g | 泽泻 10 g |
| 陈皮 10 g | 肉桂 10 g | 炙甘草 6 g | |

共 10 剂，每天 1 剂，分早晚温服。嘱患者每天服用 1 片雌二醇/雌二醇地屈孕酮片，28 天为 1 个疗程。服药期间少吃生冷、寒凉等刺激性食物。

二诊（2019 年 4 月 20 日）：患者诉日间疲劳感较前减轻，头痛、腰腹冷痛

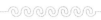

症状好转，潮热、汗出好转，夜间难入眠好转，仍易醒，感服用激素药物偶有乳房胀痛，食欲尚可，二便可。

中医处方：守上方加木香 10 g、酸枣仁 20 g、制远志 10 g。共 14 剂，每天 1 剂，分早晚温服。嘱患者按疗程服用激素药物。

三诊（2019 年 5 月 18 日）：诉停用激素药物后月经来潮，量少，色红，无痛经，持续 3 天干净。近期感情绪大为好转，乏力症状好转，面色佳，失眠症状较前明显好转，潮热、潮红等症状均有改善。向楠教授以为药已对症，无须更方，仍以原方中药 14 剂继续服用即可。

疗效评价：患者服药后诸症皆得到缓解，生活质量提高。

**按语：**肾之虚衰为卵巢功能衰竭的基本病机，论治离不开补肾益精。盖因患者素体虚弱，平日劳累过度，所致肾气渐虚，精血不足，脏腑失养；加之近期脾胃功能虚弱，饮食减少，劳累过度，损及肾阳，皆可导致化源不足，血海不能按时满溢，故出现头痛、头晕、乏力、腰腹冷痛；肾阳虚愈，命门火衰，阳气不能外达，经脉失于温煦，故面色无华，精神萎靡，毛发枯槁；肾阳虚，气化无力，则小便清长，夜尿频数；参以舌脉，舌淡胖有齿印，苔薄白，脉沉细，为肾阳虚之症。治疗上宜温肾益精。该方以右归丸为基础方加减，方中使用熟地黄、山药、当归补肾益精、养血滋阴，菟丝子、杜仲、续断补益肝肾、明目、强筋骨，黄芪、白术、陈皮健脾益气、固表止汗，鹿角胶、淫羊藿、仙茅温补肝肾、益精养血，山茱萸补益肝肾、收敛固涩，茯苓、泽泻利水渗湿、健脾宁心，肉桂补火助阳、散寒止痛，酸枣仁、远志宁心安神，诸药相合，病证相对，以获良效。

向楠教授认为该病的提前干预治疗很关键，要及早发现卵巢功能下降的苗头，抓紧时机及早治疗，在患者出现月经稀发，月经量少时，卵巢功能尚未完全衰竭之前，即行相关实验室检查确诊，测定基础体温、性激素测定、B 超检查等，早期规范予以中医药辨证论治，以促使卵巢功能恢复、保养卵巢功能。经治好转后，巩固治疗亦非常重要，可在症状趋于稳定期选用膏方巩固疗效，改善预后。

（邓阿黎　湖北中医药大学/湖北省中医院　教授/主任医师；

朱英华　湖北中医药大学 2018 级硕士研究生）

**2. 卵巢早衰属肾阴虚案**

吴某，女，39 岁，东风汽车公司职员。就诊日期：2019 年 4 月 27 日。

主诉：停经 3 月余，伴头晕、失眠、潮热 3 个月。

现病史：末次月经为 2019 年 1 月 1 日，平素月经尚规律，周期 25～30 天，经期 3～5 天，经量偏少（1 个月约 1/3 包卫生巾），色红，无经期腹痛。诉今年因工作、生活等原因出现头晕，心烦，失眠，腰背酸痛，劳作后加重。1月初月经来潮时极少量（较以往减少约 2/3），点滴即净，色黯红，3 天完全干净。后出现停经 3 月余。近 3 个月头晕、烦躁、失眠加重，面颊现大片明显黄褐斑，日间常有潮热、面颊潮红、头汗出等不适。4 月 22 日因停经、失眠等症状困扰，于某医院妇科查彩超示子宫小肌瘤、子宫内膜薄（子宫内膜厚约0.33 cm），查性激素六项示 FSH 57.69 mIU/mL。医师告知：卵巢早衰，需使用激素替代治疗。患者拒绝，欲行中药调理。向楠教授追问病史，诉 2 年前因卵巢囊肿行手术治疗。平日怕热，常口干欲饮，大便干结，3 天一行。面诊患者形体偏瘦，愁容满面，面有潮红，自语难以接受卵巢早衰，语声高亢，言语反复，举止急躁。

诊查：舌红苔薄，脉象细数，触诊其指温热。

实验室检查：彩超示子宫内膜薄，子宫小肌瘤。性激素六项示 PRL 5.14 ng/mL，FSH 57.69 mIU/mL，LH 58.14 mIU/mL（卵泡期 2.4～12.6 mIU/mL，排卵期 14～95.6 mIU/mL，黄体期 1～14.4 mIU/mL，绝经期 7.7～58.5 mIU/mL），TESTO 42.02 mIU/mL（正常值 0.084～0.481 mIU/mL），P 0.59 ng/mL（卵泡期 0.2～1.5 ng/mL，排卵期 0.8～3 ng/mL，黄体期 1.7～27 ng/mL，绝经期 0.1～0.8 ng/mL），$E_2$ 53.24 pg/mL（卵泡期 62.5～166 pg/mL，排卵期 85.8～498 pg/mL，黄体期 43.8～211 pg/mL，绝经期 5～54.7 pg/mL）。

西医诊断：卵巢早衰。

中医诊断：月经不调。

证型治法：肾阴虚证，治以滋养肾阴，佐以潜阳。

中医处方：

| | | | |
|---|---|---|---|
| 熟地黄 20 g | 山药 10 g | 山茱萸 10 g | 枸杞子 15 g |
| 川牛膝 15 g | 生地黄 15 g | 百合 10 g | 菟丝子 10 g |
| 鹿角胶 10 g | 当归 10 g | 白芍 10 g | 旱莲草 10 g |
| 龟甲胶 10 g | 白术 10 g | 酒女贞子 10 g | 金银花 10 g |
| 阿胶 10 g | 丹参 10 g | 制何首乌 10 g | 炙甘草 6 g |

共 7 剂，每天 1 剂，分早晚温服。嘱服药期间少吃辛辣、油腻、发性等刺激性食物。

二诊（2019 年 5 月 4 日）：患者诉睡眠状态有改善，面部气色较前大为好转。口干、潮热、汗出、腰背酸痛均较前好转。语速、情绪平和，二便调，仍觉面部黄斑严重。舌淡红苔薄，脉象细数。守上方加玫瑰花 10 g、白芷 10 g、薏苡仁 10 g。共 14 剂，每天 1 剂，分早晚温服。嘱服药期间少吃辛辣、油腻、发性等刺激性食物。

三诊（2019 年 5 月 23 日）：患者诉近期情绪渐佳，失眠症状较前好转，头

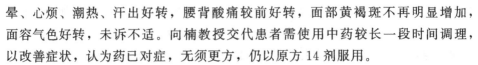

晕、心烦、潮热、汗出好转，腰背酸痛较前好转，面部黄褐斑不再明显增加，面容气色好转，未诉不适。向楠教授交代患者需使用中药较长一段时间调理，以改善症状，认为药已对症，无须更方，仍以原方14剂服用。

疗效评价：患者服用一段时间后诸症明显改善，生活质量有所提高。

**按语：**该病的病机以肾阴虚为本，营阴暗耗，故治疗上以滋肾益阴为主，佐以潜阳之品。盖因患者素体阴虚，平日工作、生活劳累过度，所致肾阴精亏耗，精血不足，脏腑失养，血海不能按时满溢，出现头晕，月经量少甚至闭经；肾水不足，不能上济于心脑，心火独亢，脑髓失养，致神明不安，出现心烦，失眠，情绪不佳；阴虚无以维阳，虚阳上越，故头面烘热汗出；肾虚则腰背酸痛，过劳尤甚；阴虚内热，故口干，便秘；参以舌脉，舌红苔薄，脉细数皆为肾阴亏虚之症。该方以左归丸合二至丸为基础方加减，方中以熟地黄、鹿角胶、当归补血滋阴、益精填髓，山药补中益气、消渴生津，山茱萸补益肝肾、收涩固脱，白术健脾益气、固表止汗，女贞子、菟丝子、何首乌滋补肾精、乌发明目，丹参、川牛膝活血行气、通经止痛，百合养阴润肺，枸杞子、金银花清心降火，生地黄、旱莲草滋阴养血，玫瑰花理气解郁、活血散瘀，薏苡仁利水渗湿，白芷活血生肌，炙甘草调和药性。诸药相合，病证对应，以获良效。

向楠教授治疗卵巢早衰以"补肾益精，调理阴阳"为法指导以治本，密切结合患者症状，随症加减以治标，以替代西医激素治疗。具有补肾作用的中药还能够提高机体的反应性和性激素水平，在改善临床症状、避免不良反应等方面疗效显著。

（邓阿黎　湖北中医药大学/湖北省中医院　教授/主任医师；

朱英华　湖北中医药大学　2018级硕士研究生）

### 3. 卵巢储备功能下降属肾阳虚案

沈某，女，42岁，来汉务工人员。就诊日期：2019年3月2日。

**主诉：**月经不调2年，备孕半年余，伴失眠、腰背冷痛半年余。

**现病史：**末次月经为2019年2月10日。月经周期40～50天，经期3～4天，量中，色暗，伴少量血块。诉近2年无明显诱因出现月经后期伴经量减少，1个月半包卫生巾即可，色黯。伴失眠、畏寒、手足冷汗、腰背冷痛，因有生育要求，近半年多未避孕，仍未孕。2019年2月20日至外院查AMH＜0.010 ng/L。B超示双侧卵巢卵泡发育不成熟。医师诊断为卵巢储备功能下降。患者不能接受，遂求诊于向楠教授，欲服用中药调理症状后备孕，追问病史诉近半年感小腹冷痛，性欲淡，头晕心烦，夜寐不安加重。面诊患者体态偏瘦，面黄憔悴，言语甚少。

诊查：舌质淡黯，苔薄白，脉沉细弱。

西医诊断：卵巢储备功能下降。

中医诊断：月经不调。

证型治法：肾阳虚证，治以温肾助阳、调补冲任。

中医处方：

| | | | |
|---|---|---|---|
| 熟地黄 20 g | 菟丝子 20 g | 山药 10 g | 鹿角胶 10 g |
| 山茱萸 10 g | 阿胶 15 g | 巴戟天 20 g | 白术 10 g |
| 补骨脂 10 g | 肉桂 10 g | 川芎 10 g | 白芍 10 g |
| 杜仲 20 g | 丹参 10 g | 芡实 10 g | 黄芪 20 g |
| 当归 10 g | 党参 10 g | 龟甲胶 10 g | 紫石英 20 g |
| 紫河车 20 g | 茯神 10 g | 炙甘草 6 g | |

共 10 剂，每天 1 剂，分早晚温服，嘱其经期经量多则停药。

二诊（2019 年 3 月 16 日）：末次月经为 2019 年 3 月 12 日，患者诉此次月经来潮量较前增多，色正常，持续 4 天干净。服药后感夜间睡眠可，头晕、腰背痛、畏寒乏力减少，未诉其他不适。原方去丹参、川芎，加用淫羊藿 20 g，以 10 剂服用，每天 1 剂，分早晚温服，嘱其放松心情、自然同房，监测排卵情况。

三诊（2019 年 3 月 24 日）：患者诉近期白带量稍多、色白、质黏稠，饮食可，睡眠质量好转，头晕、腰背酸痛、畏寒乏力较前好转，情绪不安较前明显好转，未诉其他不适。以上方 7 剂煎服，每天 1 剂，分早晚温服，嘱服药期间少食生冷、寒凉等刺激性食物。

四诊（2019 年 4 月 15 日）：末次月经为 2019 年 4 月 10 日，经量中，色红，持续 4 天干净。患者诉精神状态好转，头晕、腰背酸痛、畏寒乏力好转，饮食可，睡眠可，未诉其他不适。

中医处方：

| | | | |
|---|---|---|---|
| 熟地黄 20 g | 菟丝子 20 g | 巴戟天 20 g | 杜仲 20 g |
| 肉桂 10 g | 补骨脂 10 g | 白术 10 g | 山药 10 g |
| 党参 10 g | 芡实 10 g | | |

共 5 剂，煎服，每天 1 剂，分早晚温服，嘱患者 5 天后来院行卵泡监测。

五诊（2019 年 4 月 22 日）：患者无头晕、乏力，无腰腹冷痛，无畏寒等症状，余未诉其他不适，卵泡监测可见成熟卵泡。

中医处方：

| | | | |
|---|---|---|---|
| 路路通 10 g | 石斛 10 g | 皂角刺 10 g | 桂枝 9 g |
| 淫羊藿 20 g | 太子参 15 g | 当归 20 g | 橘叶 10 g |
| 菟丝子 20 g | 红花 10 g | 覆盆子 20 g | 川楝子 15 g |

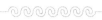

紫石英 15 g　　　　蛇床子 10 g　　　　香附 15 g

共 3 剂，每天 1 剂，分早晚温服，嘱患者隔日同房。

六诊（2019 年 5 月 20 日）：诉近期感乳房胀痛，晨起恶心、欲吐。查血：β-HCG 2 504.60 mIU/mL，黄体酮 16 ng/mL。患者喜不自禁，对向楠教授感激不尽，向楠教授予维生素 E 软胶囊 0.1 g，每天 2 次，黄体酮胶囊 100 mg，每天 2 次，5 天后复查，不适随诊。

疗效评价：患者因卵巢储备功能下降未孕初诊，中药调理后成功怀孕，各项指标趋于正常。

**按语**：向楠教授治疗卵巢功能储备功能下降注重充、通二字，患者初诊症见头晕、失眠、畏寒、纳食不佳、腰腹冷痛，属肾阳虚之症；月经量少，形体消瘦，血枯经闭，恐对生育无益。欲通其经，调理气血，必先充之，冲任通盛，脉道满溢，则经候正常。患者年龄较大，经量减少未孕，患者遂以求子为最终目的，但当前治疗应以复通天癸为要，温肾助阳、调补冲任以助孕，故治疗上以充补为主，肝、脾、肾三脏同调。向楠教授用归肾丸合温胞饮加减，方中使用熟地黄补肾养血，菟丝子、巴戟天、补骨脂补肾助阳、益精填髓，阿胶滋阴补血、润燥，当归养血活血，党参补中益气、健运中焦，白术、芡实健脾以助生血之源，养血以培土，丹参、川芎、白芍养血活血调经，充盛之中予以流通。患者常感畏寒、手足冰凉、腰背酸痛等，需助以温养肾中精气之品，寓生发之机，畅达女子胞宫生理功能，故选用紫河车、紫石英、鹿角胶、龟甲胶、杜仲等温润之品。紫河车温肾补精、益气养血，紫石英温肾暖宫、镇心安神，鹿角胶温肾助阳，兼养阴精，对卵巢储备功能下降的患者，往往选用紫石英、鹿角胶温补命门、暖精，助女子生殖功能恢复。肉桂性辛热，补火助阳、散寒止痛，茯神健脾、宁心安神。所用药物均温而不燥，与养肾精之熟地黄、阿胶相互配合，以达到温肾助阳、调补冲任以助孕之目的，肾中精气充实，生理功能强盛，月经来潮恢复以往，受孕可期。治疗后期配合排卵期使用补肾活血方，方中多使用益肾温阳、活血类药物改善卵巢循环、促进卵泡排出。

向楠教授临证实践中多使用鹿角胶、菟丝子、巴戟天、杜仲、熟地黄等相伍滋补肾精、温肾助阳。现代药理学研究表明，补肾中药具有雌激素样作用，能提高垂体对下丘脑的反应，增强内分泌调节功能，改善低雌激素环境，促进卵泡发育成熟。向楠教授在临证治疗卵巢储备功能下降所致不孕病中，往往结合患者症状，分期治疗，治疗初期方选温肾助阳、滋阴养血等中药改善卵巢功能及临床症状，后期稳定周期，补益肾气、养精种子。本案患者遵从医嘱，临床症状各方面得到快速缓解，收获良效。

（邓阿黎　湖北中医药大学/湖北省中医院　教授/主任医师；
朱英华　湖北中医药大学　2018 级硕士研究生）

小结：卵巢早衰多以肾虚为病机的根本，但是肾虚有阴阳之别，案1和案3属于肾阳虚证，主以右归丸或温胞饮治疗，排卵期配合使用补肾活血方治疗，补中有通；案2属于肾阴虚证，主以左归丸治疗。无论补阴或者温阳，都应遵循阳中求阴、阴中求阳之旨，最终恢复阴阳平衡而得病愈。

# 十、多囊卵巢综合征

## 1. 多囊卵巢综合征属肾气虚案

潘某，女，28岁，公司职员。就诊日期：2018年5月16日。

主诉：婚后1年未避孕未孕。

现病史：末次月经为2018年5月15日，12岁初潮，周期常往后推迟1周有余，经期7天方净，经量适中，经色淡红，质地尚可，无痛经，白带量适中，色白质稀。去年结婚至今1年有余，性生活正常，未避孕，至今未孕。其夫检查均正常。遂就诊，现代医学实验室检查提示患者为多囊卵巢综合征。患者诉腰膝酸软，经前及经期症状明显，食欲尚可，偶感倦怠，精神疲惫，面色正常，有中度多发性面部痤疮，以及上唇、前臂多毛的高雄激素表现。睡眠尚可，二便调。

诊查：舌淡红，苔薄白，脉沉细。

实验室检查：身高160 cm，体重57 kg，BMI 22.27 kg/m²。FSH 5.57 mIU/mL，LH 13.70 mIU/mL，$E_2$ 68.35 pg/mL，P 0.58 ng/mL，T 54.37 ng/mL，PRL 15.46 ng/mL。查甲功五项：正常。GLU（空腹）6.9 mmol/L。胰岛素（空腹）17.52 μIU/mL。肝功能：正常。

西医诊断：多囊卵巢综合征。

中医诊断：不孕症。

证型治法：肾气虚证，治以益肾调冲。

西医处方：①维生素E软胶囊（0.1 g×30粒/盒）1盒，口服，每天2次，每次0.1 g。②炔雌醇环丙黄体酮片（0.035 mg×21片/盒）1盒，口服，每天1次，每次0.035 mg，连续口服21天（每个月经周期的第5天开始口服，21天为1个疗程，连续3个疗程）。③盐酸二甲双胍片（0.5 g×20片/盒）1盒，口服，每天3次，每次0.5 g（餐中服）。

中医处方：麒麟丸（60 g/瓶）4瓶，口服，每天3次，每次6 g。

二诊（2018年10月13日）：患者已连续服用达英-35 3个月经周期，末次月经为2018年10月12日，舌淡红，苔薄白，脉沉细。今实验室检查：FSH

6.17 mIU/mL，LH 6.87 mIU/mL，$E_2$ 41.20 pg/mL，P 0.23 ng/mL，T 40.74 ng/mL，PRL 12.03 ng/mL。卵泡监测：内膜 0.48 cm，右侧卵泡 0.58 cm× 0.47 cm，左侧卵泡 0.52 cm×0.45 cm。

西医处方：①枸橼酸氯米芬片（50 mg×10 片/盒）1 盒，口服，每天 1 次，每次 50 mg（从经期第 5 天开始服用，连续口服 5 天）。②维生素 E 软胶囊（0.1 g×30 粒/盒）1 盒，口服，每天 2 次，每次 0.1 g。③盐酸二甲双胍片（0.5 g×20 片/盒）1 盒，口服，每天 2 次，每次 0.5 g（餐中服）。

中医处方：

| | | | |
|---|---|---|---|
| 石斛 10 g | 炒白术 20 g | 紫石英 10 g | 黄芪 30 g |
| 熟地黄 20 g | 桑寄生 20 g | 太子参 20 g | 山药 20 g |
| 菟丝子 20 g | 砂仁 12 g | 续断 20 g | 巴戟天 20 g |
| 肉苁蓉 10 g | 覆盆子 10 g | 桑葚 20 g | 枸杞子 10 g |
| 盐杜仲 20 g | 酒女贞子 20 g | | |

7 剂，每天 1 剂，分 2 次服，自煎（中），温服（月经第 5 天开始服用，第 9 天来院卵泡监测）。

三诊（2018 年 10 月 27 日）：患者目前无特殊不适，舌淡红，苔薄白，脉沉细。卵泡监测可见成熟卵泡，西药予以绒促性素 10 000 U，肌内注射。

中药处方：

| | | | |
|---|---|---|---|
| 炒白术 10 g | 橘叶 10 g | 石斛 10 g | 淫羊藿 10 g |
| 续断 10 g | 太子参 20 g | 熟地黄 20 g | 路路通 20 g |
| 鹿角霜 20 g | 皂角刺 10 g | 桂枝 6 g | 仙茅 10 g |
| 菟丝子 10 g | 醋三棱 20 g | 蛇床子 10 g | 紫石英 10 g |
| 当归 20 g | 红花 12 g | | |

3 剂，每天 1 剂，分 2 次服，自煎，温服。嘱患者隔日同房。

四诊（2018 年 10 月 31 日）：患者目前未诉特殊不适，已遵医嘱隔日同房。卵泡监测提示已排卵，嘱患者继前维生素 E 软胶囊及盐酸二甲双胍片口服；欲予补肾填精、益气养血之中药方服用，患者因出差不便，要求改服中成药，遂予麒麟丸（60 g/瓶）4 瓶，口服，每天 3 次，每次 6 g。另嘱患者注意休息，避免操劳，2 周后月经未至则来院检查血 HCG。

五诊（2018 年 11 月 21 日）：患者现停经 40 天，无特殊不适，舌淡红，苔薄白，脉滑。实验室检查提示早孕：PROG 21.240 ng/mL，$E_2$ 712.69 pg/mL，人绒毛膜促性腺激素（HCG）10 981.00 mIU/mL（妊娠 5 周 10 000～100 000 mIU/mL）；血糖（空腹）4.78 mmol/L。B 超提示：宫内早孕。嘱患者停用二甲双胍，予以地屈孕酮片（10 mg×20 片/盒）1 盒，口服，每天 2 次，每次 10 mg。

中医处方：

| | | | |
|---|---|---|---|
| 菟丝子 20 g | 桑寄生 20 g | 续断 20 g | 阿胶 10 g |
| 太子参 20 g | 白术 10 g | 砂仁 6 g | 山药 10 g |
| 炙甘草 6 g | | | |

6剂，每天1剂，分2次服，水煎温服。

疗效评价：患者服药后排卵，自然受孕。孕12周胎儿NT正常。

**按语**：肾亏是本病之本，同时常兼夹痰瘀，故肾气虚衰，痰湿、瘀血内阻，冲任二脉损伤是本病病因。患者月经不调，难以受孕。肾主骨生髓，腰为肾之府，肾虚则患者出现腰酸膝软、精神疲倦之症，舌淡红，苔薄白，脉沉细均为肾气虚之象。故治疗以补肾益气、调补冲任为原则，分期论治。

向楠教授临床经验丰富，将此病分期论治。患者初诊诊断为多囊卵巢综合征（PCOS）后，予以炔雌醇环丙黄体酮片联合二甲双胍连续用药3个月经周期的治疗方案，抑制卵巢源性雄激素的分泌，改善内分泌代谢紊乱的情况，帮助患者恢复正常的排卵周期。同时运用麒麟丸，补肾填精，益气养血。3个月经周期后，患者激素水平下降至正常范围时，在经期第5天开始用氯米芬联合补肾益气方，促进卵泡发育，排卵期时用补肾活血方，促进卵泡的排出。排卵后期用补肾填精，益气养血之方。妊娠期予寿胎丸加减固肾安胎、健脾益气。

卵泡期，治以补肾益气，肾气丸合毓麟珠加减（桑葚、山药、女贞子、熟地黄、枸杞子、紫石英、黄芪、白术、菟丝子、仙茅、续断、肉苁蓉、覆盆子、太子参）以治此病。方中多味中药益肾填精，阴阳双补，阴中求阳，阳中求阴，加上健脾益气之山药、白术、黄芪、太子参，脾肾双补，使气血生化有源，冲任充足，纠正下丘脑-垂体-卵巢轴的功能失调，促进卵泡发育。排卵期时，运用补肾活血促排方（路路通、石斛、皂角刺、淫羊藿、鹿角霜、太子参、菟丝子、蛇床子、桂枝、醋三棱、紫石英、当归、仙茅、红花），协助绒促性素促进排卵，方中多味药材益肾温阳，活血化瘀。排卵后期，向楠教授善用补肾填精、益气养血之方，调经助孕。早孕期，予患者寿胎丸加减（菟丝子、桑寄生、续断、阿胶、太子参、白术、砂仁、山药、炙甘草），以固肾安胎，健脾益气，其中寿胎丸主方补肾养血，固摄安胎，防止流产，加用太子参、白术、山药、砂仁健脾益气，以后天养先天，生化气血以化精，先后天同补，加强安胎之功。

向楠教授不仅在临床上善于将传统医学与现代医学相结合，还重视患者的饮食调理与情志生活调节，常嘱咐患者加强运动，节制饮食，控制体重，保持

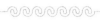

放松愉悦的心情，改善不良的生活及饮食习惯，对疾病有正确的认识，对生活有积极乐观的态度，均有助于此病的好转。

（邓阿黎　湖北中医药大学/湖北省中医院　教授/主任医师；

詹妮　湖北省中医院　住院医师）

### 2. 多囊卵巢综合征属脾肾亏虚案

傅某，女，14 岁，学生。就诊日期：2018 年 8 月 29 日。

**主诉：**月经后期 3 年余。

**现病史：**学生傅某，身体素健。患者末次月经为 2018 年 8 月 28 日，11 岁初潮，周期不定，短则 30 余天一行，长则 3 个月至半年一行，须服用黄体酮方可来潮，经期 7 天方净，经量适中，经色暗红，质地较稀，无痛经。因其课业繁重，学业压力较大，月经紊乱，母忧其身心健康，遂携至医院就诊，现代医学实验室检查提示患者为青春期多囊卵巢综合征。患者平素偶感倦怠乏力，头晕耳鸣，食欲尚可，偶有口干，纳眠可，二便调，形体肥胖，无多发性痤疮，上唇、前臂、小腿多毛。

**诊查：**舌淡红，苔薄白，脉沉。

**实验室检查：**身高 168 cm，体重 68 kg，BMI 24.093 kg/m$^2$。FSH 5.76 mIU/mL，LH 11.06 mIU/mL，$E_2$ 30.21 pg/mL，P 0.88 ng/mL，T 44.99 ng/mL，PRL 11.96 ng/mL。甲功五项：正常。空腹血糖、胰岛素均在正常范围。B 超提示：双侧卵巢呈多囊样改变。

**西医诊断：**多囊卵巢综合征。

**中医诊断：**月经后期。

**证型治法：**脾肾亏虚证，治以健脾益肾。

**中医处方：**

| | | | |
|---|---|---|---|
| 炒白术 10 g | 山药 20 g | 茯苓 10 g | 当归 20 g |
| 山茱萸 10 g | 熟地黄 10 g | 白芍 10 g | 黄芪 10 g |
| 鹿角霜 10 g | 太子参 10 g | 枸杞子 10 g | 焦六神曲 10 g |
| 陈皮 10 g | 木香 6 g | 砂仁 12 g | 炙甘草 12 g |
| 柴胡 10 g | 苍术 10 g | | |

14 剂，每天 1 剂，分 2 次水煎温服。（待月经干净后开始服用）

**二诊**（2018 年 12 月 15 日）：患者沿用原方 3 个月经周期，月经正常来潮 2 次，末次月经为 2018 年 10 月 31 日，无下腹坠胀，无经前乳胀，未诉特殊不适。舌淡红，苔薄白，脉沉。原方加桂枝 6 g、川楝子 10 g、益母草 15 g、川牛膝 10 g，共 10 剂，每天 1 剂，水煎温服。

三诊（2019 年 2 月 2 日）：患者末次月经为 2018 年 12 月 27 日，无下腹坠胀，无乳房胀痛等不适。舌淡红，苔薄白，脉沉滑。原方 7 剂，每天 1 剂，水冲服，若月经不来潮，加入下列药物：桃仁 10 g、红花 12 g、益母草 15 g、川牛膝 10 g、水蛭 10 g、皂角刺 10 g，共 4 剂，每天 1 剂，水煎温服。

疗效评价：患者服药后回访 3 个月，月经均正常按期来潮，身高 168 cm，体重 62 kg（体重半年内减轻 6 kg），BMI 21.97 kg/m$^2$（较前明显下降）。经期复查性激素六项：FSH 5.05 mIU/mL，LH 3.31 mIU/mL，E$_2$ 44.86 pg/mL，P 2.59 ng/mL，T 35.70 ng/mL，PRL 17.46 ng/mL。

**按语**：肾藏先天之精及其运化的元气，同时依赖脾气运化的水谷之精及其化生的谷气的充养和培育，此患者初潮后肾气未盛，加之学习压力大，耗血伤精，肝肾亏虚，冲任血海不足，故无法按时充盈胞宫，表现为月经后期。患者正值青春期，饮食摄入多，学习时间长，运动时间少，造成肥胖，而《万氏妇人科》载："惟彼肥硕者，膏脂充满，元室之户不开；挟痰者，痰涎壅盛，血海之波不流，故有过期而经始行，或数月经一行，及为浊，为带，为经闭，为无子之病。"脾虚则运化失职，水液失于输布，停留体内，日久凝聚成痰，痰湿壅滞冲任、胞宫，故出现月经稀发，加重形体肥胖之象。故向楠教授治以健脾益肾，方用右归丸合苍附导痰丸加减。方中应用山茱萸、熟地黄、枸杞子益肾滋阴，补虚固本，养阴补精使血海充盈，炒白术、山药、黄芪健脾益气，使经血来之有源，鹿角霜温补肾阳，"阳中求阴"，苍术、茯苓健脾利湿化浊，柴胡、白芍疏肝解郁，当归养血调经，焦六神曲健脾消食，陈皮、木香、砂仁理气行滞，使全方补而不滞。脾肾运化得当，胞宫精血充盈满泄得施，经血自来。二诊时，患者再发月经后期，加入活血通经之药物，治以活血化瘀，标本兼治，同时促进子宫内膜剥脱，防止其内膜过厚引起病变。患者经过三诊，方药稳定后，能有较正常的月经周期，且体重较前减轻 6 kg，疗效甚佳。

（邓阿黎　湖北中医药大学/湖北省中医院　教授/主任医师；

詹妮　湖北省中医院　住院医师）

**3. 多囊卵巢综合征属肾虚肝郁案**

吴某，女，28 岁，公司职员。就诊日期：2018 年 12 月 22 日。

主诉：月经不规则 2 年余。

现病史：身体素健。患者近 2 年来，月经周期不规则，40～60 天一行，结婚 2 年，性生活正常，未避孕未孕。末次月经为 2018 年 11 月 27 日，13 岁初潮，周期 40～60 天，经期 7 天，经量适中，经色暗红，夹血块，无痛经，经前有小腹坠胀，偶有乳房胀痛，平素畏寒肢冷，情绪低落，善太息，纳眠可，大便 2～3 天一行，面部中度痤疮，上唇及小腿多毛。既往于某医院诊断为多囊卵巢综合征，于 5 个月前开始服用达英-35 治疗，现因生育需求，要求调理身体，遂来湖北省中医院就诊。

诊查：舌淡红，苔薄白，脉弦细。

实验室检查：身高 152 cm，体重 49 kg，BMI 21.208 kg/m²。2018 年 4 月外院实验室检查：FSH 4.89 mIU/mL，LH 8.78 mIU/mL，$E_2$ 48.35 pg/mL，P 0.28 ng/mL，T 44.37 ng/mL，PRL 10.51 ng/mL。甲功五项正常。B 超提示：双侧卵巢呈多囊样改变。

西医诊断：多囊卵巢综合征。

中医诊断：不孕症；月经后期。

证型治法：肾虚肝郁证，治以益肾调冲、疏肝解郁。

中医处方：

| | | | |
|---|---|---|---|
| 生白术 10 g | 炒白芍 10 g | 熟地黄 20 g | 石斛 10 g |
| 女贞子 20 g | 鹿角霜 20 g | 太子参 15 g | 杜仲 15 g |
| 菟丝子 20 g | 覆盆子 20 g | 续断 10 g | 肉苁蓉 15 g |
| 当归 20 g | 茯苓 10 g | 姜半夏 10 g | 陈皮 10 g |
| 桂枝 10 g | 桑葚 20 g | 柴胡 10 g | 郁金 15 g |

7 剂，每天 1 剂，分 2 次服，自煎（中），温服。嘱患者月经第 2～3 天空腹来院查性激素六项及卵泡。

二诊（2018 年 12 月 29 日）：患者诉近来汗多，未诉其他不适。舌淡红，苔薄白，脉细。

中医处方：上方去桂枝、郁金，加黄芪 20 g、五味子 10 g、枸杞子 15 g、焦六神曲 10 g，6 剂，每天 1 剂，分 2 次服，自煎（中），温服。

三诊（2019 年 1 月 5 日）：患者末次月经为 2019 年 1 月 3 日，经量适中，痛经（±），未诉明显其他不适。实验室检查性激素六项：FSH 7.06 mIU/mL，LH 2.90 mIU/mL，$E_2$ 33.49 pg/mL，P 0.13 ng/mL，T 39.48 ng/mL，PRL 9.80 ng/mL。卵泡监测：内膜 0.27 cm，双侧卵巢呈多囊样改变。

西医处方：①枸橼酸氯米芬片（50 mg×10 片/盒）1 盒，口服，每天 1 次，每次 50 mg（从经期第 5 天开始服用，连续口服 5 天）。②维生素 E 软胶囊（0.1 g×30 粒/盒）1 盒，口服，每天 2 次，每次 0.1 g。

中医处方：麒麟丸（60 g/瓶）2 瓶，口服，每天 3 次，每次 6 g。嘱患者 1 周后来院监测卵泡。

四诊（2019 年 1 月 16 日）：患者现为月经第 14 天，卵泡监测提示内膜 0.71 cm，右侧卵泡 0.8 cm×0.7 cm，左侧卵泡 1.48 cm×1.44 cm。舌淡红，苔薄白，脉弦细。

中医处方:

| | | | |
|---|---|---|---|
| 生白术 10 g | 熟地黄 20 g | 石斛 10 g | 墨旱莲 20 g |
| 紫石英 20 g | 太子参 15 g | 杜仲 20 g | 菟丝子 30 g |
| 覆盆子 15 g | 黄芪 20 g | 酒苁蓉 10 g | 当归 20 g |
| 枸杞子 15 g | 砂仁 9 g | 茯苓 10 g | 焦六神曲 10 g |
| 柴胡 9 g | 陈皮 9 g | 桑葚 15 g | 红花 10 g |

2 剂,每天 1 剂,分 2 次服,自煎(中),温服。嘱患者 3 天后来院监测卵泡。

五诊(2019 年 1 月 19 日):患者现为月经第 17 天,卵泡监测提示内膜 0.99 cm,右侧卵泡 0.8 cm×0.7 cm,左侧卵泡 2.2 cm×1.63 cm。舌淡红,苔薄白,脉弦细。

中医处方:上方去红花、柴胡、紫石英,加白芍 10 g、鹿角霜 20 g。13 剂,每天 1 剂,分 2 次服,自煎(中),温服。嘱患者 2 周后来院查血 HCG。

六诊(2019 年 2 月 16 日):患者末次月经为 2019 年 1 月 3 日,诉乳房胀痛 1 周,无下腹坠胀,未诉其他不适。舌淡红,苔薄白,脉滑。实验室检查:血 HCG 16 160.8 mIU/mL,P 23.32 ng/mL。B 超:宫内早孕。予以地屈孕酮片(10 mg×20 片/盒)1 盒,口服,每天 2 次,每次 10 mg。

中医处方:

| | | | |
|---|---|---|---|
| 菟丝子 20 g | 桑寄生 20 g | 续断 20 g | 阿胶 10 g |
| 太子参 20 g | 白术 10 g | 砂仁 6 g | 山药 10 g |
| 炙甘草 6 g | | | |

6 剂,每天 1 剂,分 2 次服,水煎温服。

疗效评价:患者服药后排卵,自然受孕。孕 12 周胎儿 NT 正常。

**按语:**向楠教授认为多囊卵巢综合征导致的不孕症,是由于肾气、肾阴不足,癸水不充,冲任不调,卵子发育受阻,加之肾阳不足,阴阳转化无力,无以推动卵子排出,所以出现了排卵障碍,胞宫无法摄子受孕,另外冲任虚寒,易滋生湿气。而妇人多年不孕,易致肝郁气结,故在治疗大法上,向楠教授善培元固本,温通冲任,疏肝解郁,除湿行滞。且在治疗过程中注重月经周期的变化,按冲任气血盈虚消长、阴阳转化规律确立治法:经后重补益气血,养血滋阴,经前重温肾,滋阴助阳,阴阳并重,经间重行气活血以促阴阳转化。顺应女性的生理周期特点,辨证准确,中西合用,借助现代医学的检查方法,确定促排卵的时机及时指导患者行房事,做到有的放矢,疗效甚佳。

向楠教授将补肾贯穿始终,强调肾与生殖的密切关系。善用覆盆子、枸杞子、墨旱莲滋补肝肾精血,鹿角霜、肉苁蓉温肾助阳,熟地黄滋阴养血,当归补血养肝,柴胡、郁金疏肝解郁,茯苓、陈皮理气渗湿,砂仁、神曲健脾理气,半夏燥湿化痰，五味子养血固涩。此患者调理 2 个月经周期即顺利怀孕，得益于中医调理补肾疏肝和西药促排结合运用，并借助 B 超卵泡监测，寻找准确的受孕时机，在此类复杂病因的疾病诊治中，为我们的诊疗思路提供了中西医结合新的方向。

（邓阿黎　湖北中医药大学/湖北省中医院　教授/主任医师；

詹妮　湖北省中医院　住院医师）

### 4. 多囊卵巢综合征属痰湿瘀浊证

王某，女，31 岁，职员。就诊日期：2018 年 3 月 7 日。

主诉：未避孕未孕 3 年，伴经期推迟 2 年。

现病史：公司职员，已婚，配偶生殖功能正常。患者既往月经较规律，14 岁初潮，周期 30～35 天，经期 6 天，量中，经色暗红，质地尚可，轻微痛经。近 2 年无明显诱因出现月经周期延长，经常 3～4 个月方转经，偶尔也有 1～2 个月即转经的。患者末次月经为 2018 年 3 月 4 日，量少，色暗红，夹血块，有痛经，伴腰酸、小腹坠胀，平素痰多，形体较胖，偶见胸闷，肢体困重，脸色偏暗，面色少华，神疲乏力，带下量多，纳可，眠安，二便调，面部见痤疮，上唇、胸部、下腹、四肢多毛。

诊查：舌质暗红，苔厚腻，脉沉滑。

实验室检查：身高 159 cm，体重 70 kg，BMI 27.69 kg/m$^2$。性激素检查：FSH 6.63 mIU/mL，LH 15.24 mIU/mL，$E_2$ 49.01 pg/mL，P 0.20 ng/mL，T 84.01 ng/mL，PRL 6.34 ng/mL。经阴道 B 超提示：双侧卵巢呈多囊样改变。GIU（空腹）6.6 mmol/L。血脂检查：TC 6.71 mmol/L，TG 2.13 mmol/L。甲功五项：未见异常。

西医诊断：多囊卵巢综合征。

中医诊断：月经后期；不孕症。

证型治法：痰湿瘀浊证，治以化痰祛湿、活血通经。

西医处方：①炔雌醇环丙孕酮片（0.035 mg×21 片/盒）1 盒，口服，每天 1 次，每次 0.035 mg，连续口服 21 天（月经来潮的第 5 天开始口服）。②盐酸二甲双胍片（0.5 g×20 片/盒）1 盒，口服，每天 2 次，每次 0.5 g（餐中服）。

中医处方：

| | | | |
|---|---|---|---|
| 苍术 10 g | 香附 20 g | 陈皮 12 g | 半夏 12 g |
| 川芎 12 g | 当归 20 g | 五灵脂 15 g | 蒲黄 10 g |
| 桃仁 10 g | 丹参 12 g | 益母草 10 g | 薏苡仁 20 g |
| 茯苓 15 g | 神曲 10 g | 大枣 10 g | |

14 剂，每天 1 剂，分 2 次服，自煎（中），温服。

二诊（2018 年 4 月 8 日）：末次月经为 2018 年 4 月 5 日，患者诉月经量较前增多，色暗红，有血块，下腹疼痛，经期四肢冰凉，伴腰酸，舌质暗红，苔白腻，脉沉滑。中药予前方加菟丝子 20 g、肉桂 9 g、牛膝 20 g、延胡索 15 g，继服 14 剂，嘱患者少食寒凉食物，低脂高蛋白饮食，加强运动，控制体重，调畅情志。

三诊（2018 年 5 月 9 日）：末次月经为 2018 年 5 月 7 日，患者诉症状较前明显好转，无特殊不适，舌质暗红，苔白腻，脉沉滑。继前予以炔雌醇环丙孕酮片及盐酸二甲双胍片口服，患者因有旅行计划服煎药不便，遂加用坤灵丸（90 丸/盒），口服，月经来潮前 10 天左右加红花逍遥片（0.39 g×24 片/盒），口服。嘱下次月经来潮的第 2～4 天空腹来院检查性激素。

四诊（2018 年 6 月 13 日）：末次月经为 2018 年 6 月 10 日，量中，色暗红，夹少许血块，轻微腹痛。今日行性激素检查：FSH 4.47 mIU/mL，LH 6.39 mIU/mL，$E_2$ 38.13 pg/mL，P 0.75 ng/mL，T 21.50 ng/mL，PRL 8.06 ng/mL。予：①枸橼酸氯米芬片（50 mg×10 片/盒）1 盒，口服，每天 1 次，每次 50 mg（从经期第 5 天开始服用，连续口服 5 天）。②麒麟丸（60 g/瓶）4 瓶，口服，每天 3 次，每次 6 g。③继前口服盐酸二甲双胍片。嘱患者于月经第 10 天开始做卵泡监测，近期勿私自服用药物，规律作息，勿熬夜等。

五诊（2018 年 6 月 22 日）：患者未诉特殊不适，舌质暗红，苔薄白，脉沉弦。卵泡监测：内膜 0.74 cm，右侧卵巢可见大小约 1.7 cm×1.9 cm 的无回声区。

中医处方：

| | | | |
|---|---|---|---|
| 菟丝子 10 g | 桑寄生 10 g | 续断 10 g | 白术 15 g |
| 茯苓 10 g | 煅紫石英 10 g | 黄芪 15 g | 当归 15 g |
| 皂角刺 10 g | 益母草 10 g | 路路通 15 g | 炒王不留行 15 g |
| 醋五灵脂 20 g | 蒲黄 15 g | 郁金 20 g | 橘叶 10 g |
| 炒川楝子 10 g | 桂枝 9 g | | |

5 剂，每天 1 剂，分 2 次服，自煎（中），温服。（嘱患者隔日同房，3 天后来院复查卵泡监测）

六诊（2018 年 6 月 27 日）：患者今日卵泡监测提示已经排卵，未诉特殊不适，舌质暗红，苔薄白，脉沉弦。继前服用盐酸二甲双胍片。

中药处方：

| | | | |
|---|---|---|---|
| 白术 10 g | 熟地黄 20 g | 墨旱莲 15 g | 菟丝子 25 g |
| 覆盆子 15 g | 黄芪 20 g | 酒苁蓉 10 g | 当归 10 g |
| 枸杞子 15 g | 桑葚 15 g | 砂仁 10 g | 茯苓 15 g |
| 太子参 12 g | 陈皮 9 g | 白芍 10 g | 鹿角霜 15 g |

石斛 10 g        炙甘草 6 g

14 剂，每天 1 剂，分 2 次服，自煎（中），温服。

嘱患者注意休息及饮食，控制体重，勿剧烈运动，2 周后月经未至则来院检查血 HCG。

七诊（2018 年 7 月 22 日）：患者现停经 42 天，诉偶感恶心欲吐，无阴道出血，无下腹疼痛等不适。

实验室检查：HCG 5 970 mIU/mL（妊娠 4～5 周：1 000～50 000 mIU/mL），P 23.92 ng/mL。GLU（空腹）5.01 mmol/L。血脂检查：TC 3.71 mmol/L，TG 1.22 mmol/L。

西医诊断：停经待查，早早孕；多囊卵巢综合征。

西医治疗：①黄体酮胶囊（50 mg×20 粒/盒）2 盒，口服，每天 2 次，每次 100 mg。②嘱患者择期行 B 超检查。

疗效评价：患者中西医结合治疗后，临床症状明显好转，月经周期恢复正常，空腹血糖及血脂均降至正常值范围，自然受孕，孕 12 周胎儿 NT 正常。

按语：向楠教授从其病因病机出发，认为痰瘀互结是重要因素，即所谓的"痰夹瘀血，遂成窠囊"。在治疗此类患者时向楠教授多用苍附导痰丸合膈下逐瘀汤加减（苍术、香附、陈皮、半夏、川芎、当归、五灵脂、蒲黄、桃仁、丹参、益母草、薏苡仁、茯苓、神曲、大枣），以达到痰化瘀去的效果。苍附导痰丸是经典的祛痰湿的古方，具有荡涤痰湿壅塞之功，效如桴鼓。此方源自二陈汤，二陈汤是祛痰的通用方剂，标本兼顾，燥湿化痰，理气和中。膈下逐瘀汤为清代王清任《医林改错》中的药方，是活血化瘀的经典方剂。排卵期时，运用促排方（菟丝子、桑寄生、续断、白术、茯苓、煅紫石英、黄芪、当归、皂角刺、益母草、路路通、炒王不留行等），组方以补肾温阳为主，活血健脾为源，从而可以促进卵泡发育，达到排卵的效果。

此外向楠教授认为肥胖与 PCOS 之间有相互影响的作用，极易对单纯性药物治疗的疗效产生影响，且肥胖型 PCOS 不孕患者出现内分泌相关远期并发症（乳腺癌、代谢紊乱综合征、糖尿病等）的概率较高。因此，对肥胖型 PCOS 不孕患者的体重进行科学的管理，对排卵具有促进作用，同时可以使疾病的远期并发症有效减少。

（邓阿黎  湖北中医药大学/湖北省中医院  教授/主任医师；

詹妮  湖北省中医院  住院医师）

### 5. 多囊卵巢综合征属肝郁挟痰证

向某，女，25 岁，职员。初诊时间：2018 年 7 月 15 日。

主诉：月经紊乱 1 年余。

现病史：公司职员，24 岁结婚，夫妻异地。初潮 12 岁，周期 30～45 天，经期 7 天，量中，色鲜红，少许血块，有痛经，带下多。患者近 1 年来月经周期不规则，40～90 天一行，月经量时多时少，曾于外院被诊断为 PCOS，间断口服达英-35 治疗，停药后病情反复。末次月经为 2018 年 7 月 9 日，量少，色暗红，质地较稠，经前乳房胀痛，烦躁易怒，有情绪抑郁，善太息，小腹隐痛，脘腹痞满，痰多，自汗。有脂溢性脱发；有多毛，上唇、上臂、前臂、胸部、上腹、背上部、小腿。

诊查：舌淡红，苔薄白，脉弦滑。

实验室检查：身高 150 cm，体重 58 kg，BMI 25.8 kg/m²。2018 年 7 月 12 日外院查性激素：FSH 8.21 mIU/mL，LH 4.76 mIU/mL，$E_2$ 27.17 pg/mL，P 0.54 ng/mL，T 51.69 ng/mL，PRL 18.73 ng/mL。B 超：双侧卵巢呈多囊样改变。

西医诊断：多囊卵巢综合征。

中医诊断：月经后期。

证型治法：肝郁挟痰证，治以疏肝化痰。

中医处方：

| | | | |
|---|---|---|---|
| 香附 12 g | 柴胡 6 g | 法半夏 10 g | 党参 20 g |
| 黄芪 20 g | 当归 20 g | 川芎 10 g | 牡丹皮 10 g |
| 炒白芍 10 g | 炒白术 10 g | 陈皮 10 g | 茯苓 10 g |
| 吴茱萸 9 g | 枳壳 10 g | 苍术 10 g | 桂枝 12 g |
| 神曲 15 g | 焦山楂 10 g | 怀牛膝 20 g | 炙甘草 6 g |

14 剂，每天 1 剂，分 2 次服，自煎（中），温服。

二诊（2018 年 8 月 15 日）：末次月经为 2018 年 8 月 10 日，量少，色暗红，有少许血块，舌淡红，苔薄白，脉弦滑。继上方加五灵脂 20 g、蒲黄 10 g，中药 10 剂。

三诊（2018 年 8 月 25 日）：患者未诉特殊不适，舌淡红，苔薄白，脉弦。因丈夫此月休假探亲，两人均已备孕，遂行卵泡监测：内膜 0.81 cm，右侧卵泡 0.70 cm×0.61 cm，左侧卵泡 1.96 cm×1.72 cm。

中医处方：

| | | | |
|---|---|---|---|
| 菟丝子 20 g | 续断 10 g | 淫羊藿 15 g | 覆盆子 20 g |
| 煅紫石英 10 g | 蛇床子 10 g | 仙茅 15 g | 太子参 15 g |
| 当归 15 g | 路路通 10 g | 皂角刺 10 g | 炒王不留行 10 g |
| 醋三棱 10 g | 橘叶 10 g | 炒川楝子 10 g | 桂枝 9 g |
| 郁金 15 g | 炙甘草 6 g | | |

3 剂，每天 1 剂，分 2 次服，自煎（中），温服。嘱患者隔日同房，3 天后

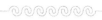

来院复查卵泡监测。

四诊（2018年8月29日）：患者目前无特殊不适，舌淡红，苔薄白，脉弦滑。卵泡监测提示已排卵。

中医处方：

| | | | |
|---|---|---|---|
| 石斛10 g | 白术10 g | 熟地黄20 g | 菟丝子20 g |
| 覆盆子20 g | 肉苁蓉10 g | 茯苓15 g | 枸杞子15 g |
| 砂仁10 g | 太子参12 g | 陈皮9 g | 桑葚15 g |
| 白芍10 g | 柴胡6 g | 鹿角霜15 g | 炙甘草6 g |

14剂，每天1剂，分2次服，自煎（中），温服。嘱患者注意休息，控制体重，不适随诊。

五诊（2018年9月23日）：患者现停经44天，诉纳食欠佳，感恶心欲吐，乳房胀，无阴道出血，无下腹疼痛等不适。

实验室检查：HCG 16 112.40 mIU/mL，P 15.350 ng/mL，$E_2$ 502.67 pg/mL。B超：宫内早孕，右侧卵巢内混合性团块，陶氏腔积液。

西医诊断：宫内早孕；多囊卵巢综合征。

西医处方：给予黄体酮注射液，肌内注射，每天1次，每次40 mg。

疗效评价：月经正常来潮，自然受孕，孕12周胎儿NT正常。

**按语：** 女子病理表现以情志不调，肝气郁结最为多见，情绪严重影响女性的正常排卵及月经来潮，故向楠教授认为此类患者应注重情绪的调节，通过药物配合心理疏导，调节患者情绪，使月经周期正常。向楠教授运用苍附导痰丸合丹栀逍遥散加减（香附、柴胡、法半夏、党参、黄芪、当归、川芎、牡丹皮、炒白芍、炒白术、陈皮、茯苓、吴茱萸、枳壳、苍术、桂枝、神曲、焦山楂、怀牛膝、炙甘草），方中香附善解六郁，是妇科调经要药，柴胡、半夏疏肝解郁化痰，并加强疏肝解郁之力。党参、黄芪补气，川芎、当归、白芍、牡丹皮活血补血调经，白术、苍术、陈皮、茯苓健脾理气、渗湿化痰。吴茱萸、枳壳、桂枝温通经脉、行气温中，神曲、山楂加强健脾之力。牛膝引血下行，炙甘草温中，调和诸药，全方疏肝理气、祛湿化痰。排卵期，在疏肝、调理气血的基础上重用活血化瘀促排中药（醋三棱、路路通、皂角刺、炒王不留行等）。黄体期，予以补肾安胎方药，补肾填精，固摄安胎。患者在向楠教授的指导下调整心态，坚持用药，已成功受孕。

向楠教授在治疗多囊卵巢综合征患者中，认为情志异常与肾虚、气血痰瘀都存在着千丝万缕的关系；它在工作和生活中无时无刻不在影响多囊卵巢综合征患者，它是多囊卵巢综合征重要的诱发因素，不仅要从身体上治疗疾病，也要从心理上给予及时的疏导。因此，向楠教授治疗多囊卵巢综合征患者注重情绪治疗，常进行积极的心理疏导。

（邓阿黎 湖北中医药大学/湖北省中医院 教授/主任医师；

詹妮 湖北省中医院 住院医师）

**6. 多囊卵巢综合征属肾虚痰湿证**

陈某，女，28 岁，职员。初诊时间：2018 年 6 月 16 日。

主诉：月经不调 8 年余。

现病史：公司职员，26 岁结婚，孕 0 产 0，配偶生殖功能正常。患者平时月经不规律，初潮 12 岁，周期 30～60 天，经期 6～10 天，经期淋漓不尽，经期延长，色淡红，质地稀，痛经伴腰酸。今患者有生育需求，遂来医院就诊。平时头晕耳鸣，腰酸，胸脘痞满，神疲肢重。末次月经为 2018 年 6 月 13 日，月经量少，经期下腹冷痛，经前下巴痤疮，上唇有多毛。

诊查：舌淡胖，苔白腻，脉沉细。

实验室检查：身高 160 cm，体重 63 kg，BMI 24.61 kg/m$^2$。性激素六项：FSH 8.01 mIU/mL，LH 14.06 mIU/mL，$E_2$ 81.19 pg/mL，P 0.50 ng/mL，T 71.64 ng/mL，PRL 8.43 ng/mL。彩超提示：卵巢呈多囊样改变。甲状腺功能、血脂及血糖：正常。

西医诊断：多囊卵巢综合征。

中医诊断：月经后期；不孕症。

证型治法：肾虚痰湿证，治宜补肾祛痰化湿。

西医处方：①炔雌醇环丙孕酮片（0.035 mg×21 片/盒），口服，每天 1 次，每次 0.035 mg，连续口服 3 个月经周期。②维生素 E 软胶囊（0.1 g×30 粒/盒），口服，每天 2 次，每次 0.1 g。

中医处方：河车大造胶囊（0.35 g×9 粒×2 板/盒），口服，每天 3 次，每次 1.05 g。

二诊（2018 年 9 月 10 日）：末次月经为 2018 年 9 月 7 日，量多，色淡红，质地稀，经期腰痛、下腹坠胀痛，舌淡红，有齿痕，苔薄白，脉沉滑。

实验室检查：FSH 6.74 mIU/mL，LH 5.04 mIU/mL，$E_2$ 41.35 pg/mL，P 0.50 ng/mL，T 31.07 ng/mL，PRL 42.56 ng/mL。

中医处方：

| | | | |
|---|---|---|---|
| 菟丝子 30 g | 麸炒苍术 10 g | 醋香附 9 g | 柴胡 10 g |
| 法半夏 6 g | 黄芪 15 g | 太子参 15 g | 当归 20 g |
| 川芎 10 g | 白术 10 g | 陈皮 9 g | 茯苓 10 g |
| 砂仁 6 g | 木香 6 g | 焦六神曲 10 g | 麸炒枳壳 9 g |

牛膝 20 g　　　　生姜 6 g　　　　炙甘草 6 g　　　　炒川楝子 10 g

10 剂，每天 1 剂，分 2 次服，温服。

三诊（2018 年 9 月 19 日）：患者未诉特殊不适，舌淡红，有齿痕，苔薄白，脉沉滑。卵泡监测（月经第 13 天）：内膜 0.73 cm，右侧卵巢可见大小约 1.77 cm×1.53 cm 的无回声区。

中医处方：

| | | | |
|---|---|---|---|
| 皂角刺 20 g | 路路通 15 g | 白术 10 g | 茯苓 10 g |
| 当归 15 g | 烫水蛭 15 g | 醋三棱 10 g | 炒王不留行 15 g |
| 鹿角霜 20 g | 续断 20 g | 太子参 20 g | 橘叶 10 g |
| 仙茅 15 g | 菟丝子 20 g | 蛇床子 10 g | 紫石英 10 g |
| 红花 20 g | 淫羊藿 15 g | 黄芪 20 g | 炙甘草 6 g |

5 剂，每天 1 剂，分 2 次服，自煎（中），温服。嘱患者隔日同房，自行用卵泡试纸监测排卵，择期来院复诊。

四诊（2018 年 9 月 25 日）：患者诉昨日自测卵泡试纸强阳转阴，已同房。欲予补肾健脾化痰中药方，患者拒绝服中药，遂予麒麟丸（60 g/瓶）口服，每天 3 次，每次 6 g。2 周后月经未至则来院检查血 HCG，不适随诊。

五诊（2018 年 10 月 26 日）：患者现停经 50 天，诉乳胀，恶心欲吐，无阴道出血，无下腹疼痛等不适。

实验室检查示：P 20.940 ng/mL，HCG 12 198.90 mIU/mL。B 超：宫内早孕，陶氏腔积液。

西医诊断：宫内早孕；多囊卵巢综合征。

西医处方：给予黄体酮注射液，肌内注射，每天 1 次，每次 40 mg。

疗效评价：患者服药后，临床症状缓解，已自然受孕。

**按语：**向楠教授认为该患者为肾虚为本，痰湿为标，且二者相互影响，运用中药调理，同时加用炔雌醇环丙孕酮片连续 3 个月经周期以调整月经周期。对于肾虚痰湿型的多囊卵巢综合征的患者，向楠教授在补肾的基础上，采用苍附导痰丸加减治疗，燥湿化痰、行气健脾。补肾中药多具有激素样作用，能改善神经内分泌调节功能，提高下丘脑垂体卵巢轴功能，促使排卵恢复正常。方中重用菟丝子补肾，菟丝子可使性腺兴奋，让发育不良的卵巢成熟并可正常排卵，这样对于提升患者的妊娠率有很大的帮助。苍术燥湿健脾，柴胡、香附疏肝理气、解六郁之效，半夏燥湿化痰、消痞散结，加强燥湿化痰之力，去除体内痰饮水湿，有利于恢复脾胃的运化功能，实现机体气机的调畅，为君药。黄芪、太子参补气，气行则水行，利于水湿痰饮去除；当归、川芎补血活血，气血调和，则月经生化有源。白术、陈皮、茯苓、神曲健脾理气、祛湿化痰，善调气机，调理中焦而使气机升降有序，痰饮水湿自愈，诸药配合行气力强，辅助苍术、半夏去除痰湿之患，共为臣药。砂仁、木香、川楝子理气宽中、调经止痛，善解肝气之郁结，枳壳功善破气、化瘀消积，为佐药。牛膝引血下行，生姜温中，合炙甘草调和诸药。全方共奏补肾调经、燥湿健脾之效。患者经过中西医结合治疗后，月经周期恢复正常。经间期，向楠教授重用活血化瘀通络的中药促进卵子的排出。排卵期运用中药促排，指导患者平素少食辛辣油腻之品，控制体重，适当运动，患者遵医嘱后已成功自然受孕。

（邓阿黎　湖北中医药大学/湖北省中医院　教授/主任医师；
詹妮　湖北省中医院　住院医师）

> **小结**：多囊卵巢综合征为本虚标实之证，以肾虚为本，可由肾及脾，引起脾虚，土壅木郁，痰湿瘀浊内停，最终引起生殖功能障碍。在本病的论治中，注意根据月经周期变化进行分期论治，经期以补肾益气为法，方用肾气丸合毓麟珠加减；排卵期以补肾活血为法，方用补肾活血促排方加减；排卵后期以补肾填精、益气养血为法，以调经助孕；妊娠期以固肾安胎为法，方用固胎丸加减。案1以补肾为主，分期论治；案2兼有脾虚，故合苍附导痰丸治疗；案3兼有肝郁，故养肝血以复肝之体、疏肝郁以条达肝气；案4痰湿瘀浊内蕴，故用苍附导痰丸合用膈下逐瘀汤化痰活血祛浊；案5肝郁夹痰，故以丹栀逍遥散疏肝，苍附导痰丸化痰；案6肾虚夹有痰湿，故加苍附导痰丸化痰湿。总之，对于多囊卵巢综合征的治疗，在补肾的基础上，根据分期的不同，根据兼夹的不同，或辅以健脾化痰、疏肝理气、活血化瘀，才能取得较好效果。

# 十一、围绝经期综合征

## 1. 围绝经期综合征属肾阳虚案

沈某，女，49岁，职员。就诊日期：2018年12月22日。

主诉：停经2月余，月经不调2年余。

现病史：末次月经为2018年10月8日，平素月经周期30～32天，经期3～6天，月经量中，色暗，偶伴有腰腹冷痛、乏力。患者自诉近2年来月经周期紊乱，月经量时多时少，近2个月无明显诱因出现停经，近来畏寒，手脚冰凉，冬日尤甚，脱发加重，时有阵发性潮热、面部潮红，腰痛，睡眠差（入睡难，易惊醒，醒后不易入睡），小便频，大便尚可，遂求诊于向楠教授，诊见患者精神差，面色晦暗，语声低微，身体瘦削。

诊查：舌淡，苔薄白，脉沉细，触诊指冰凉。

实验室检查（2018年10月9日）：$E_2$ 34.64 pg/mL，P 0.42 ng/mL，FSH

37.63 mIU/mL，LH 16.34 mIU/mL，PRL 2.79 ng/mL，T 0.26 ng/mL。AMH 0.27 ng/mL。

西医诊断：围绝经期综合征。

中医诊断：绝经前后诸证。

证型治法：肾阳虚证，治以温补肾阳。

中医处方：

| | | | |
|---|---|---|---|
| 熟地黄 20 g | 菟丝子 20 g | 山药 15 g | 黄芪 20 g |
| 党参 20 g | 肉桂 4 g | 紫石英 20 g | 酒萸肉 10 g |
| 鹿角霜 20 g | 黄连 9 g | 杜仲 20 g | 远志 10 g |
| 砂仁 6 g | 川芎 10 g | 当归 20 g | 茯神 10 g |
| 白术 10 g | 枸杞子 15 g | 五味子 10 g | |

共 14 剂，水煎服，每天 1 剂，分早晚温服。嘱患者以积极心态适应绝经期的生理变化，服药期间合理调理饮食、作息，加强运动，良好人际交往，不适随诊。

二诊（2019 年 1 月 19 日）：末次月经为 2019 年 1 月 13 日，量少，色淡，持续 3 天干净。诉服药后乏力好转，身暖，手脚冰凉感去其大半，腰腹冷痛好转，睡眠状态改善，但仍有入睡困难，脱发多，每次梳头头发掉一把。守上方，加何首乌 10 g、夜交藤 10 g，共 14 剂，水煎服，每天 1 剂，分早晚温服。

三诊（2019 年 2 月 13 日）：患者诉畏寒乏力改善，身体有明显温煦感，无手足冰凉感，无腰腹冷痛，睡眠质量明显提升，脱发较前减少。向楠教授认为药已对症，无须更方，再予原方 10 剂口服。

四诊（2019 年 3 月 2 日）：患者自觉诸症好转，情绪佳，畏寒、失眠症状明显改善，患者要求服用膏剂，上方加量烊化制膏，以蜂蜜调之，冲服，早晚温服。病情稳定，调理后随访 3 个月未复发。

**按语：**患者就诊时面色显晦暗，精神差，语声低微，形体消瘦，腰背冷痛，夜尿频数，属肾阳虚惫，命门火衰，阳气不能外达，经脉失于温煦，故面色晦暗，精神萎靡，脱发严重；肾阳虚，失于温煦，不能蒸腾，膀胱气化无力，则小便清长，夜尿频数；患者睡眠差，入睡难，易惊醒，醒后不易入睡，属肾阳虚衰，心阳不足，心肾不交；舌淡，苔薄白，脉沉细，皆肾阳虚衰之象。根据实验室检查及临床表现诊断为：绝经综合征，辨证为肾阳虚证。

观师之遣方用药，予右归丸合交泰丸加减，以温肾扶阳为主，交通心肾为辅。肾，藏精，为先天之本；肾主天癸，肾气盛则天癸至，方中菟丝子、紫石英、鹿角霜入肾经，既补肾壮阳，又强筋骨，固精缩尿，温宫益血，熟地黄补血滋阴，填精益髓，意在阴中求阳，党参、黄芪益气助阳，山药益气、补肾益精，助消化、敛虚汗，白术健脾益气、固表止汗，枸杞子滋补肝肾、益精明目，山茱萸补益肝肾、收涩固脱，五味子收敛固涩、益气生津、补肾宁心，予肉桂、黄连交通心肾，茯神、远志、夜交藤安神益智宁心，方中还加上川芎、当归、白术补血活血，血助气行，滋养全身，诸药相合，共奏补肾壮阳、交通心肾、调理冲任之功。

（邓阿黎 湖北中医药大学/湖北省中医院 教授/主任医师；

余小莹 黄冈市中心医院 住院医师）

**2. 围绝经期综合征属肝肾阴虚案**

黄某某，女，53岁。就诊日期：2019年4月13日。

主诉：潮热盗汗、心烦失眠3年余。

现病史：患者于3年前绝经，绝经后出现潮热盗汗、乏力、心烦、易怒、健忘，并伴有心慌、气短等不适症状，睡眠差，夜尿1～2次，日渐加重，有时无法正常生活和工作，自以为心血管系统疾病，曾到心血管科就诊，医师诊断为神经官能症，给予营养心肌、改善心脑血管药物（具体不详），治疗2周后，仍无明显改善，上述症状持续至今，患者无法忍受，遂来求诊于向楠教授。

既往史：既往无高血压、糖尿病、冠心病、甲亢等病史；孕产史：G3P1A2。1995年、2000年分别行人流1次，2002年顺娩一活女婴。手术史：2007年因宫外孕行左侧卵巢切除术。

诊查：舌红苔少，脉弦细数。

实验室检查：AMH 0.03 ng/mL，FSH 85.71 mIU/mL，LH 37.65 mIU/mL，$E_2$ 34.51 pg/mL，PRL 1.12 ng/mL，P 0.21 ng/mL，T 0.25 ng/mL。

西医诊断：围绝经期综合征。

中医诊断：绝经前后诸证。

证型治法：肝肾阴虚证，治以滋补肝肾、填精益髓。

中医处方：

| | | | |
|---|---|---|---|
| 熟地黄 15 g | 山药 15 g | 菟丝子 20 g | 墨旱莲 20 g |
| 枸杞子 15 g | 山茱萸 10 g | 煅牡蛎 30 g | 茯神 15 g |
| 太子参 20 g | 黄芪 20 g | 龟板 15 g | 怀牛膝 20 g |
| 炒白术 10 g | 鹿角霜 20 g | 当归 20 g | 川芎 10 g |
| 炒白芍 10 g | 柴胡 10 g | | |

共7剂，水煎服，每天1剂，分早晚温服。

二诊（2019年4月20日）：患者自诉服药后潮热盗汗、心烦易怒，心悸少寐等症状较前好转，时有乏力气短，睡眠仍欠佳，纳可，二便调，诸症缓解。向楠教授认为药已对症，守原方加酒女贞子15 g、合欢皮15 g，予14剂口服。

三诊（2019年5月20日）：患者对师感激不尽，诉因五一期间去外地未归，自行按原方抓药 7 剂口服。今复诊，潮热盗汗症状基本消失，心烦失眠，乏力气短等症状很少出现，余症较前明显改善，夜寐安，已能够有序进行日常生活和工作。

**按语**：向楠教授诊之，患者以肝肾阴虚为本，治以滋补肝肾、填精益髓为主，方用左归丸和逍遥丸加减。方中使用熟地黄补血滋阴、益精填髓，山药益气生津、补虚敛汗，墨旱莲、枸杞子补益肝肾、养血明目，龟板滋阴潜阳、补肾健骨、养心安神，君臣相互配合，共同滋补肝肾之阴，使阴液得以上充髓窍，下输全身。鹿角霜、菟丝子、怀牛膝滋补肝肾、强筋骨，山茱萸收涩固脱、固精缩尿，当归养血活血、调经止痛，白芍活血柔肝、敛阴收汗，川芎行气活血、化瘀止痛，柴胡疏肝解郁，合欢皮解郁安神、调节情绪。煅牡蛎入肝肾经，敛阴潜阳、重镇安神，太子参益气养阴，黄芪、炒白术健脾益气，止汗补虚，茯神安神益智，全方共奏滋补肝肾、填精益髓之功。向楠教授认为本案例病理基础为肝肾阴虚，运用古方在温补肝肾基础上，加以益气养阴之品，根据患者具体症状及舌脉临证加减，方得标本兼顾，共奏良效。

（邓阿黎　湖北中医药大学/湖北省中医院　教授/主任医师；

余小莹　黄冈市中心医院　住院医师）

### 3. 围绝经期综合征属气阴两虚案

刘某某，女，48 岁，职员。就诊日期：2019 年 3 月 16 日。

**主诉**：月经量少半年余，伴潮热盗汗数周。

**现病史**：末次月经为 2019 年 2 月 22 日，平素月经周期 35～38 天，经期 3 天，量少，色暗红，夹血块。近半年，月经量逐渐减少，面黄起褐色斑，时有神疲乏力，汗出气短。近期夜间潮热盗汗，日益加重，伴头晕目眩，心悸，咽干，手足心热，腰酸耳鸣，尿少、尿频，排尿困难，便结，睡眠质量差多年，入睡难，多梦易醒，同房阴道干涩疼痛。孕产史：G2P2。分别于 2002 年、2008 年顺娩一活胎。诊其面色蜡黄，神疲乏力，精神不佳，触其手掌汗多。

**诊查**：舌红绛，苔少，脉细数无力。妇科检查：阴道干涩，白带少，宫颈尚光，未诉其他不适。

**实验室检查**：$E_2$ 34.51 pg/mL，FSH 26.71 mIU/mL，LH 13.65 mIU/mL。AMH 0.39 ng/mL。B 超示：子宫内膜薄，左侧卵巢内未见明显卵泡，右侧卵泡约 6 mm×4 mm，右卵巢卵泡数量小于 4 个。

**西医诊断**：围绝经期综合征。

**中医诊断**：绝经前后诸下。

**证型治法**：气阴两虚证，治以益气养阴。

中医处方：

| | | | |
|---|---|---|---|
| 熟地黄 20 g | 山药 10 g | 酒萸肉 10 g | 酒女贞子 20 g |
| 黄芪 20 g | 墨旱莲 20 g | 枸杞子 20 g | 怀牛膝 20 g |
| 龟板 10 g | 菟丝子 20 g | 阿胶 15 g | 醋五味子 10 g |
| 麦冬 10 g | 太子参 15 g | 黄连 10 g | 肉桂 3 g |
| 制远志 10 g | 当归 15 g | 白术 10 g | 炒酸枣仁 10 g |

共 14 剂，水煎服，每天 1 剂，分早晚温服。

二诊（2019 年 4 月 17 日）：末次月经为 2019 年 4 月 16 日，今为月经第 2 天，量少，色暗，无痛经。诉咽干口燥、夜间潮热、盗汗等症状减轻，睡眠仍较差。晕眩心悸、手足心热、腰酸耳鸣等症状缓解，小便短赤，排尿困难好转，大便尚可。药已基本对症，遂在原方的基础上，加盐车前子 10 g、知母 10 g、柏子仁 15 g，嘱患者月经干净后续服 10 剂，水煎服，每天 1 剂，早晚温服。

三诊（2019 年 4 月 27 日）：患者自诉口干咽燥、夜间潮热、盗汗等症状明显消失，近期睡眠可，气色佳，精神也较前振奋，潮热、心悸、手足心热、腰酸膝软等症状均大有改善。患者十分欣喜，自诉已好久没有这种精神良好的状态。向楠教授嘱咐患者，本病治疗时间较长，不可因一时症状好转而停药，须继续服药巩固，以原方 14 剂继续服用。

**按语**：患者以月经量少半年余，伴潮热盗汗就诊，向楠教授观其面色蜡黄，神疲乏力，精神不佳，细问之，知其汗出气短，头晕目眩，显为脾气虚症状；患者又自诉其午后潮热，心悸，手足心热，腰酸耳鸣，尿少便结，睡眠质量差多年（入睡难，多梦易醒），夜间潮热盗汗，同房阴道干涩，肾阴虚症状明显，结合其舌脉辨证为典型的气阴两虚证，结合其年龄、临床症状及实验室检查结果，诊断为绝经综合征。

观向楠教授之方，予生脉散加减，方中用大量滋养肾阴药物如：熟地黄益精填髓、滋养脑窍，菟丝子补肾益精、养肝明目，山药滋补肝肾，酒女贞子、墨旱莲、枸杞子、知母滋养肾阴、化生阴液、濡养全身，龟板、牛膝滋补肝肾、敛阴润燥，阿胶补气养血、滋阴润燥，予生脉散中的太子参、麦冬、五味子益气养阴、生津除烦，黄芪、白术健脾益气，气行则血行，载精液运行全身；补气与滋阴并用，气阴双补，解决主要矛盾，使机体恢复活力，方中适当加上肉桂、黄连交通心肾、养阴安神，炒酸枣仁、制远志安神益智，当归补血活血、调经止痛、润肠通便，柏子仁润肠通便，车前子清热利尿，全方补而不燥，共奏益气养阴之功。

（邓阿黎 湖北中医药大学/湖北省中医院 教授/主任医师；

余小莹 黄冈市中心医院 住院医师）

#### 4. 围绝经期综合征属心脾两虚案

方某某，女，49岁，职员。就诊日期：2019年3月13日。

**主诉：**停经伴心悸，健忘，失眠1年余。

**现病史：**停经1年余，近1年来自觉心悸，不寐，恍惚健忘，倦怠乏力，纳呆食少，情绪低落，常悲伤欲哭。曾到私人诊所就诊，给予谷维素等治疗（具体剂量不详），上述症状无明显改善，遂求诊于向楠教授，诊见患者精神差，表情淡漠，面色萎黄，偶有喘气。

**诊查：**舌红苔薄白，脉细弱。

**实验室检查：**AMH$<$0.010 ng/L。$E_2$ 12.37 pg/mL，FSH 59.26 mIU/mL，LH 18.25 mIU/mL。血常规：血红蛋白107 g/L，WBC $5.05\times10^9$ L，RBC $4.35\times10^{12}$ L，PLT总数 $135\times10^9$ L。肝肾功能无异常。血脂分析：TG 2.21 mmol/L，LDL 2.99 mmol/L，HDL 1.21 mmol/L，CHOL 5.25 mmol/L。B超提示：子宫内膜菲薄。

**西医诊断：**围绝经期综合征。

**证型治法：**心脾两虚证，治以健脾养心、益气补血。

**中医处方：**

| | | | |
|---|---|---|---|
| 党参20 g | 黄芪20 g | 熟地黄20 g | 山药20 g |
| 远志10 g | 白术10 g | 白芍10 g | 阿胶15 g |
| 茯神10 g | 酸枣仁15 g | 川芎10 g | 当归15 g |
| 怀牛膝20 g | 煅牡蛎30 g | 木香10 g | 大枣10枚 |
| 砂仁10 g | 炙甘草6 g | | |

共10剂，水煎服，每天1剂，分早晚温服，嘱患者服药期间合理调理饮食、作息，加强运动，不适随诊。

**二诊**（2019年4月17日）：患者自觉心悸、恍惚健忘、倦怠乏力等症状稍有改善，纳食少，情绪尚可，仍觉入睡困难，守原方予14剂口服。

**三诊：**（2019年5月8日）：患者复诊，诉现无喘气，心悸、恍惚健忘等症状明显改善，无明显的倦怠乏力等不适感，夜寐安，面色红润，情绪可控，气色佳，未诉特殊不适，向楠教授嘱咐守原方再服14剂，巩固疗效。

**按语：**向楠教授认为，上述诸症虽属心脾两虚，却是以脾虚为核心，气血亏虚为基础。故方中重用参、芪、术甘温之品补脾益气以生血，使气旺而血生；熟地黄滋阴补血、益精填髓，山药滋补肝肾、生津止渴，当归、川芎甘温补血养心，茯神、酸枣仁、远志宁心安神，白芍养血调经、敛阴止汗，木香辛香而散、理气醒脾，与大量益气健脾药配伍，复中焦运化之功，又能防大量益气补血药滋腻碍胃，使补而不滞，滋而不腻；煅牡蛎收敛固涩、镇静安神，怀牛膝活血止血，砂仁调和脾胃，以资化源。方中用甘草、大枣、养心安神，补脾和中，治疗脏燥，心神恍惚。共奏益气补血、健脾养心之功，为治疗心脾两虚之良方。

向楠教授在治疗绝经综合征方面积累了丰富的经验，相比于西医的激素治疗，中医药重在全身调理，多脏腑并治，本方依据归脾汤和甘麦大枣汤加减，治疗绝经综合征心脾两虚患者确有奇效。

（邓阿黎 湖北中医药大学/湖北省中医院 教授/主任医师；

余小莹 黄冈市中心医院 住院医师）

### 5. 围绝经期综合征属肾阴阳俱虚案

彭某，女，49岁，退休职员。就诊日期：2019年2月23日。

主诉：停经1年余，伴头晕、胸闷、健忘、失眠、潮热数周。

现病史：绝经1年余，患者诉近1年感头晕、胸闷、健忘、腰背冷痛，日间烘热汗出、忽寒忽热，睡眠差（易惊醒、难入眠），纳食可，二便可。孕产史：G1P2A0。2005年剖宫产双活胎。

既往史：2016年11月行开腹子宫肌瘤剔除术。2017年11月体检示：慢性子宫颈炎，巴氏二级，少量炎性细胞。近期因生活因素情绪不佳，头晕、胸闷、心烦、失眠、腰背冷痛加重。遂求诊于向楠教授，诊见患者体态偏瘦，精神差，面色暗黄有褐色斑，头汗出，言语急躁，情绪不佳。

诊查：舌淡苔薄，脉沉弱。

实验室检查：AMH<0.01 ng/mL。$E_2$ 16.96 pg/mL，FSH 95.64 mIU/mL，LH 52.65 mIU/mL。TGAb>80 U/mL，TPOAb>100 U/mL，甲状旁腺激素102 pg/L（正常值0～70 pg/L）。

西医诊断：围绝经期综合征。

中医诊断：绝经前后诸证。

证型治法：肾阴阳俱虚证，治以阴阳双补。

中医处方：

| | | | |
|---|---|---|---|
| 熟地黄 20 g | 仙茅 15 g | 巴戟天 15 g | 山药 15 g |
| 山茱萸 10 g | 酒女贞子 15 g | 旱莲草 15 g | 太子参 20 g |
| 菟丝子 20 g | 当归 20 g | 黄芪 20 g | 夜交藤 15 g |
| 阿胶 10 g | 茯神 10 g | 枸杞子 15 g | 白术 10 g |
| 杜仲 15 g | 肉桂 3 g | 知母 10 g | 黄柏 10 g |
| 砂仁 10 g | 炙甘草 10 g | | |

共10剂，每天1剂，分早晚温服。

二诊（2019 年 3 月 16 日）：患者诉头晕、胸闷、心烦、潮热、腰冷痛等症状好转，乍寒乍热症状消失，睡眠质量较前明显改善，情绪佳，二便调。望诊：面容有光泽，面部色斑较前减轻，舌淡红苔薄白，脉沉细。守上方，继续服用14 剂。

**疗效评价：**患者服药后诸症均有缓解，生活质量提高。

**按语：**向楠教授认为绝经前后肾虚精衰，"年四十而阴气自半也"，又长期劳累，情绪不佳，失眠等造成五脏损伤，从而引起诸脏功能失调，穷必极肾，肾虚是该病致病之本，又是本病进展之因，往往互为因果，形成恶性循环，肾阴阳俱虚、平衡失调是本病发生的主要机制。肾气渐衰，冲任虚损，天癸将竭，精血不足，不能濡养温煦其他脏腑，故患者体态偏瘦、面色暗黄有褐斑，出现头晕、胸闷、脾气急躁、失眠、乍寒乍热、潮热、潮红、口干咽干等多种神经系统紊乱症状。治疗当阴阳双补、补肾固本。

观向楠教授用药，方中使用二仙汤合二至丸为基础方加减，治疗肾阴阳不足之证。方中使用熟地黄补血滋阴、益精填髓，仙茅、巴戟天强筋健骨、补肾壮阳，菟丝子补益肝肾、养血明目，杜仲补肝肾、强筋骨，两药合用共同补益肾气，阿胶补血滋阴、润燥，女贞子、旱莲草补益肝肾、清热明目，山茱萸收涩固脱、收敛固汗，枸杞子滋肾养肝，砂仁、山药健脾和中，当归补血活血、润肠通便，白术健脾燥湿、固表止汗，茯神补虚、宁心安神，夜交藤养血安神、祛风通络，黄柏苦寒沉降、泻肾虚火，炙甘草调和诸药。全方平衡阴阳为主，补肾兼顾肝脾，重在益精养血；阴阳双补、补肾固本，配伍有制，因势利导，其效甚显。

在临床中向楠教授多使用补肾益精中药对机体整体调节，经现代药理学研究能显著改善机体的免疫功能及内分泌功能，在改善患者生活质量的同时，预防并降低出现心脑血管等恶性病变的风险。临证运用辨证论治，对症治疗，往往能显著减轻患者临床症状，提高生活质量。

（邓阿黎　湖北中医药大学/湖北省中医院　教授/主任医师；
朱英华　湖北中医药大学　2018 级硕士研究生）

**小结：**围绝经期综合征多在七七前后发生，多属虚证，病位在肾，又可累及肝、心和脾，常随症加减治疗。案 1 为肾阳虚证，累及到心，方用右归丸合交泰丸加减治疗；案 2 为肝肾阴虚证，方用左归丸和逍遥散治疗；案 3 为气阴两虚证，方用生脉散合用滋肾之品加减治疗；案 4 为心脾两虚证，方用归脾丸合甘麦大枣汤治疗；案 5 为肾阴阳两虚证，方用二仙汤合二至丸加减治疗。

## 十二、肥胖

### 1. 肥胖属脾肾阳虚案

吕某，女，35 岁，职员。就诊日期：2016 年 7 月 8 日。

主诉：体重增加 5 年。

现病史：患者 5 年来体重逐渐增加，目前体重达 82 kg，曾间断进行体育锻炼，体重减轻不明显。近 1 个月来自觉背部畏寒，腰骶隐痛，睡眠及纳食一般，腹胀，大便溏薄，小便正常，为求诊治，遂来湖北省中医院内分泌科就诊。

既往史：既往有"哮喘"病史 15 年。

诊查：神清，精神欠佳，形体肥胖，心肺未见明显异常，腹软无压痛反跳痛，舌质淡，苔白，脉沉。身高 171 cm，体重 82 kg，腰围 90 cm，BMI 28.04 kg/m²。

实验室检查：血生化示 TG 3.41 mmol/L ↑，CHOL 5.91 mmol/L ↑，LDL-C 3 mmol/L，HDL-C 1.12 mmol/L ↓，UA 278 μmol/L，GLU 6.12 mmol/L ↑。

西医诊断：肥胖。

中医诊断：肥胖。

证型治法：脾肾阳虚证，治以温肾健脾化痰。

中医处方：温肾健脾化痰方（自拟方）加减。

| | | | |
|---|---|---|---|
| 淫羊藿 10 g | 肉桂 5 g | 川牛膝 15 g | 茯苓 15 g |
| 陈皮 10 g | 苍术 10 g | 荷叶 30 g | 泽泻 10 g |
| 绞股蓝 10 g | 生甘草 6 g | | |

共 14 剂，每天 1 剂，水煎服，分早晚温服。嘱患者节制饮食，加强体育锻炼，可适当慢跑。

二诊（2016 年 7 月 24 日）：患者诉服药后体重减轻 2 kg，背部畏寒稍减轻，仍有腰骶部隐痛，睡眠差，纳食一般，二便正常，舌质淡，苔白，脉沉。上方加杜仲 10 g、远志 10 g、茯神 15 g，免煎颗粒剂，继服 2 个月，每天 1 剂，分早晚冲服。

三诊（2016 年 9 月 24 日）：患者诉体重共减轻 10 kg，背部畏寒、腰骶部不适明显减轻，睡眠尚可，二便正常，舌质淡红，苔薄白，脉沉。复查血生化示：TG 1.19 mmol/L，CHOL 4.51 mmol/L，LDL-C 3 mmol/L，HDL-C 1.12 mmol/L，UA 242 mmol/L，GLU 4.7 mmol/L，糖化血红蛋白 4.8%。嘱患者继服 7 剂配合饮食和运动疗法巩固疗效。

疗效评价：患者服药后体重减轻，诸症得到改善，生活质量提高。

按语：关于肥胖的描述自古有之，如《礼记》载"肤革充盈，人之肥也"；

对于肥胖的医学论述则首见于《黄帝内经》"甘肥贵人，则高粱之疾也"，《灵枢·卫气失常》将肥胖患者分类为"脂人""膏人""肉人"三种基本类型，并论述了三型的特征。朱丹溪在《格至余论》中提出"肥白人多湿""肥白人多痰饮"，指出肥胖者多为痰湿体质。"肾主水，水泛则亦为痰……而痰之本无不在肾"，说明肾与痰浊的生成关系密切。肾阳不足，易使脏腑的推动温煦功能低下，水液输布失常，停蓄凝结而成痰浊。同时肾为先天之本，肾阳为一身阳气的根本，对各脏腑起着温煦和推动作用。脾为"后天之本"，脾之健运，化生精微，则要凭借肾阳的推动，故有"脾阳根于肾阳"之说。如果肾阳不足，推动温煦不力，则致脾阳虚损，可见下利清谷、水肿等症。若脾阳久虚，水谷精微化生不足，也可损及肾阳形成脾肾阳虚证。

腰为肾之府，本案中患者首诊时有腰骶痛，背部畏寒，且舌质淡，脉沉，说明肾阳亏虚；腹胀便溏，形体肥胖，表明脾阳不振，水湿停聚，因此治宜温肾补脾。向楠教授指出肾阳虚衰、脾失健运、痰浊内聚是此类肥胖患者的主要病因。病性属本虚标实，其中本虚以脾肾阳虚为主，标实以痰浊为主，总结出"温肾、健脾、化痰"的基本治法，创立了"温肾健脾化痰方"，该方由淫羊藿 10 g、肉桂 5 g、茯苓 15 g、苍术 10 g、陈皮 10 g、荷叶 30 g 组成，临床多以此为基本方化裁。方中淫羊藿味辛、甘，其性温，归肾、肝经，有温肾壮阳、祛风除湿之功，在本方中作为君药，意在通过其温补肾阳，促进脾土的健运，达到化痰除湿的目的；肉桂味辛、甘、性大热，归肾、脾、心、肝经，有补火助阳、散寒止痛、温通经脉、引火归元的功效；茯苓味甘、淡，性平，归心、脾、肾经，能健脾和胃、利水渗湿、宁心安神，茯苓在本方中作为臣药，以健脾利水之功，来交通心肾，使脾肾俱健，痰湿自去；苍术味辛、苦，性温，归脾、胃、肝经，具有燥湿健脾、祛风散寒的功效，苍术在本方中与茯苓共为臣药，起到补气健脾、燥湿利水之功；陈皮味辛、苦，性温，归脾、肺经，能理气健脾、燥湿化痰，本方中作为佐药，以协助君、臣药之健脾化痰的作用；荷叶味苦、涩，性平，归脾、肾经，能清暑利湿，升发清阳，以荷叶为佐药，意在协助君、臣药升阳健脾化浊。诸药合用，从而起到温肾健脾、化痰祛湿的作用。

本案方药即由向楠教授经验方温肾健脾化痰方化裁而来，首诊时使用淫羊藿、肉桂温补肾阳；苍术、茯苓健脾燥湿和胃；泽泻利水渗湿；荷叶、绞股蓝减肥消脂；陈皮理气健脾，燥湿化痰；川牛膝活血并引药下行治疗腰骶痛。次诊时在原方基础上加用远志、茯神及杜仲，远志味苦、辛，性温，能安神兼祛痰，茯神宁心安神，加用杜仲以增强补肾壮骨的效果。三诊时效不更方，继服1 周以巩固疗效。经过约 3 个月的中药治疗结合限制饮食及运动疗法，患者体重减轻 10 kg，血脂异常也明显改善，疗效显著。

（周慧敏 湖北中医药大学 副教授/主治医师）

**2. 肥胖属脾虚痰湿案**

王某，女，63 岁，已退休。初诊时间：2019 年 5 月 8 日。

主诉：乏力、气短、肢体困重半年。

现病史：王某诉近半年感乏力、气短，活动后症状加重，肢体困重，近半年来体重增加至 105 kg，精神不振，为求进一步诊治，遂来湖北省中医院内分泌科就诊。患者现诉乏力、气短，活动后加重，肢体困重，精神不振，时有腹胀，夜寐欠安，纳食一般，二便尚可，未诉其他不适。

既往史：既往有高血压病史，高尿酸血症病史，糖尿病史，高脂血症病史。

诊查：BP 120/80 mmHg，神清，精神欠佳，心肺腹（一），舌暗红，苔薄白，边有裂纹，脉细。身高 156 cm，体重 105 kg，BMI 43.15 kg/m$^2$。

西医诊断：肥胖；代谢综合征。

证型治法：脾虚痰湿证，治以益气健脾、化痰利湿。

中医处方：

| | | | |
|---|---|---|---|
| 黄芪 45 g | 党参 10 g | 陈皮 10 g | 山楂 10 g |
| 神曲 10 g | 决明子 10 g | 泽泻 10 g | 茯苓 10 g |
| 石菖蒲 10 g | 苍术 10 g | 薏苡仁 40 g | 炙甘草 6 g |
| 绞股蓝 10 g | 当归 10 g | | |

共 15 剂，水煎服，每天 1 剂，分早晚温服。

二诊（2019 年 5 月 24 日）：患者诉乏力、气短较前明显好转，精神尚可，肢体困重，心情甚为愉悦，再请诊之。向楠教授以为药已对症，无须更方，仍以原方 15 剂服用即可。

按语：本案患者老年女性，自诉幼时感气虚乏力，精神不振，说明患者先天不足，脾气虚弱，运化功能失调，故水谷精微堆积聚而成脂；加之平素喜食肥甘厚腻之品，进一步加重脾的运化负担，脾气愈而虚弱；肥甘厚腻之品易于生痰湿，痰湿之邪堆积于经络，经气不通，水谷精微不化，发为肥胖。患者病程较长，痰湿之邪瘀滞日久，恐郁而化热，结合患者舌脉，此案为虚实夹杂，治法予以益气健脾、化痰祛湿，兼以清热化瘀为法。向楠教授在处方时谨守脾虚痰湿的主要病机，认为健脾化湿为治疗肥胖的主要大法，只有脾的功能正常，体内堆积的痰湿之邪才能被运化清除。

向楠教授在治疗肥胖的过程中，始终坚持整体观念、辨证论治及三因制宜思想，不拘泥于经方文献，在选方用药时真正做到随证化裁。同时，在治疗疾病时抓住根本，不舍本逐末。只有真正抓住了疾病的根本及核心，做到有的放矢，才会达到良好的疗效。

（李章青　武汉市洪山区中医医院　医师）

### 3. 肥胖属湿热困脾案

李某，男，40岁，职员。初诊时间：2019年3月13日。

主诉：神疲乏力、肢体困重2个月。

现病史：李某诉患肥胖10年余。平素应酬较多，饮食不节，喜食膏粱厚味及可乐等饮料，运动较少。自诉近2个月来感神疲乏力，肢体困重，嗜睡，口干，口中黏腻，胃脘部不适，时有头晕，夜寐欠佳，大便时有黏滞不爽，体重增加至105 kg，饮食尚可，小便正常，无腹痛腹泻，无心慌胸闷，为求进一步诊治，遂来湖北省中医院内分泌科就诊。

既往史：既往有高血压病史，糖尿病史，高脂血症病史。

诊查：BP 130/76 mmHg，神清，精神欠佳，形体均匀肥胖，心肺（—），腹部膨隆柔软，腹壁脂肪厚，舌质偏红，舌苔黄腻，边有裂纹，脉弦滑。身高180 cm，体重105 kg，BMI 32.41 kg/m²。

实验室检查：血常规、肝肾功能无异常。空腹血糖7.0 mmol/L，餐后2 h血糖9.3 mmol/L，糖化血红蛋白6.5%。血脂全套示：甘油三酯2.9 mmol/L，总胆固醇6.4 mmol/L，低密度脂蛋白4.80 mmol/L，余正常。

西医诊断：肥胖；2型糖尿病；高脂血症；高血压。

证型治法：湿热困脾证，治以健脾燥湿、清热化痰。

西医处方：①盐酸二甲双胍片0.5 mg，每天2次。②阿托伐他丁钙片1片，每晚1次。③缬沙坦胶囊1粒，一天1次。

中医处方：

| | | | |
|---|---|---|---|
| 黄芪 30 g | 党参 10 g | 陈皮 10 g | 决明子 10 g |
| 泽泻 10 g | 赤小豆 10 g | 猪苓 10 g | 黄芩 10 g |
| 荷叶 30 g | 苍术 10 g | 薏苡仁 40 g | 白术 10 g |
| 绞股蓝 10 g | 茯神 10 g | 炙甘草 6 g | |

共15剂，水煎服，每天1剂，分早晚温服。嘱患者清淡饮食，多运动，控制体重。

二诊（2019年3月28日）：患者诉体重减轻2 kg，神倦乏力、口干、嗜睡较前好转，胃脘部不适较前缓解，夜寐尚可，心中愉悦，再请诊之。舌质偏红，舌苔白腻，脉弦滑。师以为药已对症，在原方上去茯神、黄芩，加山楂10 g、神曲10 g、茯苓10 g，水煎服，每天1剂，早晚温服，继服1个月。后随诊患者体重减轻 4.5 kg，嘱其继服方药 2 个月，体重未再增加，疗效满意。

**按语：** 患者平时过食肥甘、劳逸失常，导致中焦脾胃运化失常，水湿不行，停聚为痰，变为膏脂，蓄于肌肤，日久则成肥胖。痰浊蕴于中焦，脾胃升降失司，可见胃脘部不适，口中黏腻；脾主升清，脾虚湿困，清阳不升，故见思睡、神倦乏力；湿邪黏滞，阻滞气机，下迫大肠，故大便时有黏滞不爽；痰湿困遏日久，郁而化热，可见口干；舌质偏红，苔黄腻，脉弦滑均为湿热困脾之象。故向楠教授治疗予以健脾燥湿、清热化痰。重用黄芪益气健脾，扶助正气以抵制邪气，辅以党参、陈皮增强健脾理气之功；苍术、白术健脾燥湿利水；猪苓、泽泻、赤小豆利水渗湿泄热，使湿去脾旺而痰无所生；茯神健脾宁心安神；绞股蓝益气安神以补虚，兼有调脂减肥之功效；黄芩性寒味苦，尤善清热燥湿之功；荷叶升发脾胃清阳，利湿降浊；薏苡仁清热化湿，化浊降脂。全方共奏健脾燥湿、清热化痰之功效，使脾旺健运，湿热痰邪外除，肥胖得减。二诊时患者体重减轻，热象不显，夜寐尚可，故去黄芩、茯神，加山楂、神曲消食化积、行气散瘀，茯苓健脾渗湿。

向楠教授认为本病患者需从饮食上加以控制，《素问·奇病论》云："夫五味入口，藏于胃，脾为之行其精气，津液在脾，故令人口甘也，此肥美之所发也，此人必数食甘美而多肥也。"肥胖患者应多食杂粮蔬菜，勿嗜酒及肥甘，可根据自己的活动量来获取每天所需热量。此外，向楠教授嘱患者重视运动锻炼。《望诊遵经》指出："作息无度者易致脂肥停积而成肥人。"持之以恒地适当运动不仅有助于控制体重，更能预防各种疾病的发生。本方在饮食、运动的辅助下，通过化痰降浊、燥湿健脾、清热利湿，对湿热困脾之肥胖具有良好的疗效，对于防治高血压、糖尿病、动脉粥样硬化等疾病，也有积极的意义。

（李章青 武汉市洪山区中医医院 医师）

### 4. 肥胖属湿热内蕴案

于某，男，58 岁，个体老板。初诊时间：2019 年 2 月 20 日。

**主诉：** 肥胖 25 年余。

**现病史：** 于某诉肥胖已达 25 年之久，近 3 年来，因个人业务发展需要，经常陪客户吃饭、饮酒、抽烟，肥胖加剧，体重增加。经心电图、血糖、血脂、肝功能、X 线胸片，CT 检查未见明显异常。服减肥药、减肥茶，加强体育锻炼等，效果不显著。体重达 104 kg，身高 173 cm。现患者诉身体困重，四肢无力，面红胀大如满月，目赤，口苦，口干不欲饮水，胸闷，胃脘胀满，纳呆，大便溏泻不爽，时有大便干结，灼肛，伴有疼痛，小便短赤，为求进一步诊治，遂来湖北省中医院内分泌科就诊。

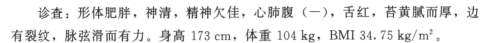

诊查：形体肥胖，神清，精神欠佳，心肺腹（一），舌红，苔黄腻而厚，边有裂纹，脉弦滑而有力。身高 173 cm，体重 104 kg，BMI 34.75 kg/m²。

证型治法：湿热内蕴、痰湿壅盛证，治以清热利湿、健脾祛痰。

西医诊断：肥胖。

中医处方：

| | | | |
|---|---|---|---|
| 黄连 30 g | 干姜 30 g | 陈皮 10 g | 山楂 10 g |
| 神曲 10 g | 决明子 10 g | 泽泻 10 g | 茯苓 10 g |
| 荷叶 30 g | 苍术 10 g | 薏苡仁 40 g | 炙甘草 6 g |
| 绞股蓝 10 g | 法半夏 10 g | | |

共 15 剂，水煎服，每天 1 剂，分早晚温服。

二诊（2019 年 3 月 6 日）：服药后，患者口苦、胸闷、胃胀等症状有所减轻，唯大便仍干，2 天一行。守上方加用大黄 10 g、枳实 10 g，继服 7 剂后，症状消除，舌脉基本正常，大便每天 1 次，小便尚可。后减大黄、枳实，继用 14 剂，患者自觉身体轻松，精神慧爽。因服汤药不便，将上方调整剂量做成药丸，坚持长期服用。每丸重 10 g，每天 3 次，每次 3 丸。在治疗用药期间，嘱患者禁烟酒，节饮食，加强锻炼。连用 3 月余，休重已减轻 15 kg，患者心情愉悦，继续坚持随访用药。

**按语：**患者形体肥胖，多湿多痰，内湿素盛，加嗜酒，抽烟，食肥甘厚腻之品，少锻炼，湿郁日久化热，湿热内蕴，结于脾胃，受纳运化失职，升降失常，故胸闷、胃脘胀满；湿热内蕴上泛，故口苦、口干不欲饮水，面红、目赤；湿性黏滞重浊，湿热阻滞，故身困重，大便溏泻不爽，时有干结、灼肛，伴有疼痛，小便短赤不利；舌质红，苔黄腻而厚，脉弦滑而有力，均为湿热之象。向楠教授认为治湿热之症最难，清热之药多苦寒，以寒治热，用之稍过，损伤脾阳而助湿；利湿之药多温燥，以温治湿，非温不化，用之太过，伤阴而助热。清热而不碍湿，燥湿而不助热是治湿热症之关键。因此，方中黄连、苍术、干姜合用，清热燥湿而不助热；法半夏温性弱，燥湿化痰，降逆和胃；陈皮理气燥湿化痰，助半夏祛痰之力，化痰与行气相结合，气顺则痰消。痰之所成，邪之本在湿，脏之本在脾。《时方歌括》中记载"痰之本，水也，茯苓制水，以治其本"，因此配以甘淡之茯苓，佐以泽泻淡渗，增强利水之力，利水渗湿健脾，湿去脾健，痰无以生。绞股蓝味甘入脾，健脾益气。山楂、神曲合用，消食化积，行气活血。《证治要诀》中记载："荷叶服之，令人瘦劣。"此方中加用荷叶、山楂、神曲以增强降脂减肥之功效。决明子性味甘咸寒，兼入大肠经而能清热润肠通便，现代动物实验研究表明，决明子水煎剂能明显抑制大鼠的体重的增加，而且不影响摄食。薏苡仁甘淡导下，渗利湿热而健脾，使湿热从下而去。全方使得脾气健旺，湿热分消，降脂减肥，体重可减。

向楠教授在治疗肥胖时围绕治本之脏在于脾，兼顾湿热、痰湿、瘀血之邪气，扶正与祛邪并重，正气不足时，鼓舞正气，机体正气旺盛以驱邪外出；正气充足时，以祛邪为主，兼顾正气，以避免祛邪太过损伤正气，充分体现了中医整体观念与辨证论治的思想，为我们临床治疗肥胖提供了理论指导，受益颇多！

（李章青　武汉市洪山区中医医院　医师）

## 十三、痤疮

### 1. 痤疮属肺胃积热案

刘某，女，28 岁，营业员。就诊日期：2016 年 3 月 12 日。

主诉：面部红色丘疹 2 月余。

现病史：患者平素体健，喜食火锅等辛辣刺激食物，2 个月前无明显诱因出现面部红色丘疹，以两颊及鼻部为甚，微痒不痛，无脓疱，伴有口干喜冷饮，痞满纳差，睡眠正常，小便黄，大便超过 4 天未行，月经正常。曾外用膏药治疗（具体不详），症状改善不明显，为求进一步治疗，遂来湖北省中医院内分泌科就诊。

诊查：舌质红，苔黄，脉滑数。

实验室检查：女性激素全套检查指标均在正常范围。

西医诊断：痤疮。

中医诊断：肺风粉刺。

证型治法：肺胃积热证，治以清热解毒，佐以通腑泄热。

西医处方：阿达帕林凝胶 1 盒，外用。

中医处方：五味消毒饮合小承气汤加减。

| | | | |
|---|---|---|---|
| 黄芩 10 g | 野菊花 10 g | 蒲公英 10 g | 紫花地丁 10 g |
| 金银花 10 g | 知母 10 g | 天花粉 10 g | 厚朴 10 g |
| 枳实 10 g | 白芷 10 g | 生甘草 6 g | 生大黄 10 g（后下） |

共 7 剂，水煎服，每天 1 剂，分早晚温服。

嘱患者用温水洗脸，忌食辛辣刺激性食物，慎用化妆品。

二诊（2016 年 3 月 19 日）：患者诉服药后面部无新皮疹出现，原有红色丘疹颜色有所消退，痞满症状消失，大便通畅，质稍稀，一天 1 行，再请诊之。上方去大黄、枳实，14 剂继服。

疗效评价：患者服药后诸症得到改善，生活质量提高。

**按语：**痤疮俗称"青春痘"，属于中医"肺风粉刺""酒刺"范畴。在青年人群中有较高的发病率，它不仅是皮肤科门诊的常见病，也是内分泌科门诊经常诊治的疾病之一。《医宗金鉴·外科心法》曰："肺风粉刺，此症由肺经血热而成，每发于鼻面，起碎疙瘩，形如黍屑，色赤肿痛，破出白粉汁。"又如《外科大成·肺风酒刺》记载："肺风酒刺……由肺经血热郁滞不行而生酒刺也。"向楠教授认为本病早期多因肺经风热，热邪上蒸头面，郁阻于皮肤，积聚于皮毛而发为痤疮。又因近年来饮食结构和生活习惯的改变，许多患者长期嗜食辛辣刺激或肥甘厚味之品，极易导致胃肠热盛或湿热蕴结，可有痞满纳差，大便燥结不通等阳明腑实轻证的表现，故向楠教授指出痤疮早期病位多在肺胃二经。肺外合皮毛，开窍于鼻，足阳明胃经起于鼻旁迎香穴，下行属脾络胃，此案患者素体阳热偏盛，痤疮好发部位亦在鼻部，大便秘结，痞满不适，可见病位在肺胃，肺胃蕴热，循经上蒸，血随热行，上壅于头面部，而发为红色丘疹。

本方实为五味消毒饮合小承气汤化裁而成，方中金银花味甘、微苦，性寒，善解上焦和肌表之毒邪，具有清热解毒、疏散风热之功，自古有"疮科圣药"之称；黄芩善清上焦肺热；野菊花疏散风热；紫花地丁苦泄辛散，既能凉血消肿，又能消痈散结；而《本草正义》中记载"蒲公英其性清凉，治一切疔疮、痈疡、红肿热毒诸证"，与紫花地丁相配，善清血分之热结。现代药理学研究证明，金银花、野菊花、紫花地丁、蒲公英均具有广谱抗炎作用，对金黄色葡萄球菌、溶血性链球菌等均具有较强的抑制作用，同时可促进白细胞的吞噬作用。小承气汤为治伤寒阳明腑实轻证主方，方中大黄通腑泄热，厚朴行气散满，枳实破气消痞，诸药合用，可以轻下热结，除满消痞。且生大黄善解疮疡热毒，攻毒尤有特效，并借其泻下通便的作用使热毒下泄。天花粉与知母能滋阴润燥，白芷能祛风止痒。二诊时患者症状改善明显，大便通畅，宜中病即止，原方去大黄和枳实等泻下破气之品，防泻下太过，耗伤正气。诸药合用，使肺胃热毒消散，痤疮自愈。

（周慧敏　湖北中医药大学　副教授/主治医师）

**2. 痤疮属阴虚内热案**

李某，女，26岁，职员。就诊日期：2016年5月12日。

主诉：再发面部暗红色丘疹半年。

现病史：患者半年来无明显诱因反复出现面部红色丘疹，以下颌部为甚，多在月经来潮前加重，部分丘疹形成有小结节，无脓疱，伴有口干喜饮，睡眠多梦易醒，二便正常，月经量少。为求中药治疗，遂来湖北省中医院内分泌科就诊。

诊查：舌红，苔薄黄，脉细数。

西医诊断：痤疮。

中医诊断：粉刺。

证型治法：阴虚内热证，治以清热养阴。

西医处方：阿达帕林凝胶，外用。

中医处方：

滋阴清热方（自拟方）加减。

| | | | |
|---|---|---|---|
| 知母 10 g | 天花粉 10 g | 生地黄 10 g | 女贞子 10 g |
| 桑葚 10 g | 枸杞子 10 g | 石斛 10 g | 玫瑰花 10 g |
| 月季花 6 g | 合欢花 10 g | 夜交藤 10 g | 酸枣仁 10 g |

共 14 剂，免煎颗粒剂，每天 1 剂，分早晚冲服。

嘱患者用温水洗脸，忌食辛辣刺激性食物，慎用化妆品。

二诊（2016 年 5 月 26 日）：患者诉服药后面部无新红疹出现，原有丘疹颜色有所消退，睡眠改善明显，月经来潮，经量少。再请诊之。守上方，14 剂继服。

疗效评价：患者服药后诸症得到改善，生活质量提高。

**按语：**现代医学认为，痤疮的发病主要责之雄激素水平升高，导致皮脂腺功能亢进，皮脂腺分泌增多，痤疮杆菌大量繁殖，皮脂腺分泌导管角化，毛囊口被堵塞，引起局部炎症反应，形成炎性丘疹、脓疱及结节。西医治疗以局部外用药物（维 A 酸类、硫黄洗剂等）、糖皮质激素、抗雄激素治疗等为主，具有疗程长、副作用多的缺点，因此中医中药治疗痤疮具有明显优势。

向楠教授指出年轻女性患者的痤疮多与肝肾关系密切。"女子以肝为先天"，肝五行属木，肝藏血，能调畅人体的气机，肾五行属水藏精，肝肾同源，肝肾之阴相生相长，相互制约，共同维持人体的阴阳平衡。女性患者发病根本病因为肾阴不足，冲任失调，相火过旺致肺胃血热，上熏面部而发为痤疮。患者常伴有月经不调，病情轻重亦与月经来潮有关，且往往有不寐、月经量少等肾阴不足之象，这与其长期精神紧张、睡眠不足以致内分泌失调有关。

经过多年的临床实践，向楠教授创立了滋阴清热方，基本方为：知母 10 g、天花粉 10 g、石斛 10 g、生地黄 10 g、女贞子 10 g、桑葚 10 g、枸杞子 10 g、玫瑰花 10 g、月季花 6 g。随症加减：伴见便秘者，加柏子仁 10 g、火麻仁 10 g；伴失眠多梦者，加酸枣仁 10 g、合欢花 10 g、夜交藤 10 g、茯神 10 g。向楠教授指出此型患者的治疗应以滋补肝肾之阴为要，佐以清热、疏肝、理气之品。方中知母清热泻火，滋阴补肾；生地黄清热凉血，养阴生津；石斛、天花粉滋阴清热，益胃生津，清中有补，补中有清；女贞子、枸杞子、桑葚补肝肾之阴；玫瑰花、月季花疏肝理气，活血调经；该患者睡眠差，故在基本方中加入酸枣仁、夜交藤养阴安神。复诊时患者痤疮及睡眠症状明显改善，效不更方，原方继服14剂，共奏滋阴清热之功。

（周慧敏　湖北中医药大学　副教授/主治医师）

**3. 痤疮属肝郁脾虚案**

王某，女，29岁，职员。就诊日期：2016年11月2日。

主诉：面部暗红色丘疹1月余。

现病史：患者平素性格内向，郁郁寡欢，1个月前无明显诱因出现面部红色丘疹，以两颊部为甚，部分丘疹形成有小结节，无脓疱，纳差，大便溏薄，多梦易醒，月经先后不定期，时有痛经，经色瘀暗。为求诊治，遂来湖北省中医院内分泌科就诊。

诊查：形体偏瘦，面色萎黄，舌体胖大，边有齿痕，苔薄黄，脉弦细。

西医诊断：痤疮。

中医诊断：粉刺。

证型治法：肝郁脾虚证，治以健脾利湿、疏肝解郁。

西医处方：夫西地酸乳膏，外用。

中医处方：

| | | | |
|---|---|---|---|
| 炒白术15 g | 太子参10 g | 茯苓15 g | 丹参10 g |
| 合欢花10 g | 远志10 g | 薏苡仁20 g | 陈皮10 g |
| 玫瑰花10 g | 月季花6 g | 益母草10 g | 香附10 g |
| 郁金10 g | 甘草6 g | | |

共14剂，免煎颗粒剂，每天1剂，分早晚冲服。嘱患者用温水洗脸，忌食辛辣刺激性食物，慎用化妆品。

二诊（2016年11月16日）：患者诉服药后原有丘疹颜色有所消退，睡眠好转，月经来潮，经色瘀暗，夹有血块，再请诊之。上方加刘寄奴10 g，7剂继服。

疗效评价：患者服药后诸症得到改善，生活质量提高。

**按语**：近年来中医传统观念认为痤疮的发病与热、毒有关，多以清泄肺热或清热解毒等法治疗。向楠教授指出治疗痤疮需审证求因，辨证论治，不应固守一法。临床上有部分痤疮患者表现为舌体胖大、边有齿痕的脾虚之象，除面部痤疮外，还多伴有面色萎黄、纳差等症状，故不能单用清热泻火之法，女性患者还可伴有月经不调，痛经，夹有血块的症状，向楠教授临证时多加用益母草、泽兰、刘寄奴等活血调经之品。

针对此案患者应从肝脾着手治疗。患者形体消瘦，面部萎黄，纳差便溏，舌体胖大，边有齿痕，均为脾虚湿盛的表现，湿阻中焦，气机升降失常，从而影响肝之疏泄调达功能，患者郁郁寡欢，情绪低落。肝失疏泄，肝郁脾虚，导致内分泌失调，出现痤疮、失眠、月经不调等病证。方中白术、太子参、茯苓、甘草实为四君子汤，能益气健脾；薏苡仁健脾利湿止泻；陈皮理气和中；丹参配远志能养心安神；合欢花、香附、郁金疏肝解郁；玫瑰花、月季花、益母草活血调经。

"治上焦如羽，非轻不举"，即治疗一些上焦或是头面的疾病，需要用轻清的药物轻量予之。笔者侍诊中发现向楠教授临证善用花类治疗痤疮、黄褐斑等内分泌失调病证，因许多花药都具有疏肝解郁、行气散结之功。向楠教授常用的花类中药有玫瑰花、月季花、合欢花、红花、野菊花、金银花等，可根据不同证型灵活选用。其中玫瑰花为蔷薇科植物玫瑰的干燥花蕾，味甘、微苦，性温，归肝、脾经，能理气解郁、和血调经，与月季花同用以祛斑疗疮，发挥祛痘、淡斑的效果，与益母草、丹参、刘寄奴同用能增其活血调经作用；合欢花为豆科植物合欢的花或花蕾，甘，平，入心、脾等经，擅长舒郁安神，理气活络，合欢花"安五脏，和心志，令人欢乐无忧"（《神农本草经》），"能养血"（《本草便读》），尤其适合肝郁睡眠差的患者；月季花为蔷薇科植物月季的干燥花，甘，温，入肝、肾经，《本草纲目》谓之"活血，消肿，解毒"，对月经不调、痛经、痈疖肿毒均有较好疗效。二诊时患者痤疮及睡眠症状明显改善，但月经量少，夹有血块，故加用刘寄奴加强活血调经力量，诸药合用，共奏健脾利湿、疏肝解郁、活血调经之功。

（周慧敏　湖北中医药大学　副教授/主治医师）

## 十四、其他内分泌相关疾病

### 1. 性早熟属阴虚火旺案

沈某，女，5岁。初诊时间：2015年7月15日。

主诉：发现双侧乳房增大2周余。

现病史：家长于2周前给患儿洗澡时发现双侧乳房增大，轻微压痛及胀痛，白天出汗多，活动后尤甚，平素喜食甜品及油炸食品，易急躁，睡眠可，与父母未分床睡，大便2～3天一行，质偏干，小便可。

诊查：身高125 cm，体重29 kg，神志清楚，精神可，形体稍胖，双侧乳房B2期，外阴PH2期，外阴稍红，可见淡黄色分泌物，量少。舌质红，苔黄稍厚，脉弦滑。

实验室检查：查彩超示双乳增大（右乳 4.1 cm×1.0 cm，左乳 4.1 cm×1.0 cm）。子宫未见明显异常（大小 1.8 cm×1.4 cm×0.8 cm），卵巢（右侧 1.3 cm×1.0 cm，左侧 1.4 cm×0.7 cm）。X 线骨龄示 6 岁。性激素水平：$E_2$ 32.82 pg/mL，FSH 4.9 mIU/mL，LH 0.28 mIU/mL。性激素激发试验结果 LH 峰值＞5 mIU/mL，且 LH 峰值/FSH 峰值＝0.715。甲状腺功能、头颅磁共振未见异常。

西医诊断：中枢性性早熟。

中医诊断：性早熟。

证型治法：阴虚火旺兼痰湿，治以滋阴降火、健脾化湿。

中医处方：九味楮实方加减。

| | | | |
|---|---|---|---|
| 楮实子 10 g | 知母 10 g | 黄柏 6 g | 柴胡 10 g |
| 枳壳 10 g | 郁金 10 g | 薄荷 6 g | 夏枯草 15 g |
| 橘核 15 g | 荔枝核 15 g | 荷叶 20 g | 泽泻 15 g |
| 山楂 10 g | 苍术 10 g | 决明子 10 g | 黄芩 6 g |

石菖蒲 6 g

免煎剂，共 7 剂，温水冲服。嘱患儿遵服此方 1 周后复诊。

二诊（2015 年 7 月 25 日）：患儿服药后诉双侧乳房胀痛及压痛明显缓解，无其他特殊不适。继服前方 14 剂。

三诊（2015 年 8 月 12 日）：患儿双侧乳房较前明显变小，无压痛及胀痛，外阴未见分泌物，激怒情绪缓解。

诊查：体重 29 kg，神志清楚，精神可，双乳 B1 期，外阴 PH1 期，未见明显分泌物。舌质红，苔黄，脉滑。守原方加海藻 10 g、浙贝母 10 g 以加强散结消肿之功，28 剂口服。

四诊（2015 年 10 月 10 日）：家长诉患儿服药后双侧乳核基本消退，无压痛，便自行停药 4 周，现患儿双侧乳房明显变小，变软，无压痛，无其他不适。

诊查：身高 126.7 cm，体重 30 kg，神志清楚，精神可，双侧乳房 B1 期，外阴 PH1 期，不红，未见分泌物。舌质红，苔黄稍厚，脉滑。复查性激素：$E_2$ 22.02 pg/mL，FSH 2.2 mIU/mL，LH 1.7 mIU/mL。彩超：双乳（右 3.9 cm×0.8 cm，左 3.8 cm×0.9 cm）；子宫（大小 1.6 cm×1.4 cm×1.1 cm）；卵巢（右侧 1.0 cm×0.9 cm，左侧 1.1 cm×0.9 cm）。随访 1 个月，病情稳定，无反复。

**按语**：九味楮实方由楮实子、知母、熟地黄、白芍、橘核、荔枝核、柴胡、枳壳、郁金等组成。方中楮实子，性寒能清热，味甘，入肝、脾、肾经，具有滋肾清肝兼健脾之功，知母苦甘寒，能清热泻火、滋阴润燥，二者合用同为君药，相得益彰，共奏清泻肝火、滋养肾水之功；熟地黄，甘温，可补血养阴，白芍，苦微寒，能养血敛阴、柔肝止痛，二者共为臣药，加强滋补肝肾之功，助君药以柔肝，泻肝火，补肾阴；另有苦平之橘核，苦温之荔枝核，同归肝经，二者均可理气散结，消乳核；方中加以少量苦寒之柴胡，以梳理肝气，枳壳苦温，以行气开胸、宽中除胀，郁金行气解郁、活血止痛，三药行气之功使全方补而不滞，共为佐使药。诸药合用攻补兼施，寒温得益，补而不滞。

患儿沈某，因双侧乳房的提前发育前来就诊，详细追问病史得知患儿平素易急躁，喜食甜食及油炸食品，据此分析，双侧乳房及阴器为肝经所过，且患儿平素易急躁，舌质红，脉弦滑，外阴可见黄色分泌物，此皆为肝火旺盛，循经上炎或下注所致；喜食甜食及油炸食品，此类厚腻之品易酿生湿热，故见患儿形体偏胖，苔厚，带下色黄。辨为阴虚火旺兼痰湿型，首诊时方选九味楮实方，但因患儿病初兼有痰湿，不宜滋补，故九味楮实方中去滋补之熟地黄，加既能行气又能疏肝清热之薄荷、郁金，加石菖蒲、苍术、黄芩以健脾化湿兼清上中焦之火热，以荷叶、泽泻、山楂、决明子利湿滑肠通便，以祛痰湿，夏枯草与荔枝核、橘核配伍以增强其消乳核之功。患儿服上方21天后乳核变小，不伴触痛，外阴分泌物减少，治疗有效，故三诊时守原方加海藻、浙贝母以加强散结消肿之功，服用28天后，双侧乳核基本消退，变软，无压痛，复查性激素水平及双乳、子宫附件彩超，各项指标均下降，停药随访1年，病情无反复。

（邓丽华　湖北省中医院　医师）

**2. 肥胖属痰湿郁热案**

陈某，男，14岁，学生。就诊日期：2019年5月27日。

主诉：发现患儿体重增长较快2年余。

现病史：患儿2年以来体重增长较快，形体肥胖，平素纳佳，眠可，偶有胸闷，心慌不适，无头昏，二便调。

既往史：2017年诊断为"轻度高血压"，服药后缓解（具体用药不详）。

诊查：BP 120/78 mmHg，身高176 cm，体重83 kg，BMI 26.79 kg/m$^2$。形体肥胖，胖大舌，舌红，苔白厚腻，脉滑。

实验室检查：常规血脂全套、血糖、肝肾功能、心电图等无异常。

西医诊断：肥胖。

中医诊断：肥胖。

证型治法：痰湿郁热，治以健脾渗湿、行气清热。

中医处方：荷泽汤（自拟方）加减。

| | | | |
|---|---|---|---|
| 荷叶 20 g | 泽泻 20 g | 川芎 10 g | 知母 10 g |
| 茯苓 10 g | 苍术 10 g | 炒白术 10 g | 山楂 10 g |
| 白芍 10 g | 枳壳 10 g | 黄芩 6 g | 丹参 10 g |
| 柴胡 10 g | 车前子 10 g | 车前草 10 g | 冬瓜子 10 g |
| 青皮 10 g | 陈皮 10 g | 炙甘草 6 g | |

共 7 剂，水煎服，每天 1 剂，分早晚温服。

二诊（2019 年 6 月 3 日）：患儿诉胸闷症状仅出现 1 次，纳寐可，二便调。

诊查：神清，形体肥胖，咽不红，心肺未见明显异常，舌质红，苔薄白，脉细。

中医处方：守上方，加石菖蒲 15 g、决明子 20 g、火麻仁 15 g，共 7 剂，水煎服，每天 1 剂，早晚温服。

三诊（2019 年 7 月 1 日）：服药期间未见胸闷，气短不适，纳寐可，大便每天 1 行，质干，小便可。

诊查：BP 124/74 mmHg，体重 80 kg，BMI 25.83 kg/m²。神清，形体肥胖，舌质红，苔薄白，脉滑数。

中医处方：守上方去决明子，加枳实 10 g、厚朴 10 g，共 14 剂，水煎服，每天 1 剂，早晚温服。

四诊（2019 年 7 月 5 日）：服药后大便仍较干，未诉其他不适，纳寐可，小便正常，BP 124/70 mmHg，体重 80 kg，BMI 25.83 kg/m²。舌质红，苔薄白，脉滑数。

中医处方：荷泽汤加减。

| | | | |
|---|---|---|---|
| 荷叶 20 g | 泽泻 20 g | 川芎 10 g | 知母 6 g |
| 山楂 15 g | 茯苓 20 g | 苍术 15 g | 炒白术 15 g |
| 决明子 20 g | 桂枝 20 g | 益智仁 15 g | 补骨脂 10 g |
| 车前子 15 g | 炙甘草 6 g | | |

共 14 剂，水煎服，每天 1 剂，分早晚温服。

按语：对于肥胖的认识，早在《黄帝内经》就有记载，其中就提到"凡治消瘅仆击，偏枯痿厥，气满发逆，肥贵人，则高粱之疾也"，说明肥胖与摄入过多有关，在治疗方面，《丹溪心法·中满》提出肥胖应从湿热及气虚方面着手。脾主健运，运化饮食，患儿摄入较多，造成脾的运化功能失常，无法正常消化饮食，从而堆积在体内，且脾主肌肉，运化水湿，脾失健运，湿聚成痰，痰停留在四肢故而肌肉丰满，形体肥胖，循环往复，脾气不足，无法化生水谷精微，也无法化生血液濡养心脏，因此出现胸闷、心慌等气血不足类症状。

针对痰湿化热型肥胖，以荷泽汤为主方，治拟健脾渗湿、行气清热，该方由荷叶、泽泻、川芎、知母、茯苓、苍术、炒白术、山楂、炙甘草组成，其中荷叶、泽泻为君药淡渗利湿，苍术、炒白术、茯苓为臣药健脾祛湿，恢复脾胃的运化功能，山楂专消膏脂，川芎行气祛湿，知母清热三药合用为佐药，炙甘草调和诸药为使药。一诊中加丹参补气行血，陈皮、青皮、枳壳疏肝行气，车前子、车前草、冬瓜子辅助君药淡渗利湿，黄芩、柴胡苦寒清热，二、三诊加决明子、火麻仁、枳实、厚朴行气润肠通便，四诊考虑患儿脏腑尚未完全充备，且长期疾病受累，加益智仁、补骨脂温肾健脾以补先后天不足，桂枝温阳化气以祛湿，合茯苓、炒白术、炙甘草三药有苓桂术甘汤之意。

（刘友桂　杭州市中医院　住院医师）

**3. 厌食属脾虚夹积案**

陈某，女，5岁8个月，2018年9月22日初诊。

主诉：纳差1年余。

现病史：患儿1年前无明显诱因出现纳差，食量少，食欲不振，时有腹痛，进食后可自行缓解，伴口臭，汗出可，睡眠可，大便2～3天1次，质干，状如羊屎，小便可。

诊查：身高113 cm，体重18 kg，面色欠华，形体偏瘦，腹软，无压痛及反跳痛，舌红，苔薄白，脉细。

西医诊断：厌食症。

中医诊断：厌食。

证型治法：脾虚夹积，治以健脾益气、消积助运。

中医处方：七味白术散加减。

| | | | |
|---|---|---|---|
| 太子参10 g | 茯苓10 g | 炒白术10 g | 木香10 g |
| 藿香10 g | 葛根10 g | 山药10 g | 鸡内金10 g |
| 厚朴10 g | 枳实10 g | 炙甘草6 g | |

共7剂，颗粒剂，每天1剂，分2次，开水冲服。

二诊（2018年9月29日）：患儿家属诉患儿饮食量较前增加，晨起仍有口臭，无腹痛，大便1～2天1次，质软，眠可，小便可。

诊查：面色欠华，舌淡，苔薄白，脉细。

中医处方：守上方，加柴胡6 g、佛手10 g。共14副，颗粒剂，每天1剂，分2次，开水冲服。

三诊（2018年10月10日）：患儿家属诉食量可，食欲振，无口臭，无腹痛，大便每天 1 次，质软，眠可，小便可。

诊查：面色正常，舌淡红，苔薄白，脉细。

中医处方：守上方，再服 7 服，颗粒剂，每天 1 剂，分 2 次，开水冲服。后未再复诊，电话随访，患儿食欲食量可，未诉其他不适。

**按语：**脾主运化水谷，胃主受纳及腐熟水谷，脾胃是后天气血生化之源，由于喂养不当、调护失宜等因素，导致脾胃健运及受纳功能失和从而出现厌食，则患儿出现纳呆、食欲不振、食量少等表现。血生化乏源，脏腑失养，脾胃虚弱，则出现面色少华、形体偏瘦、舌质淡、苔薄白等脾胃气虚的表现。而腐熟运化不及，食而不化，迁延失治，出现积滞，积滞不化，郁而化热，则出现舌红、口臭、便秘等食积表现，进一步损伤脾胃，所以临床上"脾虚"常与"食积"同时存在，相互影响，互为因果，在古籍中，也有"伤食""痰滞""病久胃虚"之说。

七味白术散出自《小儿药证直诀》，书中记载，其主治"脾胃久虚，乳食不进"。此外，《太平惠民和剂局方》曾说，此方主治"脾胃虚弱，饮食不进，多困少力……不论阴阳虚实，并宜服"。现代临床用此方治疗脾虚、厌食、泄泻等疾病。方中四君子汤甘平益脾，太子参益气健脾养阴，茯苓、炒白术健脾化湿，藿香叶芳香醒脾化浊，葛根升发胃中津液，葛根与甘草合用，升阳鼓舞胃气，解肌热而生津除烦渴，木香和中理气止痛，以助脾运，补脾运脾相合，加山药补脾养胃生津，鸡内金健胃消食，消补合用，以消积滞，厚朴苦辛，下气除满，枳实破气消积散痞，甘草调和诸药。全方补中有运，运脾不忘醒脾，寓升于降，补、运、升具备，汇数法于其中，从而健脾益气，消积助运。

余随师学习，观老师治疗小儿脾胃病常用七味白术散加减，老师认为脾胃不在补而在于运，且健脾不忘疏肝，故治疗小儿脾胃病时常加柴胡、佛手、香橼等疏肝之药，抑木扶土，往往多有收效。

（黄田田　湖北中医药大学　2020 级博士研究生）

**4. 便秘属肠燥津亏案**

姚某，男，3 岁 3 个月。就诊日期：2018 年 10 月 23 日。

主诉：大便异常 1 年余。

现病史：患儿近 1 年来出现大便多日不解，一般 3～4 天一行，大便干结如羊屎状，排出困难，每 3 天未解时，用开塞露纳肛后方可解出干结大便，量不多，就诊时大便已 3 天未解，无腹痛，纳食不香，进食慢，食量不多，稍食多易吐，挑食，喜食肉荤类，不喜饮水，晨起有口臭，小便色黄。

诊查：身高 92 cm，体重 14.5 kg，面色欠华，精神可，咽稍红，心肺正常，腹软；舌淡红，苔薄黄少津，中根部黄厚腻，脉细数。

西医诊断：功能性便秘；胃肠功能紊乱。

中医诊断：便秘。

证型治法：肠燥津亏，治以养阴清热、润肠通便。

西医处方：酪酸梭菌肠球菌三联活菌片1盒，每次1片，每天2次，口服。

中医处方：增液汤合五仁丸加减。

| 玄参10 g | 麦冬10 g | 生地黄5 g | 天花粉10 g |
| 玉竹10 g | 枳实6 g | 炙枇杷叶6 g | 陈皮10 g |
| 火麻仁10 g | 郁李仁10 g | 柏子仁10 g | 苦杏仁10 g |
| 焦山楂10 g | 神曲10 g | 藿香10 g | |

共7剂，水煎服，每天1剂，分早晚温服。

二诊（2018年10月30日）：患儿大便可自行解出，排便较费力，臭秽，大便偏干，2～3天一行，纳食改善，食量较前增多。咽不红，舌淡红，苔薄白，苔淡黄中根部稍腻，脉细。守前方加香橼、佛手各10 g，共7剂，煎服法同前。

三诊（2018年11月6日）：大便时干时稀，1～2天一行，口臭较前明显改善，小便正常。舌淡红，苔薄白，脉细小滑。守前方，减天花粉、玉竹、枳实、枇杷叶、苦杏仁、藿香，加太子参、茯苓、炒白术、苍术，再进7剂，煎服法同前。

四诊（2018年11月20日）：患者现大便1～2天一行，质软，纳食可。面色红润，舌淡红，苔薄白，脉细。守上方，继续口服7剂，随访患儿排便正常。

**按语：**小儿素体"阴常不足，阳常有余"，易于化热伤阴，而致大肠燥结，大便不通；加之脾胃运化不足，饮食停滞中焦，郁而化热伤阴；脾升胃降失常，浊阴不降，影响大肠气机，致传导功能低下，糟粕内留而致燥结。

患儿便秘1年，喜食肉荤类，口臭，苔薄黄，中根部黄厚腻提示脾胃蕴有积热，耗损阴液，又不喜饮水，致津亏肠燥，腑气不通故成便结。治以养阴清热、润肠通便。方中玄参、生地黄、麦冬、天花粉、玉竹养阴清热；枳实、炙枇杷叶、陈皮降气通腑；火麻仁、郁李仁、柏子仁、苦杏仁润肠通便；山楂、神曲消食化积；藿香化湿醒脾。其中，炙枇杷叶与苦杏仁相配，既能清肺热，又能降肺胃之气，如此则肺气降、腑气通，为一妙用。诸药相合，方症对应，疗效可见。二诊时患儿能自行排便，但仍大便干结，排便费力，守前方加香橼、佛手加强行气之力。三诊时患儿大便时干时稀，排便间隔变短，养阴清热及润肠通便药味减量，加太子参、茯苓、苍术、炒白术等健脾益气之品。四诊时大便情况良好，效不更方，继服7剂，随访患儿大便情况保持良好。

（李桂花　湖北省中医院　医师）

### 5. 遗尿属下元虚寒案

魏某，女，12 岁。就诊日期：2017 年 12 月 10 日。

主诉：尿床 6 年余。

现病史：患儿 6 岁左右开始夜间遗尿，每周五次左右，夜间睡沉不易唤醒，阴雨天加重。患儿平素怕冷，手足欠温。

诊查：患儿体态中等，面色稍白，舌胖嫩，边有齿痕，苔薄白，脉沉细。

实验室检查：脊柱 X 线平片无明显异常。

西医诊断：遗尿症。

中医诊断：遗尿病。

证型治法：下元虚寒，治以温补肾阳、固涩止遗。

中医处方：桑螵蛸散合缩泉丸加减。

| | | | |
|---|---|---|---|
| 桑螵蛸 10 g | 乌药 10 g | 益智仁 10 g | 金樱子 10 g |
| 芡实 15 g | 覆盆子 10 g | 五味子 10 g | 麻黄 9 g |
| 山萸肉 10 g | 制远志 10 g | 石菖蒲 10 g | |

共 7 剂，水煎服，每天 1 剂，分早晚温服。

二诊（2017 年 12 月 17 日）：家属诉患儿夜间遗尿次数减少，每周 3 次左右。舌淡嫩，苔薄白，脉细。师以为药已对症，无须更方，仍以原方 14 剂服用即可。

三诊（2018 年 1 月 4 日）：家属诉患儿遗尿次数明显减少，半月间遗尿 2 次。舌淡，苔薄白，脉细。上方加附片 6 g，补骨脂 10 g，14 剂，水煎服，每天 1 剂，早晚温服。后患儿未再复诊，电话随访患儿未再遗尿。

**按语**：遗尿又称遗溺，《黄帝内经·素问》曰"膀胱不利为癃，不约为遗尿"。本证之遗尿为肾气不足，膀胱失约所致。小儿"肾常不足"，肾为先天之本，司二便，与膀胱相表里，膀胱为州都之官，主藏尿，膀胱气化功能的正常发挥有赖于肾的气化功能来调节。若先天禀赋不足，后天病后失调，则肾气不固，下元虚寒，膀胱气化功能失调而致遗尿。

患儿遗尿 6 年，平素怕冷，面色稍白，舌胖嫩苔薄白，提示肾阳不足，治以温补肾阳，固涩止遗。方中桑螵蛸味咸，入肾经，温补肾阳，固涩止遗；益智仁温肾固精缩尿，乌药温肾散寒，能除膀胱肾间冷气，止小便频数；金樱子、芡实、覆盆子、山萸肉益肾固精缩尿，五味子又可收敛益气；麻黄可宣肺，通调水道。《普济方》："夫人之遗尿，出心肾二气之所传送。盖心与小肠相表里，肾与膀胱相表里。"故向楠教授加制远志既可安神定志，又可通肾气上达于心，石菖蒲开心窍、益心智。乌药、益智仁取缩泉丸之意，温中兼补，涩中寓行，使下焦得温而寒去，膀胱气化如常，约束有权。诸药合用，方证相对，效果可见。

　　除药物治疗外，向楠教授尚嘱患儿进行膀胱功能训练及唤醒意识训练，并告诉患儿不要有心理负担。患儿平素进行膀胱功能训练，白天多饮水，尽量憋尿，然后分次排尿以训练膀胱括约肌功能，达到自主排尿的目的。夜晚训练其唤醒意识，家长定时叫患儿起床排尿，使患儿养成夜晚睡时自主醒来起床排尿的习惯，以避免遗尿。因此余认为，除药物治疗外，生活方式及心理干预对遗尿病的治疗也有很大作用。

（黄璟　荆州市中医医院　医师）

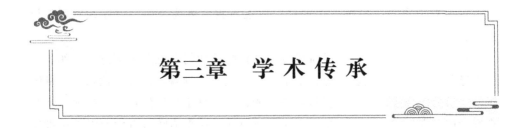

# 第三章 学术传承

## 一、湖北中医名师向楠传承工作室研究方向简介

湖北中医名师向楠工作室成员现有 58 人，其中教授/主任医师 9 人，副教授/副主任医师 7 人，主治医师/讲师 13 人，博士 31 人，硕士 24 人。

工作室现涵盖临床诊疗与科学研究方向共 11 个，分为中医药临床疗效评价研究和内分泌与代谢病研究两大板块。其中，中医药临床疗效评价研究板块下设病证结合效应研究、中医证候信息学、中医药标准化和临床药理学 4 个分支（图 3-1）；内分泌与代谢病研究下设脂代谢、骨代谢、糖代谢、甲状腺、妇科内分泌、儿科内分泌及内分泌肿瘤 7 个团队（图 3-2）。

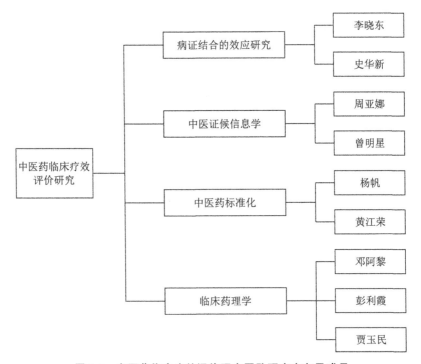

**图 3-1 中医药临床疗效评价研究团队研究方向及成员**

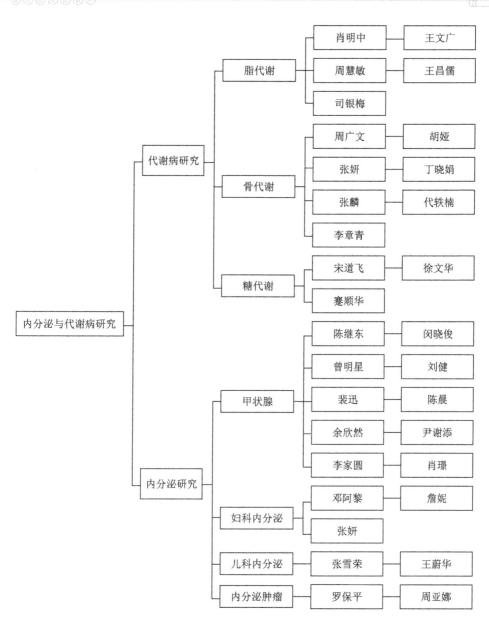

图 3-2　内分泌与代谢病研究团队研究方向及成员

本章内容将从工作室涵盖的各个分支与研究方向出发，详细介绍各研究方向的最具特色的学术思想、最具代表的研究成果及各师生在学术传承中的心得体会。

## 二、病证结合的效应研究

湖北中医名师向楠工作室病证结合效应研究团队（图 3-3）以湖北中医药大学附属医院（湖北省中医院）李晓东教授为负责人。采用多学科、多医院协作搭建技术创新平台，通过"国家中医肝病医疗中心""国家中医药临床科研基地""湖北中医药大学临床评价中心"，紧紧围绕行业发展的重大问题和前沿问题开展学科建设和科学研究，进一步探讨"数据化总结名老中医医案数据挖掘技术方法"和"基于 EMR 的中医临床研究方法体系构建"，形成了一大批中西医结合防治肝病、中西医结合防治肾病、中西医结合防治老年病的优势病证的临床诊疗方案，目前正在全国范围推广。从临床科研一体化研究模式出发，先后进行了中医临床核心处方鉴别、药-症关系探索、慢性乙型肝炎中医证候规律、中医药治疗肝硬化的用药规律及临床疗效比较、慢性肝病患者的健康管理等方向研究，构建了基于研究型门诊的真实世界中医肝病临床研究体系，取得了突破性的研究进展。

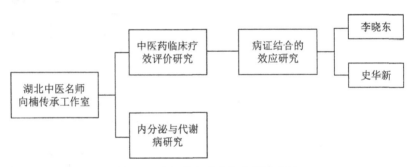

**图 3-3　病证结合效应研究团队成员**

### 从病证结合角度辨治脂肪肝痰瘀互结证经验

李晓东，主任医师，教授，博士后，博士研究生导师。现任湖北省中医院（湖北中医药大学附属医院）副院长，中医肝病研究所所长，湖北省公共卫生领军人才。任中华中医药学会肝胆病分会副主任委员，中国民族医药学会肝胆病分会副会长，湖北省中西医结合学会肝病专业委员会主任委员，《中西医结合肝病杂志》执行主编。

主持国家科技支撑计划、国家自然科学基金、湖北省自然科学基金创新群体等国家级、省部级科研课题 17 项，荣获省部级科技进步一等奖 1 项、二等奖 4 项、三等奖 2 项；发表国内核心期刊文章 120 余篇，SCI 论文 14 篇，主编或参编著作 10 余部。

非酒精性脂肪肝疾病（Non-alcoholic fatty liver disease，NAFLD）通常从简单的脂肪变性开始，可逐步发展为非酒精性脂肪性肝炎（Non-alcoholic steatohepatitis，NASH）、肝纤维化、肝硬化和肝细胞癌。在 NAFLD 的患病率逐年上升的现况下，42% NAFLD 患者表现出腹部肥胖、高血压、血脂异常和血糖受损等代谢异常。据估计，在接下来的几十年中，NASH 肝硬化可能会超过丙型病毒性肝炎，并成为肝移植的主要指征。由于其致病机制仍在探索，且病因多样，故西医治疗尚缺乏特效药物，中医学将其归属于"积聚""胁痛""肝癖"等范畴，病机多涉及"痰""瘀"，以因人制宜及辨证论治为基础的"病证结合"的辨治模式，在该病不同的演变阶段上发挥了更具针对性的优势作用。以下对中医"痰瘀互结"理论在非酒精性脂肪性肝病治疗中的认识进行初步探讨。

**1. 中医从痰瘀互结角度认识 NAFLD**

中医学中并无非酒精性脂肪性肝病（NAFLD）病名的明确记载，现代医家根据其临床表现及病程特点，将其归属为"胁痛""肝癖""积聚""鼓胀"等范畴。如《证治汇补·胁痛》记载"因暴怒伤触，悲哀气结，饮食过度，风冷外侵，跌扑伤形……或痰积流注，或瘀血相搏，皆能为痛"，亦如《丹溪心法》载"胁痛，肝火胜，木气实，有死血，有痰流注"，另有《诸病源候论·水癥候》言"经络痞涩，水气停聚，在于腹中"等，指出痰浊、瘀血搏结于肝是 NAFLD 的重要发病机制。

非酒精性脂肪性肝病属本虚标实，痰、瘀为其主要病机，其病因责之饮食失宜、体质因素、劳逸失衡等，致使肝气郁结、脾土虚损，脾虚运化无权，津液气血运行、输布失司，因而痰浊、瘀血内生，痰瘀互结，壅于肝脏。如《证治准绳》说"脾虚不分清浊，停留津液而痰生"，《古今医鉴》言"脾土虚弱，清者难升，浊者难降，留中滞膈，瘀而成痰"。痰瘀互结主要是肝、脾、肾脏腑功能失调及气血津液的代谢异常，累及心肺、三焦。

**1.1 病因病机**

1.1.1 肝郁脾虚，痰浊内生

肝主疏泄，畅达全身气机，对全身津液气血运行、输布起着重要作用。《素问·宝命全形论》："土得木而达之。"肝气条达，气机畅通，则气血、津液运行和畅，脾胃运化正常，痰瘀无从化生。《证治准绳》说"脾虚不分清浊，停留津液而痰生"，肝气郁滞，影响肝之疏泄，随之脾失健运，津液不布，聚生痰湿，痰气内阻，气滞血停，瘀血内生，痰瘀互结，壅于肝脏。

徐亮等通过对523例非酒精性脂肪肝患者的中医证型及客观化指标研究表明，肝郁脾虚是非酒精性脂肪性肝病患者最常见的病机。乔娜丽等通过总结中医对本病的论述及综合现代实验研究，归纳总结肝郁脾虚贯穿本病病理变化始末。黄祥武以健脾祛湿泄浊化瘀为治，并自拟加味苓桂术甘汤治疗本病，临床疗效甚佳。

### 1.1.2 痰湿内阻，运化无权

肝失疏泄、脾失运化或先天禀赋不足，致使气血津液运行输布失常，痰浊内生，有形痰浊阻于血脉，使血液运行失常，血停生瘀，瘀血阻碍气机运行则无以推动津液输布，继生痰湿，由痰致瘀、由瘀致痰，痰瘀互结。如《灵枢·百病始生篇》中所述："温气不行，凝血蕴里而不散，津液涩渗，著而不去，而积皆成矣。"

黄天生等通过临床试验证明化痰助运方治疗非酒精性脂肪肝能有效改善非酒精性脂肪肝患者的血脂代谢等，能有效治疗非酒精性脂肪肝，反证痰浊内阻为重要病机。穆杰等基于"多食肥甘，易生痰湿"理论强调治疗非酒精性脂肪肝重在化痰湿。

### 1.1.3 邪实滞碍，痰淤化热

《诸病源候论·积聚》载："诸脏受邪，初未能成积聚，留滞不去，乃成积聚。"有形痰湿内蕴日久，或感受湿热外邪，痰湿易生湿热，湿热之邪阻于中焦，损伤脾土，脾虚则津液停聚，痰湿更甚，有形之邪壅塞脉络，血行不畅，痰浊瘀血搏结于胁下，发为痰瘀互结型脂肪肝。

杨书山等认为肝失疏泄、脾失运化、湿热中阻为非酒精性脂肪性肝病的重要病机，并以清热利湿、祛浊解毒、化瘀柔肝之法治疗湿热蕴结的非酒精性脂肪性肝病患者，临床疗效显著。

### 1.1.4 湿热伤阴，久病及肾

肾为"先天之本"，主水，主司调节全身津液代谢。《景岳全书·痰饮》云"五脏之病，虽俱能生痰，然无不由于脾肾。盖脾主湿，湿动则为痰；肾主水，水泛亦为痰"，所谓"脾为生痰之源，肾为生痰之根"，先天禀赋不足，肾气亏损，或后天湿热伤阴，久病伤肾，肾气亏虚无以推动脏腑气化，进而影响精气血津液代谢。肾阳虚，津液无以蒸腾气化，停聚而生痰湿；肾气虚，心气无以充盈，血行于脉道无力，凝滞成瘀，痰瘀互结，而成肝积。

卢秉久教授认为非酒精性脂肪肝为肝脾肾三脏功能失调所致，致痰湿、气滞、血瘀相互交结，治疗强调从痰、气、血入手，肝、脾、肾三脏同调，标本兼顾。孙建光等通过现代医学技术证明了补肾法治疗非酒精性脂肪肝相关作用机制，反证了肾虚致脂肪肝的理论。

## 1.2　病位

病位在肝，涉及脾、肾、肺、心等脏腑。肝气郁结，失于疏泄，气机不畅，津液停聚，凝聚生痰，血脉运行不利，滞而生瘀；脾失健运，水湿内生，痰湿阻络，瘀血乃生；肾气亏虚，气化无力，温煦失职，水湿停聚，痰湿内蕴，生热化瘀；心气不足，血瘀痰凝；肺失治节，痰瘀内留。

### 1.2.1　肝

肝主疏泄，畅达全身气机，调畅津液精血运行。肝气条达，气行津布，《济生方·痰饮论治》记载："人之气贵乎顺，顺则津液流通，绝无痰饮之患。"肝郁气滞，疏泄失职，气滞则水停，痰湿内生。肝气疏泄，调畅气机，气行则血行，血液循环赖于气的推动。肝气郁结，血行不畅，停滞生瘀。痰瘀互结，停于胁下，不通则痛，而致胁痛。

### 1.2.2　脾

《素问·至真要大论》记载"诸湿肿满，皆属于脾"，脾主运化，将饮食水谷化为水谷精微，吸收、输布至全身。脾气虚弱，脾失健运，津液输布障碍而生水饮痰湿。如《证治准绳》云"脾虚不分清浊，停留津液而痰生"。脾统血，脾气虚弱，统摄无力，血液溢脉外，离经之血阻碍血液正常输布，则生瘀血。痰湿与瘀血互为因果，痰湿内生阻碍气血运行则血停生瘀，瘀血阻碍津液输布则痰湿内蕴。肝脾两脏，在津液精血运行上起承转合，生理、病理相互影响，精血津液运行离不开脾的健运，而脾之健运有赖于肝之疏泄，且脾土与肝木，五行相克，肝病可乘土传脾，脾病可侮木传肝，肝脾同病，即"土壅木郁"。

### 1.2.3　肾

肾为先天之本，肾主藏精，精化气，气分阴阳，肾阳为阳气之根本，"五脏之阳气，非此不能发"，主司脏腑气化，推动调控脏腑功能，从而推动调控气血津液生成、运行、输布的过程，肾阴为阴气之根本，"五脏之阴气，非此不能滋"，滋润五脏之阴，故肾之亏虚，必连及他脏，他脏不足，最终必然累及肾，所谓"久病及肾"。肾为水脏，化气行水，促进调控其他脏腑参与津液代谢，肾虚易生痰浊。气化失司，津液运行障碍则水湿痰浊内生，血液推动无缘则停滞生瘀。肝肾同源，《张氏医通》云"气不耗，归精于肾而为精；精不泄，归精于肝而化清血"，肾精亏损，水不涵木，肝失疏泄，气滞血瘀痰生。

### 1.2.4　心

心主血脉，心气推动调控血液运行、心脏搏动、脉管舒缩通利，使血运流畅。心气不充，推动无力，血运失常，血脉壅塞，血瘀痰凝。"肝藏血，心行之"，心气充沛，血运正常，则肝有所藏；肝血充沛，疏泄正常，气机调畅，情志舒畅。病理上，心血瘀阻可累及肝，心神不安亦可导致肝气郁结，进而导致气滞饮停，痰浊内生，而成痰浊互结之证。

### 1.2.5 肺

肺者，气之本，主司一身之气的生成和运行，主行水，"通调水道"，调节津液输布排泄，即"肺为水上之源"。肺主治节，调节气机，辅心行血。肺病，其宣发肃降异常，通调水道障碍，可导致津液代谢紊乱，而出现痰饮之证；肺气虚弱或壅塞，血脉运行不畅，则出现血脉瘀滞，痰饮瘀血胶着，积于胁下则生肝着、积聚。张赤志教授主张"宣肺降浊法"贯穿非酒精性脂肪肝的治疗，另辟蹊径，从肺治肝，自拟"宣肺降浊汤"治疗非酒精性脂肪肝，临床获效显著。

## 2. 病证结合辨证论治 NAFLD

临床症见胁肋刺痛或钝痛，面色晦暗，咯吐痰涎，纳呆肢倦，舌质暗红、有瘀斑者其多为痰瘀互结之证。可以活血化瘀、祛痰散结治则，予膈下逐瘀汤合二陈汤加减治疗。方中枳实和柴胡相配，一升一降，调理肝脾气机；红花、桃仁、五灵脂、赤芍、牡丹皮、当归活血通经、祛瘀止痛；半夏、陈皮以燥湿化痰，白术、茯苓以健脾化湿；甘草调中和胃，共同达到活血止痛、理气化痰之功。若见大便干结可加大黄；肝区疼痛加延胡索、川楝子；腹胀加枳壳、陈皮。

### 2.1 肝郁脾虚证为初始证候

患者若感两胁胀闷、乏力太息、腹痛腹胀、纳呆脘痞、大便不调等可归为此证候分类。以疏肝健脾法，合逍遥散方疗之。《药品化义》云柴胡"味微苦，主疏肝"，可疏肝解郁以顺肝升发之性，薄荷佐助柴胡散郁滞，炒白术、茯苓、甘草健脾和胃，当归、白芍养肝血而柔肝体兼制柴胡疏泄太过，同时可活血以防瘀血，可收肝脾并治、气血兼顾的效果。

### 2.2 渐渐发展为痰湿内阻证

患者若见体态肥胖，体重乏力，或脘腹胀满，头晕恶心，大便黏滞不爽等，可分为此类证候，以健脾益气、化痰祛湿为治则，合二陈汤加减（《太平惠民和剂局方》）治之。湿痰之成，多因脾胃不和，运化失健，以致湿聚成痰。方中半夏辛温燥湿，陈皮理气行滞，燥湿化痰，贝母清热化痰，以防化热，佐以茯苓、荷叶健脾杜生痰之源，渗湿以助化痰之力，煎加生姜，既能制半夏之毒，又能协助半夏化痰降逆、和胃止呕；丹参、山楂行气散瘀，化浊降脂，以防瘀成；乌梅收敛肺气，散中寓收，甘草益胃调中。《丹溪心法附余》云此方"补脾则不生湿，燥湿渗湿则不生痰，利气降气则痰消解"。《时方歌括》论及"痰多者俱加茯苓，呕者俱加半夏"。

### 2.3 瘀热互结前可见湿热中阻证

或见身目发黄，口中黏滞，口干口苦，小便色黄，大便黏腻不爽，舌质红，舌苔黄腻。可以清热利湿法循茵陈蒿汤加减（《伤寒论》）。方中茵陈清热祛湿不伤阳，栀子、大黄、清热降火使二便通利，前后分消，湿热得行，瘀热得下。猪苓、泽泻、车前草助渗湿利尿，茯苓、白术健脾利湿，辅厚朴行气燥湿、消痰化饮。若见肝区隐痛者，可加郁金、枳壳、延胡索；上腹胀满者加大腹皮、川厚朴、枳壳。若小便不利，头重身困，胸脘痞满，口淡不渴，或便溏腹胀，脉濡而湿热重而内热不甚者，可依《金匮要略》予以茵陈五苓散化气利水，清利湿热。

**2.4　痰瘀日渐可致肝肾阴虚**

日久而见右胁下隐痛，腰困乏力，夜尿频，潮热盗汗，手脚冰凉。如《景岳全书·胁痛》云"肾虚羸弱之人，多有胸胁间隐隐作痛，此肝肾精虚，不能化气"。《景岳全书》指出"肾虚羸弱之人，多有胸胁间隐隐作痛，此肝肾精虚"。可依益气养阴，滋补肝肾为治则；予以金匮肾气丸加减（《金匮要略》）。方中熟地黄、山药、酒萸肉以滋补肾阴，泽泻利湿泄肾浊、茯苓淡渗利湿、丹皮泄虚火，附子、桂枝补命门之火，党参、白术、云苓、甘草补益中焦，从而脾肾双补。李中梓的《医宗必读》中所述"壮水之源，木赖以荣"，归精于肝而化为清血，则肝肾阴精共调。

**3. 病案举隅**

林某，男，33 岁，2019 年 5 月 1 日初诊。患者因 2019 年 4 月单位体检时发现肝功能异常前来求诊。目前：形体偏胖，间断出现右胁部胀满不适，饮食量尚可，大便秘结、小便正常。舌色暗红，舌体胖有少许齿痕，苔白腻，脉滑。患者平素因工作繁忙运动较少且喜辛辣类食物。辅助检查：ALT 94 U/L，AST 51 U/L，血脂无明显异常。腹部彩超提示：轻度脂肪肝。西医诊断：脂肪肝。中医诊断为肝癖，痰瘀阻滞证。治当健脾利湿，化痰祛瘀。处方：荷叶 30 g，薏苡仁 30 g，冬瓜皮 30 g，赤芍 20 g，旋覆花 20 g，柴胡 15 g。每天 2 次，每天 1 剂。服药期间注意清淡饮食，忌肥甘厚味、忌酒之品，坚持每天锻炼。二诊时诉右胁部胀满改善，体重下降 3 kg，舌红，苔薄白。2019 年 7 月 5 日，复查肝功：ALT 54 U/L，AST 48 U/L。腹部彩超提示：轻度脂肪肝。上方加山楂 30 g 继服。三诊：患者诉右胁不适无再发，复查肝功均正常。

该患者平素少劳多坐，易致气机不利、肝失疏泄，血行受阻，而出现气滞血瘀的表现。故在治疗时选用柴胡疏肝经气机，同时配以薏苡仁健脾祛湿；荷叶裨助脾胃，涩精浊，散瘀血；冬瓜皮利湿给湿气以出路；并以赤芍入血分、旋覆花开结气，降痰涎，通水道，消肿满。诸药合用可助痰化血行，气畅湿祛，患者胁痛得缓，体重得减。

**4. 小结**

中医病名统辖其后证的分类，病的诊断反映患者体内阴阳失衡的状态，证的辨析反映阶段性的状态，在全过程中把握特定阶段的变化，对此阶段症状针对性用药，以恢复患者阴阳平衡。痰瘀不仅是脏腑功能失调下的病理产物，两者同源于津血失调，而肝主疏泄，为气机调畅的主脏，且与脾之运化、心主血脉、肺主宣降、肾主气化等关系密切，亦会相互作用，加快病程进展。结合辨证治法，改善非酒精性脂肪性肝病患者的转氨酶指标、血脂调节、胰岛素抵抗采用疏肝健脾法，防止肝脏脂肪过度沉积，改善肝细胞脂肪变性采用清肝化痰活血，分阶段辨证施治，方能不失所效。

## 病证结合的临床评价研究

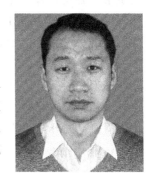

史华新，医学博士，博士后，副研究员，主治医师。现就职于中国中医科学院医院管理处，从事行政、科研、临床工作。主要工作是对附属医院及支援合作的医疗机构进行绩效考核。参与起草中华中医药学会团体标准2项，参研获得软件著作权3项，牵头省部级课题1项，作为主要研究人员参研国家级课题5项。临床上从肝论治，擅长中西医结合治疗消化系统、心血管系统疾病。

"病证结合"已经贯穿在中医临床诊疗和科学研究的每一个环节，甚至被称为中西医结合的模式范例。由于中西医疾病概念的差异、认知角度的不同、"证"及相关概念尚未共识统一等原因，出现了西医病名、中医病名、中医证名等不同的病证结合诊断模式、论治方法等。病证结合研究也内容繁多，概括而言包括：一是西医病名诊断下的辨证标准、疗效标准等；二是中医病名或者西医病名诊断下的证分型、分期及核心病机研究；三是证本质研究，即利用疾病的相关指标或生理病理机制探索证的本质。在病证结合的临床诊疗或者科学研究思路上，也出现了以病统证、以证统病两大类学术观点。

于中国中医科学院博士后在站期间，有幸在中医临床疗效评价方法学团队从事研究工作。该团队提出了中医药以临床诊疗过程标准化、数字化为核心的临床科研一体化理念，设计研发了中医临床科研信息共享系统，并应用到了失眠、中风、糖尿病、冠心病等重大疾病诊疗规范体系，以及名老中医经验传承等几百余项研究中，进而提出了中医真实世界临床科研范式。

### 1. 病证结合的真实世界临床科研范式

中医真实世界临床科研范式，其特征是以人为中心，以数据为导向，以问题为驱动，医疗实践与科学计算交替，从临床中来到临床中去。该范式体现了中医药传承创新的独特学术发展路径，淡化了病统证还是证统病的两难选择，强调了利用现代信息技术，在常规医疗条件下，利用日常医疗实践过程中所产生的信息，开展形式多样而互不排斥的科研活动（图3-4）。在这一过程中，医务人员以人民健康为核心，以改善和保障人的健康状态为目标，尊重循证证据与患者意愿及实际条件，选择适合的诊疗手段；所开展医疗活动均为了某种特定的研究目的，而人为地对患者、医生、检测条件等进行特别的规定。

真实世界中日常临床诊疗实践所产生的信息，通过病历、各种理化检测手段、医嘱记录、住院记录等多种形式被保存下来。在该范式下，临床实践成为中医新思路、新学说、新理论、新方药、新技术等产生的根本源泉，也使其成为中医药不同于西医等其他学科的重要特色之一。医史古籍或前人经验，乃至于现代医学科研成果，都能及时通过临床诊疗实践转变成临证经验，在实践的基础上提炼升华，进行严格验证后再回头指导临床实践。

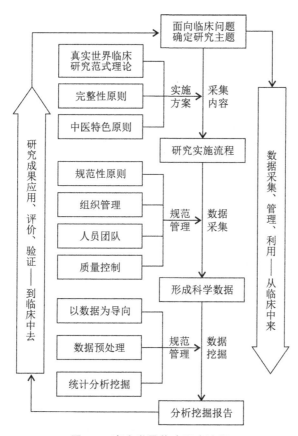

**图3-4 真实世界临床研究流程**

### 2. 病证结合的真实世界临床科研技术要点

#### 2.1 伦理问题的基本对策

既要遵循医学伦理和医学研究伦理的一般原则,也要充分考虑和医疗同步进行、通过数据和受试者(患者)联系的独特性,有重点地进行审查。除了逐步构建管理者、临床医生、研究者、申办者和受试者等共同参与的保护体系,具体包括:

(1)纳入医疗机构的伦理审查。鉴于真实世界研究风险不大于最小风险,因此建议采取快速审查,并探讨哪些在符合法规的前提可以免于审查的可能性。由伦理委员会决定哪些研究不大于最小风险而可以快速审查,哪些重点项目要经过前瞻性审查和批准。

(2)分层获得知情同意。对于前瞻性设计研究的患者,除了一般性告知,还应:①保证不管患者同意与否,都不会影响到对他/她的治疗;②保证按照患者的意愿将其纳入或不纳入研究范围;③加强信息安全,进行隐匿处理,分层进行隐私保护,保证不泄露个人信息;④保留随时不参加研究的权利等;⑤如果患者有不同意见,则应尊重其意见。

#### 2.2 研究方案的初步设计

基于观察性研究的方法,首先是确定研究主题,其次是做好实施流程设计,结合研究目标、信息系统特点、各医院医疗与科研管理模式及伦理学要求,细化实施细节,包括数据采集、数据质量控制等工作,提出明确的操作规范及责任人,保证相关工作按计划完成。具体包括:①确定纳入及排除标准,如有随机化要求,则需确定随机化入组方案。②确定观察及采集指标、采集时点,并进行必要的说明或者培训。③指标规范化。确定相关的标准术语、数据集编码等。④电子病历结构化模板研究,规范采集流程、采集内容及质量要求。⑤数据化。数据预处理、预分析,测试研究方案的可行性及科学性,对数据挖掘的模型、工具、算法等进行探索,遵循临床科研工作实际的权衡、完整性、中医药特色、规范化等原则。⑥数据质量控制。建立相应的规章制度,制定研究工作标准操作规程,规定研究人员的职责,进行全程动态的质量控制,保证研究数据的真实可靠。⑦数据管理。进行数据汇总、数据预处理。依托中医临床数据仓库模型、数据库软件进行,借助数据预处理系统,实现数据的汇总、转化、导出、分析等。⑧制订数据挖掘分析计划。⑨形成数据挖掘分析报告。⑩形成临床研究报告(图3-5)。

#### 2.3 研究的组织实施

研究的组织实施是一个系统工程,涉及众多部门与人员。从实施的技术支持和主题实施2个方面看,具体包括:

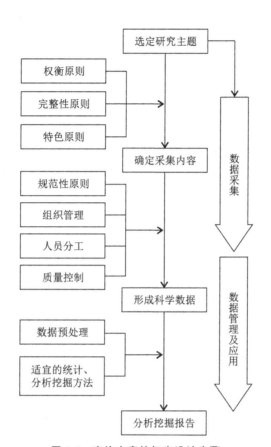

**图 3-5 实施方案的初步设计步骤**

### 2.3.1 技术支持单位

在实施过程中，通常设置有采集组、临床组、术语组、挖掘组、综合组。①采集组，构建医疗与临床科研信息共享系统，实现与医院信息系统、检验系统、影像系统等的对接，进行采集平台的需求调研、软件开发、系统实施、应用培训、测试运行与系统维护，同时深入研究的全过程，了解临床人员的需求，对新的需求进行收集、归纳、整理、评估、分析，进行系统新需求的研发与系统版本管理与维护。②临床组，协助进行临床示范研究方案设计，审核重点病种的科研病历模板与数据质量，完善相关技术规范与培训。③术语组，深化中医临床术语应用体系研究，完善相关术语框架与技术规范，开展相关基础研究。④挖掘组，探索中医药临床数据挖掘的研究方法论与技术框架，将成熟的方法、技术等科研成果转化为实践，进行挖掘平台的需求调研、软件开发、系统实施、应用培训、测试运行与系统维护，在应用中进行系统的功能优化、系统升级与改造，同时针对临床研究挖掘分析需求，设计临床数据模型，建立数据仓库与

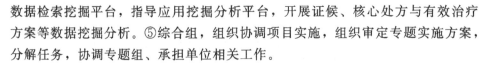

数据检索挖掘平台，指导应用挖掘分析平台，开展证候、核心处方与有效治疗方案等数据挖掘分析。⑤综合组，组织协调项目实施，组织审定专题实施方案，分解任务，协调专题组、承担单位相关工作。

### 2.3.2 研究实施单位

①信息部门，熟练掌握医院信息系统运行环境，能够与专业数据库开发应用技术人员沟通，负责数据审核、系统维护、传输数据及数据导出等工作，对应解决接口任务、数据库任务、信息技术任务等。②医疗科室，具有临床医疗业务与临床科研的能力，解决术语规范、病历模板、数据挖掘、数据质控等任务。③其他行政科室，医务管理部门、病案管理部门、科研管理部门，分别从医疗质量、病案质量、科研项目质量的不同角度进行配合。

### 3. 结语

当前，"用证据说话"是业界秉持的基本原则，寻找病证结合的循证证据是推进病证结合的根本方法。2021年2月，国务院办公厅在《关于加快中医药特色发展的若干政策措施》中强调，完善中西医结合制度，创新中西医结合医疗模式。按照国际循证医学规范开展研究，在突出中医药诊疗特点的基础上产出一批具有实用性、代表性的高质量循证证据，找到中医药治疗手段的疗效点与作用机制，如在提高疗效指标、改善患者生活质量、发挥协调作用或者减少毒副作用等方面，并以此为契机带动更多的中医药诊疗手段的走向卫生健康体系，走向人民群众，发挥1+1＞2的效果，把中西医的优势都能够发挥出来，这是彻底解决制约中西医结合发展瓶颈问题的根本方法。

## 三、中医证候信息学

中医证候信息学研究团队（图3-6）在对近30年的中医药信息化和标准化的研究进行了总结，引进了标准科学和信息科学的研究方法，建立了一门新的交叉学科——中医证候信息学。本研究方向旨在中医学理论指导下，以"证候"研究为核心，以中医临床实践和标准化为基础，研究中医证候信息学体系的构建，科学阐述证候的信息学特征及建立的内涵联系，探索信息技术在中医证候学研究中的应用途径和关键技术方法，为构建中医辨证论治临床和科研一体化信息平台提供依据和基础，为中医临床常见病证规范和疗效评价体系研究提供新的思路和方法。

本研究方向已出版《中医证候信息学》著作，填补了国内的空白，后期将围绕"中医证候信息学"中的关键问题与关键技术，展开系统、深入的研究，为"中医证候信息学"的发展注入新的活力。

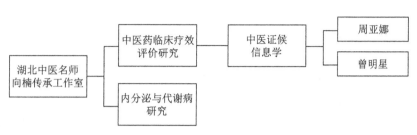

**图 3-6　中医证候信息学团队成员**

## 基于中医体质学的中医证候调控规律研究方法学探讨

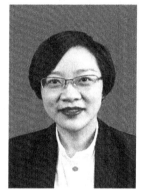

周亚娜，医学博士，主任医师。现任湖北省中医院医务处副处长。第六批全国老中医药专家学术经验继承人。世界中医药联合会方药量效研究专业委员会常务理事兼副秘书长，武汉医院协会医疗质量与安全管理专业委员会第六届委员会副主任委员，湖北省中医管理学会理事会秘书长，湖北省医院协会医疗质量与安全管理专业委员会常务委员，湖北省医院协会 DRGs 数据与应用管理专业委员会常务委员。致力于运用管理工具开展医院精细化管理和中医医疗质量管理等工作，从事中医药真实世界研究和中西医结合肿瘤医疗、科研工作 10 余年，发表论文近 60 篇，其中 SCI 论文 13 篇，参编学术专著 7 部。参与国家级课题 4 项，省部级 1 项，厅局级 4 项，其中主持湖北省自然科学基金 2 项，主持国家重点研发计划"中医现代化研究"重点专项《中医药大数据中心与健康云平台构建》分课题《病案首页数据采集与中医医疗质量评价系统的创新研究》。获湖北省中医药科学技术奖三等奖 1 项，吉林省科学技术进步奖一等奖 1 项。

"证"（证候）是通过望、闻、问、切四诊所获知的疾病过程中表现在整体层次上的机体反应状态及其运动、变化，是对人体疾病过程中某一阶段（空间、时间）的病因、病位、病性、病势及治疗反应等病理属性的高度概括，它反映了疾病变化的个体性、阶段性、动态性和方向性。"证候"作为临床辨证论治的核心，被认为是一个"巨复杂系统"，多元性和动态性是其标准化和疗效评价的技术难点。基于此难点，本研究提出采用"中医证候信息学"方法，以病证结合为纲（西医病名＋中医证候），通过文献研究并借鉴循证医学经验的临床研究，明确证候的分布-演变-调控规律，绘制开放的、可在临床实践中不断完善的证候状态标准曲线，为中医临床病证规范研究和疗效评价体系研究提供新的思路与方法。

**1. 中医证候信息学的核心——中医证候调控规律研究**

中医临床诊断的依据是"辨证",从现代信息学角度来看,证候是一个复杂的信息系统。中医证候信息学是在中医学理论指导下,以中医临床实践为基础,应用信息学基本理论和技术方法,研究中医证候信息收集、处理和挖掘的共有关键技术方法,科学阐述中医证候的信息学特征及其内涵联系,为中医、中西医结合临床病证规范、辨证论治的个体化诊疗和中医临床疗效评价体系研究提供理论依据和技术方法的一门交叉学科。其主要研究内容包括证候信息规范化研究、证候分布规律研究、证候演变规律研究和证候调控规律研究。其中证候的标准化是中医证候信息学研究的基础,依托临床实践研究证候的调控规律是其核心。调控规律研究是在证候分布和演变规律研究的基础上,根据流行病学和暴露因素的特征,采用多种数理分析方法,进行干预因素、条件和方法的分析研究,确定它们之间的相互关系及作用规律,最终构建证候的调控模型,该模型可预测证候的演变趋势,指导临床辨证论治和疗效评价。因此,中医证候调控规律研究是实现中医临床疗效动态评价的技术关键。

**2. 中医证候调控规律研究的方法学探讨——标准曲线拟合法**

拟合是指选择适当的曲线类型来拟合观测数据,并用拟合的曲线方程分析两变量间的关系。该方法适用于变量间非线性关系或曲线关系的数学模型,如服药后血药浓度与时间的关系、疾病疗效与疗程长短的关系、毒物剂量与致死率的关系等。标准曲线拟合法是以标准曲线为基础,将实测曲线与之拟合,通过综合分析来评判它们的相关性。由此可见,结果的准确性与绘制标准曲线的准确与否密切相关。目前,该方法的应用领域很多,包括食品化工、环境分析评价、污水处理、医药卫生等。中医证候具有"内实外虚,动态时空,多维界面"的特性,是中医药临床疗效评价的关键指标之一。其调控规律研究涉及疾病、演变时间、中医药治疗、体质等多个变量,各变量间呈现非线性关系,因此曲线拟合法是研究中医证候调控规律的理想数学模型之一。通过对研究对象临床病证的演变曲线与相应标准曲线拟合度的综合比较分析,进行中医临床病证疗效分析和判断,可完成中医临床疗效的科学、动态评价。证候状态标准曲线,是对研究疾病的一个同质性群体在中医药治疗条件下的证候演变规律的计量描述,可反映证候的转归情况和态势。通过采用形态学描述、数学计算等方法,可获得证候同质性群体的状态标准曲线,所有同质性群体的状态标准曲线构成了所研究证候群的状态标准曲线系统,可作为对中医证候调控规律研究的工具和标准系统。

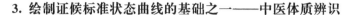

### 3. 绘制证候标准状态曲线的基础之一——中医体质辨识

#### 3.1 中医体质学研究

中医体质是指人体在先后天因素的共同作用下，形成的形态结构、生理功能和心理状态等方面综合的、相对稳定的固有特质，是人类在生长发育过程中所形成的与自然、社会环境相适应的人体个性特征。王琦等采用文献学、信息学、临床流行病学、数理统计学、遗传学、分子生物学等多学科交叉的方法，通过对全国范围 21 948 例自然人群的流行病学调查发现，中国人群存在平和质、气虚质、阴虚质、阳虚质、痰湿质、湿热质、血瘀质、气郁质和特禀质 9 种基本体质类型，并确定其体质特征和分布规律，最终形成"中医体质量表"和"中医体质分类判定标准" 2 个体质辨识的方法或工具。中医体质学说认为，体质是证候的重要物质基础，与证候的发生、发展、转归和从化密切相关。

#### 3.2 中医体质与中医证候的关系

##### 3.2.1 体质与疾病的发生

体质不同，对病邪的反应不一，可表现为不同证候。所谓邪气因人而化，疾病因人而异，即"身之中于风也，不必动脏，故邪入于阴经，则其脏气实，邪气入而不能客，故还之于腑"（《灵枢·邪气脏腑病形》）。根据中医发病观，证候的发生主要取决于两点：一是人体正气的强弱，二是致病因素（邪气）对人体的刺激强度。中医体质学说认为，体质是正气盛衰的表现，所以决定了疾病发生的倾向。《灵枢·百病始生》曰："风雨寒热不得虚，邪不能独伤人……此必因虚邪之风，与其身形，两虚相得，乃客其形。"《灵枢·五变篇》曰："肉不坚，腠理疏松则善病风。"以上说明，疾病的发生与体质因素有密切联系。《素问·通评虚实论》曰："消瘅、仆击、偏枯、痿厥、气逆发满，甘肥贵人则膏粱之疾也。"由此可见，肥胖之人在内外诱因作用下易发生中风等病。同样道理，清代龚信《古今医鉴》也指出"心痹痛者……素有顽痰瘀血"，说明顽痰瘀血体质者易发胸痹。

##### 3.2.2 体质与证候的性质

体质与证候的性质关系密切。首先，同一致病因素作用于人体，由于体质的不同导致出现证候的不同。《灵枢·五变篇》曰："夫同时得病，或病此，或病彼。"例如，同样是感受湿邪，平和体质者表现为湿证；阳热体质者，则易从阳化热表现为"湿热证"；阴寒体质者，则易从阴化寒，表现为"寒湿证"。其次，不同类型的体质对致病因素有易感性。如阴虚体质多发温热病，《素问·金匮真言论》曰"藏于精者，春不病温"，若"冬不藏精，春必病温"。阳虚体质易受阴寒之邪，发阳虚之证，如《景岳全书·杂症谟》曰"凡脾气稍弱，阳气素不强者，一有所伤，未免致泄泻"，"脾肾虚弱之辈，但犯生冷极易作痢"。

### 3.2.3 体质与证候的转化

体质对证候转化的影响，一是证候的转归受体质制约，二是病邪的"从化"受体质影响。由于不同个体正气的盛衰具有差异性，不同个体脏腑经络四肢百骸，虚者受邪，实者不受邪，因而可以影响证候的转化。例如，研究消化性溃疡患者体质类型与中医证候的关系发现，阳虚体质者发病后易发展为脾胃虚弱证；气虚体质者发病后易发展为脾胃虚弱证、胃络瘀阻证；痰湿体质者发病后易发展为脾胃湿热证；气郁体质者发病后易发展为肝胃不和证。另一方面，体质"从化"会导致疾病进一步发展，发生不同并发症，且证候各异。例如，中医学认为，手足口病为湿热病邪侵袭人体，该病绝大多数预后良好，若患者素体阳盛可化热、化风，素体阴盛则化湿，导致危重症的发生。

### 3.3 体质辨识为健康状态评价提供了路径

"天人合一"整体观强调在自然环境与社会环境中全面观察人的健康和疾病，即包括人体结构与功能的完整统一，还包括精神与躯体的相关性及人与自然社会环境相适应等内容，与现代医学大健康观有很多相通之处。中医学对健康状态阐释包括几个方面：以体质相对稳定性阐释健康状态；以阴阳相对平衡理论阐释健康状态；以气机升降出入有序和气血运行阐释健康状态；以机体内外环境协调统一（整体观念）阐释健康状态。总之，体质反映了人体阴阳、气血、津（精）液相对平衡稳定的健康状态。因此，在中医体质理论指导下形成的体质辨识法是现有的中医健康状态评价方法中使用面最广、最具临床操作性的健康状态评价方法。

### 3.4 中医体质辨识是绘制证候状态标准曲线的基础之一

一方面，从系统论观点来看，人体是一个不断运动变化着的"巨复杂系统"，而系统运动的最终结果取决于系统运动的初值。中医体质可用于描述人体脏腑、气血、阴阳在健康状态下的偏颇状态，中医证候是人体在疾病状态下阴阳、气血、津（精）液盛衰的体现；也就是说，体质类型所包含的信息可作为研究中医证候的形成、发展、变化这一系统运动的初值。另一方面，从唯物主义辩证法角度来看，健康和疾病既是对立又是统一的。换言之，只有首先正确描述健康，才能更加深入地认识疾病，而中医体质可以科学地阐释人体健康状态。因此，中医体质辨识是绘制证候状态标准曲线的基础之一。

### 3.5 基于中医体质绘制证候状态标准曲线的方法学思考

中医体质辨识作为最具临床操作性的健康状态评价方法，是绘制证候状态标准曲线的"天然原材料"。如何运用中医体质辨识信息、描述证候状态标准曲线又是新的难题。中医将疾病视为一个非常复杂的病证状态体系，其复杂性体现在它的多元化、动态性和构成要素间的非线性关系，并以"状态"的失衡作为疾病发生的原因和标志，失衡的程度将影响疾病的演变和调控，所以我们引入"状态失衡度"概念，并将其作为状态曲线体系的要素。正因为"证候""体质"自身的多因素、非线性特征，它们在影响同一个疾病的过程中相互间的关系也是极其微妙的，因此它们对人体"状态失衡"影响的评测过程是十分复杂的。对二者"失衡度"的准确计算，将决定状态曲线体系的科学性和实用性。这个问题涉及生命科学、数学、物理、化学和计算机科学等多学科知识，还处于探索性研究阶段。一个多因素、非线性的复杂生命系统问题的方法学研究，目前归纳起来包括：其一，构建体系模型，并通过复杂的数学演算，来实现对体系的精确描述、评价和控制，如当今人工智能领域所采用的知识发现和数据挖掘的模型方法；其二，基于该类问题的复杂性和人们对此认知的缺失，暂时无法实现对问题的精确计算，则采取数理统计分析的方法，对问题进行定性的描述和评价；其三，依靠专家，通过大量实践经验的总结，对问题进行描述和评价，如"德尔菲法"。在中医体质辨识的基础上，通过确定每个要素的失衡指数，绘制证候状态标准曲线，将证候调控规律研究确立的状态演变曲线与之拟合综合分析，确证干预方法与影响因素，是实现中医临床疗效动态评价的技术关键。然而，证候状态标准曲线的绘制是否还存在其他影响因素，需要进一步探讨。

### 从中医体质学说浅析绝经后骨质疏松症

宋幸铃，湖北中医药大学，2021级硕士研究生。研究方向为中西医结合防治肿瘤的研究。曾获基础医学院第一届解剖图绘画大赛一等奖，曾获大学生挑战杯校级三等奖，在校期间多次获得校级奖学金，参编《陈陶后儿科临证经验集萃》。

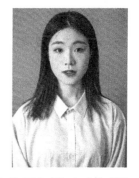

绝经后骨质疏松症在中医学无直接对应病名，根据症状可归属于"骨痿""骨枯"。中医体质理论源于《黄帝内经》，多记载为"气质""素质"等，中医体质是影响疾病发生发展转变的内在因素，正如清代叶天士《临证指南医案·呕吐》曰："凡论病，先论体质、形色、脉象，以病乃外加于身也。"现代体质学说以王琦教授九分体质法（正常质、气虚质、阳虚质、阴虚质、湿热质、痰湿质、气郁质、血瘀质及特禀质）为代表，以中华中医药学《中医体质分类与判定（2009年）》为标准。不少研究发现POMP患者中医体质主要为阳虚质、阴虚质、气虚质、血瘀质四种类型，笔者将对这四种类型展开分析，为绝经后早期骨量异常的临床诊治、三级预防及中医机制提供科学依据。

### 1. 阳虚质

研究指出，PMOP 以阳虚体质最为多见，随着疾病发展和年龄增加，阳虚体质比重越大。笔者认为阳虚质病多在肾阳亏虚。中医理论认为"肾为主一身阴阳，肾为先天之本"。肾阳为诸阳之本，阳虚质多因先天禀赋不足、肾阳亏虚所致。《备急千金要方·肾脏方·骨极》曰："骨极者，主肾也，肾应骨，骨与肾合。以冬遇病为骨痹，骨痹不已，感于邪，内舍于肾，耳鸣见黑色，是其候也。"骨的生长发育与肾关系最为密切，肾阳促骨生髓的作用，肾阳亏虚，生髓动力不足。肾阳亏虚，骨失其温养而脆弱无力，则不耐久立和劳作。顾颖杰等研究指出严重 PMOP 患者体质中以阳虚质占比最大，且随着年龄增长后期阳虚更甚。童培建等发现重度 PMOP 以阳虚质尤为多见，并指出 55 岁以上患者以阳虚质为主。

### 2. 阴虚质

《素问·上古天真论》"女子七岁，肾气盛，齿更发长。……四七，筋骨坚，发长极，身体盛壮。……七七，任脉虚，太冲脉衰少，……故形坏而无子也"明确指出肾精的充足与否，关系到人体骨骼的发育功能。笔者认为 PMOP 阴虚质与肝肾密切相关。《素问·痿论》曰："肾气热则腰脊不举，骨枯而髓减，发为骨痿。"肾阴亏虚，虚热内扰，腰膝失于滋养，则腰膝酸软。《扁鹊心书》对骨缩病的描述为"此由肾衰惫，肾水涸，则诸骨皆枯，渐呈短缩也"。肾精亏损，骨髓生化乏源，髓减骨枯，发为此病。又《素问·阴阳应象大论》曰"肾生骨髓，髓生肝"，且肝肾同源，若肝血亏虚，血行不畅，骨失所养，骨枯髓消。谭克平等研究发现 PMOP 患者 51～55 年龄段阴虚质比例最高，为 36.5%。顾颖杰等发现非严重 PMOP 体质以阴虚质所占比例最大，为 26.4%，指出 PMOP 早期以气虚质和阴虚质为主。

### 3. 气虚质

《医宗必读》指出："阳明虚则血气少，不能润养宗筋，故弛纵，宗筋弛纵则带脉不能收引，故足痿不用。"描述了脾胃与骨骼的紧密关系。《儒门事亲·指风痹痿厥近世差玄说》曰："胃为水谷之海，人之四季，以胃气为本。本固则精化，精化则髓充，髓充则足能履也。"强调了"胃气"的重要性。笔者认为气虚质当责之脾胃，然病久可累及于肾。刘完素《素问玄机原病式》曰："五脏六腑，四肢百骸，受气皆在于脾胃。"《素问·六节藏象论》曰："血旺髓充则骨健筋强而步履轻捷。"脾胃后天之本，脾胃气虚则水谷精微运化无力，无精血生髓以滋肾充骨，故"骨枯而髓减"。顾颖杰等指出非严重 PMOP 体质分布中第二位为气虚质，占比20.7%，且 45～50 岁患者中气虚质所占比例最高，为 30.2%。

**4. 血瘀质**

绝经后妇女由于经、孕、产、乳等数伤于血，营血亏虚，骨失所养，不荣则痛；血行涩滞，瘀阻脉道，不通则痛。周学海《读医随笔》亦云："经络之中，必有推荡不尽之瘀血，若不驱除，新生之血不能流通，甚有传为劳损者。"指出瘀血可为病理加重因素。有研究指出，PMOP 体质基础研究中，血瘀质比阳虚质或许更有意义。眭承志等研究表明，PMOP 存在着"血瘀"的客观性病理变化。张亚军等发现血瘀质为绝经后骨质疏松症的危险体质，并据 OR 值的大小指出血瘀质对绝经后骨质疏松症影响最大。王庆红等研究结果支持血瘀质较阳虚质和阴虚质是加重 PMOP 危险相关因素。肖庆生等发现血瘀质是 PMOP 进一步骨量异常的加重因素。

**5. 讨论与思考**

多项研究发现 PMOP 相关体质主要是阳虚质、阴虚质、血瘀质、气虚质这四类，但由于各地体质分型方面标准不一和体质流行病学调查方法上存在不足，PMOP 相关发病体质并无定论。体质受不同环境和生理状态影响处于动态变化中，不同地域对本病体质的研究结果不相一致，笔者本文仅浅析频次最多的四种体质。湖北中医名师向楠教授基于临床所见，其诊治 PMOP 患者中，痰湿体质不在少数。也有学者对 PMOP 人群进行痰湿体质评判，结果是 PMOP 组中痰湿体质占 66.67%，认为痰湿体质型 PMOP 更具骨代谢紊乱的病理特征，且痰湿体质分值吸收指标呈显著正相关。临床上人群体质并非单一，偏颇体质人群众多，对偏颇体质的研究仍有待深入。王燕等研究示本病可能为多种偏颇体质共同作用的结果，且痰湿质和气虚质可能影响骨质疏松症患者未来 10 年髋部骨折风险概率。姜博等发现湿热质患有骨质疏松症的危险度为平和质的 2.5 倍，为 PMOP 湿热体质研究提供了新思路。痰湿体质对 PMOP 的影响及基于中医体质学说的从"痰"论治 PMOP 的研究，还有待进一步地深入。

# 四、中医药标准化

中医药信息化与标准化研究工作，以构建符合自身特点的中医药标准规范体系、提高中医药标准水平为目标，在借鉴现代医药和其他国家传统医药经验的基础上，争取使中医药标准规范成为国际传统医药标准规范。1994 年中医药标准化团队（图 3-7）参与研制了《中医病证分类编码》国家标准，2003 年主持完成了国家中医药管理局《中医药标准化战略研究》项目，2004 年参与研制了《全国主要产品分类与代码》（中药部分），2006 年在国家中医药管理局李大宁副局长的主持下，组织上海中医药大学、广州中医药大学共同完成了《中医药标准化发展规划》的起草与论证，主持完成了中医药标准体系框架的前期研究。2007年向楠教授作为项目负责人承担了国家"十一五"科技支撑计划《中医技术标准类目研究》，研制了《中医各专业标准体系表》，完善了中医技术标准顶层框架系统，为构建中医药标准体系提供了技术支撑，目前已通过国家验收。

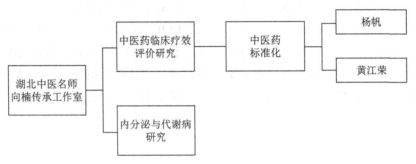

图 3-7　中医药标准化团队成员

### 中医药标准体系构建研究

杨帆，医学博士，主任医师，硕士生导师。现任湖北省中医院光谷院区治未病中心主任，肝病科主任医师。第四批全国老中医药专家学术经验继承人，全国中医药创新骨干人才，武汉市中青年医学骨干人才，2015年赴意大利佛罗伦萨卫生署 Ospedale San Guiseppe 医院消化科研修。中华医学会肝病学分会第七届委员会青年委员；中华中医药学会健康管理分会委员，湖北省肝胆疾病学会理事；湖北省肝胆疾病学会肝胆诊疗专业委员会副主任委员；湖北省医学生物免疫学会感染分会副主任委员；湖北省中医药学会肝病专业委员会常委；湖北省感染科医疗质量控制中心专家组专家。

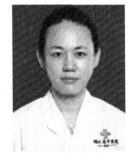

黄江荣，医学博士，教授/副主任医师，硕士生导师。长江大学医学部副部长，荆州市中心医院（长江大学附属荆州医院）党委副书记。从事教学、科研和临床工作，承担中西医临床医学本科生的方剂学和中药学等课程的教学。主要研究方向为中医药标准化、中医药防治内分泌代谢性疾病的基础和临床研究。主持国家级等各级各类课题十余项，以第一作者和通讯作者先后发表论文40余篇，

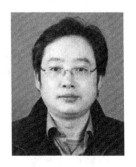

其中 SCI 检索 10 篇，参编著作 12 部，获省级教学成果一等奖和二等奖各 1 项，获中华中医药学会和湖北省中医药学会科学技术二等奖各 1 项。

标准化是经济社会发展的技术支撑，是构成国家核心竞争力的基本要素，是国家综合实力的集中体现。在经济全球化的条件下，标准化已涉及经济社会生活各个领域，深刻影响着经济、政治、社会、文化等领域的发展，成为经济、科技竞争的制高点，成为推动经济增长、社会发展和科技进步的重要途径。中医药是我国医学科学的特色，是我国卫生事业的重要组成部分，长期以来担负着防病治病、保障人民健康的重要任务。标准化作为现代科学的技术方法和手段，在新的形势下，如何通过中医药标准化来提高中医药服务能力和水平、满足人民群众不断增长的中医药服务需求、实现中医药事业的全面健康可持续发展是历史赋予我们新的使命。加强中医药标准化工作就需要构建中医药标准体系，本文仅就中医药标准体系的构成、分类规范及重点建设任务等标准体系的构建思路与方法问题进行探讨，并简要论述如下。

**1. 标准化与中医药标准体系**

标准化是在学科领域内，为获得最佳秩序和最佳社会效益，对该领域内实际的事物和问题制定共同使用的和重复使用的规范性文件的活动。它包括制定、发布、实施、监督、复审标准的整个活动过程。标准化活动的成果是标准。通过制定、实施、复审标准，达到统一，是标准化的实质。

中医药标准化的目的是获得中医药行业的最佳秩序，提高中医防病治病能力，从而取得最大社会和经济效益。它是通过建立科学的标准管理体制和合理完善的运行机制，以及制修订一整套中医药标准来实现的。这"一整套标准"是否能达到要求，就看它们是否是"科学的有机整体"。因此，建立合理、协调的中医药标准体系，使其成为一个完善的中医药标准共同体，是完成中医药标准化目标的首要条件。

**2. 中医药标准体系的构成**

中医药标准体系包括中医药标准基本体系和标准推行体系两个部分。其中标准基本体系由中医药标准所构成，是一个中医药标准的共同体。它们是构成中医药标准基本体系框架的基本要素，在体系中所有"标准"之间相互依存、相互制约、相互补充，且又相互协调、相互衔接，构成了一个有机的整体。中医药标准分为基础标准、技术标准、管理标准和工作标准等四个类别。标准推行体系主要由标准化工作管理体制和运行机制、监督评估和保障服务等部分所构成，体系构成如图 3-8 所示。

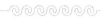

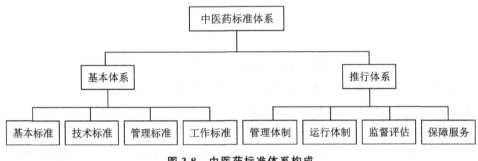

图 3-8　中医药标准体系构成

### 2.1　基本体系构成——标准分类规范

#### 2.1.1　基础标准

即依据中医药基本理论，以及为解决中医药标准制修订过程中的共性问题所制定的标准，如中医基础理论术语标准、临床诊疗术语标准、中医药名词术语、信息分类与代码等标准。还包括中医药翻译、计量单位、中医药图标等标准。它们是中医药领域制修订其他标准，包括技术、管理和工作类标准所共同遵循的标准，以适应中医药事业发展的实际需要，突出中医的特色。

#### 2.1.2　技术标准

即规范中医药行业中需要协调统一的技术事项所制定的标准。中医技术标准主要围绕常见病、多发病及重大疾病，针对事关中医药发展的关键技术问题，以提高中医临床疗效、规范中医医疗技术服务行为。如中医临床诊疗技术、中医预防保健辨识调理技术、中医技术操作、中医评价技术等技术标准。

中药技术标准则是围绕提高中药质量、保护野生药材资源、保护中药传统技术和知识产权的中药材种质资源、药用动植物基源、种子种苗、道地药材、中药炮制、中药资源保护和中药质量控制等标准，以及中医临床处方规范、中药性味归经等保障临床用药的安全性和有效性的技术标准。

#### 2.1.3　管理标准

即规范中医药行业管理，对中医药管理实践中需要协调统一的管理事项所制定的标准。中医药管理标准涵盖医疗、教育、科研、国际交流合作等各个方面。如推进中医药依法行政，规范行业管理的中医医疗人员、机构、技术的准入和资格资质标准；提升中医医疗机构建设和服务管理水平，促进基础条件和就医环境改善的中医医疗机构建设与管理标准、中医医疗机构医疗质量监测管理标准；中医药教育和科研机构的资格资质标准、机构建设与管理标准、中医药教育机构的专业设置标准、各级各类人才培养及管理标准、人才知识与技能基本标准、科研活动管理标准、科研成果评价标准等。

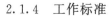

### 2.1.4　工作标准

即对中医药行业中需要协调统一的工作事项所制定的标准。在中医药机构内针对具体岗位而规定人员和组织在医疗工作管理活动中的职责、权限，对各种过程的定量定性要求及活动程序和考核评价要求等所制定的标准。如中医院病房护理岗位责任制、住院医师工作制度、病房三级查房制度、病房消毒隔离措施等。

## 2.2　推行体系构成

### 2.2.1　管理体制

即确定各层次标准、强制性技术规范等的管理机构及其职责、权限，使它们职责分工明确，机制运作顺畅。中医药标准化管理体制要与我国市场经济发展和公共管理体制改革的进程相适应，要与中医药标准化建设相适应。中医药标准管理体制由国家中医药管理局及中医药行业协会/学会和行业内企事业单位进行分级管理构成。

### 2.2.2　运行机制

即开展中医药标准化活动而建立的运行制度的总称。包括中医药标准制修订的立项、起草、征求意见、审查、报批、出版、复审及废止等各个环节的工作制度，以及标准的推广运用、监督评估、维护等工作制度。

### 2.2.3　保障服务

即保障与服务功能由标准的保障和标准的服务两个体系来实现。保障体系是中医药标准体系的技术和资源支撑，具有标准研制、人才培养和经费保障等三大保障功能。标准服务是指从标准的制定、修订到实施监督等全过程进行的服务。为此建立起来的机构、设施，以及保证其运行的人才、资金等支撑条件构成的服务系统就是中医药标准的服务体系。建设标准服务体系的目标是通过政策和资金的支持及机构、人员、设备的能力建设，构建服务标准化、运行规范化、信息网络化、发展产业化为特征的中医药标准服务体系。

### 2.2.4　监督评估

即对中医药标准广泛实施和应用进行监督和评估。以有关法律法规为依据，运用法律、经济和行政等方法引导和监督中医药标准的实施和推广，建立相应的监督机制和评估体系，对标准进行评估和反馈，为以后标准的制修订工作提供依据。

## 3. 讨论

在国家对中医药标准化工作的重视与大力支持下，经过中医药标准化工作者的努力，我国中医药标准化工作得到了很大的发展，取得了一定的成绩。改革开放以来，我国共制定颁布了120多项中医药标准和规范。"十三五"期间中

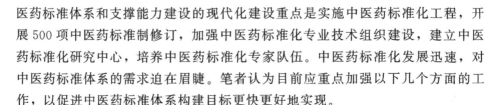

医药标准体系和支撑能力建设的现代化建设重点是实施中医药标准化工程，开展 500 项中医药标准制修订，加强中医药标准化专业技术组织建设，建立中医药标准化研究中心，培养中医药标准化专家队伍。中医药标准化发展迅速，对中医药标准体系的需求迫在眉睫。笔者认为目前应重点加强以下几个方面的工作，以促进中医药标准体系构建目标更快更好地实现。

### 3.1 基础标准先行

基础标准是其他标准共同遵循和引用的标准，目前已陆续颁布的中医药基础标准，如《中医基础理论术语》《中医临床诊疗术语》《中医病证分类与代码》《全国主要商品（中药部分）分类与代码》等国家标准，为其他标准的制订修订做出了很大贡献。当前，搞好中医药标准制订修订通则类标准，以及名词术语、分类与代码和计量单位等基础标准的制订修订，较为紧迫，应予高度重视和加强。

### 3.2 中医药技术标准分类框架和体系表编制

目前，完善中医药标准化工作，最紧要的就是要建立中医药技术标准体系。通过建立中医药技术标准体系，统筹安排中医药技术标准的制订修订、推广应用等工作，规范中医药技术服务行为，提高中医临床疗效评价水平，从而为实现标准化、推动中医药现代化和国际化夯实基础。"中医技术标准分类研究"获得了国家"十一五"支撑计划经费的支持，由湖北省中医院和湖北中医药大学承担研究任务，该项研究的目标就是设计技术标准体系框架，完成中医技术标准体系表的编制任务。

### 3.3 加快推行体系建设步伐

目前中医药标准化工作存在的一个问题，就是标准的推广运用不够，效果不佳。要加强中医药标准化管理机制建设，在国家标准化主管部门的领导下，筹建中医药标准化技术委员会；利用各种方式加强中医药标准宣传，如举办培训班、网络宣传等；加强标准的运用，如要求相关的法律法规、中医药教材和期刊等应采用标准；加强标准监督评估工作，为标准化工作的改进提供科学依据。

## 五、临床药理学

临床药理学团队（图 3-9）精通药物临床试验国内相关法律法规及国际规范要求，针对各类疾病临床用药特点的临床试验设计具有独到的见解。在此基础上，根据中医临床特点，充分吸纳临床流行病学（DME）、循证医学（EBM）及信息科学、生物信息学、数学等领域的研究成果，在保持中医学特色优势的基础上，拟建立科学的评价体系，以构筑临床研究共性技术平台，从而开展高质量、高水平的临床研究，客观、科学地评价中医药临床疗效及其安全性。本团队主持或参与中药新药Ⅰ～Ⅳ期临床研究共百余项，主持或参与国家级、省部级课题 20 余项。多次于学术会议、电视节目做报道，编写著作 6 部，发表学术论文 10 余篇，培养博士 3 名。

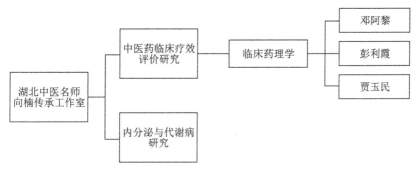

**图 3-9　临床药理学研究团队成员**

### 中药新药临床试验有效性评价方法学研究初探

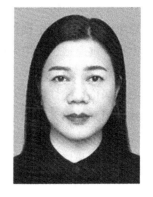

邓阿黎，医学博士，教授，博士生导师。湖北省中医院健康生殖中心副主任，湖北省中医（中西医结合）妇产专科联盟秘书长，世界中医药学会联合会妇科专业委员会理事，中华中医药学会生殖医学分会委员、湖北省中医师协会生殖医学专业委员会委员、湖北中医中药学会妇科专业委员会委员、湖北中医中药学会内分泌专业委员会常委、武汉市中医药学会妇科专业委员会委员，为全国名老中医药专家姜惠中教授学术经验继承人，国家中医药管理局全国名老中医药专家传承工作室姜惠中传承工作室核心成员，湖北省中医院昙华林学子培养对象，全国中医临床特色技术传承骨干人才。擅长运用中西医结合治疗不孕症、多囊卵巢综合征、子宫内膜异位症、月经病等妇科常见疾病及疑难病症。主持及参与国家"十五""十一五"科技攻关项目、973 计划、国家科技支撑计划、省科技、省卫健委、省教育厅、武汉市晨光计划、武汉市科技攻关等 10 余个项目，在核心期刊上发表论文数 30 余篇，论著 4 篇，发表 SCI 论文 1 篇。

随着医药科学技术的飞速发展，药物品种和数量的迅猛增长，以患者为对象，利用现代理论和现代技术，研究药物在体内被处理的过程与人体间相互作用的规律和机制，探讨临床用药的安全性、有效性，制定个体化剂量方案，减少药物不良反应和药源性疾病的发生，形成了一门医学与药学、药理学与治疗

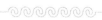

学紧密结合的现代新兴科学，即临床药理学。

中药临床药理学通过借鉴现代临床药理学的知识和技术方法，在中医基础理论指导下对中药的有效性与安全性做出科学评价。临床疗效即某种干预措施给患者带来的好处，是所有医学体系存在的基础及追求的目标，更是中医药学生存和发展的基础。而疗效评价体系则是一系列保证客观、真实地对治疗效果和效力进行评价的原则、方法、技术和规范。在评价西药新药的疗效方面，通常存在着"金标准"。而中医学到目前为止尚未建立起符合中医自身规律的临床疗效评价方法和统一标准。诸多方面的因素，影响了研究结论的科学性、可靠性与重复性，使中医药的临床疗效未能得到广泛的认可。要提高我国中药研制水平和临床试验评价质量，可以在方法学上运用标准化和信息化、临床流行病学、循证医学等新理论、新技术和新方法，建立一个具有较强科学价值的中医药疗效评定标准，从而构建能够反映中医药临床优势和特点的评价方法和指标，努力建立起科学的、具有中医学特点的中药新药综合评价体系。

**1. 中药新药临床研究的特色与优势**

中药新药研究不脱离中医基本理论体系，体现从整体出发的"辨证论治"思想，这是有别于现代医学诊疗体系的一大特色和优势，在中医临床诊疗实践中占有重要地位。中药临床药理学扎根于中医基本理论，其学科理论体系必然也建立在"整体观""辨证论治"等基础上。证候是对疾病处于一定阶段的病因、病位、病性，以及邪正双方力量对比等各方面情况的病理概括，是机体对致病因素及内外环境的反应。它具有整体、综合、动态及多样性特点，以辨证论治的形式密切联系着临床实践和药物研究。"辨证"是治疗的前提。"辨证"具有与现代医学诊断疾病同等重要的意义。现阶段中药新药多为中药复方，组方及处方来源多依据传统中医药理论和用药经验，功能主治、适应证多为治疗某西医疾病范畴下的某个中医证候。回顾近年来完成临床试验申报生产的新药可以发现，临床前中医学理论及传统应用经验薄弱的中药新药，其临床试验所提供的研究结果多存在传统用药经验等问题，风险较高，尤其是以有效成分、有效部位为处方组成的品种，临床前研究和临床试验均已经显现了有效性较弱、安全性存在问题较多的倾向。因此，中药新药的临床优势与特色一定不能忽略传统中医学理论基础和传统用药经验。

中药新药仍具有临床辨证治疗的特点。中医药临床治疗的核心在于辨证论治，传统中药充分体现了这一优势。古人云"临证加减在变通"，是中医药临床疗效的精髓所在。中药新药由于是以中医学基础理论为指导进行组方，药物中的寒热温凉、性味归经等依然客观存在，临床仍应辨阴阳、表里、寒热、虚实，遵循"寒者热之，热者寒之，实则泻之，虚则补之"等中医临床辨证治疗原则。

即使是中药注射剂，虽然改变了传统中药的给药途径，但由于是以中药材提取制成，客观上仍具有药物的偏性，临床需辨证治疗。

中药新药研究具有独特的疗效评价体系。药物服务于社会的首要价值体现在临床的有效性，即通过相关研究证明能使患者具有明确的获益，能够改善症状和（或）延长生命。随着疾病谱的改变、医疗模式的转化，针对单一因素、单一环节的现代医学治疗对大多数病因复杂、影响因素众多的疾病往往疗效欠佳，传统中医药以注重调节机体的平衡而日益彰显其优越性。在突出"辨证论治"思想的基础上，适应现代医学模式的转变和疾病谱的变化，借鉴国际疗效评价标准，结合中医临床研究的特点，建立对中医疾病、证候的疗效评定标准，使中药新药临床疗效评价客观、真实、重复和可控，提高研究结果的科学性和可信性。

**2. 中药新药临床试验数据收集的方法学研究**

临床数据采集是指将临床诊疗信息、实验室检查结果等收集后储存下来的过程。新药临床试验研究中，科学合理的数据资料收集与管理方法是获取真实的临床研究原始数据的重要途径，是保证临床试验结论真实性与可靠性的基础。研究因素、研究对象及实验效应是构成临床研究的 3 个主要环节。严格而有效地控制临床研究三大主要环节，将很大程度上减少偏性。此外，合理的临床试验设计方案，明确的病例纳入，以及排除标准、治疗方案、疗效性和安全性指标选择、疗效评定标准的制定，是保证临床试验科学性的前提。

病例报告表是中药新药临床试验中，用以记录每一名受试者的试验过程。因其连接贯穿于临床试验始终，故病例报告设计制作的规则关系整个临床试验的成败。然而，即使临床研究计划很完善，而观察表格设计不好，也将影响临床研究过程数据或结论的准确性，造成无法弥补的损失。

而现临床试验存在的完整性欠缺、格式体系不统一、指标体系未完全形成、电子化程度不统一等问题，势必阻碍了中医药临床试验现代化的进程，这与中医药现代化、标准化的宗旨是相违背的。中医药国际标准化，从根本上讲，就是建立国际公认的中医药的标准。对于 CRF 的标准化可以理解为在中药新药临床试验中，对病例报告表的制订、发布和实施标准达到行业内的统一。若上升到行业标准的高度，即标志着 CRF 的设计不再是某一个基地、某一部分研究者的个人行为，而其选择作为参照的标准模式应该是所有业内人士都应该遵从的标准和规范。

**3. 中药新药临床试验中的证候疗效评价**

证候是致病因素（单一或综合）与机体相互作用的综合反应状态，是对人体疾病过程中某一阶段（空间、时间）的病因、病位、病性、病势及治疗反应等病理生理状态的高度概括，它反映了疾病变化的个体性、阶段性、动态性和方向性。它具有整体、综合、动态及多样性特点，以辨证论治的形式密切联系着临床实践和药物研究。目前，中药新药临床评价主要着眼于症状改善和实验室指标，缺少合适的证候疗效评价标准，不利于合理地判断以"辨证论治"为主的中医药干预措施的有效性，这一点已引起中医界的重视。

### 3.1　中药新药研制中证候研究的重要作用

证候理论是指导中药新药研制的主要理论基础。中药新药研究以中医药理论为基础，这是中药新药和西药新药研制的根本区别。证候上联阴阳气血、四诊八纲，下络辨证论治、治法方药。其中阴阳是辨证的总领，八纲为辨证的纲要，四诊是辨证收集素材的手段，辨证是论治的前提，治法与方药是辨证结果的体现。因此，证候作为中医诊断学中的一个组成部分，在中医辨证体系中具有极其重要的地位。证候理论在指导中药新药研制中起着重要作用，法随证立，方依法制。具体来说，证候学理论指导着中药新药研究的选题方向、确定治法、明确功能及处方组成；在临床前研究中帮助有效组分筛选、工艺条件优化、剂型选择及药理模型制备等关键技术环节的设计；在临床研究中指导观察对象的纳入、排除，效应指标选择及疗效评价方法、标准的建立等。可以说，证候理论贯穿中药新药研究的全过程。

证候理论是提高中药新药疗效的保证。中医学通过证候对个体功能状态进行描述和划分，作为中药治疗的依据，形成了因人、因时、因地制宜的辨证论治方法和个体化诊疗体系，适合于同一疾病而病理表现却具有多样性的特点。中药药效作用的发挥与机体的生理、病理状态及其内外环境密切相关。中药新药在适应什么证候、不适应什么证候，或在证候改变时，需要停药或换药等，这些都关系到中药新药能否发挥其最佳疗效。临床上辨证论治、因证用药是中医药获得较好疗效的主要原因，根据相应证候研制相应的新药，是中药新药临床适应证候的合理选择。中药新药临床试验首先要确立所研制新药主治的中医病证。无论是以病统证，还是以证统病，甚至还包括以改善症状为目的的新药，确立临床适应证候都有重要意义。

### 3.2　证候的构成

证候是由症状和体征所构成，一般通过确立主症和次症的方法来实现。主症是反映证候本质的症状，是构成证候病性、病位的主要诊断依据，具有相对的稳定性和特征性。次症是相关症状，是对主症的补充。如胃热证的诊断，口臭、牙龈肿痛、口渴喜冷饮、胃脘灼热为主症，而吞酸嘈杂、消谷善饥、大便秘结、脉滑数为次症。要注意不同疾病的同一证候可以有不同的主症和次症。如冠心病血瘀证主症是胸闷、胸痛，而月经病血瘀证的主症则是腹痛、经血色黑有块、闭经等。在确立主症和次症时，要注意把客观体征和主观感觉的症状有机地结合起来，以提高证候诊断的准确性。主观感觉的症状在临床操作上容易出现主观偏倚而影响诊断结果，提倡以证候客观化或微观检查结果来进行证候辅助诊断。对于近似的证候，如脾气虚和脾阳虚、肝血虚和肝阴虚、肝胆火旺和肝胆湿热等证，主症和次症之间有较多的交叉和重叠。在确立证候时，要增加相对特征性的症状作为鉴别辨证要点，便于临床实施者在试验中掌握证候诊断标准，反映中医药特色。

因中医的某一证候涉及西医多个系统的变证，如"脾虚"，既可涉及消化系统，亦可涉及血液系统、内分泌系统等西医的多种疾病。证候诊断标准通常以主症的形式，某1项或指标，积分达到规定分数，就断为某证。这种形式的诊断标准存在某一项不确定因素，如标准不统一，这给临床诊断和疗效评价带来很多困难，也影响了新药研究的质量和水平。

### 3.3  证候疗效评价方法

中药新药研究的关键是临床疗效的评价，而疗效评价的关键在于评价方法和标准的科学合理。西医学评价标准、实验室检查指标固然可以借鉴，但更重要的是能反映中医诊疗优势和特色的评价方法和指标，同时要注意吸收国际上药物评价的新观念、新方法（如循证医学的系统评价、重视重大事件、终点结局及生存质量评价等）。半定量评价方法中医证候疗效标准，一般采用4级标准。以病理改变消失、疾病证候消失为临床痊愈，以证候明显改善为显效，以证候有所改善为有效，以证候治疗前后无明显变化为无效。若疾病不可治愈，则按临床控制的显效、有效、无效标准进行设计。

生存质量评价在中药新药研究中处于探索阶段，生存质量评价注重患者个体的第一主观感觉，能够避免医生的主观因素影响。中医证候中有很多患者主观感觉的症状，采用这种方法，由患者本人填写自己治疗前后的主观感觉，可以更客观地评价药物的疗效，发挥中医药改善功能状态，提高生存质量的优势。

### 4. 小结

临床研究是一个国家的生物医学研究事业发展的关键。国家在《中医药创新发展规划纲要》中明确提出"中医药创新发展的基本任务是'继承，创新，现代化，国际化'"，将中医临床研究、中药产业发展、基础理论研究、标准规范研究、创新体系建设和国际科技合作确定为中医药发展的优先领域。

中医学作为人类生命科学的一个重要分支学科，必须根据中医学的学科自身特点，在中医基本理论的指导下，总结现代中医临床研究的经验和教训，借鉴国际公认的临床研究和评价方法，不断提高中医临床研究水平。中药临床药理学是中医药临床研究的重要组成部分，其学术发展将为实现中医药现代化目

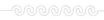

标产生深远影响。中药新药临床试验有效性评价仍需进一步探索，最终达到服务临床、服务患者的目的。

## 关于中药临床药理研究的现代科技的应用与思考

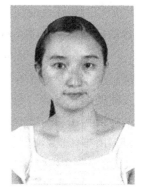

彭利霞，医学博士，高级工程师。现任马应龙肛肠诊疗技术研究院秘书长，马应龙药业集团股份有限公司诊疗研究院副院长。世界中医药联合会盆底学会理事。

出版成果：①《中医医疗技术肛肠类技术操作标准》光盘，2013年中国科学文化音像出版社出版。将国家中医药管理局的项目，以视频形式直观展现，拍摄了肛肠常见技术标准的规范。②《肛肠手术合集2018卷》光盘，2019年武汉大学出版社出版。③《肛肠手术合集2019卷》光盘，2020年华中科技大学出版社出版。④《肛肠手术合集2019卷—恶性》光盘，2020年华中科技大学出版社出版。

中药临床药理学既是一门新兴的学科，又是一门古老的学科。临床药理学现代概念的提出，大约起始于20世纪30年代，近儿十年发展十分迅速，逐渐形成了一门独立的学科。临床药理学的最大特点，就是以人作为观察药物效应的对象。中医药学的理论与实践大多数是以人特别是以患病的人为观察对象，研究中药或其他治疗措施与人的相互作用关系和规律。药物效应、毒性观察总结者是医生，又是药师。如古有"神农尝百草，一日而遇七十毒"的记载，明代李时珍为了订正古书中的错误对一些药性不明的药物也亲自品尝，所以先辈有医药不分家之说。中医药的理论与实践的建立与积累，是以人，特别是患者为对象，观察药物效应的。我们可以把古代本草、方书中对中药功效和不良反应的记录，看作是中药临床药理学的雏形。

在中药临床药理的研究中，存在一些问题一直未能很好解决，如中药成分复杂及有效成分、作用机制不明确，临床试验过程中质量可控制性，中医诊疗技术标准化、信息化程度不够，中药材质量保障等问题。近年科技发展迅速，区块链、大数据、5G、物联网、数据库等技术的飞速发展给医疗行业也带来了新的方法和机遇，有些问题得到一定程度的解决，如网络药理学多靶点研究可找到中药作用靶点机制，区块链、物联网、大数据、5G技术的应用使得道地药材质量跟踪体系可能实现。

## 1. 网络药理学

### 1.1　网络药理学的兴起

对中药临床药理学而言，网络药理学的崛起一方面是学科综合发展的结果，另一方面也是得益于数据库等技术成熟应用。

网络药理学从系统生物学和生物网络平衡的角度阐释疾病的发生发展过程、从改善或恢复生物网络平衡的整体观角度认识药物与机体的相互作用并指导新药发现。2007 年英国 Dundee 大学药理学家 Andrew L. Hopkins 率先提出了此概念之后，"网络药理学"被迅速应用于众多领域的研究中，显示出重要的理论和实际应用价值。

### 1.2　网络药理学的快速发展

网络药理学在 2007 年就已经提出了相关概念，但是在国内得到飞速的发展和应用还是近 5 年的事情。2020 年 1 月至今发表网络药理学相关的中外文献有752 篇，2019 年 230 篇，2018 年 145 篇，2017 年 54 篇，2016 年及以前总共131 篇，在 2011 年之前基本没有网络药理学的相关文章发表。

在国内网络药理学取得突飞猛进的发展，尤其在 2018 年中国药科大学发布了中药系统药理学数据库与分析平台（TCMSP），这是一种独特的中草药系统药理学平台，它能捕捉药物、靶标、疾病之间的关系。该数据库包括化学物质、靶点和药物靶点网络，以及涉及口服生物利用度、药物相似度、肠上皮通透性、血脑屏障、水溶性等天然化合物的药代动力学特性。这一突破激发了在各种中草药中寻找候选药物的新兴趣。网络药理学对中药多靶点作用分析，与传统的药物研究模式一药一靶点相比，更适合中药的研究，中药成分多种并复杂，一靶点的研究模式极大制约了中药的创新发展。

## 2. 道地药材质量跟踪体系

区块链、物联网、大数据、5G 等技术的发展及应用，将使建立道地药材质量跟踪体系成为可能。

道地药材是中医药精髓之一，是中医几千年积累的宝贵经验，但是一直以来道地药材的质量得不到保障，缺乏有效的跟踪质控手段，也间接影响了中医药的临床疗效。随着区块链技术和物联网技术、大数据、5G 技术的发展和应用，道地药材追踪网络体系将很可能实现，从而可实现对质量的控制。中国中医科学院道地药材国家重点实验室培育基地黄璐琦院士也提出，充分利用区块链、物联网、大数据等信息化方面的现代技术，通过管理者、生产者、使用者和公众等多方共同参与，将道地药材生产和使用过程的信息进行融合，形成相互连通的信息共享应用模式，服务和促进道地药材产业高质量发展。

通过现代信息技术手段，实现从产地到销售到应用的全流程的跟踪管理，以保证道地药材的质量；首先对道地药材产地实现实时监控，对种植生长过程进行动态跟踪管理，从种植开始对质量进行把控；然后对采收、炮制加工跟踪，再跟踪包装，销售，直到应用，上述产生的数据建立相应的数据库，以便二次开发挖掘应用。实际应用场景如下：消费者购买道地药材时，该包装上印有二维码，扫码即可显示该药材的产地、炮制加工方法及种植时间、采收部位等信息，谨防假药，保证道地药材质量。

### 3. 总结与思考

中药药理学以往由于受到检测技术等技术手段的限制，故研究模式相对单一，以单一靶点、单一成分或者说一类成分作用机制的相关研究居多，而组分中药、血清药理学研究由于研究员技术等原因未能大规模开展。在中药探索研究期间产生了大量相对不成体系的药理药效研究结果和研究素材。网络药理学将之前显得较为零散不成系统的中药药理研究系统化整理，进行二次的挖掘应用，最终对一味中药分析后能寻找出几十个作用靶点和多条作用通路。

现代科技的发展对中医药带来了新的研究方法，作为中医药人我们要抓住机会，创新研究思路，虽然在中医药领域、中药临床药理学还有很多问题未能解决，暂时也没找到合适的方法，相信只要我们努力，随着科学技术的不断创新发展，新技术、新方法会不断涌现，到时我们一定会找到解决办法，更好地挖掘中医药瑰宝，不断传承下去，中医药将会造福更多患者。

### 东阿阿胶临床与药理研究

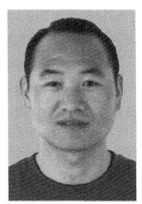

贾玉民，医学博士，中国阿胶博物馆馆长。毕业于湖北中医药大学，师从全国中医药名老中医学术继承人、湖北中医名师向楠教授。现担任中国阿胶博物馆馆长，中国毛驴博物馆馆长，国家胶类中药工程技术研究中心副主任，东阿阿胶中医康养中心主任，新加坡科艺中医药学院客座教授，印度尼西亚三有药业客座教授。发表《阿胶之肺系用药探源析解》《阿胶补肾健骨方治疗去卵巢大鼠骨质疏松症的作用机制研究》等中文核心期刊论文10余篇，参编《阿胶古今临床与应用》《阿胶基础研究与应用》《阿胶百科知识》《中医膏方学》等中医药类书籍6部。

### 1. 东阿阿胶功效与应用

东阿阿胶具有补血滋阴、润燥、止血之功，此外尚有安胎、疗风等功效。主治血虚萎黄，眩晕心悸，肌痿无力，心烦不眠，虚风内动，肺燥咳嗽，劳嗽咯血，吐血尿血，便血崩漏，妊娠胎漏等。阿胶系血肉有情之品，为补血之要药。其味甘性平，无寒热之偏，能补肝血、润肺燥、滋肾阴、养心血、助脾统血生血、固冲任等。本品用水或黄酒烊化兑服，3～9 g，或入丸、散剂。用蒲黄或蛤粉烫炒成珠者称阿胶珠：止血宜蒲黄炒，润肺化痰宜蛤粉烫炒。

东阿阿胶广泛应用于内科、妇产科、肿瘤科、呼吸科、血液病科、康复科、老年病科等科室。临床上积累了大量有效的阿胶药对，整理汇编了含有阿胶的3 200个中药经典名方，编辑出版了阿胶书籍数部，如《阿胶古今临床应用》《阿胶基础研究与应用》《阿胶百科知识》《阿胶应用大全》《阿胶是这样炼成的》等，彰显了东阿阿胶传承创新、精益求精、严谨求实的精神品格。

**2. 东阿阿胶现代研究**

现代研究表明：东阿阿胶由蛋白质、多肽、氨基酸、硫酸皮肤素、透明质酸、生物酸及多种微量元素组成，其中氨基酸主要有甘氨酸、赖氨酸、精氨酸、脯氨酸、谷氨酸、组氨酸等，微量元素主要有钾、钙、铁、镁、硒等20多种。药理研究显示：东阿阿胶对血液系统、免疫系统、心血管系统均具有显著作用。阿胶能促进血中红细胞和血红蛋白的生成；改善动物体内钙平衡，促进钙的吸收和在体内的存留；能使极低水平的血压恢复至正常高度，从而达到抗休克的作用。此外，在抗肿瘤、抗衰老、增强记忆力、促进骨愈合、抗疲劳、耐缺氧、抗辐射，以及抑制哮喘、炎症反应和改善进行性营养性肌变性症等均有良好的作用。

**3. 含东阿阿胶的经方成方**

炙甘草汤方（血痹虚劳病脉证并治）："甘草四两，炙，味甘平；生姜三两，切，味辛温；桂枝三两，去皮，味辛热；人参二两，味甘温；生地黄一斤，味甘寒；阿胶二两，味温甘；麦门冬半升，去心，味甘平；麻子仁半升，味甘平；大枣十二枚，擘，味甘温。右九味，以清酒七升，水八升，先煮八味，取三升，去滓，内胶烊消尽，温服一升，日三服，一名复脉汤。治虚劳不足，汗出而闷，脉结悸，行动如常。"

猪苓汤方（消渴小便不利淋病脉证并治）："猪苓，去皮，甘平；茯苓，甘平；阿胶，甘平；滑石，碎，甘寒；泽泻，甘，寒；各一两。右五味，以水四升，先煮四味，取二升，去滓，内下阿胶烊消，温服七合，日三服。"

黄连阿胶汤方："黄连四两，苦寒；黄芩一两，苦寒；芍药二两，酸平；鸡子黄二枚，甘温；阿胶三两，甘温。右五味，以水五升，先煮三物，取二升，去滓，内胶烊尽，小冷，内鸡子黄，搅令相得，温服七合，日三服。"

薯蓣丸方："薯蓣三十分；当归、桂枝、曲、干地黄、豆黄卷各十分；甘草二十八分；人参七分；芎劳、芍药、白术、麦门冬、杏仁各六分；柴胡、桔梗、茯苓各五分；阿胶七分；干姜三分；白敛二分；防风六分；大枣百枚，为膏。右二十一味，末之，炼蜜和丸如弹子大，空腹酒服一丸，一百丸为剂。虚劳诸不足，风气百疾。"

猪苓汤方（消渴小便不利淋病脉证并治）："猪苓，去皮；茯苓；阿胶；滑石；泽泻各一两。右五味，以水四升，先煮四味，取二升，去滓，内胶烊消，温服七合，日三服。"

黄土汤方（惊悸吐衄下血胸满瘀血病脉证治）："甘草；干地黄；白术；附子，炮；阿胶、黄芩各三两；灶中黄土半斤。右七味，以水八升，煮取三升，分温二服。"

芎归胶艾汤方（妇人妊娠病脉证并治）："芎䓖、阿胶、甘草各二两，艾叶、当归各三两，芍药四两，干地黄四两。右七味，以水五升，清酒五升，合煮取三升，去滓，内胶令消尽，温服一升，日三服，不差更作。"

白头翁加甘草阿胶汤方（妇人产后病脉证治）："白头翁、甘草、阿胶各二两，秦皮、黄连、柏皮各三两。右六味，以水七升，煮取二升半，内胶令消尽，分温三服。"

温经汤方："吴茱萸三两；当归、芎䓖、芍药各二两；人参；桂枝；阿胶；牡丹皮；生姜；甘草各二两；半夏半升；麦门冬一升，去心。右十二味，以水一斗，煮取三升，分温三服。亦主妇人少腹寒，久不受胎，兼取崩中去血，或月水来过多，及至期不来。"

《千金要方》内补当归建中汤："治妇人产后虚羸不足，腹中刺痛不止，吸吸少气，或苦少腹中急，摩痛引腰背，不能食饮。产后一月，日得服四五剂为善。令人强壮宜。当归四两，桂枝三两，芍药六两，生姜三两，甘草二两，大枣十二枚。右六味，以水一斗，煮取三升，分温三服，一日令尽。若大虚，加饴糖六两，汤成内之，于火上暖，令饴消，若去血过多，崩伤内衄不止，加地黄六两、阿胶二两，合八味，汤成内阿胶。若无当归，以芎䓖代之；若无生姜，以干姜代之。"

大黄甘遂汤方："大黄四两，甘遂二两，阿胶二两。妇人少腹满如敦状，小便微难而不渴，生后者，此为水与血俱结在血室也，大黄甘遂汤主之。"

复方阿胶浆：复方阿胶浆源自400多年前著名医学家张介宾《景岳全书》中气血双补经典名方"两仪膏"加减化裁而来。组方：东阿阿胶、红参、熟地黄、党参、山楂。功效：补气养血。主治：用于气血两虚，头晕目眩，心悸失眠，食欲不振，以及白细胞减少症和贫血。现代应用：用于贫血病、肿瘤、白细胞减少症、骨质疏松症、月经病、登革热等。用法与用量：口服。1次20 mL，一天3次。使用注意：凡阴虚火旺，燥热伤津，腹胀便溏、痰多、苔腻属湿滞湿盛者慎用；过敏体质者慎用；感冒/月经期间忌用；忌食油腻、生冷、辛辣食物；服用本方时不宜同时服用藜芦、五灵脂、皂荚或其制剂；不宜喝茶、吃萝卜，以防止降低疗效。

阿胶补血膏（颗粒）：由东阿阿胶、熟地黄、党参、黄芪、枸杞子、白术等组成。功效：补益气血，滋阴润肺。主治：用于气血两虚所致的久病体弱、目昏、虚劳咳嗽等症。用法与用量：口服。1 次 20 g，早晚各 1 次。

**4. 中医辨证用东阿阿胶**

血虚证：东阿阿胶为补血之佳品，常与其他补益气血药同用。肝血虚者症见头晕眼花、筋脉拘挛、面色萎黄、女子月经不调甚或闭经等，伍以当归 9 g、熟地黄 12 g、白芍 12 g、川芎 6 g、炙甘草 5 g；心血虚者症见心悸、健忘、面色萎黄、失眠等，合当归 9 g、酸枣仁 12 g、丹参 9 g、黄芪 12 g、茯神 12 g、远志 6 g。

出血证：东阿阿胶对出血而兼见阴血亏虚证者，尤为适宜。治血热吐衄，配伍白茅根 9 g、生地黄 12 g、川牛膝 6 g；治肺热咳血，配伍炒黄芩 9 g、侧柏叶 9 g；治便血如下豆汁，配伍炒地榆、当归、赤芍等，如阿胶芍药汤；治先便后血，配伍白芍、黄连等，如《医林集要》阿胶丸；治冲任不固、崩漏及妊娠下血，配伍生地黄、艾叶等，如胶艾汤。

阴虚燥热证：东阿之水乃阴寒之水，择寒冬之时取乌驴皮炼胶，故东阿阿胶滋阴润燥效果最佳。治温燥伤肺，干咳无痰，配伍麦冬、杏仁等，如清燥救肺汤；治心阴不足，虚烦不眠，配黄连 3 g、炒黄芩 9 g、鸡子黄 2 枚、白芍 9 g，用生鸡子黄调入药汁温服；治热病伤阴，液涸风动，手足瘛疭，配龟板、牡蛎、白芍、生地黄等，如大定风珠；治肺肾阴虚，干咳痨嗽，腰膝酸软灼痛，配伍天冬（去心）12 g、杏仁 10 g、炙百合 10 g、沙参 12 g、川贝母 6～9 g、淬龟甲（先煎）15 g、黄精 12 g；治肝肾阴虚，目暗不明，须发早白，腰酸耳鸣者，伍以白芍 9 g、决明子 12 g、枸杞子 12 g、菟丝子 12 g、女贞子 12 g、沙苑子 12 g、制首乌 15 g。

风病：吴鞠通用柔肝法治疗中风，神呆不语者，方用生白芍（三钱）、麦冬（二钱）、生鳖甲（五钱）、左牡蛎（五钱）、炙甘草（三钱）、生地黄（八钱）、生阿胶（三钱）、丹皮（四钱）。十二三帖而如故。

清朝俞根初在《通俗伤寒论》中用阿胶鸡子黄汤治疗血虚动风者，组方：陈阿胶（二钱，烊冲）、生白芍（三钱）、石决明（五钱，杵）、双钩藤（二钱）、大生地黄（四钱）、清炙草（六分）、生牡蛎（四钱，杵）、络石藤（三钱）、茯神木（四钱）、鸡子黄（二枚）。又如叶天士在《临证指南医案》中方用生地黄、阿胶、牡蛎、炙草、黄肉炭，治疗阴虚动风证。

其他：东阿阿胶用于老年阴血亏虚引起的大肠虚性便秘证，常与柏子仁10 g、火麻仁10 g、当归身12 g、黑芝麻12 g同用；阴虚小便不利证，水热互结，邪热伤阴所致的发热，渴欲饮水，或下利，咳而呕渴，心烦不得眠者，方用猪苓（去皮）、茯苓、泽泻、滑石（碎）各9 g，即《伤寒论》中的猪苓汤证方；妊娠腹痛，胎动不安者，合当归身12 g、桑寄生10 g、苏梗6 g、炒黄芩6 g、土炒白术10 g、川续断9 g。

**5. 现代临床应用举例**

白细胞减少症及缺铁性贫血：东阿阿胶10 g、人参10 g、熟地黄15 g、党参10 g、山楂9 g、当归9 g、黄芪12 g、砂仁（后下）5 g、土炒白术10 g、陈皮6 g。阿胶、人参另煎兑服，一天2次水煎服。

功能性子宫出血（女子崩漏）：阿胶珠10 g、杭白芍10 g、艾叶炭9 g、生地黄炭10 g、炙黄芪10 g、山茱萸10 g、续断炭10 g、菟丝子10 g、桑寄生10 g。

肺结核咯血：阿胶珠15 g、白及10 g。共研细粉，温开水调服，每天3次。对于大量肺咯血者，先用垂体后叶素缓慢静注10 U或用其他西药止血剂，待咯血减少后再用本方治疗。

双相情感障碍（即躁狂抑郁症）：症见情绪高涨与低落交替，思维时敏时迟，语言动作或见增多或见减少，易疲劳，少眠，口干咽燥，小便黄赤，大便干结。方用东阿阿胶12 g、玄参10 g、生地黄10 g、黄连3 g、远志6 g、菖蒲9 g、炒枣仁12 g、石决明（先煎）15 g、麦冬10 g、白芍10 g、灯芯草5 g。

## 六、脂代谢

湖北中医名师向楠传承工作室脂代谢研究团队（图3-10）以"湖北省中医院肥胖专科"和"湖北中医药大学临床评价中心"为平台，致力于肥胖及相关并发症的临床-科研一体化研究，运用中医体质学说、食疗理论，并结合运动疗法指导健康体重管理和中医养生。团队认为肥胖的病位在脾、肾，病性属本虚标实，本虚以脾肾亏虚为主，标实以水湿为主，以标本兼顾、温肾健脾化痰的治法用于脂代谢相关疾病的治疗，临床中以"温肾健脾化痰方"为代表治疗单纯性肥胖取得良好疗效，并据此开展基础研究。目前已获得肥胖相关省部级项目4项，校级科研项目2项，先后发表SCI论文1篇，国内医学期刊论文30余篇，培养博士研究生4名。

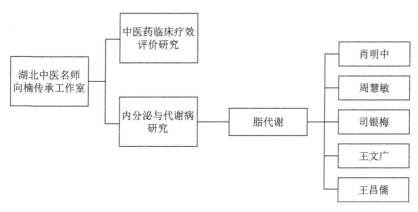

**图 3-10　脂代谢研究团队成员**

## 代谢相关性脂肪性肝病（肝癖）的中医诊疗思路初探

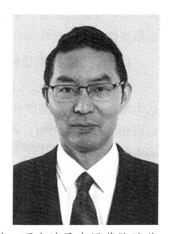

肖明中，主任医师，硕士研究生导师，肝病研究所肥胖专科主任（仝小林名中医传承工作室成员）。第六批全国名老中医药专家学术经验继承人，湖北省医学青年拔尖人才，武汉市中青年医学骨干人才。中华中医药学会肝胆病分会常委，世界中医药学会联合会方药量效研究专业委员会常务理事，中华中医药学会防治艾滋病分会常委，中国民族医药学会肝病分会理事，中华中医药学会肝胆病科学传播专家，《中西医结合肝病杂志》编委。现任湖北省中医院仝小林院士名中医传承工作室和肥胖专科主任。先后在国内外核心期刊上发表论著论文 30 余篇，研究涉及中医药防治艾滋病、慢性肝病、脂肪肝、肥胖等。副主编专著 3 部。主持并完成国家自然科学基金面上项目 1 项，主持、参与国家级与省部级科研课题 10 余项。荣获湖北省科技进步一等奖 1 项，二、三等奖各 1 项。

擅长运用中医体质理论，食疗理论，中医经典思维治疗肥胖相关代谢性疾病。在代谢相关性脂肪性肝病、糖尿病早期、肝胆病、消化系统疾病、肥胖及相关并发症等方面有丰富的临床经验。

2020 年 5 月，国际专家小组发布了《代谢相关脂肪性肝病的诊断和管理共识》，提出采用"代谢相关脂肪性肝病（MAFLD）"取代现有命名"非酒精性脂肪性肝病（NAFLD）"的立场声明，确定了更适用于临床情境且简便的诊断评估标准，即提示在脂肪肝的基础上，只要合并有超重/肥胖、2型糖尿病、代谢功能障碍等任一条件即可定义为 MAFLD，并将血压、血脂、血糖受损、胰岛素抵抗和 CRP 等纳入代谢功能障碍范围。此次新发布的关于脂肪肝的更名更加重视和关注肝外的与代谢相关的影响或者合并因素，也是从临床实际出发来认识和关注其多脏器、多因素的影响，也意味着今后在类似疾病的临床诊治上，需更加综合考虑多种致病因素导致的病理改变，并进行综合干预的措施，西医也逐渐开始趋同于中医学的"整体观点""辨证论治"的思想。

研究表明，非酒精性脂肪肝的患病率随 BMI（肥胖）的增加而增加，超重和肥胖成为非酒精性脂肪肝的高危因素。肥胖患者合并非酒精性脂肪肝患病率也高达 60%～90%。这些研究都提示脂肪肝的发生在临床实践中并不能"独善其身"，很少单独发病，常合并有肥胖、糖尿病、糖尿病前期、高脂血症、高尿酸血症等代谢综合征表现。但现代医学尚缺乏整体干预的手段，在此类疾病的诊治方面，常常是多种药物同治、各顾各病的情况，从而导致患者的依从性下降，疗效受限。此时，中医药在肝癖病伴有多种代谢功能障碍的病证表现中，运用整体论治思想和综合干预方法显得尤为重要。

**1. 代谢相关性脂肪性肝病（肝癖）的中医病因病机**

在肥胖的认识上，《景岳全书》认为肥人多气虚；《丹溪心法》《医门法律》认为肥人多痰湿，而肥胖的发生与代谢综合征、脂肪性肝病（肝癖）关系密切，病因相同，病机相似，相互联系，互为因果。大多中医医家对脂肪肝（肝癖）的中医病因病机的认识各不相同，目前可归纳为饮食、劳累、情志、体虚、肥胖等致病因素而致肝气失疏、脾失健运、痰湿内生、瘀血内结、脾肾亏虚等病机，考虑病位多在肝、脾、肾。肝癖患者往往喜欢过食肥甘厚味，恣饮醇酒，或贪凉生冷，饮食失节，使脾胃之气为饮食壅滞或脾胃受损形成早期的食郁之态。食郁日久，致使脾气不升，胃气不降，升降失常，中焦气机受阻，或久坐少动、工作压力、思虑过度，致使情志不疏，肝气郁结，而成气郁之态。食郁、气郁日久，均可引发气机的升降出入失调，中焦脾胃的水谷精微代谢障碍，当脾失升清，肝失疏泄，精微物质不能正常运行，聚而为膏，凝于脉中，入血为浊。在体内堆积成为膏浊，聚于肝脏，形成代谢相关性脂肪性肝病（肝癖）。中医也认为代谢综合征的病因病机与肝癖大同小异，是多种不良致病因素导致中焦脾胃运化或者肝的疏泄功能失职，形成食、气、血、火、痰、湿、膏的异常沉积，其中食郁和气郁也被认为是首要病机。

肝癖患者疾病早期由于病因简单，病机单一，常表现出"无症可辨"。病程进展到中、后期，患者会出现胁肋隐痛、脘腹胀闷、食欲不振、倦怠无力、便溏、舌胖大，伴齿印等表现为肝郁脾虚、痰湿困脾、痰瘀互结、肝络瘀阻不通的征象。少数患者可有膨胀、下肢水肿及蜘蛛痣等征象，此为气滞水停、痰瘀化毒、毒损肝络所致。皆为食郁、气郁的进一步加重，多郁（六郁）互结，损伤肝、脾、肾形成。

### 2. 代谢相关性脂肪性肝病（肝癖）的临床诊疗思路

#### 2.1　病证结合，靶方靶药的应用

代谢相关性脂肪性肝病（肝癖）早期，患者大多无明显的临床表现，部分患者由腹部超声确诊为非酒精性脂肪肝，部分患者首发其他代谢综合征的其他表现，如肥胖、糖尿病早期症状等。此阶段，常表现出中医的"无症可辨"。临床诊疗中可通过现代医学先进的检验手段，如 B 超、肝脏脂肪衰减指数检测，发现该病的现代临床诊断证据，不一定需要寻求中医的辨证论治，向楠教授创制的温肾健脾化痰方用于治疗单纯性肥胖，经临床实践发现疗效显著。除用于脾虚湿盛型肥胖患者的治疗外，还可用于中医辨证不明显的肥胖或和脂肪肝患者，诊疗思路就是借助协定方前期的临床和基础研究成果，综合现代中药药理学，确定方药达到现代医学的靶向治疗目的。组方由淫羊藿 10 g、肉桂 5 g、苍术 10 g、茯苓 15 g、陈皮 10 g、荷叶 30 g 组成，临床以此为基础常加薏苡仁、白术、泽泻、山楂、决明子等。淫羊藿在方中作为君药，现代药理研究证实，主要成分淫羊藿苷可改善代谢紊乱，防治肥胖；肉桂能增加能量消耗抑制脂肪积累，达到减轻体重；荷叶中的主要活性成分荷叶黄酮是改善高脂血症的关键酶，是其减肥降脂作用的机制之一；陈皮的橙皮苷、苍术提取物、茯苓提取物也均能对肥胖模型小鼠的脂代谢异常起到改善作用、肝脏脂肪生成产生抑制作用。综合全方，以补阳温药从肾阳论治，现代医学理论分析，方药发挥疗效可能与促进白色脂肪组织棕色化、促进产热降脂有关联性，随后课题组的研究也发现温肾健脾化痰方的作用机制其可能与促进白色脂肪组织棕色化、提高机体能量代谢有关。所以温肾健脾化痰方在临床可依据病证结合的思想，运用现代药理学研究证据找出或明确靶方、靶药的模式进行诊治。

#### 2.2　究其疾病本质，做好整体调治

肝癖的诊治原则，与代谢综合征的诊治基本一致，堵截与疏导相结合。堵截，即节制饮食，减其来路，靠的是健康教育；疏导，即促进消化，增其排泄，依赖肝脾功能状态之调达。古时的脾胃多"亏"，贫穷愁苦，缺衣少食，营养不良，导致脾胃亏虚，生化无源，气血亏虚者为多，补中益气为其正治；当代的脾胃多"盛"，膏粱厚味、饮酒无度，贪凉食冷，思虑过度，运化失常，中满内热，六郁交织，浊、痰、瘀、毒，耗气伤脾。益气健脾消导，除湿消浊化痰，

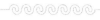

为其正治，而教育患者改变不良生活方式为治本之法。

"食、气郁""膏浊"是导致代谢相关性脂肪性肝病（肝癖）发生的根本，开畅气机、消膏化浊是早期治疗的重要治则，用药以苦清降，以辛开郁。方常用大小柴胡汤、小陷胸汤、泻心汤及防风通圣散、二陈汤等。除针对肝癖病的特点局部用药外，还应根据整体情况调理中焦脾胃、补脾益气、祛除痰湿，治疗当以补虚泻实为原则。健脾益气补的为脾胃之虚，泻实泻的为痰浊、水饮、淤血、气滞的病理之物，临床常用祛湿化痰，结合行气、利水、消导、通腑、化瘀之法，祛除体内病理性痰浊、水饮、瘀血、膏脂，最终实现"肥、糖、脂、压"整体同调。

### 2.3 中医理论下开展饮食指导

合理的饮食习惯，均衡的营养结构，也是肝癖干预的重要环节。如《素问》云"谷肉果菜，食养尽之，无使过之，伤其正也"，饮食节制，才能保养身体，强健脾胃，使精微物质转化正常，机体健康；根据中医对肥胖和肝癖疾病的认识，除了运用中药药物干预之外，临床对于患者饮食的干预、饮食处方的制定，也应遵循和根据疾病的中医病机、患者中医体质、食材的性味属性而进行干预指导。首先明确患者的中医体质情况（可以进行中医体质辨识），针对性地选用一些药食同源的食材来进行伙食处方的制定和对其他治疗方法的补充，既起到了食的作用，又发挥了药的作用，既不存在毒副作用的问题，又能让患者在改善其相关症状的同时能达到减重、减脂的效果。

### 2.4 脂肪肝的防治需要重心前移

对于代谢相关性脂肪肝（肝癖）的诊治干预，不仅要充分认识其自身疾病的特征，针对该病的具体表现，进行减重、降糖、消脂、保肝、抗炎、抗纤维化，或针对肝癖每一阶段所表现的核心病机，分阶段治疗；此外还要从代谢综合征的整体背景下去考虑，即将该病放在代谢综合征的大背景下进行整体防治，整体调整患者的体质和病理状态，结合具体并发症进行靶向干预治疗，从而能发挥更佳的疗效。

众多医家认可脂肪肝（肝癖）的发生，肥胖是主要发病表现，肥胖是非酒精性脂肪肝、2型糖尿病、血脂异常、高血压等诸多疾病的"共同土壤"，我们要改变诊疗观念，防微杜渐，防治代谢综合征、脂肪肝要从健康体重（减重）开始，使本病的防治重心前移。

### 3. 结语

代谢相关性脂肪性肝病（肝癖）的诊疗应综合考虑肥胖、代谢综合征的大背景、多因素，其疾病的发生原因基本上为人群的不良行为习惯和不良饮食习惯，合并有先天禀赋，后天受邪等因素所导致，行气开郁、消膏化浊为多数病期的基本治则。把中医整体治疗的优势与现代药理研究证据有机结合，"肥、糖、脂、压"同调，同时在中医"治未病"理论指导下，把防治代谢相关性脂肪性肝病（肝癖）重心前移，配合中医食疗理念，病证结合，态靶结合，整体调治，从而达到减重、减脂、降糖的一体化目标，防止其进展为肝纤维化、肝硬化等疾病，为中医药治疗代谢综合征及其相关疾病提供了新的思路。

### 温肾健脾化痰方防治单纯性肥胖的中医源流与现代研究成果初探

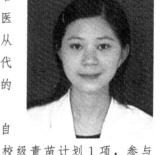

周慧敏，医学博士，副教授，主治医师。湖北省中医药学会内分泌专业委员会委员，湖北省中医师协会名方膏方专业委员会委员。曾在综合性三甲医院从事中医临床工作多年，现任湖北中医药大学专任教师，一直从事临床、教学、科研工作，擅长针药并用治疗内分泌代谢疾病，如肥胖、糖尿病、痤疮、痛风及亚健康人群的体质调理等。

主持中医药防治肥胖相关课题多项，包括湖北省自然科学基金面上项目及湖北省教育厅科研项目2项、校级青苗计划1项，参与省厅级项目5项，参编全国中医药行业规划教材《中医健康管理》，参编医学专著2部，发表医学学术论文20余篇。

肥胖是临床常见的代谢性疾病，近年来发病率迅速攀升，已成为全球重要的公共卫生问题。2019年全球体质量指数（body mass index，BMI）$\geqslant$ 25 kg/m$^2$的人群已超过20亿人，与30年前相比上涨27％，且每年因肥胖造成的平均死亡人数高达280万人。《中国居民营养与慢性病状况报告（2020年）》显示，我国18岁及以上居民超重率和肥胖率分别为34.3％和16.4％。6～17岁儿童青少年超重率和肥胖率分别为11.1％和7.9％。肥胖不仅导致体重增加，而且还与胰岛素抵抗、高脂血症、糖脂代谢紊乱等密切相关，是心脑血管疾病和恶性肿瘤的独立危险因素。《中国2型糖尿病防治指南（2017年版）》指出，肥胖人群糖尿病患病率升高2倍，25 kg/m$^2$$\leqslant$BMI$<$30 kg/m$^2$者患病率为15.4％，BMI$\geqslant$30 kg/m$^2$者患病率则增加到21.2％。毋庸置疑，肥胖已经成为严重危害人民健康的隐形杀手。

目前常用的减肥西药，存在副作用大的缺点。中药方剂则具有疗效平稳且副作用小的特点，在肥胖的防治中大有可为，因此探索安全有效的复方中药对

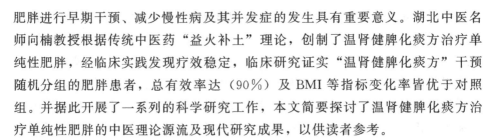

肥胖进行早期干预、减少慢性病及其并发症的发生具有重要意义。湖北中医名师向楠教授根据传统中医药"益火补土"理论，创制了温肾健脾化痰方治疗单纯性肥胖，经临床实践发现疗效稳定，临床研究证实"温肾健脾化痰方"干预随机分组的肥胖患者，总有效率达（90％）及BMI等指标变化率皆优于对照组。并据此开展了一系列的科学研究工作，本文简要探讨了温肾健脾化痰方治疗单纯性肥胖的中医理论源流及现代研究成果，以供读者参考。

### 1. 温肾健脾化痰方治疗肥胖的中医理论源流与依据

#### 1.1 以"益火补土"法治疗单纯性肥胖脾虚湿盛证

肥胖是常见的代谢性疾病，自《黄帝内经》起就有相关论述，并将肥胖分类为"脂人""膏人""肉人"三种基本类型。后世医家也多有论述，根据临床报道归纳总结，肥胖的中医证型依次为脾虚、痰浊、胃热、肾虚、肝郁、肺失宣降、瘀血等。数据显示肥胖证虽多数证型为实证，但仍存在虚证如脾虚证的患者。针对脾虚证的患者，清代医家陈士铎在《石室秘录》中指出，痰湿内盛型肥人，其病理属性是本虚标实，即所谓"气虚不行、脾肾亏虚为其本，多痰多湿为其标"，故脾虚湿盛型肥胖在临床上表现为形盛体胖、身体重着、肢体困倦、胸膈痞满、痰涎壅盛、时有头晕目眩、神疲嗜卧等。据此陈氏创制了"益火补土"法来进行治疗，也就是利用温补肾阳的办法来补益脾土。

"益火补土"法是依据取象比类和五行生克关系所确立的一种治法。这里的"益火"意在补肾补命门，"补土"是指健脾益气、燥湿化痰。脾肾二脏均与痰湿有着密切联系，而痰湿乃是肥胖发病的基础，单纯化痰祛湿恐疗效不佳；若能治病求本，通过补益脾肾来治疗肥胖，尤其对于痰湿内盛的肥胖则疗效颇佳。此即《石室秘录》中所谓："则治痰焉可仅治痰哉，必须补其气，而后带消其痰为得耳。盖火能生土，而土自生气，气足而痰自消，不治痰，正所以治痰也。"因此陈氏认为切勿单纯治痰，必须兼有健脾益气之法乃为上策。陈氏继而又提出"然而气之补法，又不可纯补脾胃之土，而当兼补其命门之火……盖脾衰由于肾火弱，不补肾火，则釜底无火，无以生长，势必补脾又必补肾火，而土自燥，土燥湿自除"，在其所倡导的治疗方法中，温肾补命门体现"益火"之法，故补脾势必兼补肾，据此创制了"火土两培丹"予以治疗，组方中巧用肉桂，意在补肾益命门之根基，体现了"益火补土"的治疗方法。

#### 1.2 温肾健脾化痰方的提出与组方由来

湖北中医名师向楠教授根据上述"益火补土"的治疗思维，创制了温肾健脾化痰方用于治疗单纯性肥胖，本方由淫羊藿10ｇ、肉桂5ｇ、苍术10ｇ、茯苓

15 g、陈皮 10 g、荷叶 30 g 组成，临床以此为基础常加薏苡仁、白术、泽泻、山楂、决明子、绞股蓝等。

方解：方中淫羊藿其味辛、甘，其性温，归肾、肝经，有温肾壮阳、祛风除湿之功，在本方中作为君药，意在通过其温补肾阳，促进脾土的健运，达到化痰除湿的目的。肉桂味辛、甘，大热，归肾、脾、心、肝经，有补火助阳、引火归元、散寒止痛、活血通经之功，在本方中用以加强淫羊藿的益火之功。苍术味辛、苦，温，归脾、胃、肝经，具有燥湿健脾、祛风散寒的功效。茯苓味甘、淡，性平，归心、脾、肾经，能健脾和胃、利水渗湿、宁心安神。苍术、茯苓在本方中作为臣药，以健脾利水之功，使脾肾俱健，痰湿自去。陈皮味辛、苦，性温，归脾、肺经，能理气健脾、燥湿化痰，本方中作为佐药，以协助君、臣药之健脾化痰的作用。荷叶味苦、涩，性平，归脾、肾经，能清暑利湿、升发清阳。以荷叶为佐药，意在协助君、臣药升阳健脾化浊。上述诸药合用，起到温肾健脾、化痰祛湿之功。

### 2. 温肾健脾化痰方治疗肥胖的现代科学研究

#### 2.1　方剂组成药物的药理研究成果

现代药理研究证实，淫羊藿的主要成分淫羊藿苷可改善去卵巢大鼠体质量增加和脂代谢紊乱，淫羊藿苷能通过脂肪形成转录因子的下调抑制脂肪细胞分化，可以用于防治肥胖。肉桂提取物干预肥胖模型后，能促进 AMPK 和 ACC 的磷酸化，增加能量消耗来抑制脂肪积累，从而控制肥胖。苍术提取物则可促进骨骼肌和棕色脂肪组织的能量代谢，从而预防小鼠饮食诱导的肥胖和糖耐量异常。有实验表明茯苓能显著改善高脂诱导的高脂血症大鼠脂代谢异常。含橙皮苷的混合饲料能降低肥胖小鼠的体重、脂肪组织重量、肝脏三酰甘油水平，对肥胖模型小鼠的肝脏脂肪生成产生抑制作用。有研究表明荷叶中的主要活性成分荷叶黄酮是改善高脂血症的关键酶，荷叶黄酮对脂肪酶及脂肪细胞的分化均有很强的抑制作用，这有可能是荷叶发挥其减肥降脂作用的机制之一，荷叶提取物可减少高脂诱导的肥胖小鼠脂肪堆积、降低小鼠体重、增强肝脏中 AMPK 的磷酸化作用。

#### 2.2　温肾健脾化痰方治疗肥胖的现代研究成果

温肾健脾化痰方的组方继承了前人"益火补土"的治疗思维，体现了以温药从肾论治单纯性肥胖，而从现代医学微观角度来看，这一治法与促进白色脂肪组织棕色化，促进产热降脂有一定相似性。一方面，中医"温肾益火"同脂肪组织棕色化提高能量代谢，促进产热相似；另一方面，"补土燥湿"后能够"祛除痰饮"，这又同产热后脂肪液滴缩小相似。所以，"益火补土"法的作用实质同现代白色脂肪组织棕色化可能存在内在联系，值得以此为切入点进一步探索其作用机制。

因此课题组在湖北省自然科学基金课题（No.2020CFB155）、湖北省教育厅科学技术研究项目（B2020099）的资助下进行了相关研究，前期实验研究亦发现温肾健脾化痰方能够调节肥胖大鼠模型的脂代谢，增加瘦素敏感性，上调AMPK的表达，下调乙酰辅酶A羧化酶（ACC）表达，促进脂肪酸氧化，提高肥胖大鼠的能量代谢水平，减少脂质沉积，揭示其作用机制可能跟白色脂肪组织棕色化及AMPK的调节功能有关。

### 2.2.1　前期实验研究中体重变化

实验研究中，将SPF极雄性SD大鼠分成6组，即正常组、肥胖模型组（模型组）、西药奥利司他治疗组（西药组）、温肾健脾化痰方低剂量组（低剂量组）、温肾健脾化痰方中剂量组（中剂量组）、温肾健脾化痰方高剂量组（高剂量组），发现各组大鼠治疗期间体重变化情况如图3-11所示。

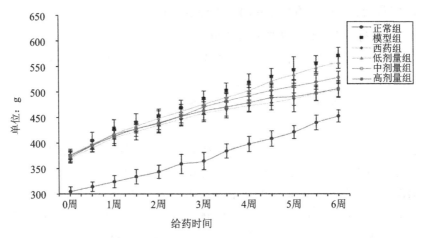

**图3-11　各组大鼠治疗期间体重变化趋势图**

### 2.2.2　给药后对各组大鼠血脂的影响

用药治疗结束时，与正常组比较，模型组大鼠TG、TC、LDL-C水平均显著升高，HDL-C水平显著降低。与模型组比较，西药组和高、中剂量组均能明显降低大鼠血清中TG、TC、LDL-C的含量，高剂量与模型组比较HDL-C的含量有统计学差异，低剂量组TG含量较模型组有统计学差异（$P < 0.05$）。（表3-1）

表 3-1 给药后各组大鼠血脂的比较 （$x \pm S$）（mmol/L）

| 组别 | 数量（只） | TG | TC | LDL-C | HDL-C |
|---|---|---|---|---|---|
| 正常组 | 10 | 1.39±0.45 | 1.56±0.32 | 0.52±0.12 | 1.72±0.20 |
| 模型组 | 9 | 2.56±0.36[②] | 2.48±0.18[②] | 1.04±0.16[②] | 1.09±0.28[②] |
| 西药组 | 10 | 1.67±0.21[②] | 1.86±0.22[②] | 0.71±0.09[②] | 1.44±0.14[②] |
| 低剂量组 | 10 | 2.10±0.27[③] | 2.27±0.15 | 0.89±0.09 | 1.13±0.15 |
| 中剂量组 | 10 | 1.97±0.15[④] | 2.07±0.11[④] | 0.79±0.11[④] | 1.23±0.14 |
| 高剂量组 | 9 | 1.73±0.15[④] | 1.91±0.29[④] | 0.75±0.12[④] | 1.36±0.12[③] |

注：与正常组比较，①$P<0.05$，②$P<0.01$；与模型组比较，③$P<0.05$，④$P<0.01$。

### 2.2.3 温肾健脾化痰方对肥胖大鼠 AMPK-ACC 信号通路的影响

前期通过对 AMPK 信号通路下游的 ACC、PT1 的基因表达水平进行观察，证实 AMPK 是瘦素敏感性的一种正向调节因子，AMPK 活性或表达下降均可导致瘦素的敏感性降低，温肾健脾化痰方可能是通过激活肝脏 Leptin 介导的 AMPK-ACC-PT1 信号通路，从而促进了脂肪酸氧化，减少脂质堆积，改善了肥胖大鼠的脂代谢。

目前，探索安全有效的复方中药对肥胖进行早期干预，并科学地阐明其作用机制，对"健康中国"战略的推进，减少慢性病及其并发症的发生，在医疗资源总体有限的情况下保障人民健康，都具有重要意义，相关方剂的实验研究也日益增多。但这些研究主要是以脾胃论治方剂为主，较少有从肾论治肥胖方剂开展的实验研究。

课题组前期研究发现温肾健脾化痰方可以上调肥胖大鼠模型 AMPK 的基因表达，下调 ACC 的表达，促进脂肪酸氧化，减少脂质沉积，揭示其可能与促进白色脂肪组织棕色化、提高机体能量代谢有关。因此研究小组将在下一阶段，以线粒体能量代谢为主线，棕色脂肪关键因子为切入点，建立食源性肥胖大鼠模型，运用免疫荧光、Western Blot、实时荧光定量 PCR 等技术，从整体、细胞及分子水平开展研究，揭示温肾健脾化痰方调控白色脂肪组织棕色化的机制，并利用拆方实验筛选出方剂中的有效组分，为肥胖及相关代谢性疾病的防治提供新的思路与药物靶点。

## 温肾健脾化痰方治疗单纯性肥胖的中医理论及疗效探讨

司银梅，医学博士，讲师，主治医师。第七批全国老中医药专家学术经验继承工作继承人，湖北省中医师协会全科医学专业委员会委员，中国中西医结合学会第八届教育工作委员会青年委员，湖北省中医药学会内分泌专业委员会青年委员，现就职于湖北中医药大学第一临床学院，从事临床、教学及教学管理工作。主持并参与多项省级、校级教学及科研课题，发表临床及教学研究论文 6 篇。

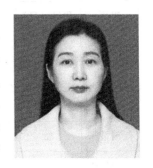

中医对肥胖的认识源远流长，最早见于《黄帝内经》，历代医家根据其病因病机、症状体征等将其称为"肉人""肥人"。《灵枢·卫气失常》还根据人的皮、肉、气、血的多少，即根据气血阴阳的盛衰，把肥胖分为"有肥、有膏、有肉"三种类型。

中医学认为，肺脾肾的功能异常，引起水液代谢障碍，就会产生"痰"，并形成肥胖体质。肥胖的病理基础是脾肾功能失调，基本病机可归纳为气虚、阳虚和痰湿，其本在脾肾两虚，其标在痰湿凝聚。温肾健脾化痰法就是针对肥胖的病机要点拟定的治疗大法，现就其中医理论依据阐述如下。

### 1. 肥胖发生的因素

#### 1.1 脾肾虚衰是肥胖发生的内在因素

中医认为肥胖的病因病机主要责之于脾肾。肾为"先天之本"，脾为"后天之本"，二者关系密切。先天之精来源于父母的生殖之精，藏于肾中；后天之精由脾胃化生的水谷之精生成。"先天之精"和"后天之精"相互资助，相互为用，二者共同推动和调节脏腑气化。生理上表现：肾主水，肾气及肾阴肾阳主司和调节全身水液代谢；脾主运化，脾气及脾阴脾阳将饮食水谷转化为水谷精微和津液，并把水谷精微和津液吸收、转输到全身各脏腑。

脾虚运化失职，必使水液停聚在体内，产生痰饮水湿等病理产物；若肾气虚弱，水液蒸腾气化不利，水湿泛溢，成湿成痰；肾阳衰微无力温煦脾土，必然导致脾失健运，水谷精微不能正常输布全身，津液停聚而生痰湿。因此，脾肾功能失常均可形成痰湿，导致肥胖。

#### 1.2 痰浊是肥胖发生的主要病理因素

中医学素有"百病皆由痰作祟"和"痰为百病之母"的说法，肥胖也不例外，痰浊贯穿于肥胖发生的始终。脾失健运，不能正常运化水谷精微，则津液停聚体内而生痰湿；肾气虚弱，其蒸腾气化水液的功能失常，则水湿泛溢，成湿成痰。肥胖与痰湿的关系，最早由元代朱丹溪提出，他在《丹溪治法心要》中提出"肥白人多痰湿"，明确指出痰湿是导致肥胖的病理因素。肥胖的病机在临床上虽可见血瘀气滞等其他病理因素，但多由痰浊或气虚转化而来。一方面，痰阻经络可致血行不畅引起血瘀、气滞；另一方面，气虚运血无力，也可致血行迟缓，直接引起血瘀。

**2. 温肾、健脾、化痰是治疗肥胖的基本大法**

针对肥胖脾肾气虚为本，痰浊为标的病机特点，向楠教授特制定了温肾、健脾、化痰作为治疗肥胖的基本大法，扶正以培其本，祛邪以治其标，使脾气健运，肾气充盛，一则断其生痰之源，二则祛除已生之痰。

由于肾主水，脾主运化，若能温肾健脾，脾肾能正常运化输布水液，水湿津液就避免在体内蓄积而成痰饮之患，而且脾的运化有赖于肾阳的资助，脾土在肾阳的温煦下能保持正常的生理功能，因此温肾健脾是切断生痰之因、治疗痰饮的根本大法。正如叶天士在《临证指南医案》中说的："痰乃病之标，非病之本也。善治者，治其生痰之源，则不消痰而痰自无也！"脾肾不足乃生痰之根本，温肾健脾，治其生痰之源，使痰无所生而痰自消也。

**3. 温肾健脾化痰方的临床应用**

根据肥胖的治疗原则，向楠教授选取了茯苓、淫羊藿、陈皮、苍术、荷叶等，自拟温肾健脾化痰方应用于临床，取得了较好的疗效。

方中淫羊藿为君药。淫羊藿味辛、甘，性温，归肝性肾经，功能温肾壮阳、祛风除湿。《医学入门》说："补肾虚，助阳，治偏风手足不遂，四肢皮肤不仁。"淫羊藿在本方中为君药，通过温补肾阳，促进脾土的健运，达到化痰除湿的目的。方中茯苓为臣药，取其健脾化痰利水之功，并能交通心肾，使脾肾俱健，痰湿自去。苍术具有健脾燥湿，与茯苓共为臣药，达到补气健脾、燥湿利水之功效。陈皮味辛、苦，性温，归脾、肺经，具有理气健脾、燥湿化痰的功效。在本方中为佐药，协助君、臣药之健脾化痰的作用。荷叶在本方中为佐药，取其升发清阳、清暑利湿的功能，协助君、臣药升阳健脾化浊。荷叶始载于《食疗本草》，味苦、涩而性平，归心、肝、脾经，具有清热解暑、升发清阳、凉血止血功能。《本草从新》记载，荷叶"升散消耗，虚者禁之"，说明荷叶具有减肥的作用。荷叶除了升阳健脾以外，还有一个重要作用就是"降浊"，能够让蓄积的痰浊水湿从小便排出。这样，一方面升阳健脾，另一方面降浊，双重作用使清气上升，浊气下降，体重减轻，神清气爽。上述诸药合用，共奏温肾健脾、化痰祛湿之功。

### 肥胖的现代医学研究现状

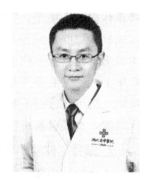

王文广，医学博士，副主任医师。中华中医药学会委员会青年委员，现就职于湖北省中医院儿科，从事临床、教学、科研一线工作，擅长中西医结合治疗儿科内分泌疾病，对小儿肥胖的诊治有深入研究，参与国家自然科学面上项目和省级课题 5 项，发表 SCI 及核心期刊论文 10 余篇。

## 1. 肥胖的现代医学研究现状

### 1.1 肥胖的流行病学研究

肥胖是指体内脂肪堆积过多和（或）分布异常、体重增加，是包括遗传和环境因素在内的多种因素相互作用所引起的慢性代谢性疾病。超重和肥胖在一些发达国家和地区人群中的患病情况已达到流行程度。据估计，在西方国家成年人中，约有半数人超重和肥胖。我国肥胖患病率也迅速上升，据《中国居民营养与健康现状》中报道，我国成人超重率为 22.8%，肥胖率为 7.1%，估计患病人数分别为 2 亿人和 6 000 万人。肥胖作为代谢综合征的主要组分之一，与多种疾病如血脂异常、高血压、2 型糖尿病、冠心病，和某些癌症密切相关。肥胖及其相关疾病可损害患者身心健康，使生活质量下降，预期寿命缩短，成为重要的世界性健康问题之一。肥胖可作为某些疾病的临床表现之一，称为继发性肥胖，约占肥胖的 1%。

### 1.2 肥胖的病因和发病机制

肥胖是一组异质性疾病，病因尚未明确，被认为是包括遗传因素和环境因素在内的多种因素相互作用的结果。脂肪积聚是由于摄入的能量超过消耗的能量，即无论是摄入增多或消耗减少，或二者兼而有之，都可引起肥胖，但这一能量平衡紊乱的原因尚未阐明，肥胖者这些因素与正常人的微小差别在统计学上未能显示，但长期持续下去则可能使脂肪逐渐积聚而形成肥胖。

肥胖有家族聚集倾向，但遗传基础尚不明确，也不能排除共同饮食、活动习惯的影响。近来又发现了多种单基因突变引起的人类肥胖，分别是瘦素（OB）基因、瘦素受体（OB-R）基因、黑皮素受体 4（MC4R）基因激素原转换酶-1（PC-1）基因和过氧化物酶体增殖物激活受体（PPAR-γ）基因突变肥胖。但上述类型肥胖极为罕见，绝大多数人类肥胖是复杂的多基因系统与环境因素综合作用的结果。

环境因素中主要是体力活动和饮食习惯。坐位生活方式、体育运动少、体力劳动或体力活动不足使能量消耗减少；不良饮食习惯，如进食多、喜甜食或油腻食物使摄入能量增多。饮食构成也有一定影响，在超生理所需热量的等热卡食物中，脂肪比糖类更易引起脂肪聚积。文化因素则通过饮食习惯和生活方式而影响肥胖的发生。此外，胎儿期母体营养不良、蛋白质缺乏，或出生时低体重婴儿，在成年期饮食结构发生变化时，也容易发生肥胖。

遗传和环境因素如何引起脂肪积聚尚未明确，但现在较为普遍接受的是"节俭基因假说"。节俭基因指参与"节俭"的各个基因的基因型组合，它使人类在食物短缺的情况下能有效利用食物能源而生存下来，但在食物供应极为丰富的社会环境下却引起（腹型）肥胖和胰岛素抵抗。潜在的节俭基因（腹型肥胖易感基因）包括激素敏感性脂酶基因、肾上腺素能受体基因、PC-1 基因、PPARγ 基因、糖原合成酶基因等，这些基因异常的相对影响尚未明确。

### 1.3　肥胖的临床表现

肥胖可见于任何年龄，女性较为多见，多有进食过多和（或）运动不足病史。常有肥胖家族史。轻度肥胖多无症状，中重度肥胖可引起体力活动减少、气急、关节痛、肌肉酸痛及焦虑、忧郁等。临床上肥胖、脂肪肝、高血压、血脂异常、冠心病、糖耐量异常或糖尿病等疾病常同时发生，并伴有高胰岛素血症，即代谢综合征。肥胖还可伴随或并发哮喘、阻塞性睡眠呼吸暂停低通气综合征、胆囊疾病、高尿酸血症和痛风、骨关节病、静脉血栓、生育功能受限，以及一些肿瘤（女性乳腺癌、卵巢癌，男性结直肠癌、前列腺癌等）发病率增高等，且麻醉或手术并发症增高。肥胖可能参与上述疾病的发病，至少是其诱因和危险因素，或与上述疾病有共同发病基础。肥胖及其一系列慢性伴随病、并发症严重影响患者健康、正常生活及工作能力和寿命。严重肥胖患者精神方面压力巨大，受教育及就业困难，社会关系不佳和自我感觉不良。

### 1.4　肥胖的诊断标准和分类

#### 1.4.1　肥胖的诊断标准

根据所测指标与危险因素和病死率的相关程度，并参照人群统计数据而建议，目前国内外尚未统一。2003 年《中国成人超重和肥胖预防控制指南（试用）》：BMI≥24 kg/m² 为超重，≥28 kg/m² 为肥胖；男性腰围≥85 cm 和女性腰围≥80 cm 为腹型肥胖。2004 年中华医学会糖尿病学分会建议代谢综合征中肥胖的标准定义为 BMI≥25 kg/m²。应注意肥胖并非单纯体重增加，如果体重

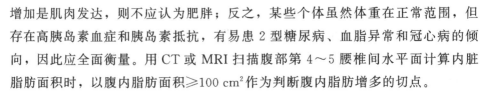
增加是肌肉发达，则不应认为肥胖；反之，某些个体虽然体重在正常范围，但存在高胰岛素血症和胰岛素抵抗，有易患 2 型糖尿病、血脂异常和冠心病的倾向，因此应全面衡量。用 CT 或 MRI 扫描腹部第 4～5 腰椎间水平面计算内脏脂肪面积时，以腹内脂肪面积≥100 cm² 作为判断腹内脂肪增多的切点。

### 1.4.2　肥胖的分类

从肥胖的诊断提出到现在，传统的分类标准持续了若干年基本没有改变，肥胖被分为原发性肥胖（单纯性和获得性肥胖）和继发性肥胖，这种分类标准无法判断患者的代谢状态和肥胖严重程度，不能使我们很快地进入正确的临床思维通道。肥胖的诊断标准仍然是以体重和体重指数为金标准，没有体现出代谢异常的病因学改变，在临床上难以制定个体化治疗方案。目前有研究提出在长期的临床实践中，通过对形形色色的肥胖患者的临床观察，结合患者症状、体征和皮肤表征及代谢状态，提出了肥胖的代谢分类和个体化诊断原则，结合中国传统医学对肥胖的辨证论治把肥胖分为正常代谢性肥胖和异常代谢性肥胖两大类，并进一步将代谢状态异常性肥胖分为低代谢性肥胖、高代谢性肥胖和炎症代谢性肥胖，结合国外部分专家提出的体重正常代谢性肥胖，将肥胖按代谢状态分为 5 类，即正常代谢性肥胖（白胖子，"脂人"）、高代谢性肥胖（红胖子，"肥贵人"）、低代谢性肥胖（黄胖子，"膏人"）、炎症代谢性肥胖（黑胖子，"肉人"）和体重正常代谢性肥胖。期望提出的肥胖新分类方法能帮助临床医师从代谢的角度去重新认识肥胖，根据患者的代谢状态制定具有针对性的个体化治疗方案，使肥胖的诊断和治疗达到预期的效果。

### 1.5　肥胖的治疗

治疗的两个主要环节是减少热量摄取及增加热量消耗。强调以行为、饮食、运动为主的综合治疗，必要时辅以药物或手术治疗。继发性肥胖应针对病因进行治疗。各种并发症及伴随病应给予相应处理。

结合患者实际情况制定合理减肥目标极为重要，体重过分和（或）迅速下降而不能维持往往使患者失去信心。一般认为，肥胖患者体重减轻 5%～10%，就能明显改善各种与肥胖相关的心血管病危险因素及并发症。

### 2. 中医学对肥胖的认识

中医学对肥胖的认识源远流长，最早见于《黄帝内经》，其他医家及典籍也均有记载。虽然中医典籍中没有"肥胖"的病名，但历代医家根据其病因病机、症状体征等将其称为"膏人""脂人""肉人"。《素问通评虚实论篇》中即有"甘肥贵人，则膏粱之疾也"的记载。

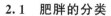

### 2.1　肥胖的分类

最早记载见于《灵枢·卫气失常》："黄帝曰：何以度知其肥瘦？伯高曰：人有脂，有膏，有肉。黄帝曰：别此奈何？伯高曰：䐃肉坚，皮满者，肥。䐃肉不坚，皮缓者，膏。皮肉不相离者，肉。黄帝曰：身之寒热何如？伯高曰：膏者其肉淖，而粗理者身寒，细理者身热。脂者其肉坚，细理者热，粗理者寒。黄帝曰：其肥瘦大小奈何？伯高曰：膏者，多气而皮纵缓，故能纵腹垂腴。肉者，身体容大。脂者，其身收小。"以古验今，《黄帝内经》肥胖三型的提出奠定了国人肥胖三型的划分，即膏人、脂人和肉人，而对《黄帝内经》肥胖三型的把握应首先在于对其判别标准的探索。我们设想，在中医临床形象化摸索出来的定性划分标准的基础上，通过应用一些人体测量指标衍生出来的数值比值来区分这三种肥胖类型，应该属于个体化计量化的标准，且测量方法简便，易于推广适用。

中医学认为，肥胖的病机复杂多变，其中常见的有肾气虚衰、脾失健运、痰湿内聚。肥胖的病性属本虚标实，脾肾亏虚为主要的本虚表现，标实则以痰湿和瘀血为主。病位主要在脾与肌肉，但与肾、肺、肝、胆等脏关系密切。

### 2.2　温肾健脾化痰方组方由来和治疗肥胖实验研究

#### 2.2.1　组方由来

向楠教授选取了淫羊藿、茯苓、苍术、肉桂、陈皮、荷叶等中药，自拟温肾健脾化痰方治疗该病。针对温肾健脾化痰等方剂治疗肥胖方面也进行了大量的临床实践和实验研究，证实了以温肾健脾化痰为原则的多种方剂治疗肥胖的有效性和可行性。

温肾健脾化痰方：淫羊藿 10 g、肉桂 5 g、苍术 10 g、茯苓 15 g、陈皮 10 g、荷叶 30 g 为基本方。方中以淫羊藿为君药，茯苓、苍术为臣药，肉桂、陈皮、荷叶共为佐使药，具有温肾健脾、化痰除湿之功效。

#### 2.2.2　实验研究

温肾健脾化痰方在控制肥胖模型大鼠体重增加，减少腹内脂肪，减轻肝功能损害，降低血清胆固醇及甘油三酯，减轻肝脏脂肪变性方面有良好作用。

通过降低肥胖模型大鼠的 SOCS3 水平达到降低血脂、减轻肥胖的目的，可能是温肾健脾化痰方的其中一个作用机制。

温肾健脾化痰方可降低肥胖模型大鼠 Ghrelin 的表达，不仅可直接影响食欲和饮食，提高能量代谢效率，还能通过调节相关脂肪因子，达到消耗多余脂肪、治疗肥胖的目的。

## 温肾健脾法对代谢综合征大鼠 LKB1-AMPK 信号通路的影响及机制

王昌儒，博士，副主任医师，中医内科主任。从事中医药研究及临床工作二十余年，在感冒、发热、咳嗽、气喘等呼吸系统疾病；胃酸、胃胀、腹痛、腹泻、便秘等胃肠道疾病；心慌、心悸、胸闷、自汗、盗汗、失眠、顽固性头痛、中风后遗症等心脑血管疾病；月经不调、痛经、功血、更年期综合征、白带过多、不孕不育等妇科病；遗精、阳痿、前列腺炎、不育等男科病的治疗上积累了丰富的经验，有独特疗效。参与国家级科研课题 2 项，取得市级科技成果二等奖 1 项，发表国家级学术论文 10 多篇，参与编写学术专著 1 部。

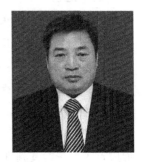

代谢综合征（MS）是一组以肥胖、胰岛素抵抗、高血压、糖代谢及血脂异常等为主要临床表现的综合征，肥胖和胰岛素抵抗是代谢综合征发生的根源。现代医学研究发现，肥胖与胰岛素抵抗的发生与人体能量代谢紊乱密切相关。中医认为人体气化的正常是能量代谢的根本保障，而气化的正常与脾、肾功能息息相关。脾肾阳虚、气化失常是代谢综合的病理基础，所以本实验通过观察温肾健脾方对于 MS 模型大鼠能量代谢通路，即肝激酶 B1（LKB1）/腺苷酸激活蛋白激酶（AMPK）信号通路的影响，探讨温肾健脾法对于 MS 的作用机制。

### 1. 材料与方法

#### 1.1 实验材料

1.1.1 实验动物

SPF 级雄性 Wistar 大鼠 30 只，3～4 周龄，体质量 110～140 g，购自华中科技大学同济医学院实验动物中心，动物许可证号 SCCK（鄂）2010-0009。

1.1.2 实验仪器

微型高速离心机（C2500-R-230V，美国，Labnet），罗氏生化分析仪（P800，德国，Modular），电热恒温培养箱（ICV-450，日本，ASONE），全自动酶标仪（Multiskan MK3 Thermo sci-entific）、垂直电泳槽（DYCZ-24DN，北京六一仪器厂），电转仪（DYCZ-40，北京六一仪器厂），水平摇床（TS-1，江苏海门其林贝尔仪器制造有限公司），电子天平（CPA，北京赛多利斯仪器系统有限公司）。

1.1.3 实验试剂

1%戊巴比妥钠：武汉巴菲尔公司；大鼠胰岛素（INS）ELISA 试剂盒购自伊莱瑞特生物科技有限公司，试剂号 E-EL-R0023；GAPDH 抗体购自杭州贤至生物有限公司，试剂号 AB-P-R001；p-LKB1 购自 santa cruz（美国），试剂号 sc-271924；AMPK 购自 santa cruz（美国），试剂号 sc-74461。

#### 1.1.4　温肾健脾方的组成与制备

温肾健脾方由茯苓、淫羊藿、山楂、陈皮、白术、荷叶组成。以上药物购由湖北省中医院中药房。所有药材以凉水浸泡 30 min，煎煮 2 次，合并 2 次煎液，浓缩至 83 mL，每 1 mL 药液相当于生药 0.78 g。

### 1.2　实验方法

#### 1.2.1　造模与给药

动物适应性喂养 1 周后，按体重随机分成空白对照组、模型组、温肾健脾方药组（药物组）。分组后进行造模，模型组及温肾健脾方药组喂以高糖高脂饲料（在基础饲料中添加蔗糖、熟猪油、鸡蛋、奶粉后加工而成，总热量 20.31 kJ/g（蛋白质 15%，碳水化合物 28%，脂肪 54%），自由取食，不限饮水，持续 12 周。造模同时药物组给予温肾健脾方 1 mL/100 g 灌胃，空白对照组及模型组给予同体积的生理盐水灌胃，直至造模结束的前一天。12 周后即形成符合 MS 定义的腹型肥胖、FBG 增高、糖耐量减低、胰岛素抵抗的糖脂代谢紊乱，为造模成功。

#### 1.2.2　指标观察

（1）测量大鼠体质量及稳态模型评价胰岛素抵抗。

动物造模 12 周后，称重后，以 1% 戊巴比妥钠 40 mg/kg 腹腔注射麻醉后，将大鼠仰卧固定于手术台上，用手术刀片打开胸腔，用 5 mL 一次性注射器进行心脏采血，共采血 5 mL 左右，以 ELISA 法检测大鼠空腹胰岛素，并用以下公式计算稳态模型评价胰岛素抵抗：（HOMA-IR）=（INS×FBG）/22.5。HOMA-IR 为胰岛素抵抗指数，INS 为空腹胰岛素，FBG 为空腹血糖。

（2）脂肪组织 p-LKB1、AMPK 蛋白表达。

造模结束后，以 1% 戊巴比妥钠 40 mg/kg 麻醉大鼠，并固定于手术台上，打开腹腔取肾周脂肪组织，采用 Western blot 方法测脂肪组织 p-LKB1、AMPK 蛋白表达。用 RIPA 裂解液匀浆组织，测蛋白浓度后，各样品取 50 μg 总蛋白上样电泳，目的蛋白得到充分分离后，停止电泳。取出凝胶切下目的条带，用蒸馏水冲洗，剪与 PAGE 凝胶相同大小的 PVDF 膜和滤纸，PVDF 膜用甲醇浸泡数秒后和滤纸一同浸于电转缓冲液中。按照黑色板-纤维垫-滤纸-凝胶-PVDF 膜-滤纸-纤维垫-白色板依次放好，夹紧板后放入转膜仪内，黑色板的一面对照黑色负极。转膜条件：p-LKB1、AMPK 200 mA，120 min 用含 5% 脱脂奶粉的 TBST（封闭液）浸泡 PVDF 膜，室温摇床封闭 2 h 一抗；用封闭液稀释相应的一抗，使 PVDF 膜浸泡于一抗孵育液中，4℃ 孵育过夜。TBST 充分洗涤 PVDF 膜 5～6 次，5 min/次。用封闭液稀释相应的 HRP 标记二抗 1：

50 000稀释，使 PVDF 膜浸泡于二抗孵育液中，室温摇床孵育 2 h。显色曝光：TBST 充分洗涤 PVDF 膜 5～6 次，5 min/次。每张膜滴加适量的 ECL 底物液，孵育数分钟。待荧光带明显后，用滤纸吸去多余的底物液，覆上保鲜膜，X 线胶片压片后依次放入显影液显影、定影液定影。在实验所得的胶片上，阳性表达可见灰黑色条带，采用 Band Scan 软件分析条带面积的平均灰度值，GAPDH 为内参照，然后进行比值后的统计分析，每个样本的每个指标重复做 3 次，取其均值，然后进行统计学分析。

### 1.3 统计学方法

各组数据均以均数±标准差（$\bar{x}\pm s$）表示，采用 SPSS 19.0 统计软件处理，两组间比较用单因素方差分析，$P<0.05$ 为差异有统计学意义。

### 2. 结果

#### 2.1 对大鼠体质量和稳态模型评价胰岛素抵抗结果的影响

与空白对照组比较，模型组大鼠体质量、空腹血糖、胰岛素和稳态模型评价胰岛素抵抗显著升高。与模型组比较，药物组大鼠体质量和稳态模型评价胰岛素抵抗显著降低，说明应用高脂高糖喂养成功复制出了 MS 大鼠模型，也证明温肾健脾能有效减轻 MS 大鼠的体质量、降低血糖、减轻胰岛素抵抗。结果见表 3-2。

表 3-2　温肾健脾方对大鼠体质量、HOMA-IR 的影响（$\bar{x}\pm s$）

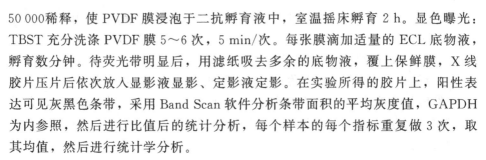

| 组别 | $n$ | 体质量（g） | 血糖（mmol/L） | Ins（pg/mL） | HOMA-IR |
|---|---|---|---|---|---|
| 空白对照组 | 10 | 370.0±43.0[a] | 5.50±0.62[a] | 335.9±5.1[a] | 82.33±0.15[a] |
| 模型组 | 10 | 467.0±32.0 | 8.03±0.89 | 951.3±15.6 | 339.51±0.62 |
| 药物组 | 10 | 372.0±48.0[ab] | 6.08±0.78[ab] | 709.6±6.5[ab] | 191.75±0.23[ab] |

注：与模型组比较，[a]$P<0.01$，与空白对照组比较，[b]$P<0.01$

#### 2.2 对肾周脂肪组织 LKB1、AMPK 的影响

与模型组比较，空白对照组及药物组 LKB1、AMPK 值显著升高，差异有统计学意义（$P<0.01$）；药物组 LKB1、AMPK 值虽低于空白对照组，但差异无统计学意义（$P>0.05$）。结果见表 3-3、图 3-12。

表 3-3　温肾健脾方对大鼠 AMPK、p-LKB1 的影响（$\bar{x}\pm s$）

| 组别 | $n$ | AMPK/GAPDH | p-LKB1 /GAPDH |
|---|---|---|---|
| 空白对照组 | 10 | 0.513 8±0.104 9[①] | 0.478 4±0.090 0[①] |
| 模型组 | 10 | 0.249 6±0.052 0 | 0.170 6±0.037 2 |
| 药物组 | 10 | 0.469 5±0.088 3[①] | 0.364 3±0.109 9[①] |

注：与模型组比较，[①]$P<0.01$

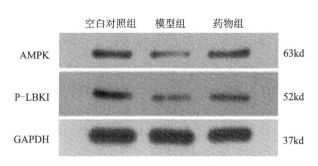

图 3-12　大鼠肾周脂肪组织 Western blot 法 LKB1、AMPK 表达

### 3. 讨论

中医认为，代谢综合征的形成与饮食不节、年老体弱、缺乏运动、先天禀赋不足密切相关。在临床工作中，我们运用温肾健脾法治疗 MS 取得了良好效果，据此我们推断脾肾阳虚是代谢综合征 MS 的病机。腺苷酸活化蛋白激酶（AMP-activated protein kinase，AMPK）普遍存在于各种生物细胞中，被称为生物体细胞的"能量调节器"，其生物活性受 AMP/ATP 比值控制。肝激酶 B1（LKB1）是一种主要的蛋白激酶，人体内各组织中均有表达，尤其是在生精小管、肝脏及成人上皮组织中含量最高。LKB1 是 AMPK 的上游激酶，它可以通过磷酸化 AMPK 及与 AMPK 相关的 12 种激酶的激活地带的苏氨酸，而将它们激活。一磷酸腺苷（AMP）与 AMPK-γ 调节亚基相结合，使 LKB1 被磷酸化为 p-LKB1，从而启动 LKB1 磷酸化 AMPK-α 催化亚基，活化 AMPK，开启分解代谢途径产生 ATP，同时关闭合成代谢途径以减少 ATP 消耗。

LKB1/AMPK 信号通路在体内能量代谢保持正常运行的关键通路，当在运动、饥饿、缺氧等因素作用下，引起体内能量缺乏，ATP 下降而 AMP 增高，当 AMP/ATP 比值显著升高时，AMP 会使 LKB1 与 AMPK 上的苏氨酸残基（Thr-172）结合，而使该位点被磷酸化，从而使 AMPK 被激活。但 ATP 对于 AMP 的激活能力具有抑制作用，揭示 AMPK 的活化同时受 AMP 浓度及 AMP/ATP 比值 2 个方面的影响。经研究发现 LKB1 对已经和 AMP 相结合的 AMPK 有更好的激活作用。

研究结果显示，与空白对照组相比较，模型组大鼠体质量、空腹血糖、胰岛素和稳态模型评价胰岛素抵抗显著升高。与模型组相比较，温肾健脾方组大鼠体质量、空腹血糖、胰岛素和稳态模型评价胰岛素抵抗显著降低，证明采用高脂高糖饮食，成功复制出了代谢综合征大鼠模型，温肾健脾方能明显减轻代谢综合征大鼠的体质量、胰岛素抵抗。模型组的 p-LKB1 及 AMPK 灰度值明显低于空白对照组及药物组，模型组的 p-LKB1 及 AMPK 灰度值与空白对照组及药物组相比较差异有统计学意义;空白对照组的 p-LKB1 灰度值要高于药物组,二者相比较差异有统计学意义,空白对照组的 AMPK 灰度值要高于药物组,但二者相比较差异无统计学意义。以上研究结果提示,代谢综合征形成时,机体内的 p-LKB1 及 AMPK 的含量出现了下降,说明 p-LKB1/AMPK 信号通路与代谢综合的发生发展有密切的关系,也说明高脂高糖饮食使模型组大鼠体内的能量代谢出现了紊乱;药物组的 p-LKB1 及 AMPK 灰度值明显高于模型组,提示温肾健脾方能有效提高代谢综合征大鼠体内 p-LKB1 及 AMPK 的含量,对恢复模型组大鼠的能量代谢平衡有很大作用。

## 七、骨代谢

湖北中医名师向楠传承工作室骨代谢研究团队(图 3-13)以湖北中医药大学针灸骨伤学院副教授周广文为传承负责人,整合武汉大学健康学院、长江大学医学部的高校科研力量,以及湖北省中医院和武汉市中西医结合医院的临床研究力量,以传承向楠教授的学术思想,将标本兼顾、补肾化痰的治疗法则用于骨代谢相关疾病的诊疗与研究中,临床中以补肾化痰方为代表诊治原发性及继发性骨质疏松症取得良好的临床疗效,自 2004 年以来,一直致力于补肾化痰法防治原发性骨质疏松的相关临床与基础研究。到目前为止,先后承担国家自然科学基金项目 3 项、省厅市级项目 16 项,团队目前共发表相关学术论文 30余篇,培养硕、博士研究生 10 名。

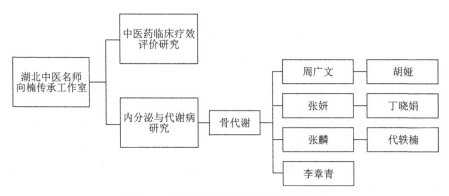

图 3-13　骨代谢方向研究团队成员构成

### 浅谈补肾化痰法防治原发性骨质疏松症的中医认识与现代研究

周广文,医学博士,副教授/主治医师,第七批全国名老中医药专家学术经验继承工作继承人,湖北省中医药学会内分泌专业委员会青年委员。现就职于湖北中医药大学针灸骨伤学院中医伤科学教研室,从事教学、科研、临床一线

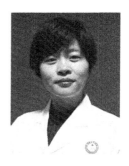

工作，是《中医骨伤科学》《生物力学》的本科教学主讲教师。主要研究中医药防治骨代谢与骨关节损伤类疾病，现主持国家级课题 1 项、省级课题 3 项、校级教科研课题 2 项，参与国家及省市级课题 8 项，先后发表国内外核心期刊 30 余篇，参编著作 5 部。临床擅长以中药、针灸、手法、理疗等多种方式，综合治疗内分泌代谢相关疾病、颈肩腰腿痛等筋伤类疾病等。

原发性骨质疏松症（osteoporosis，OP）是一种以骨量低下、骨微结构破坏，导致骨脆性增加、易发生骨折为特征的全身性骨病（WHO）。据调查，OP 已成为 21 世纪的第五大疾病，全世界患 OP 总人数超过 2 亿；其中绝经后骨质疏松（postmenopausal osteoporosis，PMOP）占 80%，其引发的骨质疏松性骨折已成为绝经后妇女高致残率、高致死率的重要因素，严重威胁着中老年妇女的健康。据国家卫健委 2018 年统计发布，我国 50 岁以上人群骨质疏松症女性患病率为 32.1%，65 岁以上女性骨质疏松症患病率达到 51.6%，已成为我国面临的重要公共健康问题。现代医学治疗 OP 主要采用抑制骨吸收和促进骨形成的药物，而中医药防治 OP 是我国独具特色和优势的治疗方式，在改善患者临床症状方面疗效显著，因此从中医药中探索安全有效的治疗方案和药物成为医学界的关注重点之一。

中医学中并无 OP 的病名，根据其临床表现及病因病机应归属于"骨痿""骨痹"的范畴，现代学者普遍认为其病机以肾精亏虚、骨枯髓减为本，且与脾胃虚弱、肝血亏虚、瘀血阻络密切相关，临床医生多从这几个方面入手，辨证施治。向楠教授领导的骨代谢团队自 2004 年以来，长期从事 OP 的诊疗及从"痰"论治 PMOP 的临床与科学实验研究工作。我们认为 PMOP 的发生以肾虚为本，肾痰为标，脾痰是其加重因素，临床应补肾化痰并举，标本兼治防治 PMOP，并据此开展了一系列的科学研究工作，本文仅以 PMOP 为例，简要探讨补肾化痰法治疗 PMOP 的中医理论源流及现代研究成果，以供读者参考。

**1. 补肾化痰法治疗 PMOP 的中医理论渊源与依据**

**1.1　PMOP 以肾虚为本**

根据 PMOP 的定义、症状表现和病因病机，当归属于中医的"骨痿""骨痹"范畴，肾虚髓枯是其根本病机。早在《黄帝内经》中就明确提出，肾主骨生髓，如《素问·宣明五气论》曰"五藏所主，肾主骨"，《素问·五脏生成篇》曰"肾之合骨也"，《素问·阴阳应象大论》曰"肾生骨髓"，《素问·平人气象论》曰"肾藏骨髓之气也"，皆言肾藏精，精生髓，髓藏于骨中，滋养骨骼。

PMOP是机体衰老过程在骨代谢方面的体现，肾虚髓空是导致衰老的根本原因。《素问·上古天真论》曰："女子七岁，肾气盛，齿更发长，……七七，任脉虚，太冲脉衰少，天癸竭，地道不通，故形坏而无子也……"女子肾气肾精由盛转衰继而耗竭，"骨枯而髓减，发为骨痿"。《素问·标本病传论》曰："肾病少腹腰脊痛，胻酸。"《素问·脉要精微论》曰："腰者肾之府，转摇不能，肾将惫矣。"《素问·痿论》曰："肾气热则腰脊不举，骨枯而髓减，发为骨痿。"可见，肾精充足，则骨髓的生化有源，骨骼得到髓的滋养而坚固有力。肾精不足时，骨髓化生乏源，骨骼失养，则表现为骨骼的退行性病变，如腰腿痛、骨骼的脆弱无力等。

### 1.2　PMOP 以肾痰为标

"肾者水脏，主津液"（《素问·逆调论》），"痰本津液所化，行则为液，聚则为痰"，肾气既衰，温煦失司，则津液无以温化，肾痰即生。《医贯·痰论》云"肾虚不能制水……洪水泛滥而为痰……阴虚火动，则水沸腾……水随波涌而为痰"，又指出老者肾气亏虚，蒸腾气化作用失常，津液不能蒸化而为痰浊；或肾精亏虚，阴虚火动，灼津为痰。痰浊产生之后，"上至巅顶，下至涌泉，随气升降，周身内外皆到，五脏六腑皆有"（《杂病源流犀烛·痰饮源流》），阻滞气血运行，达到一定程度而不能消除时，便可引起组织器官损伤而导致并加重衰老。可见，痰浊既是脏腑虚衰的病理产物，又是导致脏腑功能进一步减退的因素。张介宾在《景岳全书·痰饮》中明确提出"五脏之病，虽俱能生痰，然无不由乎脾肾。盖脾主湿，湿动则为痰；肾主水，水泛亦为痰，故痰之化无不在脾，而痰之本无不在肾"，故"肾为生痰之源"（《时方歌括》）。《脉诀刊误》首提"肾痰"一词。肾痰之形不同于脾肺之痰，多属无形之痰，但"有诸内必形诸外"，痰在骨中，则"行动艰难，遍身疼痛者，痰入骨也"（《丹溪心法》），又如《医碥》论"寒痰属肾……骨痹，四肢不举""痰在腰肾，腰间骨节卒痛"等。因此，PMOP 的发生以肾虚为本，肾痰为标。

### 1.3　脾痰是 PMOP 的加重因素

脾为后天之本，脾虚亦可生痰。脾主吸收水谷精微，以荣全身组织。《儒门事亲》曰"胃为水谷之海……精化则髓充，髓充则足能履也"，可见脾与骨亦密切相关。脾气虚，运化失职，亦能化生痰邪。脾虚生痰湿则多生肥胖，但研究发现肥胖患者因白色脂肪组织中高表达的芳香化酶增加了雄烯二酮的芳香化而能高表达雌激素，部分减轻肥胖绝经后妇女的骨丢失。且从中医体质角度，PMOP 患者脾肾阳虚证中痰湿质仅占 10.53%。可见，脾虚所生痰并非 PMOP 的根本病理因素。然《脾胃论》亦有云"大抵脾胃虚弱……脾胃则下流乘肾……则骨乏无力，是为骨痿"，说明脾痰加重了 PMOP。《医贯》云"节斋论痰而首揭痰之本于肾"，认为痰的生成之本在于肾，且用补肾火来治痰是为"治痰之本"，又提"痰起于肾，而动于脾……治肾是使水归其壑，治脾是筑以防堤"。可见，肾为生痰之本，脾为生痰之标，治肾乃医痰之本。

综上所述，PMOP 的发生肾虚精亏为始动因素，肾痰为其主要病理因素，脾痰为加重因素。基于此，课题组提出 PMOP 治病必求于本，标本兼顾，以补肾为本，且从痰论治。

### 1.4　补肾化痰法的提出与组方由来

基于中医对肾虚痰浊在 PMOP 发病中的认识，向楠教授融合《本草纲目》补骨脂丸与《丹溪心法》黄瓜蒌丸加减而成的补肾化痰方作为其临床治疗 PMOP 的基本方。

补肾化痰方：菟丝子 30 g，淫羊藿 10 g，补骨脂 15 g，瓜蒌 15 g，山楂 20 g，红曲 12 g。

组方源流 1：《本草纲目》补骨脂丸"补骨脂 4 两（炒香），菟丝子 4 两（酒蒸），胡桃肉 1 两（去皮），乳香 2 钱半，没药 2 钱半，沉香 2 钱半"。主治壮筋骨，益元气。选取了此方君药补骨脂、菟丝子加淫羊藿。

组方源流 2：《丹溪心法》黄瓜蒌丸"瓜蒌仁，半夏，山楂，神曲（炒，各等分），治食积，痰壅滞"。选取瓜蒌、山楂，改神曲为红曲。合成此方补肾气而化痰浊，用以防治绝经后骨质疏松症。

方解：补骨脂在《开宝本草》中云"味辛，大温，无毒"，"主五劳七伤，风虚冷，骨髓伤败，肾冷精流及妇人血气堕胎"。《本草经解》云"入足阳明胃经、手太阴肺经、足少阴肾经"，"肾主骨，骨髓伤败，肾虚寒也……补骨温益阳气，辛能润髓，所以主之"。《品汇精要》亦云"固精气"。现代药理研究表明补骨脂具有雌激素样作用、抗炎作用。菟丝子在《神农本草经》中曰"味辛，平"，《本草经疏》曰其归"脾、肾、肝三经"。《本草新编》曰"益气强阴，髓添精，止腰膝疼痛，安心定魂，能断梦遗，坚强筋骨，且善明目"。《本草思辨录》曰"子中脂膏最足，故补肾精而主升"。现代药理研究菟丝子黄酮类物质有类雌激素样作用、提高骨密度（BMD）、降脂、抗氧化。淫羊藿在《药性论》中曰"味甘，平"。《滇南本草》云其"入肝、肾二经"。《名医别录》曰"坚筋骨"。《医学入门》曰"补肾虚"。《本草纲目》曰"淫羊藿，性温不寒，能益精气"。现代药理研究表明淫羊藿具有促进生殖系统作用、抗衰老、抗氧化、提高雌激素作用、提高骨密度促进骨形成。瓜蒌在《日用本草》中载"味苦，平凉，无毒"。《品汇精要》曰"消结痰，散痈毒"。现代药理研究具有降脂和改善血液循环。山楂在《本草蒙筌》曰其"味甘辛，气平，无毒"。《药鉴》曰"利痰消食，下积气，散滞血"。《得配本草》曰"消积散瘀，破气化痰"。《本草纲目》中治"老人腰痛及腿痛。用山楂、鹿茸（炙），等分为末，加蜜做成丸子，如梧子大"。骨质疏松以肾虚为本，肾痰为标，久虚致瘀，山楂即能消食以助运化，消脾痰，又能活血化瘀，以防痰瘀互结，现代药理研究也表明其具有降脂、抗氧化、抗衰老作用。红曲在《饮膳正要》中曰"味甘，平，无毒"。《本草求原》曰"粳米饭加酒曲窨造，变为真红，能走营气以活血，爆胃消食"，虽未明言化痰，然一则胃喜润恶燥，爆胃之言亦属化湿之举；二则其辛温活血，亦助防瘀。现代药理研究降脂、改善骨质疏松、减肥。因此，方中淫羊藿与补骨脂合用，发挥补肾益精、强筋健骨的作用，现代药理研究表明补骨脂-淫羊藿药对可以调节成骨细胞与破骨细胞的功能活动，使骨吸收/骨形成代谢保持动态平衡。菟丝子善于补肝益肾填精、坚筋骨，现代药理研究菟丝子黄酮能够调节去卵巢大鼠 Wnt/β-catenin 信号通路相关因子水平，从而增加骨密度，改善骨质疏松症状；全瓜蒌清化痰浊，具有降脂和改善血液循环的作用。山楂善于消食化积痰，红曲长于健脾消食、化瘀，协同以消积痰。全方共奏补肾益髓、化痰调脂之功。

## 2. 补肾化痰方防治 PMOP 的现代科学研究

现代研究发现，PMOP 的发病原因多样，与内分泌因素、营养状况、遗传因素、物理因素、免疫因素及生活方式等均有相关性。自 2004 年起，团队首次进行了针刺悬钟穴、肾俞穴、命门穴治疗原发性骨质疏松（肝肾不足证）的临床疗效评价及规范化研究（国中医药科 2003ZL45 号），发现三穴位配伍，具有补肝肾、益精血、壮筋骨作用。继而，向楠教授带领的团队在临床与文献中发现，诸多医家从理论、临床、实验研究等方面广泛而深入地探讨了高脂血症与痰浊的关系，认为血脂增高和脂蛋白异常与中医学之"痰"有关，脂代谢紊乱是"痰浊"的物质基础。同时，有学者治疗高脂血症时以治痰为主，辨证配伍，可取得良好疗效，这也反证了高脂血症与痰浊之间的密切联系。现代临床和实验研究发现，脂代谢紊乱与 OP 密切相关：大量的动物实验和流行病学调查分析肯定了高血脂常与 OP 共存，OP 和血脂紊乱发生率都在绝经后明显增加，防治 OP 的药物对血脂有调节作用，降脂类药物可改善 OP，骨代谢和脂代谢的遗传基因有相关性等。其中，大量研究证明骨髓间充质干细胞（bone mesen-chymalstem cells，BMSCs）的成骨/成脂分化失衡是 OP 的重要发病机制，而髓外脂肪（血脂、皮下脂肪等）对骨代谢也存在较为复杂的调控机制。因此课题组在承担的 2007 年国家自然科学基金课题"补肾化痰法影响骨髓间质干细胞成脂和成骨分化及其机制的研究"（30672591）（图 3-14）及湖北省自然科学基金课题（No.2007ABA237）、教育部高等学校博士学科点专项科研基金（200805070003）的资助下进行了研究，结果发现补肾化痰方能增强碱性磷酸酶活性，上调骨钙素 mRNA 表达，补肾化痰法可以促进 BMSCs 向成骨细胞分化，化痰法能下调成脂相关基因 LPLmRNA 表达，抑制 BMSCs 向脂肪细胞分化，表明补肾化痰方能够有效地调控 BMSCs 的成骨/成脂分化。

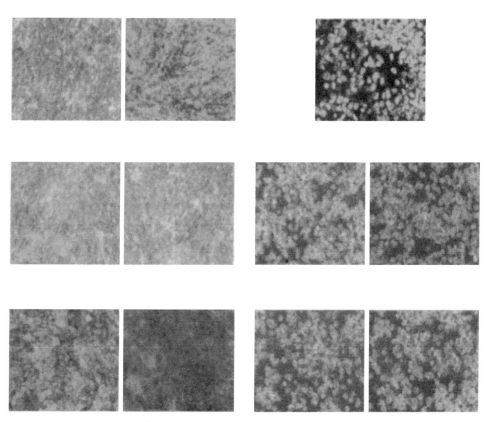

图 3-14　补肾化痰法对骨髓间质干细胞成脂和成骨分化的影响

正常情况下，骨重建的平衡是维持机体正常骨量的生理机制，而骨形成（成骨细胞调控）与骨吸收（破骨细胞调控）之间动态失衡是骨质疏松症发病的中心环节，研究指出细胞因子、信号转导通路及细胞分化等对成骨细胞/破骨细胞均有影响。因此，现代医学对 OP 的治疗策略，在调整生活方式和补充钙剂及维生素 D 的基础上，其药物干预主要包括促进骨形成药物（如甲状旁腺激素等）及抑制骨吸收药物（如双磷酸盐、选择性雌激素受体调节剂等）2 个方面。而且，研究者还通过对成骨细胞、破骨细胞之间的关键信号系统的研究，研发了一系列靶向治疗的新药物，包括骨吸收抑制剂 RANKL 抗体 Denosumab 和组织蛋白酶 K 的特异性抑制剂 Odanacalib，骨形成促进剂硬化蛋白抗体 AMG-785 和 Dickkopf-1 抗体 BHQ-880 等。因此，课题组也探索了补肾化痰方对骨重建的影响。在 2013 年湖北省自然科学基金"补肾化痰法对去势骨质疏松大鼠 OPG/RANKL/RANK 通路的影响"（2013CFB466）、湖北省教育厅课题（B2013280）、湖北省卫生厅课题（2012Z－Y31）等课题的研究中发现，补肾化痰方能够提高大鼠的骨密度，改善骨微结构（图 3-15），提高血清及骨组织 OPG 的表达，降低血清及骨组织 RANKL 的表达，上调 OPG/RANKL 的比值，其对 PMOP 的防治作用同调控破骨细胞分化、抑制骨吸收有关；在 2016 年湖北中医药大学校级课题"补肾化痰方影响去势骨质疏松大鼠钙沉积的实验研究"（2016ZZX016）研究发现，补肾化痰方能提高骨质疏松大鼠的骨密度及血清 FMC 的含量，降低骨组织局部 MGP 的含量，影响 BMP2/Smad/RUNX2 信号通路，促进骨形成与骨矿化，起到改善 PMOP 的作用。这些研究表明补肾化痰方能够调控骨平衡（图 3-16），对 PMOP 有较好的防治作用。

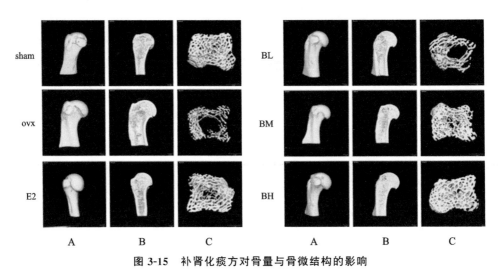

**图 3-15  补肾化痰方对骨量与骨微结构的影响**

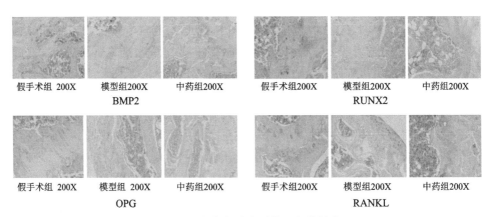

**图 3-16  补肾化痰方对骨平衡的影响**

目前医学界公认 PMOP 的起始因素是卵巢功能衰退导致的雌激素缺乏，表现为破骨细胞活性增强，骨吸收明显大于骨形成；而最新研究发现肠道菌群在雌激素缺乏所诱导的松质骨吸收中必不可少。宿主绝经后，机体肠道菌群紊乱，肠道致病菌及有害代谢物可以通过功能减弱的肠道上皮屏障进入机体，引发全身慢性炎症反应，进而影响破骨细胞形成与活化，导致骨吸收的增加，骨量丢失加剧，最终导致 PMOP 的发生与发展。因此，课题组在国家自然科学基金青年项目（81904267）"通过肠道菌群紊乱诱导的炎症级联反应研究补肾化痰方治疗绝经后骨质疏松症的机制"中进一步探索补肾化痰方调控肠道菌群影响骨代谢的作用机制（图 3-17）。结果发现补肾化痰方可以增加肠道菌群的多样性，调节肠道菌群结构，且其机制同调节机体慢性炎症状态及骨免疫有关（图 3-18）。

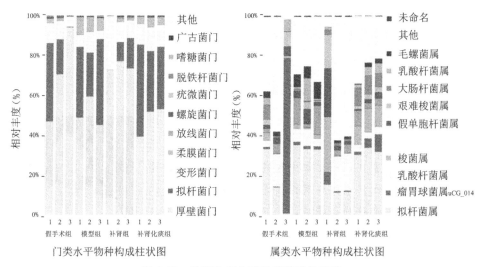

图 3-17　补肾化痰方对肠道菌群的影响

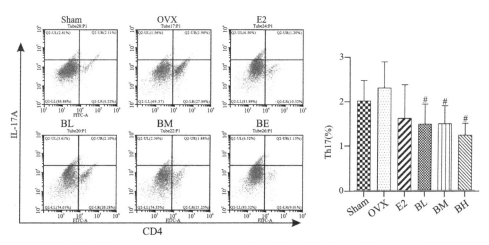

图 3-18　补肾化痰方对骨免疫的影响［CD4＋IL-17A（Th17）百分率值］

目前，中医药及中医针灸等特色疗法与自噬相关的研究日益增多，通过细胞自噬阐明微观辨证思想的提出在一定程度上弥补了中医药对于现代相关疾病认知的偏差。已有诸多研究证实中药通过改善自噬调控骨代谢，如补肾通络方能够通过降低自噬相关基因表达抑制破骨细胞分化，从而显著改善斑马鱼骨质疏松症，但较少有研究从改善自噬活性调控骨/脂代谢平衡的角度去探索中医药防治 PMOP 的作用。课题组将在国家自然科学基金（82074416）"补肾化痰方调控 AMPK/mTOR/ULK1 信号通路改善自噬活性影响 PMOP 骨/脂代谢平衡的机制研究"中从自噬的角度进一步探索补肾化痰方调控骨/脂代谢治疗 PMOP 的作用机制，力求为从"痰"论治该病提供实验科学依据，丰富中医药防治 PMOP 的治疗方法。

## 绝经后骨丢失的中医认识初探

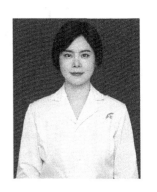

张妍，医学博士，副主任医师。现就职于武汉市妇女儿童医疗保健中心。现任中国中西医结合学会第一届围产专业委员会委员，湖北省中医药学会内分泌专业委员会青年委员，武汉市产科医疗质量控制中心秘书，武汉市医师学会妇产科分会委员，武汉市医师学会优生与遗传分会委员，武汉市医师学会青年医师分会委员，武汉市医师学会人文医学分会委员。主持省级科研项目 2 项（包括省自然科学基金项目 1 项），参与科研项目 5 项（包括国家自然科学基金项目 2 项），在 SCI 和核心期刊发表论文 10 余篇。在妇科内分泌和高危产科领域具有丰富的临床经验。

女性由于绝经后雌激素缺乏导致骨吸收与骨形成代谢失衡，骨量减少及骨组织结构变化，使骨脆性增加易于骨折，以及由骨折引起的疼痛、骨骼变形、出现多脏器并发症，乃至死亡等一系列并发症，统称绝经后骨质疏松症。其发病与雌激素水平低下、炎症、甲状旁腺功能亢进、遗传等密切相关，严重威胁着中老年女性的健康。绝经后骨质疏松症一般发生在女性绝经后 5～10 年，而伴随着绝经后雌激素缺乏，首先发生的是骨丢失。

中医学中并没有骨质疏松症的病名，根据其临床表现可以归为"骨痿""骨痹""骨枯"的范畴。多数医家认为该病中医病机根本在于肾虚，与肝脾功能失调及血瘀有密切关系，以上因素导致骨失所养而发生骨质疏松症。湖北中医名师向楠教授长期致力于女性绝经后骨质疏松症的研究，对绝经后骨丢失和绝经后骨质疏松症的防治有独到的见解。向楠教授根据中医"治未病"和"病证结合”的原则提出：绝经后骨质疏松症的防重于治，应从围绝经期开始着手预防女性骨量减少，降低绝经后骨质疏松症的发生，并根据围绝经期女性常常表现为肝肾阴虚之证，结合多年临床经验自拟滋肾方运用于临床防治绝经后骨丢失，取得了良好的疗效。

《素问·上古天真论》云：“女子七岁，肾气盛，齿更发长；二七而天癸至，任脉通，太冲脉盛，月事以时下，故有子……七七任脉虚，太冲脉逆少，天癸竭，地道不通，故形坏而无子。”可见伴随着肾精的盛虚、天癸的充竭，女性月经来潮又停闭。故肾精衰少、天癸衰竭是围绝经期妇女首要的生理变化，更是根本的病理变化。此外，《临证指南医案》曰“女子以肝为先天”，因妇女一生经历“经、孕、产、乳”，无不有赖肝所藏之血，亦无不耗伤肝血，加之肝肾、精血同源，肾精不足均导致肝血不足。同时，绝经前后女性情绪常不稳定，易于被情志所伤，精神抑郁及喜怒无常等均可导致肝失疏泄、肝气郁滞。由此，肾精不足，水不涵木，加之肝血不足，且女子本就“阴常有余，阳常不足”，有气郁甚者易于化火，可进一步劫伤肝肾之阴精，故绝经前后女子易出现阴虚之证。

《医经精义》曰：“肾藏精，精生髓，髓生骨，故骨者肾之所合也；髓者，精之所生也，精足则髓足，髓在骨内，髓足则骨强。”所以，肾精亏虚也是绝经期骨丢失发生的基本病机。另《素问·五脏生成篇》曰：“肝之合筋也，其荣爪也。”《素问·上古天真论》又云：“七八肝气衰，筋不能动……精少，肾脏衰，形体皆极……令五脏皆衰，筋骨懈堕……”可见，肾藏精、主骨；肝藏血、主筋，筋骨相连，精血相生，肝肾同源。女子绝经前后，肝肾阴虚、精亏血少，致髓无所生、骨失所养，而发生骨丢失，甚者髓枯骨痿之骨质疏松症。

针对绝经期骨丢失，向楠教授常以滋肾方治疗。方中生熟地黄并用，滋阴生津，补血凉血；古方二至丸的女贞子－墨旱莲药对，善补虚损、暖腰膝、壮筋骨；天花粉与石斛并用，养阴生津；菟丝子、桑葚相须为用，滋补肝肾；刺蒺藜平肝潜阳，尤益于肝经头痛者；全方共奏滋补肝肾、益精填髓之功。临床应用时亦随症加减：若肾阴阳两虚者，加用杜仲、肉苁蓉温阳益肾；痛甚者，加用川芎、制香附、木香行气活血止痛，腰膝、下肢痛甚者加用川牛膝引药下行；瘀滞重者，加用蜈蚣搜剔通络，活血散瘀；合并痰阻者，加用延胡索、陈皮行气化痰通络；心悸失眠者，加用茯神宁心安神。本方应用于临床，取得了很好的疗效，特别是在缓解患者骨痛、腰膝酸软等临床症状方面尤为显著。

向楠教授对绝经后骨丢失和绝经后骨质疏松症的防治颇有成就，值得进一步地总结和挖掘。

## "治未病"思想指导制定髋部骨质疏松性骨折的临床治疗策略

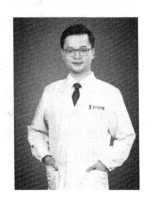

张麟，医学硕士，主治医师。现就职于武汉市中西医结合医院，中国中西医结合学会骨伤科分会、武汉中西医结合学会骨伤专业委员会、湖北省中西医结合学会颈肩腰腿痛专业委员会、湖北省老年学学会骨质疏松专业委员会及青年专业分会等多个学会委员，全国名老中医药专家传承工作室成员，主持参与省市级科研项目多项。长期从事骨科临床工作，擅长运用关节置换及关节镜手术治疗骨关节疾病和运动损伤，擅长运用中医药治疗骨质疏松等骨病，重视患者围手术期身体调理。

骨质疏松症（osteoporosis，OP）是一种由全身代谢异常引发的骨骼疾病，表现为骨量减少，骨组织中结构被破坏，骨的易脆性、骨折风险提高。骨质疏松症引发的骨折常见部位为脊柱、髋部、桡骨远端和肱骨近端，其中髋部骨折最具有危害性。髋部骨质疏松性骨折具有并发症多、成骨细胞自我再生能力弱、内固定稳定性差、骨痂形成缓慢、再骨折风险高及致残率、致死率高的鲜明特点。

中医"治未病"思想在髋部骨质疏松性骨折临床治疗中具有重要意义。针对髋部骨质疏松性骨折患者，应以"未病先防，既病防变，瘥后防复"为指导原则，加强对潜在骨质疏松症患者的临床前筛查与干预，积极对髋部骨质疏松性骨折患者术前做全身状况、脏器功能、手术风险及预后的全面评估，进行手术或非手术的综合判断，加强抗骨质疏松治疗及康复锻炼。

### 1. 未病先防

骨质疏松症患者具有隐匿性的特点，患者在日常生活中常无明显临床症状，或仅有腰背部疼痛不适，多数患者只有在发生骨质疏松性骨折后才发现患有骨质疏松症。基于"未病先防"指导原则，应根据患者的年龄、性别、既往史，对绝经后女性、50岁以上男性及继发性骨质疏松高危险因素患者，积极组织参与体检，常规检查骨密度，早发现、早诊断、早治疗，从而避免髋部骨质疏松性骨折的发生。

### 2. 既病防变

髋部骨质疏松性骨折的治疗和一般的外伤性骨折有着明显区别，由于患者在骨折后需要制动，骨量快速丢失，加重骨质疏松，易导致患者出现二次骨折，因此，骨折后需要迅速有效治疗，尽快恢复患者活动能力，避免长时间的制动造成持续性骨丢失。手术治疗能快速重建骨骼解剖，恢复下肢活动能力，常作为髋部骨质疏松性骨折的首选治疗方案。经系统评估后，对能耐受手术患者，选择合适的手术方案，积极治疗基础疾病及并发症，为手术创造有利条件；因严重系统疾病不能耐受手术而保守治疗患者，对其远期骨折并发症应具有预见性，积极防治，保证生存质量。

### 2.1　手术患者

利用标准流程决定手术方案：60岁以下股骨颈骨折首选动力髋螺钉内固定，伴有严重骨质疏松患者建议行关节置换术。60岁以上稳定型股骨颈骨折行内固定治疗，当内固定失败后及时行关节置换术。60岁以上不稳定型股骨颈骨折应行关节置换，其中移位型股骨颈骨折行全髋关节置换术；若患者术前肌肉力量下降，活动量较少，可选择半髋关节置换。股骨转子间骨折及股骨转子下骨折推荐股骨近端髓内钉。围手术期积极处理高血压、糖尿病、冠心病、慢性阻塞性肺疾病等慢性基础疾病，纠正电解质紊乱、贫血状态，改善软组织肿胀、疼痛，为手术的顺利进行创造有利条件，避免围手术期心脑血管意外事件的发生。

### 2.2　非手术患者

髋部骨质疏松性骨折保守治疗患者，因其长期卧床，常伴有坠积性肺炎、下肢静脉血栓、泌尿系统感染、压疮等晚期并发症，严重威胁患者生命，应加强护理，积极翻身排痰，保证生活质量，延长生存周期。

### 3. 瘥后防复

骨质疏松症是全身性骨骼系统疾病，对于髋部骨质疏松性骨折患者，除注重手术对骨骼的解剖学重建外，更应注重改善全身骨质疏松情况，加强抗骨质疏松治疗，加强康复锻炼，提高骨量及肌肉强度，预防二次骨折。

### 3.1　抗骨质疏松治疗

髋部骨质疏松性骨折患者一般疼痛明显，破骨细胞活跃，卧床及制动等因素可使骨量丢失加快，围手术期抗骨质疏松治疗目的是为手术准备较好的骨质条件，提高骨折内固定物的把持力和稳定性，促进骨折愈合并预防再次骨折的发生。

#### 3.1.1　现代医学药物治疗

抗骨质疏松药物按作用机制可分为骨吸收抑制剂、骨形成促进剂、其他机制类药物。活性维生素D和钙作为骨质疏松的基础治疗药物，许多抗骨质疏松药物需要在钙及维生素D充足时才能发挥最大效应，建议围手术期抗骨质疏松治疗以基础补充剂联合抗骨质疏松药物为主。

### 3.1.2 中医中药治疗

传统医学将与骨质疏松症状相似的病证称为"骨痿"或"骨痹"。中医理论认为肾精为人体肾脏所藏之精，以先天之精与后天之精充养化合而成。肾藏精主骨生髓，肾精足则骨骼强壮，不足则髓减骨痿，骨髓失养导致骨质脆性增加而引起骨质疏松。"痰阻络滞、骨失所养"为骨质疏松症发病关键：①肾主水，主司和调节全身津液代谢的功能，肾虚则蒸腾气化失司，津液运行不畅，阻滞而成痰；②年老者多易情志不畅，肝气郁结，阻碍气机，津液运行受阻，内生痰浊；③肾虚久病及脾，肾阳无以温化脾阳，脾失健运，水谷精微布散失权，内停为痰；④年老者肾气亏虚，蒸腾气化失司，津液不能蒸化而为痰浊；或肾精亏虚，阴虚火动，灼津为痰。综上所述，肾虚则痰生，痰浊流注，滞于骨络，导致骨络中本已虚少的气血又发瘀滞，进而骨失所养，最终发为骨质疏松症。

近年来中医补肾方药治疗骨质疏松的基础和临床研究成果颇丰，补肾方药具有修复骨损伤、促进骨形成、维持和升高骨密度、改善骨微结构、增强骨生物力学、调节成骨细胞和破骨细胞的平衡、调控基因表达水平等作用。大量随机对照试验系统评价分析得出：补肾类中药联合西医常规治疗老年性骨质疏松症优于单纯西医常规治疗，疗效显著且副作用较小。这充分体现出中医补肾方药的疗效和优越性。

### 3.2 康复锻炼

对于绝大多数骨质疏松性骨折的患者而言，康复锻炼都应在术后尽早进行，其目的是恢复患者受伤前的运动状态，预防心血管和肺部并发症。同时，术后尽早进行康复锻炼还能加快下肢肌肉力量的恢复、避免肌肉萎缩、促进骨折愈合，有利于患者术后功能恢复及生活质量的提高，正所谓"流水不腐，户枢不蠹"是也。另有研究显示，以太极、五禽戏、八段锦等为代表的传统功能锻炼能够有效地维持肌肉良好状态，改善运动平衡性。同时长期的户外康复锻炼能够增加光照时间，有利于活性维生素 D、钙的吸收，促进抗骨质疏松治疗。

### 4. 总结

随着我国人口老年化日趋严重，髋部骨质疏松性骨折的发病率逐年增加，由此引发的社会公共健康问题愈发显著。《素问·四气调神大论》云："圣人不治已病治未病，不治已乱治未乱，此之谓也。"作为中医药传承者，应将"治未病"思想贯穿髋部骨质疏松性骨折的预防与治疗，做到"未病先防、既病防变、瘥后防复"，减少髋部骨质疏松性骨折发病率，改善疾病转归，预防二次骨折，促使中医药在卫生健康领域发挥重要作用。

## 浅谈补肾化痰方对绝经后骨质疏松症骨吸收的影响

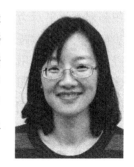

胡娅，医学博士，副教授，硕士生导师。现就职于长江大学医学部，湖北省中医中药学会内分泌专业委员会委员、中国药理学会来华留学生（医学）教学专业委员会委员。主要从事中药药理和中医药标准化研究，并承担《中药药理学》《药理学》的教学工作。主持各级各类科研项目6项，参编著作4部，发表文章近20篇，其中SCI收录3篇。

绝经后骨质疏松症（postmenopausal osteoporosis，PMOP）是原发性骨质疏松症的一种，绝经后的女性由于卵巢功能衰退，雌激素水平下降，刺激成骨细胞的能力减弱，同时雌激素对破骨细胞的抑制作用减弱，从而使骨代谢过程中的骨吸收大于骨形成，表现为低骨量和骨组织的微观结构退化，临床主要症状有骨痛及腰背痛、身高缩短、驼背、易发骨折。世界人口呈老龄化趋势，骨质疏松症已成为全球性的人类健康问题。女性一生中1/3的时间在绝经期渡过，如何预防/延缓PMOP的发生，减少骨折、骨痛，提高绝经后女性生存质量尤为重要。

PMOP属中医学"骨痹、骨痿"范畴。中医认为"肾主骨生髓"，即肾藏精，精生髓，髓居于骨腔中，以滋养骨骼。依据中医学对肾、骨、髓三者生理病理关系的认识，众多医家提出补肾法是防治PMOP的重要法则，现代研究和临床实践也证实补肾方药能通过多种途径发挥治疗PMOP的作用。PMOP是多种因素综合作用的结果，病理机制十分复杂。除肾虚外，历代医家尚从脾虚、肝郁、血瘀进行理论研究和辨证论治。向楠教授以"肾虚是骨质疏松的病理基础，痰浊是骨质疏松的致病因素之一"为理论基础，总结多年临床经验，制定补肾化痰这一治疗PMOP的新治法，并拟定补肾化痰方。

骨骼在人的一生中不断地进行着更新与改造，即在骨表面重复进行骨吸收和骨形成，这个过程称为骨重建过程，主要由成骨细胞和破骨细胞相互作用，共同完成。正常成年人骨吸收和骨形成处于动态平衡状态，一旦平衡被破坏，如骨吸收大于骨形成或骨转换加快，骨吸收量增加，均可导致骨丢失，以致发生骨质疏松症。骨吸收活动是由破骨细胞介导，通过复杂的分子生物学机制完成的。研究团队从多个靶点研究补肾化痰方对PMOP大鼠骨代谢相关指标的影响。

### 1. 绝经后骨质疏松症动物模型的建立

动物模型的建立是实验研究中非常关键的环节。选择复制动物模型的方案时，应充分考虑病因、发病机制、病理变化及表现症状等尽量与临床接近。人类 PMOP 主要与卵巢功能降低或消失、雌激素水平下降有关。大鼠骨组织在组织和器官水平对力学反应及对激素的反应与人类相似，经长期广泛应用证实，去卵巢大鼠骨质疏松症模型是目前公认的与临床绝经后骨质疏松症最为接近的经典病理模型。用去卵巢大鼠建立绝经后骨质疏松的动物模型已被广泛采纳。多数学者在大鼠切除卵巢后 4～7 周即观察到骨质疏松。

**2. 骨密度及骨形态学观察**

骨密度是指骨骼中的骨矿含量与被测量骨的投射面积的比值，它是骨矿代谢中量化骨量的重要指标，也是评价骨量最有说服力的指标之一。它不仅可作为骨质疏松诊断标准，同时可用作骨折风险预测、药物疗效评定等。双能 X 线骨密度检测结果显示，去卵巢大鼠骨密度明显降低，骨小梁变细，小梁骨连接性丢失，见断裂现象，且占视野面积降低，数目明显减少，分布稀疏，骨小梁之间间隙增宽，排列不整齐，骨小梁密度明显减低。补肾化痰方能明显提高去卵巢大鼠骨密度，大鼠骨小梁数量多，密度大，各骨小梁之间间隙较小，排列规则，连接性及完整性好，仅见少许断裂现象。

**3. 抗酒石酸酸性磷酸酶 5b（TRACP5b）**

破骨细胞含有丰富的抗酒石酸酸性磷酸酶（TRACP）。TRACP 存在于多种组织中，血液中 TRACP 主要来源于骨吸收过程中破骨细胞的释放。体外实验证明，在骨吸收过程中，破骨细胞活跃，同时大量分泌这种酶，因此检测血清中 TRACP 水平可反映体内破骨细胞活性和骨吸收状态。正常人血清中存在着 TRACP5a 和 TRACP5b，前者无酶活性。国内外临床研究表明，检测血清中具有酶活性的 TRACP5b 的含量，可准确反映骨吸收率。TRACP5b 由于其特异性高，结果不受昼夜变化、饮食、肝、肾疾病的影响，已经成为第二代骨吸收的生化标志物，应用于临床，具有早期监测骨质、降低骨折风险的作用。补肾化痰方能有效降低血清 TRACP5b 水平，推测该方能抑制破骨细胞活性，减缓骨吸收，调节骨代谢平衡。

**4. 细胞因子 TNF-α 和 IL-6**

TNF-α 和 IL-6 两种细胞因子与骨吸收过程密切相关，在 PMOP 骨丢失过程中起重要作用。TNF-α、IL-6 的表达受雌激素的抑制。卵巢切除后，雌激素水平下降，对 TNF-α、IL-6 的表达抑制作用减弱，TNF-α、IL-6 水平升高，破骨细胞分化、增殖加强，活性增强，数量增多，骨吸收加强，导致绝经后骨质疏松症的发生。

TNF-α 与骨代谢关系密切，它是强有力的骨吸收刺激因子。有临床研究结果亦显示 PMOP 患者血清 TNF-α 水平明显升高，TNF-α 与骨吸收率明显相关。

鉴于 TNF-α 在绝经后骨质疏松症发病过程中的重要作用，将来可能以 TNF-α 等细胞因子作为靶因子治疗绝经后骨质疏松症。TNF-α 可作用于前体破骨细胞，使其分化为破骨细胞，促进破骨细胞生成。该作用表现为直接作用或间接作用。TNF-α 作为"上游"细胞因子，能刺激巨噬细胞集落刺激因子、IL-6、IL-1 等的分泌，这些细胞因子也能促进破骨细胞前体增殖。TNF-α 也可以作用于破骨细胞，主要是通过间接作用激活成熟的破骨细胞，使其形成骨吸收陷窝，骨吸收增强。TNF-α 还可通过前列腺素 E2 影响 OPG /RANKL /RANK 系统，诱导 RANKL 的表达，降低 OPG 的表达，促进前体破骨细胞的分化，激活成熟破骨细胞的活性。降低 TNF-α 含量，能保护骨质不被破坏，促进成骨细胞的生成。

IL-6 由骨组织中的成骨细胞、破骨细胞等多种细胞合成分泌，是骨吸收中的重要环节。多种因素可以刺激 IL-6 的生成，如 TNF-α，在刺激破骨细胞成熟和活性增强的同时诱导并促进 IL-6 的分泌。IL-6 是一个重要的促进破骨细胞分化增殖的因子。IL-6 通过多种作用途径的共同作用，增加破骨细胞形成，提高破骨细胞的活性，抑制其凋亡，延长破骨细胞的寿命，最终促进骨吸收。

本研究团队在实验中观察到，去卵巢大鼠骨组织中 TNF-α 和 IL-6 阳性表达明显增高。经补肾化痰方治疗后，TNF-α、IL-6 水平均明显降低，说明补肾化痰方能抑制骨组织中 TNF-α、IL-6 的表达，通过调节细胞因子网络平衡来抑制破骨细胞的骨吸收，减少骨丢失，改善骨代谢，发挥治疗 OP 作用。

**5. Ⅰ型胶原 C 末端肽（C-terminal telopeptides of type- collagen，CTX）**

骨的主要构成包括矿物质（羟基磷灰石）和有机质（Ⅰ型胶原，约占90%）两部分。在骨组织骨基质的不断重建中，Ⅰ型胶原被降解，小片段释放入血，部分出现于尿液中。测定血、尿中这些小片段的含量和变化可评价骨吸收状态，既有助于代谢性骨病的诊断，也能监测和评价抗骨吸收药物的疗效。Ⅰ型胶原 C 末端肽，又称为 Crosslaps，是这些小肽片段中的一种。CTX 的检测有几个突出优点：①只来源于成熟胶原纤维，而不来源于新合成胶原；②在体内不被降解，也不被重新利用，能直接反映胶原纤维的降解情况；③胶原饮食对测量结果无影响；④特异性强，灵敏；⑤检测方法简便。该指标是评价人体骨吸收的良好指标。课题组研究实验中，与假手术组大鼠相比，模型大鼠血清 β- CTX 含量明显升高，说明切除卵巢后，骨吸收加强，骨胶原崩解增多。补肾化痰方能显著降低去卵巢血清大鼠的 β- CTX 水平，与模型组相比，差异有显著意义。可见补肾化痰方能有效抑制骨吸收，降低骨胶原降解，减少骨丢失。

### 6. 脂联素（ADP）

脂联素是由脂肪细胞分泌的一种生物活性物质，在骨代谢中有重要作用。成骨细胞是脂联素的直接靶细胞，脂联素调节破骨细胞生成的作用是通过成骨细胞来完成的。骨髓内有脂肪细胞生成，且骨髓局部的脂联素与循环中的脂联素对骨代谢的影响不同。有文献研究认为循环中的脂联素以内分泌途径抑制骨形成，骨髓局部的脂联素以自分泌/旁分泌途径促进骨形成。另外脂联素通过影响胰岛素信号通路间接促进骨的形成，对骨代谢的作用是上述三者综合作用的结果。本研究团队在实验中观察到去卵巢骨质疏松大鼠用补肾化痰方治疗后，骨密度增加，血清 ADP 水平降低，提示补肾化痰方提高骨密度、改善绝经后骨质疏松可能与降低脂联素水平、调节骨代谢相关。但两者之间是否有相关性仍有待于进一步研究。ADP 在脂肪细胞特异性高表达，提示补肾化痰方还有可能通过减少骨髓脂肪细胞分化，改善骨髓微环境来改善骨质疏松。

## 微创针刀镜治疗难治性痛风

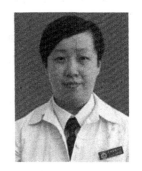

丁晓娟，医学硕士，副主任医师，湖北省中医师协会自身免疫性疾病专业委员会常务委员、秘书。现就职于中国人民解放军中部战区总医院，对呼吸系统、风湿免疫系统疾病有一定诊治经验。曾在北京广安门医院风湿免疫科进修，参与多项国家及省部级课题，发表论文 10 余篇，参与编著多部专著。

痛风（gout）是一种单钠尿酸盐沉积所致的晶体相关性关节病，与尿酸排泄减少和（或）嘌呤代谢紊乱所致的高尿酸血症直接相关，隶属于代谢性风湿病范畴。痛风可并发心、脑、肾病变，甚至可能出现关节破坏、肾功能损害，可伴发高血压、糖尿病、高脂血症、动脉粥样硬化及冠心病等。近年来我国痛风的患病率呈逐年上升趋势。

微创针刀镜是融诊断、治疗于一体，以西医解剖学、手术操作为基础，应用中医理论为指导的微创诊疗技术。该技术融合了西医学的内窥镜和中医学的小针刀及微创外科技术，不破坏整体结构，仅对微细组织结构进行改善，疏通经脉、开痹消瘀，能有效减轻痛风石负荷及部分清除关节腔内的炎症因子，从而减轻关节肿痛及痛风发作的频率。

依据痛风诊断的"金标准"即化学方法或偏振光显微镜证实痛风石中含尿酸盐结晶，微创针刀镜可以在视野下直接观察到关节腔是否存在痛风石，可作为痛风性关节炎的直接诊断依据，因此对于血尿酸正常、发作部位不典型的痛风患者具有重要的诊断价值。

当微创针刀镜观察到关节腔、软骨骨面、韧带及其他组织有痛风石沉积时，可利用刮匙进行刨削，然后给予生理盐水冲洗，将关节腔冲洗清亮。口服药物很难达到此治疗效果。该方法可明显缩短病程，减少口服药物的用量、用药时间及药物不良反应。

在已形成痛风石的患者中，仅仅依靠药物帮助自身代谢很难排出痛风石，而微创针刀镜可以直接清除部分沉积在关节软骨面的痛风石，联合药物治疗，可延缓病情的发展。

微创针刀镜治疗可利用大量灌洗液冲洗关节腔，进行关节液的置换，减少炎症因子对滑膜、软骨及其他软组织的损伤。

我们也进行了一些临床对照实验，按照美国风湿病学会（ACR）1977 年制定的痛风性关节炎诊断标准，纳入了 62 例患者，随机分为治疗组 32 例和对照组 30 例。两组均给予常规口服药物治疗，治疗组同时给予微创针刀镜治疗。实验结果表明，在常规治疗基础上，加用微创针刀镜技术进行关节腔内灌洗，可清除大量的尿酸盐结石及炎症因子，同时结合经筋松解技术解除粘连的组织，不仅可短期内迅速改善患者的临床症状，缓解关节疼痛，而且在降低关节疼痛、肿胀、活动受限评分和血尿酸水平等方面也优于对照组，总有效率明显高于对照组。

综上所述，微创针刀镜联合药物能够有效治疗难治性痛风急性期发作，弥补了现代医学疗法的不足，减少单独运用西药所带来的不良反应，迅速改善临床症状，提高患者治疗依从性，值得临床推广和运用。

## 浅谈从针药结合角度治疗骨质疏松症

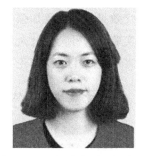

代轶楠，湖北中医药大学，2021 级博士研究生。曾就职于十堰市中医医院肝胆科从事教学、科研及临床工作。曾获十堰市中医医院规培教师讲课比赛二等奖，获"2020 年度优秀住院总医师"称号，发表学术论文多篇。

中医学认为骨质疏松疾病肾虚为本因，脾虚是重要病因，乃本虚标实之疾患，临床中以多虚多瘀、虚中有实为多见。研究表明，补益肝肾方药能够明显缓解患者疼痛症状，增加骨密度。补肾化痰方是向楠教授在长期的临床实践中探索总结出的防治骨质疏松症的经验方，组方为菟丝子、淫羊藿、补骨脂、全瓜蒌、山楂、红曲。通过前期动物实验和临床研究表明该方具有改善骨代谢，促进骨矿化，起到防治骨质疏松的作用。

针灸疗法操作简单、副作用小、成本低、疗效显著，乃中医药疗法中应用较广的传统疗法之一，而相关的循证医学证据亦表明针灸疗法是治疗骨质疏松症的有效疗法。针灸通过多种方式刺激特定的穴位来达到预防和治疗疾病的目的，包括单纯针刺、针刺配合灸法及针刺配合经皮神经电刺激等方法。而越来越多文献报道显示，针灸及针灸联合中药的疗法对骨质疏松症的防治有较好的疗效。针灸和中药的密切配合是中医学的发展方向之一，近年来针灸及针灸联合中药治疗骨质疏松症的临床研究取得了一定进展。研究发现，针灸治疗骨质疏松机制与以下几方面有关：①增强骨保护素和受体活化因子表达；②针灸通过对内分泌的调节来影响骨吸收、骨形成，可以分为外周性调节和中枢性调节，涉及的内分泌激素包括性激素、甲状旁腺素和瘦素；③调节信号通路，促进成骨细胞增殖和分化，包括与破骨细胞相关的 RANKL-RANK-OPG 信号通路，与骨形成相关的 Wnt 信号通路，与骨吸收相关的 TGF-β/Smad 信号通路；④炎症因子，主要有肿瘤坏死因子和白细胞介素-6。前者由 T 淋巴细胞分泌，是一种骨吸收的强力诱导剂，后者能激活已成熟的破骨细胞，进而增加骨质破坏。研究发现，温针灸治疗可以降低患者体内肿瘤坏死因子及白细胞介素-6 水平，从而减少骨质的破坏，进而抑制骨质疏松症的恶化，最终提高成骨细胞的活性、阻止破骨细胞的生成，达到治疗骨质疏松症的目的。

但是目前针灸及针灸联合中药治疗骨质疏松症的动物实验研究进展较为缓慢，缺乏实验数据支持，影响了对针灸作用机制的深入探讨。今后我主要研究将针灸结合补肾化痰方对骨质疏松症模型进行治疗，观察该方法对骨钙代谢的调节并促进骨矿化的近期效应，以期针药配合治疗能够增强对骨质疏松症的治疗效果。同时要加强针灸治疗骨质疏松症的动物实验研究，科学设计临床观察实验，为针灸及针灸联合中药治疗骨质疏松症提供更加坚实的科学基础，并丰富和发展中医药理论。

### 基于瘦素探讨从痰论治骨质疏松症

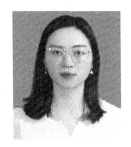

李章青，医学硕士，医师。现就职于武汉市洪山区中医医院，从事临床一线工作，主要研究中医药防治内分泌代谢性疾病，参与省级课题 2 项，先后发表学术论文 3 篇，参编著作 1 部。临床上善于用中西医结合治疗甲状腺相关疾病、骨质疏松症、糖尿病等内分泌代谢性疾病。

骨质疏松症是一种以骨量减少，骨微结构破坏，进而导致骨脆性增加，易致骨折为特点的全身性代谢性骨疾病，以关节疼痛、活动不利、脊柱变形、骨折为其临床特征。骨质疏松症多好发于老年人，其患病率随着人群年龄增长而升高。目前西医多采用促进骨形成、抑制骨吸收、补充雌激素等药物来治疗，长期使用存在不良反应，中医在防治骨质疏松症方面具有独特的优势。

　　传统中医文献中，并没有"骨质疏松症"的病名，根据其病因病机、临床表现等多将其归属于"骨痿""骨痹"等范畴。中医学认为骨质疏松症首要责之于肾虚，与脾虚、肝血不足也有着密切关系，血瘀是其促进因素。除此之外，导师向楠教授根据自己的临床观察，结合现代研究进展及中医基础理论知识，提出了"痰浊也是导致骨质疏松症的重要致病因素"，并制定了补肾化痰新治则，并融合《本草纲目》补骨脂丸与《丹溪心法》黄瓜蒌丸加减而成补肾化痰方，在补肾的基础上，从"痰"论治骨质疏松症。

　　补肾化痰方由菟丝子、淫羊藿、补骨脂、全瓜蒌、山楂、红曲六味中药组成。方中淫羊藿具有补肝肾、强筋骨之功，补骨脂味辛、苦，具有补肾助阳、纳气止泻的功效，淫羊藿与补骨脂合用，有着补肾填精、强腰壮骨之功。菟丝子擅长补肾益精，助阴而不腻，温阳而不燥；全瓜蒌长于涤痰结、止消渴、利大便。山楂善于消食化积、行气散瘀；红曲长于健脾消食、活血化瘀；两药同为佐药，通过健脾协助全瓜蒌化痰，同时具有行气活血散瘀之功，使补而不滞，驱邪而不伤正。全方共奏补肾调精、化痰通络之功效。

　　瘦素具有抑制摄食、减轻体重、增加能量消耗、抑制脂肪细胞形成的作用。近年来，许多实验研究证实瘦素的代谢失衡能够诱发骨代谢紊乱，且瘦素对骨代谢整体上具有积极作用。瘦素对骨代谢的调控主要有两种，即瘦素的外周直接调节作用和中枢间接调节作用。瘦素在外周通过直接作用于瘦素受体促进骨形成，抑制成脂分化和破骨细胞增殖，对脂/骨代谢具有正向调节作用。瘦素在中枢可以通过下丘脑影响 NPY 的表达，作用于 Y2 受体，抑制骨形成；也可以通过刺激交感神经纤维释放去甲肾上腺素，然后去甲肾上腺素特异性地与成骨细胞表达的 β2-AR 结合，成骨细胞的活性被抑制，骨形成减少，最终导致骨量下降。

　　通过前期的实验研究，我们发现补肾化痰方可提高去卵巢大鼠的雌激素水平，增加骨密度；调节脂代谢水平，防止脂质沉积；抑制破骨细胞活性，骨胶原降解减少，改善骨微环境，增加骨量。此外，补肾化痰方对去势骨质疏松大鼠的治疗作用可能与 Leptin/β2-AR 通路有关，可增加血清和骨组织 Leptin 的含量，上调 Leptin mRNA，下调 β2-AR mRNA，通过 Leptin/β2-AR 来调节脂骨代谢，调节成骨细胞增殖分化来促进骨形成，抑制破骨细胞活性，成脂分化减少，骨髓腔的微环境得到改善，缓解骨质疏松引起的脂骨代谢紊乱，从而治疗骨质疏松症。

## 肠道菌群与绝经后骨质疏松症的关系研究

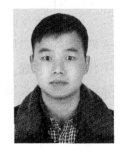

谭张奎，医学博士，博士后，主治医师。研究方向为中医药防治内分泌及代谢性疾病。博士阶段主要围绕补肾化痰方防治绝经后骨质疏松症的机制进行研究，发表相关论文4篇，其中北京大学中文核心期刊3篇，中国科技核心期刊1篇。获得"岐黄杯"第十二届全国中医药博士论文大赛三等奖，获得"药物临床试验质量管理规范"（GCP）证书等。

绝经后骨质疏松症（postmenopausal osteoporosis，PMOP）是原发性骨质疏松症（osteoporosis，OP）之一，是与增龄相关的骨骼疾病，与衰老密切相关。人体骨量峰值受有先天与后天因素影响，先天由基因决定，更为重要的是后天因素，随着年龄增长，环境因素对骨质流失的影响至关重要。60岁以上女性人群中骨质疏松症的患病率明显增高。患者骨量低、骨组织微结构损坏易导致骨折，病残和致死率较高。研究发现，肠道菌群可通过调整肠上皮细胞、黏膜和全身免疫系统及肠道屏障，影响远端器官。肠道微生物通过调节内分泌和调节免疫应答影响骨转换，绝经后由于雌激素水平下降，肠道菌群的多样性减少，同时包括梭菌属在内的厚壁菌门的丰度均降低。本团队前期研究中同样发现补肾化痰方能够有效改善PMOP，且能够改善影响肠道菌群的多样性，其具体的影响机制还待进一步探索与研究。

### 1. 肠道菌群在雌激素缺乏所诱导的骨吸收中起重要作用

肠道微生态体系是人体最大的生态系统，肠道中定植着超过 $10^{14}$ 数量级的细菌，肠道菌群基因组的基因数约为人类基因组基因总数的150倍。肠道菌群与人体相互依存，参与多种疾病的发展或预防；其可以通过释放雌激素类似物、血清素等小分子物质、免疫调节、影响钙磷的吸收代谢等方面影响骨代谢，与骨矿物质流失和骨质疏松密切相关。近年来，多项研究发现，与正常小鼠相比，无菌小鼠骨量增加，其原因是缺乏作为抗原的肠道菌群，肠道内免疫调节因子IL-6等下降，骨骼中炎症因子形成减少，破骨细胞作用减弱；在无菌小鼠中，雌激素的缺乏不会诱发骨小梁吸收，而在正常小鼠或肠道菌定植小鼠中，雌激素缺乏导致破骨细胞形成因子 TNF-α、RANKL 和 IL-17 等明显增加，相对骨体积（bone volume/totalvolume，BV/TV）值明显降低，提示肠道细菌在雌激素缺乏所诱导的松质骨吸收中必不可少。

### 2. 肠道菌群紊乱，肠道屏障遭到破坏，诱发全身炎症反应

宿主绝经期前，机体处于健康状态，肠道菌群呈现生物多样性，有益菌为优势菌群，可抑制有害菌的生长和有害物质的产生，维持肠道菌群稳定性；绝经后，机体雌激素水平降低，机体肠道菌群生物多样性遭到破坏，具有免疫调节功能的有益菌群数量减少，条件致病菌数量增加，这与前期研究发现一致，即与假手术组大鼠相比，PMOP模型大鼠的肠道菌群多样性明显降低，具有免疫调节作用的厚壁菌门丰度降低。此外，雌激素的急剧减少，不能有效地与肠道上皮的雌激素受体结合，无法激活胞质激酶和三磷酸鸟苷结合蛋白Ras，胞核内转录因子的磷酸化减弱，维持肠道屏障功能最重要的细胞紧密连接（tight junction，TJ）的组成蛋白Claudin、Occludin-1和Zonula Occludens1（ZO1）的表达减少，肠道上皮屏障功能减弱，肠道微生物及其有害代谢产物可作为抗原进入上皮细胞，促使树突状细胞和巨噬细胞在提呈抗原同时分泌IL-6等促炎因子，引发全身炎症反应。诸多研究提示PMOP与机体炎症反应密切相关，微炎症状态的持续激活是造成骨微结构破坏的重要病理因素。

## 基于"肾痰"探讨自噬在绝经后骨质疏松症中的发病内涵

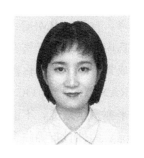

熊梦欣，医学博士，湖北中医药大学附属湖北省中医院医师。研究方向为中医药防治内分泌代谢性疾病和妇科疾病的研究。参与国家自然科学基金面上项目1项，省级课题多项。参编著作多本，在核心期刊发表论文8篇。

绝经后骨质疏松症（postmenopausal osteoporosis，PMOP）是一种常见的临床全身性骨病，其主要特征是骨质流失、骨微结构改变，并最终引发脆性骨折。细胞自噬已被证明从多方面参与调节骨代谢，自噬与POMP的关系已成为新的研究热点。中医学认为，PMOP源于肾虚。本团队长期从事PMOP的研究工作，认为肾虚则生痰，自噬失调而使受损的蛋白质或细胞器的过度沉积是"肾痰"在PMOP发病中的内涵之一。因此，从自噬探讨"肾痰"在绝经后骨质疏松症的发病内涵，有望丰富中医学防治PMOP的理论依据。

《景岳全书·痰饮》云"五脏之病，虽俱能生痰，然无不由乎脾肾。肾主水，水泛亦为痰，痰之本无不在肾"，明确提出了"肾可生痰"；后世医家逐渐丰富该理论，提出"痰之本，水也，原于肾"，开辟了痰证学说的新领域。《脉诀刊误》首次提出"肾痰"一词，对认识和诊疗疾病有重要指导作用。

自噬（autophagy）是真核细胞高度保守的自我保护机制，通过及时清除衰老细胞器和错误折叠的蛋白从而实现细胞稳态和细胞器的更新。而自噬可以通过调节成骨细胞、破骨细胞及骨细胞的形态、功能、分化增殖及多种参与骨形成与骨吸收的方式来介导PMOP的发生和发展。

中医古籍虽无PMOP病名的明确记载，现代医家多将其归为"骨痿""骨枯""骨痹"。《素问·痿论》云"肾者，水脏也，今水不胜火，则骨枯而髓虚，故足不任身，发为骨痿"，可见肾之精气亏少，精不生髓，髓不养骨是PMOP发病的基础。而肾气衰少，精不化气，津液停滞，内生"肾痰"是其重要致病因素。

中医学认为肾气是生命活动的根本，可对诸如痰浊、血瘀等病理产物进行自我清除消化，这一过程与自噬过程相类似。有学者认为，细胞代谢、能量转化、蛋白质降解、DNA转录等皆属于微观层面的阴阳平衡。自噬亦是如此，自噬有序有度则阴平阳秘，细胞内环境稳定；自噬太过，大量降解正常的蛋白质和有活力的细胞器，能量过度消耗反而导致疾病产生。

PMOP发病于围绝经期，有研究表明，雌激素的丢失，常伴随自噬活性下降，自噬对BMSCs、OB、OC的调节作用则类似于"肾痰"在PMOP中的发病内涵。肾精肾气充足，自噬维持一定活性，进而促进BMSCs活性，BMSCs成骨成脂分化平衡，调节ALP、Runx2，维持OB生理功能，有效清除RANKL，抑制OC的生成。围绝经期则肾气衰，身体的整体功能降低，自噬水平亦发生紊乱，不能维持BMSCs定向分化，最终引起骨稳态失衡，出现腰酸背痛、脆性骨折等临床表现。

故课题组认为，细胞自噬活性下降促进PMOP的发展，是肾痰致骨痿在微观层面的体现。因此，当"补肾化痰"，从肾痰论治PMOP，辨痰之根源，清痰之本源，是治病求本的体现。通过自噬丰富"肾痰"在PMOP中的发病内涵，促进中医理论与现代研究相结合，是中医学防治PMOP的新思路。

## 基于"肾藏精"理论讨论"天癸"与"髓"在绝经后骨质疏松症中的关系

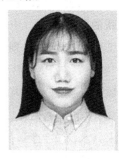

黄诗怡，医学硕士，医师。研究方向为中医药防治内分泌代谢性疾病，参与国家自然科学基金面上项目1项，省级课题若干，发表北大中文核心论文1篇，参与编撰医学书籍2部。

绝经后骨质疏松症（postmenopausal osteoporosis，PMOP）是由于绝经后体内雌激素逐渐减少，导致骨吸收大于骨形成的、以高转换骨代谢为特点的原发性骨质疏松症，属于中医学中"骨痿"范畴，因"肾精亏虚"导致"髓枯骨痿"而发病。

早在《素问·阴阳应象大论》《素问·宣明五气》《素问·解精微论》中，就记载"肾主骨""肾生骨髓""髓者，骨之充也"，诸多论述都表明，秉承自先天的肾精，在后天脾胃化生水谷精气的充养下，藏于肾，肾精在肾气的协调推动下，化生为髓，髓充于骨，骨得滋养故能立，能行。

骨骼是身体的框架，不仅可以支撑人体运动，保护大脑、内脏和骨髓，还具有调节体内离子代谢等功能。骨骼随着人体的生长、发育，有不同的代谢特征，性成熟以前，骨骼主要通过骨塑建增大骨的内外径，使骨的生成向受力的轴心漂移，此时，骨的体积增大，骨量增加。女性 50 岁以后，进入围绝经期，雌激素水平开始下降，骨吸收和骨形成之间的相对平衡被破坏，骨皮质逐渐变薄，皮质的孔隙增大，骨小梁变薄或被破坏，骨量开始流失。雌激素水平的改变，不仅从氧化应激、骨免疫等方面，直接影响成骨细胞、破骨细胞、骨髓间充质干细胞的增殖、分化、成熟和凋亡，还间接影响了骨代谢主要细胞之间的相互作用，最终导致骨吸收大于骨形成。

在中医学理论中，月经（月信）在天癸的推动作用下出现，月月有信而来潮。《素问·上古天真论》中言及"女子……肾气盛，齿更发长。二七，而天癸至……月事以时下……"，提示天癸是肾中之精与气充盈到一定程度之后，肾气推动、化生肾精，所产生的使"月事"来潮的物质。唐宗海在《中西汇通医经精义·男女天癸》中说道："天癸者，天一所生之癸水，乃肾中一阳之气，化而为液也，至者谓肾气化水，至于胞中也。"便是此意。天癸的充盈是月经来潮的前提，天癸竭则月事不下。如《黄帝内经》中所描述"女子……七七，任脉虚，太冲脉衰少，天癸竭，地道不通，故形坏而无子也"（《素问·上古天真论》）。而天癸的至与竭，髓、筋骨的强健与否，皆依赖于肾中所藏精气的多少，阳明生化气血是否调和。其根源都在于肾、脾、肝三脏的运行状态。脾胃运化五味，不断将水谷精微转运、布散，内而营养五脏、外而濡润诸形体。肝有序疏泄气机，贮藏、调节血液在体内的运行，精血互化，相互滋生，故亦有"肝生髓"之说。五脏有所充养，生理功能正常运行，气血生化不息，十二经脉与冲、任、带等奇经得以灌注，畅通无阻，则天癸充盈，行之有度。髓、筋骨等形体得气血输注、津液濡润而强健。肾主蛰守位，藏精而不泄，在肾气的有序推动下，精可化为天癸，推动月事来潮；可化生为髓，充养于骨空。

故补益肾中精气是 PMOP 的基本治法。有学者认为，"肾藏精"与干细胞的分化、增殖等状态存在密切的相关性。肾精的本质是神经-内分泌-免疫-循环-微环境网络和细胞信号转导通路的动态调控下，各种干细胞及其所处的微环境的变化。课题组前期研究发现，补肾化痰方可以促进骨髓间充质干细胞的成骨分化，通过改变骨组织中的炎症因子水平，影响骨微环境内的成骨细胞和破骨细胞的形成和活性；也可以通过调节下丘脑-垂体-性腺轴的功能，提高去势雌性大鼠血清雌二醇水平，降低血清卵泡刺激素、黄体生成素的水平，改善骨代谢。

从西医的病因中看，PMOP 主因绝经后循环内雌激素水平下降而发病，在中医学角度看来，绝经为"天癸竭"的一种结果，而"天癸竭"又是"肾中精血衰少"的体现。精血不化天癸，则月事停；不化生髓，则骨无所充。

### 浅谈骨、脂代谢关系影响绝经后骨质疏松症的发病机制

薛瑶珺，湖北中医药大学，2020 级博士研究生。研究方向为中医药治疗内分泌疾病。曾赴英国伦敦大学学院（University College London，UCL）癌症研究所（Cancer Institute）学习，并获得硕士学位。参与国家自然科学基金面上项目 1 项，参编著作 1 部，发表论文 3 篇。

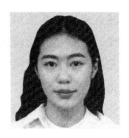

绝经后骨质疏松症（postmenopausal osteoporosis，PMOP）是绝经后妇女出现的一种以低骨量和骨组织的显微结构退行性变，骨脆性和骨折易感性增加为特征的全身代谢性疾病，严重者并发骨质疏松性骨折。现代医学普遍认为妇女绝经后的卵巢功能衰退导致雌激素缺乏，从而引起 PMOP。

#### 1. 中医学对 PMOP 的认识

PMOP 属于中医学"骨痿""骨痹"范畴。《素问·痿论》云"肾主身之骨髓"。《素问》云"骨枯而髓减，发为骨痿"。PMOP 的病因应从肾而论。"肾者水脏，主津液"（《素问·逆调论》），"肾为生痰之源"（《时方歌括》）。肾气衰，其阳不足，水液不得蒸化，停而化生成痰饮。痰在骨中，则"行动艰难，遍身疼痛者，痰入骨也"（《丹溪心法》）。可见，"痰浊"亦是 PMOP 发生的关键因素之一。

#### 2. 骨、脂代谢关系与 PMOP 发病

成骨细胞（osteoblasts，OB）和破骨细胞（osteoclasts，OC）介导的骨形

成和骨吸收是维持骨稳态平衡的决定因素，二者关系失衡是骨类疾病的发病机制。当骨吸收大于骨形成速度时，骨量减少导致 OP/PMOP。脂代谢是各脂类物质在机体消化、吸收、合成、分解及转运的过程。绝经后妇女卵巢衰退导致的雌激素水平降低也与脂代谢紊乱紧密相关。脂代谢紊乱可通过影响血脂水平、体重、白色/棕色脂肪比例等机制与骨重建失衡建立联系。因此，脂代谢也被认为是 PMOP 发病的重要因素。

### 2.1　骨髓间充质干细胞（BMSCs）和骨髓脂肪细胞（BMAT）

骨髓间充质干细胞（bone marrow mesenchymal stem cells，BMSCs）的成骨/成脂分化可直接影响骨代谢平衡，二者平衡被打破是导致 OP/PMOP 的重要原因。骨量减少往往与骨髓脂肪组织（bone marrow adipose tissue，BMAT）的增多并行。BMAT 主要由 BMSCs 分化而成，可分泌多种炎症因子如 IL-6、IL-1β 和 TNF-α 负向调节骨代谢，也可释放核因子 κB 受体活化因子配体（RANKL）刺激 OC 的生成，从而抑制成骨。BMAT 的增多可挤压骨小梁，压迫其间的微血管从而减少血流灌注，导致骨髓营养及氧的缺失，降低骨矿物质沉积，进而刺激破骨细胞（osteoclasts，OC）的活性。

### 2.2　血脂水平

前文已提及，"痰浊"可能是 PMOP 发生的关键因素之一，其作为病理产物可与脂代谢紊乱互相影响，现代研究表明：痰浊机体内会发生脂代谢紊乱等变化从而导致疾病的发生；在血脂异常的患者中，痰浊阻遏证患者的三酰甘油脂蛋白残粒含量明显高于其他证型，提示三酰甘油水平可能与"痰浊"之间有一定的关系。除此，亦有研究证实：高血脂与骨丢失常共存，二者发生率均在绝经后明显增加；骨代谢与脂代谢的遗传基因也存在着相关性；防治围绝经期骨丢失药物对血脂有调节作用，降脂类药物同样可改善围绝经期骨丢失。

### 2.3　体成分及体重

脂肪组织分为白色脂肪（white adipocytes tissue，WAT）、棕色脂肪（brown adipocytes tissue，BAT）及与 BAT 具有类似特性的米色脂肪（beige adipocytes tissue），WAT 占皮下和内脏脂肪组织的 99%，储存能量以供机体之需，而 BAT 主要促进机体产热。雌激素在白色脂肪组织调节中起着重要的作用。Tchernof 等人实验研究发现啮齿动物切除卵巢后白色脂肪组织可有增加，经雌激素治疗后减少。绝经后妇女白色脂肪组织增加，雌激素替代治疗后则减少。

有研究发现，较高的体重是骨质疏松及其脆性骨折的保护性因素，而体重

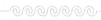

的 95％ 由肌肉与脂肪组成。绝经后女性的肌肉组织含量在增龄过程中呈下降趋势，同时伴随着脂肪组织含量的增多，因此从体重上并无明显减轻。因此，脂肪及骨骼肌含量的变化是影响骨代谢的因素，其含量水平可能因其减少而发生 PMOP 脆性骨折。

### 3. 补肾化痰法调控骨、脂代谢

湖北中医名师向楠教授认为，PMOP 本病在肾虚，"痰浊"亦为发病的关键。基于此提出以"补肾化痰"法治疗本病，取得较好的疗效。补肾化痰法对骨、脂代谢的临床及实验研究成果本课题组前述文章均有不同程度提及，本文不再做详细论述。

### 浅谈中、西医对糖尿病性骨质疏松症的发病认识

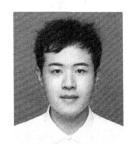

车希隆，湖北中医药大学，2020 级硕士研究生。研究方向为中西医结合治疗骨关节病，曾任湖北中医药大学基础医学院学生会主席；荣获第一届全国大学生中西医结合临床技能大赛团体优秀奖、校优秀团干部。参与国家自然科学基金面上项目 1 项，省级课题 1 项。

糖尿病性骨质疏松症（diabetic osteoporosis，DOP）是糖尿病（diabetes mellitus，DM）患者常见的严重并发症之一，表现为骨量丢失、骨组织学形态改变、骨脆性增加等。糖尿病性骨质疏松症患者临床上常出现腰背、髋部疼痛，持续肌肉疼痛，骨折等症状，患者发病前可无明显临床症状，很多患者只有在发生脆性骨折时才检查出骨质疏松，后续可引起褥疮、感染等并发症的发生，增加了家庭和社会经济的负担。2019 年"世界糖尿病日"国际糖尿病联合会（IDF）发布了第九版《全球糖尿病概览》，揭示了糖尿病患病率的不断上升，预计到 2045 年我国糖尿病患者将高达 1.4 亿人，而 DOP 的发病率也随之增加。加强对 DOP 的认识，积极宣传防治糖尿病性骨质疏松症，对于当今老龄化时代的社会生活具有重要意义。

DOP 是糖尿病打破骨代谢动态平衡而引起的严重慢性并发症。其发病机制主要有：①高糖环境增加血浆的渗透压，使肾小管、集合管对磷、钙、镁的重吸收下降，从而使血液中的磷、钙、镁的浓度下降。低浓度的血钙和血镁可促进甲状旁腺素的分泌，从而增强破骨细胞的活性，引起骨密度下降、骨钙脱落，造成骨质疏松。②高浓度的血糖还可通过抑制胰岛素样生长因子（insulin-like growth factor，IGF）的合成和释放从而抑制成骨细胞的增殖和分化，长期高血

糖可使患者体内晚期糖基化产物（advanced glycation end products，AGEs）累积，AGEs堆积促进成骨细胞的凋亡，骨胶原中的AGEs可以直接改变胶原的物理特性，增加胶原糖化和骨脆性，降低骨强度。③胰岛素可以与成骨细胞表面的胰岛素受体结合，从而刺激成骨细胞内的氨基酸累积、促进骨胶原形成，而胰岛素长期缺乏会破坏该功能。④氧化应激反应发生等激活多种促进糖尿病性骨质疏松症发生的信号通路，促进破骨细胞生成，抑制成骨细胞，从而导致骨量下降、骨强度下降而发生骨质疏松。

糖尿病性骨质疏松症在中医中无特定病名，针对其临床表现而言，多数医家认为属"消渴"并"骨痿"范畴。关于DOP的中医病因病机，各医家有以下理解。

肾藏精，为先天之本，肾为作强之官，主骨生髓，肾精充足，骨骼濡养充分而强健，《素问·痿论》曰"肾者，水脏，今水不胜火，则骨枯而髓虚，故足不能任身，发为骨痿"，肾虚则是骨痿发病的根本，肾虚则骨弱，出现腰膝酸软，足膝疼痛的症状。《太平圣惠方·卷第五十三·治消肾诸方》曰："论曰久病消渴之人，营卫不足，筋骨羸劣，肌肤瘦瘁，故病虽瘥而气血未复。"指出消渴日久可致肾虚，元气虚衰，肌肤骨骼失养，肌肉消瘦；从而诱发骨痿，也就是现代所称的糖尿病性骨质疏松症。

《医学纲目·消瘅门》曰："肺主气，肺无病则气能管摄津液之精微，守养筋胃血脉，余者为溲，肺病则津液无气管摄，而精微者亦随溲下，故饮一溲二。"意为肺主气，肺气宣发肃降，调节全身津液输布；若肺燥津伤则口渴多饮，气化失司，肺不布津，津液直趋下行，则小便频量多；可见肺与消渴的发病有关。同理肺燥津伤，气血津液则不能输布于周身，脏腑百骸失于濡养而成痿，不荣则痛，出现肌肉不荣、筋脉痿软、关节疼痛、足不能行等症状，发为骨痿。

脾为后天之本，主运化水谷精微，并将其吸收转输至全身，内养五脏六腑，外养四肢百骸，促进人体的生长发育。《圣济总录》云："消瘅者，膏粱之疾也，肥美之过积为脾瘅，瘅病既成，乃为消中。"可见长期饮食肥甘厚味，蕴湿热之邪，耗伤脾胃气机，发为消渴，日久则脾胃虚弱、痰湿蕴结于脾，则水谷精微运化失常，骨骼肌肉筋脉失于濡养，发为骨痿。

肝主藏血，精血同源，肝肾母子相生，精血互化，共同促进骨骼的生长。《素问·上古天真论》云"肝气衰则筋不能动"，阐释了肝与肢体活动的紧密关系，肝肾精髓不足，筋脉失养，则腰膝酸软，不能久立，甚至步履全废，发为骨痿；同时肝失疏泄，气机升降失常，肝风内动，木火刑金，灼伤肺阴，使肺津亏损则口渴多饮，发为上消；肝火炽盛，煎灼胃阴，胃阴不足，胃火亢盛，可致消谷善饥，发为中消；肝火向下蒸灼肾水，煎熬肾精，精微物质不固，小便混浊如脂膏，发为下消。

《素问·奇病论》曰："此肥美之所发也，此人必数食甘美而多肥也，肥者令人中满，其气上溢，转为消渴。"临床上经常见糖尿病患者发病前久食肥甘味、饮食不节，损伤脾胃。脾为生痰之源，痰浊内生，导致形体肥胖，胸膈满闷，肢体困倦，日久骨节酸痛，直立困难；脾为湿困，则气血精微物质化生不足，使骨失濡养，肌肉失荣。痰湿阻肾，骨失精髓充养，则骨节枯槁；痰湿直接壅遏经脉，闭阻气血，则关节疼痛，屈伸不利。因此，痰湿与糖尿病性骨质疏松症的发生具有重要关系。

《医林改错》云："元气既虚，必不能达于血管，血管元气必停留而瘀。"指气主行血，肾气亏虚、脾失运化，导致气化生不足，推动无力，血液留滞，化生瘀血；致瘀血阻络，血瘀客于筋脉，脉道不利，四末失养，则手足麻木，青筋暴露，骨痿不能伸缩。现代研究也发现，糖尿病具有血流缓慢、血液黏稠度高、高凝状态等血瘀证候客观指征，糖尿病的血管病变也是多种并发症的病理基础。

除以上公认糖尿病性骨质疏松症病因病机外，曾倩倩等认为饮食劳倦脾胃虚弱致"阴中伏火"，谷气不升势必趋下，及至湿浊下流、下焦阴火上冲，进而伤及脏腑经脉之气，酿生湿热瘀毒，内入五脏六腑，外达肢体经络而致病，久病难去，阴火暗耗营血，致络中气血渗灌脏腑、筋骨、肌肉组织功能失常，终致糖尿病性骨质疏松症。齐晓晔认为络脉具有沟通表里、联络内外、贯通营卫、津血互渗、渗灌濡养、温煦防御、调控充养等生理功能，络病的病机以邪气在络、络脉细急、络脉瘀阻、络脉损伤、络虚不荣为主，而DOP的病位在骨与骨络，与肾、脾胃、肝有关，病性总属本虚标实，虚责之为肾精亏虚、脾胃虚弱、肝阴血虚，又以肾虚为本；实责之为痰湿、瘀血等病理产物阻络。病程日久，虚实夹杂，络脉瘀阻、络虚不荣或络脉损伤导致骨络失养是DOP发病的重要环节。

综上所述，可知糖尿病性骨质疏松症的病性为虚实夹杂，其中脏腑虚损是病机关键，痰浊、血瘀为发病的重要促进因素，故此病应从虚、实2个方面辨证施治。众多临床案例提示，中西医联合治疗，能有效提高骨密度、增强骨强度、改善糖脂代谢水平，从而降低糖尿病性骨质疏松症的发病率。

## 浅谈中医药治疗糖尿病性骨质疏松症

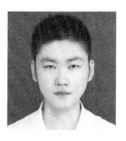

李佳，湖北中医药大学，2020级硕士研究生。现于武汉市第一医院参加国家级中医住院医师规范化培训，研究方向为中西医结合治疗骨关节疾病的研究。参与国家自然科学基金面上项目1项、省级课题1项。

近年来，随着社会经济的快速发展、我国预期寿命的延长及人口老龄化的进展，糖尿病的发病率逐年增高，已经逐渐成为影响我国公民生存质量的公共健康问题之一，据统计，目前中国糖尿病患者约为1.164亿人。调查发现我国糖尿病性骨质疏松症的发生率已达到了半数以上。2型糖尿病因其胰岛素抵抗，机体长期处于高血糖状态，晚期糖基化产物、氧化应激反应等均导致成骨与破骨细胞的失衡，骨代谢紊乱。患者常因骨质疏松性骨折入院，保守治疗而长期卧床的高龄患者，半年病死率高达20%，骨折后坠积性肺炎、深静脉血栓、褥疮等并发症严重威胁患者生命；手术治疗所需的人工假体价格昂贵，增加家庭和社会的经济负担。所以，加强对糖尿病性骨质疏松症的防治，对于当今老龄化社会具有重要意义。

目前临床上对DOP的防治以控制血糖与双磷酸盐抗骨质疏松为主。噻唑烷二酮类降糖药（TZDs）因其对胰岛素增敏和对胰岛B细胞的保护作用而被广泛应用于2型糖尿病的临床治疗。然而，据《英格兰杂志》大样本临床资料报道，噻唑烷二酮类药物在改善胰岛素抵抗、降血糖的同时，可提高骨质疏松症及骨质疏松性骨折的风险。同时，抗骨质疏松药物与降糖药联用的用药安全性问题，目前尚无研究及证据对此进行阐述。因此，传统中医药治疗糖尿病性骨质疏松症具有现代研究意义。向楠教授课题组对中医药防治骨质疏松症已进行大量基础实验，对骨质疏松症有较为系统认识，本课题组基于前期研究成果，探讨糖尿病性骨质疏松症的中医治疗。

### 1. 骨质疏松症的中医认识

《灵枢·本脏》曰："经脉者，所以行血气而营阴阳，濡筋骨，利关节者也。"气血循经络而濡养全身，骨骼也不例外，在此之间，循行于骨骼内外，负责濡养骨组织的经络即为骨络。现代医学对骨骼的认识，应包含滋养动脉系统、骨膜动脉系统、干骺端血液供应及骨骺的血液供应。《素问·痿论》曰："肾主身之骨髓……骨枯而髓减，发为骨痿。"《医经精义》曰："肾藏精，精生髓，髓生骨，故骨者肾之所合也；髓者，精之所生也，精足则髓足，髓在骨内，髓足则骨强。"肾藏精而主骨生髓，若骨络闭阻，肾精不得循经以濡养骨骼，则骨枯髓减，终致骨质疏松。

**2. 糖尿病的中医认识**

《素问·经脉别论》曰："饮入于胃，游溢精气，上输于脾，脾气散精，上归于肺，通调水道，下输膀胱，水精四布，五经并行。"现代医学认为，所摄入的营养物质需要胰腺外分泌的消化酶参与，才能被人体消化吸收；胰腺内分泌的胰岛素则将这些吸收入血的营养物质转化为糖原、脂肪、蛋白质等储存于体内，脾胃运化水谷精微与胰腺参与消化及营养物质代谢的认识相比较，二者关系紧密。糖尿病此前多数医家及学者常将其归为消渴范畴。《素问·奇病论》曰："有病口甘者……此五气之溢也，名曰脾瘅……甘者令人中满，故其气上溢，转为消渴。"此间提及"脾瘅""消渴"二项病名。现代社会生活水平明显提升，所食之物多为肥美；生产关系发生改变，体力劳动大量减少，气血运行缓慢；现代生活节奏紧凑，不如意者十之八九，肝郁乘脾而脾失健运；此三因致使食滞脾胃，中满内热，发为脾瘅，脾瘅日久，内热伤阴，脏腑经络失于濡养，转为消渴；历代医家对消渴的认识，是在患者出现明显三多一少症状时所做出的诊断及治疗，现代医学研究表明，糖尿病三多一少症状多见于 2 型糖尿病中后期，早期常无临床表现，仅在血液检查时发现血糖异常，随着病情的逐步发展才会出现三消之症，2 型糖尿病前期胰岛素抵抗的病理基础与肥胖、多食、少动等关系密切，这与脾瘅不谋而合。胰岛素抵抗可作为脾瘅的现代病理学基础，归为"脾瘅"进行论治。

**3. 糖尿病性骨质疏松症的中医治疗**

湖北中医名师向楠教授，长期致力于绝经后骨质疏松症的临床诊治，提出了"补肾化痰"的治疗思想。《素问·逆调论》曰："肾者水脏，主津液。"肾具有主司和调节水液代谢的功能。《素问·上古天真论》曰："女子七岁，肾气盛，齿更发长……七七，任脉虚，太冲脉衰少，天癸竭，地道不通，故形坏而无子也。"肾藏经，主生长发育生殖与脏腑气化。向楠教授认为绝经后妇女肾虚水泛，痰浊内生，流注骨骼，加之肾精亏虚，致使骨枯髓减，发为骨痿，针对绝经后骨质疏松症"肾精不足、骨络空虚，痰阻络滞、骨失所养"的病机特点，提出"补肾化痰通络"的治法，从痰论治绝经后骨质疏松症。向楠教授课题组针对从痰论治绝经后骨质疏松症进行了一系列实验研究，发现补肾化痰方可从多方面改善骨代谢紊乱，防治骨质疏松症。

胰岛素抵抗是 2 型糖尿病的重要发病环节，同时也是代谢综合征、高血压、冠心病、脂肪肝、高尿酸血症等其他多种疾病的共同病理基础。微血管病变是糖尿病的特异性并发症，病理改变为微血管基底膜增厚和炎性血管周围纤维化反应，可累及全身各组织器官，在生理状况下，骨组织通过骨内的血管床维持了骨的活性。糖尿病性骨质疏松症可因糖尿病微血管病变继发骨组织的微循环障碍和血流动力学改变，导致骨细胞的能量代谢发生紊乱，从而产生骨质疏松。有学者通过对骨质疏松患者骨组织形态测量比较，发现患者骨小梁内有微血管的改变。

《素问·上古天真论》曰："肾者主水，受五脏六腑之精而藏之。"肾精秉承于先天而充养于后天，肾精所化生之肾阴肾阳又推动脾胃运化水谷精微及水湿。从整体观念出发，人体是一个有机整体，糖尿病性骨质疏松可从脾肾进行论治。脾瘅日久，中满内热，火热伤阴，痰浊瘀血积聚内生，闭阻骨络；加之病程日久，脾不散精，脏腑虚耗而无以充养，后天不养先天，以致肾精亏虚，无以推动脏腑气化，脾失健运，水津不布，为湿为痰，痰湿流注，停于骨络，气血瘀滞，骨不得养，发为骨痿；若脾瘅日久，后天不养先天，肾精亏虚，致使髓无以充，骨枯髓减而枯槁，发为骨痿。其病因病机可归于"虚、痰、瘀、损"，其中肾脾两亏、骨络虚损为本，痰瘀阻络为标。

本课题组以向楠教授"补肾化痰"思想及前期大量实验研究为基础，结合糖尿病所致疾病的一般发展规律，探讨糖尿病性骨质疏松症的中医治疗，提出"健脾补肾，化痰祛瘀"的治法，治宜补肾健脾固本、化痰祛瘀通络，佐以血肉有情之品修复损伤之骨络，使得肾精充盈，可循通畅发达之骨络充于骨髓，骨得肾精而荣，达到标本同治的作用。本课题组致力于糖尿病性骨质疏松症的中医病因病机认识及中医药防治研究，以传统针灸与中药相结合治疗为手段，为中医药治疗糖尿病性骨质疏松症开辟新思路。

## 浅谈基于数据挖掘探讨中医古籍治疗原发性骨质疏松症组方用药规律的背景和意义

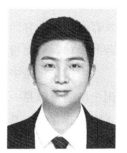

王正阳，湖北中医药大学，2021级硕士研究生。现于武汉市第一医院参加国家级中医住院医师规范化培训，研究方向为中西医结合治疗骨关节疾病的研究。参与国家自然科学基金面上项目1项、省级课题1项。

骨质疏松症（osteoporosis，OP）是一种以骨量丢失、骨密度降低、骨微观结构改变和骨质量下降为特征的全身性骨骼疾病。由于骨量丢失及骨密度降低，骨质疏松症患者极易发生脆性骨折，继而引起褥疮、深静脉血栓、坠积性肺炎等一系列严重并发症，甚至危及生命。骨质疏松症分为原发性骨质疏松症和继发性骨质疏松症，其中原发性骨质疏松症主要以老年性骨质疏松症和绝经后骨质疏松症为主。我国是人口大国，近年来随着我国人口老龄化的日益加剧，原发性骨质疏松症的发病率日益增加，目前我国骨质疏松症患病人数已位居世界首位，严重威胁着我国中老年人群的生命健康。因此，原发性骨质疏松症的防治已成为当前的研究热点。

目前西医治疗原发性骨质疏松症除并发骨折的患者需手术治疗外，主要采取药物治疗，包括骨吸收抑制剂和骨形成促进剂两大类，药物治疗在抗骨质疏松、预防骨折并发症方面有一定的疗效，但长期使用亦可引起非典型性骨折、甲亢、严重肝肾功能不全等其他不良反应。在我国传统医学中并无"原发性骨质疏松症"这一病名，中医学将其归属于"腰痛""骨痿""骨痹""骨枯""骨极""骨蚀"等范围。中医在诊治原发性骨质疏松症方面有其独特的优势，主要是在中国传统哲学思想基础上，以整体观念、辨证论治为原则，采取多种思维模式对疾病进行诊断，运用多种治疗方法包括中药治疗、针灸推拿疗法、运动疗法等进行治疗，并取得显著疗效。此外中医治疗方法因副作用小、成本低已普遍被患者所接受。近年来，关于中医药治疗原发性骨质疏松症的研究已成为热点，主要包括病因病机、单味中药、中药复方及中医其他特色疗法研究，都取得了巨大的研究成果。然而目前的研究主要是以中医药治疗原发性骨质疏松症的现代化研究为主。缺乏对我国古代历代医家诊疗思路、遣方用药的系统性研究，导致目前临床上对于原发性骨质疏松症的中医证型、诊疗思路、遣方用药仍然缺乏规范统一。因此，关于原发性骨质疏松症中医古籍的数据挖掘是非常有必要的，有助于我们了解历代医家对原发性骨质疏松症因机证治及遣方用药的规律，从而指导临床诊疗及遣方用药。

中医文化是中华民族文化的瑰宝，中医药是中医文化的重要组成部分。我国中医药资源是一座伟大的宝库。最初中医古籍都是在图书馆珍藏且都是以文本形式存在的，其实用性、传播性差，而且众多珍贵的中医古籍面临亡佚、散乱的风险。这些都导致中医研究者对古籍的利用与理解较为困难，不易从古籍中全面客观地发现对某疾病的诊疗思想。同时，在中国传统医学中，历代医家因朝代、地域、文化、学术思想的不同，对同一疾病的认识和诊治亦有所不同，在以往，研究者只能在有限的书籍中结合临床来思考其中的规律，但是在大数据时代，各种中医药数据库的建立使中医古籍逐渐结构化、数字化、信息化。一方面中医研究者能够充分全面地利用中医古籍数据库，加深对古籍内容的理解；另一方面临床医者可以从古籍数据库中挖掘与探索现代临床疾病的诊疗思路和用药规律，使中医古籍蕴含的知识精华更好地指导中医现代临床，推动中医现代临床向前发展。

目前，数据挖掘技术已在中医药各个领域都得到广泛的应用，尤其是在探讨中医古籍治疗相关疾病组方用药规律中的探讨。将数据挖掘技术运用于原发性骨质疏松症的研究，建立原发性骨质疏松症数据库，采用频数分析技术、关联规则分析技术、聚类分析技术等技术对历代医家治疗原发性骨质疏松症的组方用药规律进行挖掘分析。其中将原发性骨质疏松症数据进行频数统计分析，分别获取单个中药及不同的方剂在总体样本中出现的频次，从而显示整体数据集中分布情况，进而对出现频率次数较高的药物药性、归经及方剂的功效、主治进行统计分析，探讨在原发性骨质疏松症治疗中起主导作用的药物药性；客观反映原发性骨质疏松症的病位及寒热虚实特点；对方剂的功效、主治进行统计分析，探讨原发性骨质疏松症主要病机及治法，对于在临床诊治过程中规范病机及治法有着重要意义。关联规则分析分为一维关联规则和二维关联规则，一维关联规则指的是局限于某一层次内部之间的关系探讨。将原发性骨质疏松症数据库中的中药进行一维关联规则，仅对药物这一层次进行研究，可获得药物之间隐藏的关系，进而分析单药或药对配伍规律，有助于指导临床用药。二维关联规则指的是不同层级之间的研究，探讨两个层级之间的关联，将原发性骨质疏松症相关的证-药关联研究，可针对某种证型找出与其关联度最高的药物或药对。聚类分析是将研究对象分为相对同质的群组的统计分析方法，最终结果是组内对象之间是相关的，而不同组对象是不相关的，组内相关性越大，组间差别越大，则聚类就越好。聚类分析技术可从海量、复杂的数据中发现隐藏在数据中的相关价值，适用于处理模糊、高位的中医数据。将其运用于原发性骨质疏松症数据挖掘中，能够在海量的样本中发现其用药配伍规律，并挖掘得到核心组方，有助于指导临床临证加减。

从中医古籍数据库角度挖掘原发性骨质疏松症用药规律，这不仅为原发性骨质疏松症的诊治提供了新的思路，促进古今医学的融合发展，更是顺应大数据时代下的数字化、信息化的新型医学科研、诊疗模式。因此，可借助大数据时代的优势，加强中医古籍数据挖掘的研究，发掘先人的智慧结晶，推动我国中医药事业的发展！

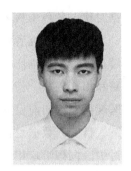

## 基于"骨肉不相亲"理论探究从脾肾论治老年性骨质疏松症

徐锐，湖北中医药大学 2021 级硕士研究生。研究方向为中西医结合治疗骨关节病。参与国家自然科学基金面上项目 1 项，省级课题 1 项。

老年性骨质疏松症（senile osteoporosis，SOP）是一种多种因素诱发的，以骨量降低和骨微结构紊乱，易发生骨痛、骨变形、骨折为特征的老年性全身性骨性疾病。骨痛降低患者生活质量，骨变形限制患者活动，易骨折可导致患者致残，SOP 不仅会影响患者生活质量，也给个人、家庭和社会带来严重的经济负担。随着我国慢慢步入老龄化社会，SOP 的发病率大幅度上升，寻找经济、切实、可行的治疗方案至关重要。

当前，骨质疏松症的治疗方法并无明显的特异性，多用双膦酸盐、维生素 D、降钙素等来提升骨密度和改善骨微环境。这些治疗方案虽能在一定时间内改善患者临床症状，但均有一定的局限性，也易打破患者骨重塑过程的动态平衡。中医药治疗疾病具有用药灵活、副作用小、价格低廉等特点，大量临床研究已证实中医治疗 SOP 能获得良好的临床疗效。中医对骨与肌肉的关系早有论述，"骨肉不相亲"理论是中医对骨肉关系的高度概括。向楠教授课题组对中医药防治骨质疏松症已进行大量动物基础实验，对骨质疏松症病因及发病机制有较为系统的认识，本课题组基于前期研究成果，探讨老年性性骨质疏松症的中医治疗，从 SOP 中医脾肾关系着手，结合"骨肉不相亲"理论基础，从"补肾健脾"方面论治脾肾两虚型 SOP，以期为临床防治 SOP 提供新思路。

### 1. 中医学对 SOP "骨肉不相亲"的认识

中医学并无 SOP 的病名，据其病理特点和临床表现，归属于中医学"骨痿""骨枯"的范畴。"肾为先天之本，主骨生髓"，"脾为后天之本，气血生化之源"。中医历代典籍记载，本病与脾、肾二脏关系最为相关，脾肾亏虚是本病重要的发病机制。

《素问·生气通天论》云："是故谨和五味，骨正筋柔，气血以流，腠理以密，如是则骨气以精。谨道如法，长有天命。"本句从整体观阐述了骨骼功能的健康离不开柔韧的筋脉、通畅的气血、致密的腠理，更深层次地揭示了骨和肉在生理状态下的相互依存、互为根本、相辅相成的关系。

《素问·痿论》云"肾气热，则腰脊不举，骨枯而髓减，发为骨痿""治痿独取阳明"。《素灵杂解》云："阳明气入齿出颊，厥气使腧气不布也。骨居者，骨肉不相亲也。"分别从肾、脾两个方面谈及骨痿的病机和治疗。

《难经·二十四难》中首次提出"骨肉不相亲"一词，阐释了 SOP "骨肉不相亲"的病理机制，"少阴者，冬脉也，伏行而濡骨髓者也，故骨不濡，则肉不能著也；骨肉不相亲，则肉软却；肉软却，故齿长而枯，发无润泽；无润泽者，骨先死。"肾精亏空，则髓空虚，髓中精气不能濡养肉和骨，骨肉失养，肌肉瘦削，骨枯肉痿，长期如此最终造成"骨肉不相亲"的病理状态，病发为 SOP。

中医学认为肾主骨生髓，为先天之本；脾主肌肉，为后天之本、气血生化之源，脾肾互助，才使人体骨肉达到稳定状态，反之则骨枯肉痿，即"骨肉不相亲"。因此，"骨肉不相亲"理论高度概括了骨骼和肌肉的内在失衡状态，是 SOP 的重要病理机制，为从"脾肾"论治老年性骨质疏松提供理论支持。

**2. 浅述 SOP "骨肉不相亲"的现代科学研究进展**

现代医学多从骨肉基本解剖结构及基因机制、骨稳态的因子及相关信号通路、骨骼肌源性外泌体等方面进行研究。

在解剖上位置上，肌肉与骨骼存在"Crosstalk"关系，相互链接，相互依存，共同承力。在结构与功能上相互联系、相辅相成、共同运动。在生理上，与中医学"脾主肌肉、肾主骨"的"脾肾相关"理论相符。在病理上，SOP 骨骼和肌肉的失衡状态与中医学"骨肉不相亲"理论高度相关。基因层面上，在胚胎生命时期，肌肉骨骼系统均起源于轴旁中胚层，预示骨与肉在整个生命过程中的显著相关性。

骨稳态是由成骨细胞（OB）介导的骨形成及破骨细胞（OC）介导的骨吸收构成的动态平衡状态，骨质疏松症发生的内在原因为 OB、OC 不平衡时导致的骨重建失衡。近年来围绕骨稳态防治 SOP 取得了巨大进步。有研究表明，骨骼和肌肉可通过力学作用和化学调节途径相互关联。力学调节方式是指通过骨骼肌收缩，对骨骼产生应力作用，维持对骨骼的力学刺激，促进骨骼生长发育，使骨密度和骨强度上升；相反，当骨密度和骨强度降低，同样伴随肌肉力量的下降和萎缩，也就是俗称"用进废退"的表现。化学调节作用是指骨骼肌会通过旁分泌或内分泌途径作用于骨微组织，调控 OB、OC 等骨组织细胞，介导骨形成与骨吸收的过程，从而影响骨稳态。研究发现，肌肉可能分泌 IL-8、BNDF、irisin 等发挥调节骨骼再生的作用。此外，骨骼可通过分泌 ATP、

DKK1、FGF-23、OPG 等发挥调节骨骼肌再生的作用。

对于骨微环境参与骨代谢的信号通路的研究中，NF-κB 通路与 OPG-RANKL-RANK 信号系统在成骨细胞的增殖、分化和凋亡中发挥了重要作用。RANKL 主要由骨细胞分泌，促进破骨细胞的分化与活化，其受体 RANK 在破骨细胞与骨骼肌中表达，骨骼肌中 RANKL 可以调节 $Ca^{2+}$ 的储存和肌内质浆网 $Ca^{2+}$-ATP 酶的活性，RANK 的表达会抑制骨骼肌量及功能，导致营养不良小鼠的虚弱。补肾健脾类中药汤剂可通过提高骨的 IκBα 含量，抑制 NF-κB 异常活化，减缓成骨细胞的凋亡，使骨形成多于骨吸收，有效地防治 OP。补肾和健脾方法也可以通过提高骨骼肌的 IκBα 含量，抑制 NF-κB 表达，提高骨骼肌的能量。

在骨骼肌源性外泌体方面，有研究显示骨骼肌源性外泌体递送 miRNA 等生物活性分子进而调控骨稳态，是搭建骨骼肌和骨骼联系的重要桥梁，这也许是 SOP"骨肉不相亲"的重要分子机制，同时这对骨骼肌源性外泌体相关活性分子是否可以作为 SOP 的临床诊断的重要生物标志物，值得进一步研究。综上，在 SOP 的治疗中，可以从骨骼肌源性外泌体着手，通过抑制或促进外泌体递送相关 miRNA、mRNA、LncRNA、脂质、蛋白质等维持骨稳态。

### 3. 总结

中医学"骨肉不相亲"理论高度概括了 SOP 骨肌在病理状态下的内在关系，肌肉软弱无力，可影响骨骼的生长发育，导致骨稳态失衡，最终引起骨枯髓减。此外，根据"骨肉不相亲"的中医理论，向楠教授团队运用"脾肾相关"学说，选择中医药治疗 SOP 亦是重要的研究方向，脾肾两虚证是 SOP 的重要证型。近年来，团队从"补肾健脾"的治则出发，应用补肾健脾方剂治疗 SOP 体现出独特优势，在减少传统药物副作用的情况下让患者骨骼疼痛、活动功能得到改善，提高了患者的生活质量，在一定程度上弥补当前抗 SOP 药物的不足。作为中医药文化的传承者，向楠教授致力于骨质疏松症的预防与治疗，秉承防治并行的学术思想，响应国家大力发展中医药的基本政策，弘扬中医药文化，提高中医药在我国卫生健康领域发挥的作用。

## 八、糖代谢

湖北中医名师向楠传承工作室糖代谢研究团队（图 3-23）以华中科技大学同济医学院内分泌专业博士，湖北省中西医结合医院主治医师宋道飞为传承负责人，整合湖北省中医院及湖北省中西医结合医院的临床研究力量，在向楠教授学术思想的指引下，致力于基于临床为导向的基础-临床一体化研究，重点围绕糖尿病及其并发症的中西医理论结合及中医临床疗效的科学内涵挖掘。始终立足临床，发掘经典，着力探索适用于糖尿病全过程的中医药理论，经典剖析与临床验案相互印证，传统认知与现代阐释古今呼应，逐阶段、逐方位提高临床疗效。目前本分团队包含博士 3 名，已获得省厅级项目 4 项，共发表论文 30 余篇，其中 SCI 5 篇。主编专著 1 部。

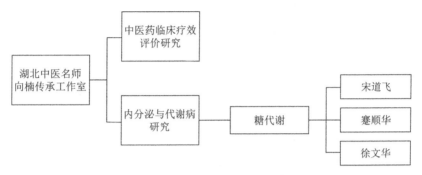

图 3-23　糖代谢方向研究团队成员

## 知柏地黄汤对 2 型糖尿病大鼠肾脏病变的干预作用及对肾组织 SGLT2 表达的影响

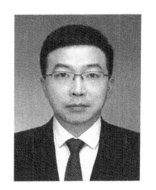

宋道飞，医学博士，副主任医师。糖代谢研究团队传承人，系中华中医药学会糖尿病分会青年委员，湖北省中医内分泌委员会委员，华中科技大学同济医学院内分泌专业博士，其团队在向楠教授学术思想的指引下，致力于基于临床为导向的基础-临床一体化研究，重点围绕糖尿病及其并发症的中西医理论结合及中医临床疗效的科学内涵挖掘研究。作为第一传承人，参与国家自然科学基金面上项目 2 项，主持省级课题 1 项，第一作者发表 SCI 论文 3 篇，国内中文核心 5 篇。

### 1. 研究概述

糖尿病肾病（diabetic kidney disease，DKD）是 2 型糖尿病（type 2 diabetes，T2DM）最主要的慢性并发症之一，其病理特点是以肾小球基底膜增厚及以肾小球系膜区为主的细胞外基质（extracellular matrix，ECM）积聚，早期出现微量白蛋白尿，随之发展成临床期大量白蛋白尿，最终导致终末期肾病。糖尿病患者人群中慢性肾脏疾病（chronic kidney disease，CKD）的患病率为 27.1%～83.6%。自 2011 年起，糖尿病相关的 CKD 已超过肾小球肾炎、成为中国 CKD 住院的首要原因，CKD 占中国糖尿病人群总死因的 5.2%，目前 DKD 的发病机制尚不明确，如何延缓 DKD 的进展越来越受到关注。

钠-葡萄糖共转运蛋白 2（sodium-glucose cotransporter 2，SGLT2）是高容量、低亲和力的跨膜转运蛋白质，主要分布在肾脏的近曲小管，正常生理状态下，约 90% 滤过的葡萄糖经 SGLT2 重吸收，对机体血糖水平的调控有非常重要的作用。糖尿病患者和糖尿病大鼠近端肾小管 SGLT2 表达上调，对钠和葡萄糖的重吸收增加，SGLT2 参与了肾小球高滤过和蛋白尿的病理生理过程。抑制 SGLT2 可阻断肾近曲小管重吸收葡萄糖，进而促进葡萄糖排出，发挥降血糖的作用。除了降糖效应，SGLT2 抑制剂还可以改善 DKD 的肾脏结构和功能，延缓 DKD 的进展，对肾脏具有保护作用。

知柏地黄丸是传统的中药复方，其丸剂和汤剂在糖尿病动物及 T2DM 患者中可以显著降低空腹血糖，近期有临床报道知柏地黄丸的丸剂或汤剂对 DKD 亦有一定的治疗作用，但其降糖和治疗 DKD 的机制并未得到明确阐述，对肾脏近曲小管 SGLT2 的表达及其介导的尿糖代谢是否有影响尚未见报道。因此，本研究初步观察知柏地黄汤对 T2DM 大鼠肾脏病变的作用及其对肾脏 SGLT2 表达的影响。

**2. 研究结果**

高能量饮食结合小剂量 STZ 腹腔注射建立的 T2DM 大鼠模型，可并发糖尿病肾病，出现持续的蛋白尿，具有典型糖尿病肾病的病理改变，是研究 T2DM 及 DKD 的理想动物模型。本实验用上述方法制备的 T2DM 大鼠模型，ACR 和 UAER 显著高于对照组；肾脏的病理改变表现为肾小球增大，肾小球基底膜弥漫性增厚，系膜细胞增生，系膜区基质增多，部分肾小管上皮细胞玻璃样变或空泡变性、肿胀和脱落；肾组织胶原纤维增生，具有 DKD 病变的特征。本次实验结果和笔者以前研究中建立的 T2DM 并发 DKD 的大鼠模型各项参数一致。知柏地黄汤治疗 12 周后，DKD 大鼠的血清 TG 显著下降，血糖、TC、ALT、AST 均减轻；DKD 的病理改变也得到改善。另外，白蛋白尿是诊断 DKD 的敏感指标，其不仅是 DKD 肾脏损伤的表现，更是影响其快速进展的主要危险因素之一。本研究同时表明，知柏地黄汤可显著降低尿白蛋白排泄率、降低尿白蛋白与肌酐的比值。与达格列净比较，有类似的疗效。这些结果说明知柏地黄汤对 DKD 大鼠的肾脏具有保护作用。

### 3. 研究结论

SGLT2 参与 DKD 的发病。糖尿病状况：血糖升高，被肾小球滤过的葡萄糖量增多，肾小管 SGLT2 高表达，导致肾小管对葡萄糖的重吸收增加，一方面加重高血糖，另一方面肾小管暴露于高糖环境，糖毒性损害肾小管，引起DKD。本实验结果表明，高脂饮食和 STZ 诱导的 T2DM 大鼠肾脏组织 SGLT2蛋白表达增高，这与其他研究者的报道一致。知柏地黄汤降低肾脏组织中SGLT2 蛋白的表达，与糖尿病模型大鼠比较，知柏地黄汤治疗组大鼠的尿糖排出稍增多。依据上述研究结果，笔者推测知柏地黄汤可能抑制了糖尿病大鼠肾小管上皮细胞 SGLT2 的表达，增加尿糖排出，降低血糖，减少尿蛋白和改善糖尿病肾病病理变化的作用。本文第 1 次报道知柏地黄汤通过下调 2 型糖尿病大鼠肾脏 SGLT2 蛋白的表达，从而发挥对 T2DM 大鼠的肾脏保护作用，这可能是知柏地黄汤治疗 DKD 的机制之一。

## 响应优化紫油厚朴挥发油提取及生物活性研究

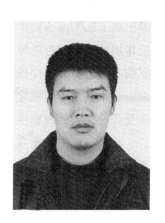

塞顺华，湖北中医药大学中医内科学专业博士，中医内科学主治医师，神经内科学主治医师，参与国家"十一五"科技支撑计划项目课题、教育部科研基金课题和武汉市科技局科研课题各 1 项，参与编写专著 2 部，以主要研究人员获湖北省科技进步二等奖 1项，发表核心期刊论文 15 篇，以第一作者授权发明专利 9 项。现为湖北中医药大学国医堂湖北中医名师向楠传承工作室医师，开展内分泌及代谢性相关疾病（糖尿病、骨质疏松症、甲状腺相关疾病、痛风等）的临床与研究工作。

### 1. 研究概述

厚朴是木兰科植物厚朴 Magnolia officinalis Rehd. et Wils. 或凹叶厚朴（Magnolia officinalis Rehd. et Wils. var. biloba Rehd. et Wils）的干燥枝皮、干皮或根皮。厚朴为传统的芳香化湿药，性味苦、辛、温，具有化湿行滞、温中下气的功能。据《神农本草经》记载，厚朴主治食积气滞，腹胀便秘，湿阻中焦，脘痞吐泻，痰壅气逆，胸满喘咳。现代药理学研究表明，厚朴具有抑制炎症反应、抗病毒、抗过敏、影响胃肠活动、肌肉松弛和中枢抑制等作用。其所含主要化学成分为挥发油，成分80多种，主含β-桉油醇、新木脂素酚类成分，约占药材总量的5%，包括厚朴酚、和厚朴酚、异厚朴酚、四氢厚朴酚等20余种，9种生物碱、树脂类成分及少量皂苷等，具有抗癌、抗炎、抗氧化、抑菌、抗病毒及减肥等功效，已成为学者们的研究热点。

中药用于消渴症治疗历史悠久，许多中药及其提取物具有较明显的抗糖尿病作用，厚朴的健胃化湿与中医从脾虚痰湿论治2型糖尿病十分吻合，近年来成为治疗代谢性疾病的重要药物，有关厚朴治疗代谢性疾病物质基础的研究成果屡见报道，许多研究发现，厚朴提取物具有降血脂与血糖的作用。吉林大学付学奇等利用2型糖尿病大鼠模型，对厚朴提取物进行了药效学分析，证明厚朴提取物对2型糖尿病有明显的治疗作用，并完成了厚朴降糖胶囊的研制，主要研究成果——"厚朴酚及和厚朴酚在蛋白质酪氨酸磷酸酶1B抑制剂中的应用"已经申请国家发明专利，为治疗2型糖尿病新药的开发奠定了良好的基础。孙长颢研究表明厚朴主要活性成分可能通过改善胰岛素抵抗和保护胰岛B细胞而控制血糖，延缓2型糖尿病发展。曹晓强研究表明，和厚朴酚具有降低2型糖尿病KK/Upj-AY小鼠血糖值的作用，还具有改善血脂紊乱导致的胰岛素抵抗作用，同时没有诱导小鼠体质量增加。刘祺研究表明，厚朴提取物对2型糖尿病具有明显的治疗作用，其机制可能与改善2型糖尿病大鼠的血脂代谢紊乱，减轻自由基诱导的氧化损伤及改善2型糖尿病大鼠胰岛B细胞功能，增强胰岛素受体及底物的敏感性，改善胰岛素抵抗有关。

湖北恩施市新塘乡双河镇产的厚朴，具有"皮细肉厚油重，叶辛气香，内面呈紫褐色，划之显油性"的特征，称为"紫油厚朴"。目前针对恩施富硒紫油厚朴的提取、生物活性研究较少。本试验以恩施紫油厚朴为研究对象，采用水蒸气蒸馏法提取挥发油，以挥发油得率为评价指标，通过单因素试验和响应面法优化提取工艺，并进一步研究其抑菌活性抗氧化活性，为厚朴的深度开发提供支撑。

**2. 研究结论**

本试验以湖北恩施厚朴为研究对象，探讨了浸泡时间、液料比和提取时间对厚朴挥发油提取率的影响，并结合响应面法优化提取工艺，确定的最佳工艺为：浸泡时间100 min、液料比8.5∶1.0（mL/g）、提取时间4.5 h，此条件下厚朴挥发油提取率为（0.187±0.002）%，且油无异味，较透明。该工艺操作简单、对设备要求低、科学性强，具有较强的实际应用价值。

同时，对最优工艺条件下提取的挥发油进行抗氧化性和抑菌性测定。结果表明，厚朴挥发油对·OH 自由基有一定清除作用，对·OH 自由基的清除率为 94.31%。抑菌实验表明厚朴挥发油对金黄色葡萄球菌、沙门氏菌、李斯特菌 3 种细菌均具有较强的抑菌活性，且对金黄色葡萄球菌的抑菌活性最强。

本研究尚未完全明确厚朴抗氧化和抑菌的具体机制及药效物质基础，但为厚朴的进一步开发提供了初步的实验依据和参考。近些年，对厚朴挥发油生物活性研究相当活跃，厚朴未来或许成为糖尿病治疗研究的新方向。

### 向楠教授治疗糖尿病周围神经病变经验

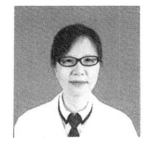

徐文华，主任医师，硕士生导师。主任医师，系湖北中医药大学硕士研究生导师，广州中医药大学硕士研究生导师，师承全国名老中医陈如泉教授、湖北省名中医向楠教授。"岐黄工程"第四批全国中医临床优秀人才，世界中医药联合会内分泌专业委员会第一届理事，中华中医药学会治未病分会常务委员，湖北省中医药学会内分泌专业委员会常委，深圳市中医药学会理事，深圳市中医药学会治未病专业委员会副主任委员，广东省健康产业促进会常委，深圳市中西医结合医院"治未病中心"主任。主要研究方向：内分泌代谢性疾病、中医治未病、中医经方的临床应用，擅长中西医结合诊治甲状腺疾病、肥胖、糖尿病及其并发症等内分泌代谢性疾病，擅长中医体质调理、中医药调治月经病和不孕不育症，且在呼吸、消化系统疾病及杂病的中医治疗方面也积累了较丰富的临床经验。发表论文 40 余篇，编写专著 3 部，主持、参与课题研究 7 项。

糖尿病周围神经病变（DPN）是糖尿病最常见的慢性并发症之一。起病隐匿，进展缓慢，表现为感觉障碍（对称性肢体麻木、疼痛、感觉异常、蚁走感、烧热感等），感觉过敏，呈手套或袜套样感觉，后期可表现感觉减退甚至消失。DPN 的病因及发病机制尚不完全清楚，主要与高血糖的毒性、微血管病变、氧化应激、脂代谢异常等多种因素相互作用所致。向楠教授诊治糖尿病及其并发症，采用内外合治、标本兼顾、中西并重的治疗原则，有丰富的临床经验，且疗效确切。

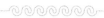

**1. 对糖尿病周围神经病变的病机认识**

向楠教授认为，糖尿病周围神经病变属于中医"消渴痹症""血痹"的范畴。消渴病以阴虚为本，燥热为标。阴津亏虚，精不化气，且燥热易伤津耗气，故气阴两虚表现贯穿于糖尿病及其并发症的始终。糖尿病日久，易累及多个脏腑，易发生多种病变。向楠教授认为糖尿病周围神经病变的基本病机为"气阴两虚、痰瘀阻络"。中医有"久病多虚、多瘀""久病入络"之论，消渴病日久，气虚推动血液运行无力，阴虚热盛灼伤津液而成痰成瘀，痹阻经络，导致各种微血管、神经病变。血脉阻滞，不通则痛，临床则可表现为以双下肢为主的麻木疼痛、夜间加重、活动后减轻等症状。

**2. 糖尿病周围神经病变的中医治疗原则**

向楠教授依据"虚则补之，实则泻之，不盛不虚，以经取之"的原则，确立了"益气养阴，活血通络"的基本治法，组成治疗DPN的基本方：黄芪30 g、太子参15 g、麦门冬10 g、葛根15 g、当归尾15 g、川芎15 g、桃仁10 g、红花10 g、地龙15 g、桑枝15 g、怀牛膝15 g、鸡血藤20 g。方中黄芪能补脏腑，尤善补经络，堪称经络补气之圣药；太子参能补脾肺之气，兼能养阴生津；麦门冬养肺胃之阴；桃仁、红花、川芎、当归是取桃红四物汤之意，功善活血化瘀通络止痛；地龙为虫类药，性善行窜，通经活络，剔除滞痰凝瘀；葛根既能生津止渴，又能辛散发表，疏通经络；桑枝善达四肢经络，能祛风湿、利关节；鸡血藤行血活血，舒筋活络；怀牛膝性善下行，既能活血祛瘀，又能补益肝肾。全方选药精当，配伍精准，标本兼顾，祛瘀不伤正，扶正不留邪。

向楠教授临证遣方用药灵活，随症加减变化也有自己的独到经验。如气虚较甚者，黄芪剂量可用到60 g，同时加党参、白术、山药；阴虚甚者，加芦根伍天花粉清热泻火、生津止渴，或者生石膏伍知母清热，或加石斛配伍玉竹、沙参配伍麦冬养阴生津，或者用二至丸，或枸杞子配伍桑葚补肝肾之阴；瘀血较甚者，加全蝎、土鳖虫、水蛭等虫类药搜风通络，或者加桂枝温通经络，或者加忍冬藤、络石藤等藤类舒筋活络。兼夹痰湿者，加薏苡仁、茯苓、陈皮、法半夏健脾祛湿化痰；兼夹湿热者，加黄柏、苍术清湿热；兼夹热毒者，加金银花、蒲公英、黄芩、黄连、大黄等清热解毒；兼夹肝风者，加钩藤、白芍、天麻等柔肝缓急止痉；兼夹阳虚寒凝者，加桂枝、羌活温经散寒通络；肾阳虚者，加淫羊藿、巴戟天等温肾阳。

**3. 向楠教授治疗糖尿病周围神经病变典型案例**

患者王某，男，62岁，于2018年10月诊为2型糖尿病。平素口服降糖药不规律，血糖控制不佳。2个月前开始出现四肢麻木，乏力，双下肢蚁行感，夜间偶有针刺样疼痛。在湖北省中医院住院治疗，查血糖空腹 10～11 mmol/L，餐后 2 h 血糖 14～16 mmol/L。症状：口干多饮，四肢麻木，乏力，双小腿及足底蚁行感、夜间偶有针刺样疼痛。查体：舌质紫暗，舌苔黄厚，脉弦细。西医诊断：2型糖尿病，糖尿病周围神经病变。中医诊断：消渴，痹证。证型：气阴两虚，痰瘀阻络。治法：益气养阴，活血通络止痛。处方：黄芪 30 g、太子参 15 g、麦门冬 10 g、当归尾 15 g、川芎 15 g、桃仁 10 g、红花 10 g、赤芍 15 g、地龙 15 g、葛根 15 g、桑枝 15 g、怀牛膝 15 g、鸡血藤 20 g、水蛭 3 g。7剂，水煎，1天 2次温服。同时用活血通络方外洗泡足，活血通络方（黄芪 60 g、丹参 30 g、红花 30 g、桑枝 30 g、桂枝 15 g、怀牛膝 30 g、大黄 30 g、透骨草 30 g）。煎水浸泡小腿。西医积极控制血糖，适当运动，控制饮食，经上述治疗方案调整治疗半年后患者症状明显缓解。

### 4. 讨论

向楠教授治疗糖尿病周围神经病变注重中西医结合，标本兼治。急则治其标，缓则治其本，西医必须严格控制血糖，纠正脂肪、蛋白质的代谢紊乱。向楠教授治疗本病主要有以下经验：①善用"治未病"理论，强调"未病先防"；并善于早期应用活血化瘀治法，强调"既病防变"；在症状缓解期，强调"已愈防复"。②将内服、外洗与针刺治疗结合。向楠教授还常将活血化瘀通络中药方煎水熏洗患处，以内外合治，增强疗效；针刺阳陵泉、太冲、足三里、三阴交等俞穴，局部治疗改善症状。③善用虫类、藤类、枝类及引经药。虫类药物性善行窜，能活血通络止痛；久病入络，虫类善搜剔，能"愈顽疾起沉疴"。以上肢为主要表现者选用桂枝、羌活，下肢为主者用牛膝、独活。④重视活血化瘀法。向楠教授认为DPN一般病程较长，血瘀状态早已形成，强调活血化瘀法贯穿于病程治疗的始终，且早期应用活血化瘀药，可预防糖尿病并发症的发生和发展。

### 电针调节慢性应激模型大鼠的糖代谢

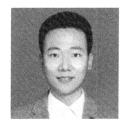

马富强，2021级博士。洛阳市青年人才，中国针灸学会会员，世界中医药联合会舌象委员会会员；发表三区SCI论文一篇，获得实用新型专利一项；擅长针灸治疗神经根型颈椎病，周围性面瘫，腰椎间盘突出症，关节炎及亚健康调理。

### 1. 研究概述

随着经济和社会的快速发展，每个人在日常生活中都面临着应激的环境。应激是生物体在受到内外环境因素及社会、心理因素刺激时，所出现的全身性非特异性适应反应；许多疾病的发生、发展和转归都和应激状态有着密切的关系，慢性应激是抑郁症的一个重要风险因素。尽管有一些关于慢性应激的发现，但我们仍然缺乏有效的临床治疗方法。针灸可以通过调节下丘脑-垂体-肾上腺（HPA）轴功能来帮助减少慢性应激样行为。但是，它不能反映整个人体在外界刺激后的生物状态和调节功能。代谢组学可以从整体上了解各种干预引起的生物体代谢变化，生物体功能在外界因素刺激及病理状态下的整体调节和应答；其中，[1]H-NMR 是代谢组学中最常用的方法之一。本研究在前期的基础上选取 HIS 模型，采用 ELISA、组织病理和[1]H-NMR 代谢组学的方法，评估 HIS 模型对大鼠葡萄糖代谢的影响及电针的干预效应（图 3-24）。

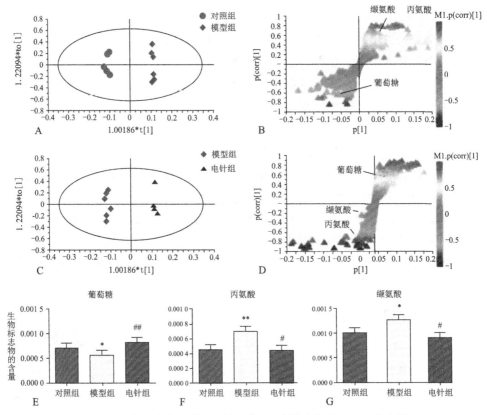

**图 3-24  各组大鼠血浆组织的 OPLS-DA 图对应的 S-plots 分布图**

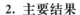

**2. 主要结果**

本研究结果发现：葡萄糖、缬氨酸、丙氨酸 3 种血清代谢产物的显著改变与 HIS 的发生密切相关。葡萄糖是由中间产物（如乙酸和甘油）通过葡萄糖异生作用（通常是糖酵解）合成的。代谢能量在糖酵解过程中被捕获。葡萄糖可以在体内氧化并提供能量。它是人体新陈代谢中最重要的物质之一。模型组大鼠血清葡萄糖水平降低，体表模型大鼠糖代谢异常，模型组大鼠热痛阈降低，可能与模型组大鼠血清葡萄糖水平降低有关。抑郁症的临床症状是相似的。电针干预后，血清葡萄糖明显升高，提示针刺干预能明显逆转慢性应激模型大鼠的糖代谢紊乱。针灸也被发现可以调节体内的葡萄糖代谢，这与这项研究是一致的。

缬氨酸被称为支链氨基酸，因为它的脂肪族侧链，对人类生命，特别是应激是至关重要的。在本研究中，模型组与对照组相比缬氨酸水平的升高表明能量消耗模式向糖异生转变，氨基酸糖的形成可能是氨基酸代谢的主要途径。与模型组比较，电针组缬氨酸含量降低，提示电针对氨基酸的调节可能严重影响其糖代谢。据报道，缬氨酸调节血糖水平，并为身体活动提供能量缬氨酸是重要的支链氨基酸，也是生糖氨基酸，对人类生命至关重要，尤其涉及应激。本研究中模型组代谢物缬氨酸的升高表明能量消耗模式向糖异生转变，氨基酸成糖可能是氨基酸代谢的主要途径。与模型组相比，电针组大鼠中缬氨酸水平的降低，表明电针调节氨基酸可以严重影响其糖代谢。

丙氨酸是组成蛋白质的一种氨基酸，丙氨酸通过血脑载体系统转运，与5-羟色胺的合成速率有关。模型组大鼠血清丙氨酸水平升高，表明慢性应激导致蛋白质降解增加。这些变化的积极意义在于，它们为有机体提供了足够的能量来应对"紧急情况"；然而，持续的应激会导致大鼠体重减轻。模型组大鼠由于氮负平衡、蛋白质缺乏、抵抗力降低，肾上腺组织细胞结构发生改变，而电针可引起大鼠血清丙氨酸水平升高并趋于正常水平，提示电针足三里改善慢性应激大鼠的作用与调节能量代谢和负氮平衡有关。

**3. 小结**

电针对慢性应激模型大鼠糖代谢的影响是其发挥作用的主要因素。本实验采用核磁共振波氢谱 H-NMR 代谢组学技术，结合病理检查和 ELISA 检测，探讨电针对慢性应激模型大鼠糖代谢的影响。结果表明，电针可通过升高血清葡萄糖水平，降低血清缬氨酸和丙氨酸水平，调节机体糖代谢，改善大鼠慢性应激状态。本研究表明，电针对慢性应激的影响可能是通过调节糖代谢来实现的，为临床针刺治疗抑郁症提供了参考。

## 九、甲状腺（瘿病）

甲状腺疾病研究团队（图3-25）现有成员10名，其中教授/主任医师2人，副教授/副主任医师2人，主治医师/讲师6人，负责人为陈继东教授。本团队一直致力于甲状腺疾病的临床与基础研究，先后参编《甲状腺病中医学术源流与研究》《甲状腺功能亢进症》《甲状腺疾病的中西医诊断与治疗》《甲状腺功能减退症》《甲状腺疾病的调养康复》等甲状腺病学术专著10余部，先后发表学术论文80余篇，培养硕、博士研究生30余人，先后举办全国中医甲状腺病学术年会、湖北省中医内分泌学术年会及国家级、省级继续教育培训班10余次。主持和参与国家级与省级科研课题20余项。先后参与研制了复方甲亢片、活血消瘿片等口服院内制剂，金黄消瘿膏等外用膏剂，协定了清肝泻火方等方药，特色鲜明，疗效突出。

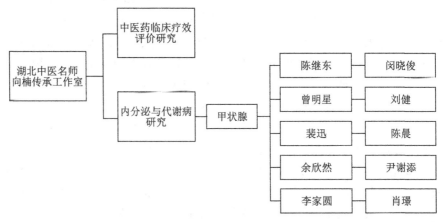

**图 3-25　甲状腺（瘿病）研究团队成员**

### 得遇良师，在医学的道路上阔步前进

陈继东，教授，医学博士，主任医师，硕士生导师。现任陈如泉全国名老中医药专家传承工作室负责人，湖北省中医（中西医结合）甲状腺病专科联盟秘书长，湖北省中医药学会内分泌专业委员会委员兼秘书，中华中医药学会内科分会、流派传承分会委员，中国中西医结合学会内分泌专业委员会、教育工作委员会委员，世界中联疸证专业委员会理事，中国中医药研究促进会糖尿病专业委员会、中医学术流派分会委员，白求

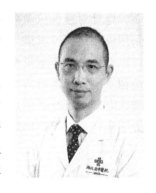

恩精神研究会内分泌和糖尿病学分会理事。2012—2013年先后至北京协和医院内分泌科、华中科技大学同济医学院附属同济医院心内科进修，2015年、2018年分别赴美国威斯康星大学麦迪逊分校、加州大学洛杉矶分校进行访学和交流。先后在国内外重要核心期刊上发表论文40余篇，主编《甲状腺疾病的调养康复》，副主编《甲状腺病中医学术源流与研究》，副主译《肥胖——从基础到临床》，参与编写《甲状腺功能亢进症》《甲状腺功能减退症》《陈如泉教授医论与临床经验选萃》等专著。

中医师承教育模式有两千多年的历史，是中医传统教育的主要形式，是培养和造就中医大家的重要途径之一，也是形成医学流派的重要因素。古代的"师承"一般是指师徒相传，类似于民间家传、私塾教育，以跟师临证、口传身授、理论与实际密切配合、注重临床实践为主要特点，学生在跟师学习中熟悉掌握了老师的经验、思想的学习方式，可分为业师授受、家学相传、侍诊默习等多种形式。这种教育形式最早可见于中医经典著作《黄帝内经》，以黄帝向其"天师"岐伯等请教问答的形式学习医学知识。到唐、宋以后，医学教育与当时盛行的"私塾文化教育"相适应，父传子受，师授徒承，名医的医疗经验及学术特色依靠师承教育的形式代代相传。

### 1. 精于医术

陈如泉教授在甲状腺病的诊疗方面颇有造诣，湖北省陈氏瘿病流派在各个传承人的发展下也独具一格。陈教授强调病证结合、合并或继发病的诊治。甲状腺疾病多因情志内伤、水土失宜、体质因素和外邪侵袭等原因所致。情志内伤，气机瘀滞，壅滞于颈；或水土失宜，脾失健运，湿聚生痰，痰凝气滞，痰气交阻于颈；或先天遗传体质因素，阴亏虚火灼液生痰，痰凝血瘀，痰血交阻于颈。辨证强调辨脏腑、辨虚实、辨主次证、辨兼夹证候。甲状腺疾病病位多在肝，与心、脾、肾相关；多虚实夹杂。主证多见肝郁气滞证、肝火亢盛证、肝肾阴虚证；次证见肝风内动证、肝血不足证、肝胆湿热证；兼证为痰气瘀结证、脾气虚弱型、胃火炽盛证、痰火扰心证。治疗多从肝、痰、瘀、虚论治，主疏肝理气为先，首审痰瘀的有无和主次，治痰注意兼治火，注意内外兼治，兼从虚论治。同时，陈教授结合自己长期的临床经验，研制了复方甲亢片、消瘿甲亢片、理气消瘿片、活血消瘿片、外用消瘿膏、半硫胶囊等药物，根据不同患者、不同病情，有针对性地选择用药，如甲亢患者，有的患者甲状腺不肿大或只有轻微肿大，且表现有中医的气阴两虚证候者，则选用复方甲亢片；有的患者甲状腺肿大比较明显，且表现有痰血凝聚证候者，则选用消瘿甲亢片；有的患者甲状腺肿大比较柔软，属单纯性甲状腺肿者，则选用理气消瘿片；有的甲状腺肿大有结节或肿块等，并伴有疼痛的亚急性甲状腺炎患者，则选用活血消瘿片。陈教授在获得良好临床疗效的基础上，开展了一系列的现代科学研究，如复方甲亢片治疗实验性甲亢大鼠作用机制研究、半硫丸治疗实验性甲状腺功能减退大鼠的作用及其机制研究、温肾方对甲状腺功能减退大鼠脑神经细胞功能及基因表达的影响、芪箭消瘿汤对实验性自身免疫性甲状腺炎小鼠的影响研究、含碘中药治疗实验性甲亢大鼠的作用机制及相关研究、中药对 Graves 病大鼠的作用与机制的实验研究等。向楠教授在陈教授已有的甲状腺疾病的经验、临床疗效、现代研究的基础上，开始探讨内分泌整个系统内的疾病的相关关系及治疗方法，向楠教授认为科研工作的顺利开展有助于推动临床治疗，因此需始终不断进行科学的探索。向楠教授先后发表了补肾化痰方对去势骨质疏松模型大鼠 Th17/Treg 平衡机制的影响、补肾化痰方对 OVX 诱导的骨质疏松大鼠血清 LPS 及 TLR4/MyD88/NF-κB 信号通路的影响、向楠治疗肾虚痰浊型绝经后骨质疏松症的经验、从病证结合角度探析亚急性甲状腺炎的治疗、基于系统生物学组学技术的甲状腺疾病中医药研究与应用等多篇核心论文，把甲状腺疾病、糖尿病、骨质疏松症、肥胖等内分泌代谢性疾病与妇科相关疾病紧密相连，探讨更深层次的甲状腺疾病的治疗途径。

## 2. 诚于医德

早在中医体系形成之初，《黄帝内经》就提出"莫贵于人"的观点，医者行医务必以人为本。传统中医历经千年依然能熠熠生辉，其魅力除了独特的理论体系和神奇的疗效之外，另一个主要的原因就是无论是历代中医大家还是现代医学规范都首重立德，提出无德不足以为医。明代医家龚廷贤曾说"凡病家延医，乃寄之以生死"；宋代的《省心录·论医》中指出"无恒德者，不可以作医"；孙思邈指出"医人不得恃己所长，专心经略财物，但作救苦之心，于冥运道中，自感多福者耳。又不得以彼富贵，处以珍贵之药，令彼难求，自炫功能，谅非忠恕之道"；《全球医学教育最基本要求》指出敬业精神和伦理行为是医疗实践的核心；《教育部 卫生部关于加强医学教育工作提高医学教育质量的若干意见》指出"医学教育，德育为先"。自入医学 30 余载，在谨守中医名家、现代医学规范及两位良师的"仁、和、精、诚"的传统医德下，对作为一名医务人员应具备何种医德有以下愚见。第一，医道虽小其任重，《医学源流论·自序》中认为："医，小道也，精义也，重任也，贱工也……道小，则有志之士有所不屑为，义精，则无识之徒有所不能窥也。"哪怕在医者地位低下的早期社会，仍强调了医道"重任也"的看法，只有重视才能达到重于泰山的良效。第二，医者司命需奉戒，明清名医喻嘉言主张"医为人之司命，先奉大戒为入门"，医者肩负大任更应有标准来衡量其对错，应严格遵循律法条规，约束自己的行为，清楚地知道何为医者不可为。第三，精诚济世勿有求，孙思邈在《大医精诚》详细记载了医者需遵守"博学精医、心怀慈悲、医无所求、视之俨然"的准则。只有遵循以上准则，方能得患者信赖，进而配合治疗，更好表达医术及发挥疗效。第四，胸怀全局须爱国，在中国传统医德的教育过程中，对于医者而言，治病与治国是相同的，通过解决百姓疾病痛苦，使得家庭和睦，人伦有序，进而达到国家长治久安的道理。爱国是医学生医德教育的首要目标，是一种以自己的国家和民族引以为傲的自觉。精神世界的丰富可为医术世界的实践奠定基石，主动了解我国的基本国情，认识我国医疗事业的相关政策和发展前景，积极参与医疗下乡及抗疫救灾等国家号召，推动我国医疗事业长足健康发展。第五，勇于实践创新术，《伤寒杂病论·序》中记载"怪当今居世之士，曾不留神医药，精究方术……但竞逐荣势，企踵权豪，孜孜汲汲，唯名利是务"，强调医者应廉洁行医，勇担当，重实干，以不断提高医术水平为己任，医学的生命力在于实践，创新精神培育不仅是在理论层面，更应该经过实践的不断锤炼，提高技术、医疗水平。医德是千百年来名医圣手在看病行医和文献著作中所体现出来的道德行为，体现着古代医家济世经邦的社会责任与道德意识，需要培育崇高的医德，来提升职业感、责任感和使命感。

作为陈如泉全国名老中医药专家传承工作室及湖北中医名师向楠传承工作室负责人，深知医术和医德，二者缺一不可，医术要精，医德要厚，切不可辜负两位良师在医学这条道路上的奉献和帮助。

## 病证结合辨治甲状腺疾病研究初探

曾明星，医学博士，讲师，主治医师。曾在三甲医院从事临床工作多年，毕业后一直从事中医临床、教学和科研工作，现为湖北中医药大学中医诊断学专职教师、湖北中医名师向楠传承工作室传承人。先后主持和参与各级科研课题7项，副主编著作1部，参编著作5部，发表论文10余篇。

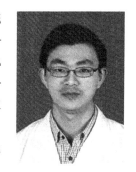

主要研究方向：①中医证候信息学研究；②内分泌代谢性疾病的中西医结合防治研究。

病证结合作为团队主要研究方向之一，在甲状腺疾病的临床、基础研究中比较全面地体现了这一研究思路和方法，现从病证的标准化研究、病名规范化研究、病证结合的临床辨治研究和病证结合的效应基础研究4个方面做初步探索。

### 1.《中医病证分类与代码》的编制

早在 1990 年，团队就承担了国家标准《中医病证分类与代码》（1995 版）的编制工作，提出了以病、证并列的方式，给予分类。在病名分类中以该病所属的临床科别和专科系统进行类目和分类目分类。其中科属类别为内科、外科、妇科、儿科、眼科、耳鼻喉科、骨伤科，共计 7 个类目，专科系统分类目以病名科属中的二级专科划分为据分类。证候分类以中医学辨证系统规划类目，以各类目中的证候属性为分类目、细类目进行证候分类。其中证候类目分为病因、阴阳气血津液痰、脏腑经络、六经、卫气营血等六大类，并规定将某些属性不明确而暂无法归类的证候均归入"其他证候类"中。证候的分类目以该证候的第一个内涵属性为据分类，细类目以该证候的第二个内涵属性为据分类。中医病证分类为病证结合研究奠定了坚实基础。

### 2. 病名规范化研究

我们在总结历代医家对甲状腺疾病命名基础上，结合临床经验，认为做好甲状腺疾病病名规范化研究需要从以下几点着手。

#### 2.1 联系古代论述及现代甲状腺疾病的分类，准确阐述甲状腺疾病的中医病名

据现代权威的内分泌学专著的疾病分类，甲状腺疾病应包括甲状腺功能异常的疾病、炎症性甲状腺疾病、甲状腺肿瘤、基因突变性遗传性甲状腺疾病及甲状旁腺疾病等五类。但每一大类具体到某些疾病时变得更加复杂。且甲状腺疾病并发症多，疾病之间常可合并存在，导致疾病分类异常复杂。因此，古代的甲状腺疾病中医分类难以适应当前甲状腺复杂分类的要求。我们应在继承中医传统病名基础上，结合现代医学的甲状腺疾病分类成果，完善甲状腺疾病的中医病名。

#### 2.2 详细区别各种不同瘿病的病因、症状等主要临床表现特征

病因、症状等临床特点是中医疾病命名的基础，因此在命名甲状腺疾病时同样需遵循这一原则。

瘿病是体质因素加之水土失宜、外感邪毒、情志郁结等因素引起，气郁、痰阻、血瘀聚结于颈前喉结部位所致以颈前逐渐形成瘿肿或结而成块为典型表现病证的总称，此为狭义瘿病，特指现代的甲状腺疾病；广义的瘿病范围更广，包括颈前各种结块肿大的疾病，如颈部淋巴结核、甲状腺疾病等。

"土瘿"与"泥瘿"应属于同一类，是对此类由环境因素引起瘿病的形象概括，与现在的缺碘性地方性甲状腺肿相似。

甲状腺疾病命名为"气瘿"时应具备以下几个特点：一是其发病与情志异常关系密切，病情多随情志变化而变化；二是其质地多柔软，呈弥漫性肿大；

三是用药的治疗效果较好。

"忧瘿"应总属"气瘿"范畴,与现代的淡漠型甲状腺功能亢进症以精神抑郁表现为主相似,故淡漠型甲亢可用"忧瘿"称呼。

"肉瘿"具有以下特点:一是指甲状腺肿大皮色不变,软硬适中,即为现代所描述的质地柔韧;二是其病理因素以气痰为主;三是包括可手术治疗的部分结节性甲状腺疾病。

石瘿一般病程长,肿块质地硬,活动度差,愈后差,与现代的甲状腺癌、纤维化性甲状腺炎等相似。

瘿瘤是指颈部较大的结节肿块,既可触及也可肉眼见到,与现代甲状腺腺瘤及部分较大的甲状腺结节相似,可以用于此类疾病的命名。

临床上甲减主要表现为脾肾阳虚的系列症状,主要是由甲状腺疾病本身引起的甲状腺功能减退,即由"劳"引起的甲状腺疾病,可称作"劳瘿";而另外在各种瘿病的后期或发展过程中,由于治疗、药物或疾病的变化而出现甲减的表现,则可称为"瘿劳"。

### 2.3 注意与甲状腺疾病相似而不属于甲状腺疾病的鉴别

瘿病的病位在颈部,而颈部可有多种疾病与瘿病类似,如瘰疬、失荣、阴疽等,在临床诊断时必须予以详细鉴别。

### 2.4 结合临床创建一些新的瘿病病名

随着生活环境的变化,甲状腺疾病谱发生了巨大变化,产生了一些中医学尚未发现或引起重视的疾病,如甲状腺结节、桥本甲状腺炎、亚急性甲状腺炎等,因此有必要结合临床的发展需要,结合中医命名的特点,创建一批新的瘿病病名。

在各种甲状腺疾病中,经医生触诊或B超等影像学检查发现为结节肿块者称"瘿结",以甲状腺结节肿大为主症的疾病称作"结瘿"。急性甲状腺炎依据其局部肿胀、木硬、潮红、灼热、疼痛定名为"瘿痈"。以颈部疼痛为主要表现的甲状腺疾病,根据中医以主症来命名的原则,可将此类疾病命名为"痛瘿",主要包括亚急性甲状腺炎,而部分桥本甲状腺炎在疾病过程中,会出现阶段性的甲状腺部位疼痛不适,此时应与亚急性甲状腺炎相区分,可以诊断为"瘿痛",以示对该阶段症状的描述。"囊瘿"是指单纯性甲状腺肿大,而"瘿囊"是对甲状腺肿大这一症状的描述。

### 2.5 特殊甲状腺疾病的命名问题

在甲状腺疾病中,有一类少见而关注较少的疾病,如先天性甲状腺疾病、异位甲状腺疾病、甲状腺旁腺疾病等,此类病证发病率低,表现不典型,常易与其他疾病混淆。但为了甲状腺疾病中医病名规范化,此类特殊的甲状腺疾病命名也需引起注意。先天性甲状腺疾病在古代没有相应称谓,由于其由母胎传给胎儿，据此类疾病的命名原则可归属于"胎瘿"病一类。

先天性甲状腺功能减退，简称先天性甲低，其以儿童生长发育及智力异常为主要表现，与儿科所谓的"呆小症"类似，故可以此称呼。而先天性甲低主要原因是甲状腺缺如、发育异常或异位甲状腺，这在古籍中找不到相关论述。在查阅类似疾病的中医命名时发现，古籍中将小儿先天性肾缺如称作"独肾"，因此借用"独瘿"作为甲状腺缺如的中医病名；常用畸形来描述器官的形态异常，由此将甲状腺发育异常命名为"畸瘿"；而甲状腺不在颈部喉结两旁时，出现在其他位置时被称作异位甲状腺，似乎不是真正的甲状腺，而且其功能也较位于正常部位的低下，因而将其命名为"假瘿"。

甲状腺旁腺依附在甲状腺上，因其小而难以被发现，故在古籍中缺乏相关记载，中医将有作用联系或附属于某一脏器的其他器官加"副"或"附"来称呼，因此将甲状旁腺称作"副瘿"。原发性甲状旁腺功能亢进以骨痛、反复发作的泌尿系结石甚至昏迷为主要表现，依据中医以症状为命名的主要原则，可诊断为"骨痹""石淋""神昏"等；甲状旁腺功能减退及继发性甲状腺旁腺功能减退症以低钙血症为主要表现，以抽搐、精神症状为主要表现，可称作中医的"抽搐""颤证""郁证"。

### 2.6 甲状腺病并发症的命名

甲状腺疾病相关并发症很多，较常见的有甲状腺相关眼病、胫前黏液性水肿、甲状腺肌病等。中医著作中缺乏专门论述，为完善甲状腺疾病中医命名系统，此类并发症也需规范化命名。

甲状腺相关眼病急性期表现为目珠突出明显，眼睑肿胀，结膜充血，眼球固定，活动受限，与"鹘眼凝睛"的表现相似，表现为气轮怒张，红赤凝定如鹘鸟的眼睛，绽大胀于睑间不能旋运转动，若庙塑凶神之目；以眼睑水肿为主要表现者称为"状如鱼胞"，表现为胞睑肿胀，结膜水肿，不紫不红，状若鱼胞的病证；以眼球突出不能闭合为主要表现者称作"鱼睛不夜"，是指目珠突出，患者夜间睡眠时目睛上下眼睑不能闭合，如鱼眼之状。

甲亢性肌病主要以痿弱无力、四肢酸痛为主要表现，属于中医学"痿证"范畴。胫前黏液水肿在中医学中尚无记载，类似于"脚气"范畴。

总之，甲状腺中医病名极其复杂，在命名过程中既要遵循中医病名的规则，又要在此基础上创建一些新的病名，并且得到推广与认可，进而推进甲状腺疾病的规范化研究，其道路任重而道远。

### 3. 病证结合的临床辨治研究

### 3.1 亚急性甲状腺炎

辨证施治将其概括为外感风热、肝郁热毒、阳虚痰凝3个主要证型。

外感风热证：亚急性甲状腺炎（SAT）初期多外感风热，急则治其标，治宜透邪解表，清热解毒，活血止痛。方选《温病条辨》银翘散化裁，方中金银花、连翘疏风清热解毒，配伍少量荆芥穗以增强透邪之力；薄荷、牛蒡子、板蓝根辛凉，解表之余又可解毒利咽，伍桔梗以宣肺利咽，载药上行直达病所；竹叶、芦根甘寒尚能清热生津；延胡索、川楝子疏肝清热、活血止痛；柴胡伍黄芩一升一降，和解少阳，使邪热外透内清；猫爪草化痰散结、解毒消肿；甘草清热解毒，调和诸药。全方共奏透邪解表、清热解毒、活血止痛之功。

肝郁热毒证：此证型多乃表证已解，邪热入里，治宜疏肝清热、解毒活血。方选《伤寒论》小柴胡汤合《太平圣惠方》金铃子散为基本方化裁，方中柴胡、黄芩疏肝泄热，川楝子疏肝气、泄肝火，延胡索行血中气滞以达行气活血止痛之功；牡丹皮、栀子既可清肝热又可凉血；猫爪草、夏枯草化痰散结消肿；蒲公英、忍冬藤、土贝母、生甘草清热解毒、消肿止痛。诸药合用，全方共起疏肝清热、解毒活血之效。

阳虚痰凝证：SAT 发展至后期多为本证，系病程迁延日久或失治误治，日久耗气伤阴，损伤正气，或素体阳气不足，或阴损及阳而致脾肾阳虚，治宜温阳补血，化痰散结，活血止痛。方选《外科证治全生集》阳和汤为基本方化裁，方中熟地黄重用以温补营血，填精益髓；肉桂温阳散寒，温通血脉；佐以少量麻黄辛温宣散，发越阳气；白芥子可达皮里膜外，与山慈姑配伍共奏化痰通络散结之功；天葵子、重楼虽性寒，但在温补药中去性取用，尚能活血止痛；延胡索、川楝子、郁金活血行气止痛，使补而不滞；甘草调和诸药，全方共奏温阳补血、化痰散结、散寒止痛之功。

虽然我们将 SAT 分为 3 个主要证型，但是各个证型之间不是孤立或一成不变的，往往相互兼夹。随着病程的发展，病程之间的证候可以相互转化或兼夹。所以临证时也需注意兼夹病证，灵活辨治。

### 3.2 甲状腺功能减退

亚临床甲减以气虚、阳虚为本，以郁、痰、瘀、热为标。气虚者病位在脾兼及心，常以归脾丸加减治疗；阳虚者病位在肾，常以温肾方加减治疗。针对兼症随症治之，如可酌加柴胡、郁金、佛手等疏肝解郁，加瓜蒌皮、浙贝母等化痰散结，加桃仁、莪术等活血化瘀，加黄柏等清热解毒。

亚急性甲状腺炎后期所致甲减：亚急性甲状腺炎后期，少数病例久治不愈可损及气血、伤阳，导致脏腑功能减退而形成甲减，症见畏寒肢冷、面色少华、小便清长、大便溏薄；阳虚失于温煦，气化失常，聚水成痰；阴寒内盛，寒凝血瘀，痰血结于颈前，则见甲状腺肿大或形成甲状腺结节；舌淡苔白，脉沉紧为阳虚痰凝之象。治当温阳益气、化痰散结、活血消肿，故以阳和汤加用活血化痰药物治疗。

桥本甲减以脾肾阳虚为主，但肝阳虚亦不少见。因此在温肾健脾的基础之上，常加入温肝调补之品。肝为刚脏，体阴而用阳，故在补阳的同时注意顾护阴血。常选用的药物有吴茱萸性辛热，主入肝胃二经，既能暖肝散寒又能疏肝下气，还能温脾燥湿；黄芪温补肝阳；当归补（肝）血活血；白芍养血敛阴、柔肝止痛；熟地黄补血养阴、填精益髓；淫羊藿、巴戟天等温补肾阳以温补肝阳；在温补肝阳药物中，常佐行气活血之品，如乌药既能行气又可温肾散寒。

ATD治疗毒性弥漫性甲状腺肿导致药物性甲减：为了减少ATD治疗过程中药物性甲减的发生，应注意对于初诊患者应行[131]I摄入率及ECT等检查，排除桥本甲亢、无痛性甲状腺炎等疾病引起的甲亢，避免误诊误治而形成药物性甲减；在使用ATD时应严格规范药物剂量，定期监测甲状腺功能，避免药物使用过量或时间过长，综合考虑每位患者的个体差异。在第1次服药后的1周内，行血常规、肝功能等安全性指标的监测；在服药3周后再次复查甲状腺功能，以观察患者对药物的敏感程度，同时据甲状腺功能检查结果及时调整后续药物剂量，防止药物性甲减的发生。

对于甲状腺癌术后甲减中医药联合L-T$_4$治疗不仅可以减少L-T$_4$的用量，还可减轻毒副作用。术后甲减当属肾阴肾阳失衡，采用养阴温肾之法平衡阴阳，临床可收到良好效果。

### 4. 病证结合的效应基础研究

#### 4.1 甲状腺功能亢进

遗传因素在Graves病（GD）的发生中起重要作用，其遗传易感性可能由多个外显率不同的基因所决定；TNF基因、TSHR基因、CTLA4基因与证候存在关联，其中TNF基因的GG基因型和TSHR基因的CC基因型与肝郁火旺证有关，CTLA$_4$基因的GG基因型和G等位基因与气阴两虚证存在关联；气阴两虚证在GD辨证分型中占主要地位，益气养阴法是主要治法。

#### 4.2 结节性甲状腺肿

结节性甲状腺肿模型大鼠存在凋亡抵抗现象，而P13K/Akt信号通路的激活可能是其抵抗凋亡的具体机制之一；活血消瘿方可通过调控P13K/Akt信号通路相关基因及蛋白的表达而诱导凋亡、抑制增殖，进而发挥治疗及防治恶变的作用，具体机制为：通过升高PTEN蛋白的表达，防止结节恶变；升高血清TGF-α水平，继而激活EGFR的表达，抑制PI3K/Akt信号通路激活，上调FOXO3a蛋白的表达，抑制CyclinD1的活性，延缓细胞生长，抑制增殖；促进

BAX 蛋白表达，诱导凋亡的发生；下调 ERK1/2 蛋白表达，抑制 CyclinD1 的活性，激活 FOXO3a 的表达而抑制增殖；下调 mTOR 基因的表达，抑制与增殖有关蛋白质的翻译，抑制细胞增殖。

### 4.3 桥本甲状腺炎

AIT 大鼠体内存在 Th1、Th2、Th17 相关促炎细胞因子表达上调及 Treg 数量的下降，同时激活了 Fas/FasL 通路，使甲状腺细胞异常凋亡，造成了滤泡细胞的破坏及炎性浸润，导致 TSH 及 TGAb、TPOAb 的升高。夏枯草胶囊可以降低 AIT 模型大鼠 Th 相关细胞因子 IFN-γ、TNF-α、IL-4、IL-17 水平，增加调节性 T 细胞数量及 IL-35 水平，减少甲状腺组织 Fas、FasL 蛋白的表达，改善大鼠甲状腺组织的滤泡的破坏和淋巴细胞浸润，降低 TSH 及自身抗体 TGAb、TPOAb 水平，从抑制炎症活化和促进炎症抑制 2 个方面共同来发挥免疫调节的作用。

## 疏肝理气法治疗结节性甲状腺肿的临床应用

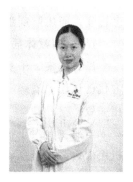

裴迅，医学硕士，副主任医师。现就职于湖北省中医院光谷院区内分泌科，从事临床、教学、科研工作。第六批全国老中医药专家学术经验继承人，湖北省陈氏瘿病学术流派传承人，中华中医药学会糖尿病分会、流派传承分会青年委员，中国中西医结合学会内分泌专业委员会青年委员，世界中医药学会联合会内分泌专业委员会、方药量效专业委员会理事，湖北省中医师协会内分泌代谢专业委员会常务委员、秘书，湖北省中医药学会内分泌专业委员会委员。2013 年至华中科技大学同济医院进修学习一年。近年来在国家核心期刊发表学术论文 20 余篇，副主编或参编《甲状腺病中医学术源流与研究》《甲状腺功能减退症中西医最新诊疗进展》《中药临床药理学》《向楠医学学术思想集成》《甲状腺疾病的调养康复》等多部专著，主持和参与多项国家级与省部级课题研究。擅长甲状腺疾病、糖尿病及其并发症、高脂血症、高尿酸血症及痛风、更年期综合征等内分泌代谢疾病的中西医结合诊治。

甲状腺结节是指甲状腺内的单发或多发结节性病变，是临床常见的一种甲状腺病变。按病因分为增生性结节性甲状腺肿、肿瘤性结节（良性肿瘤、恶性肿瘤、囊肿）、炎症性结节。其中结节性甲状腺肿的发病率呈升高趋势。西医治疗本病主要有手术切除、药物抑制 TSH、局部注射，或激光、射频、微波消融等方法。西医的各种治疗手段尚未获得足够的循证医学依据，远期效果不稳定，而中医药治疗本病具有一定的优势。

疏肝理气法，是临床应用甚为广泛的一个治疗法则，具有疏肝解郁、条达肝气的作用，可用于治疗肝气郁结所引起的各种瘿病。因此，疏肝理气治法也是结节性甲状腺肿治疗用药的重要治法之一。

### 1. 中医学对结节性甲状腺肿的病因病机认识

中医学中并无结节性甲状腺肿之病名，根据其临床表现，类属中医"瘿病""肉瘿""瘿瘤"等范畴。本病的病因病机主要有以下方面。

#### 1.1 水土失宜

如《诸病源候论·瘿候》曰："诸山水黑土中，出泉流者，不可久居。常食令人作瘿病，动气增患。"说明瘿病发生，与水土地域有关，现代医学已证明是因缺碘所致。

#### 1.2 情志内伤

由于长期忧郁、恼怒或悲思，忿郁恼怒，或忧患气结，即所谓"动气增患"，可导致瘿病。宋·严用和《济生方》云："夫瘿瘤者，多由喜怒不节，忧思过度，而成斯疾焉。"

#### 1.3 禀赋体质

母有瘿疾，子女亦常可患瘿病，《柳州医话》云："禀乎母气者尤多。"这在古代已认识到瘿病"禀乎母气"所致，这与现代医学认为甲状腺病与遗传有关相一致。

本病主要由于情志内伤、水土失宜、体质因素等原因所致。情志内伤，气机瘀滞，壅滞于颈；或水土失宜，脾失健运，湿聚生痰，痰凝气滞，痰气交阻于颈；或先天遗传体质因素，阴亏虚火灼液生痰，痰凝血瘀，痰血交阻于颈。总之，气滞、痰凝、血瘀是结节性甲状腺肿的基本病理变化，间有兼夹气郁化火导致肝火亢盛；或伤及气阴而致气阴不足；或禀赋不足而正气亏虚。若肝火盛而见性急易怒；或胃火旺而消谷善饥和消瘦；或心神失养，心神不宁而心悸；或阴虚风动而手颤、肢抖等。

### 2. 肝与结节性甲状腺肿的关系

中医学认为，肝主疏泄、主情志，精神情志的调节与肝密切相关。肝调畅一身之气机，推动脏腑气化，鼓舞气血运行，以使津液输布、二便排泄。情志因素在人的发病中起着非常重要的作用，情志不畅可影响人体气血、津液运行，且与瘀血、痰湿互为影响。因此，气滞是痰瘀形成的重要原因之一。肝与甲状腺有着密切的联系。临床上结节性甲状腺肿患者多有精神压力大，情志不畅，肝郁气滞，气滞血瘀；肝郁乘土，脾失健运，聚湿生痰，终致气、痰、瘀凝结于颈部，发为瘿病。由此可见，本病的发生、发展与肝脏的疏泄功能正常与否有着密切的关系。

**3. 疏肝理气法在结节性甲状腺肿中的临床应用**

结节性甲状腺肿病证有新旧之分，病性有寒热虚实之别，病势有缓急之异，因而所用方药亦不尽相同。必须详审病机，针对不同的病情，选用不同的方药施治，做到理法方药丝丝入扣，才能取得良好的效果。

**3.1 疏肝理气解郁法**

疏肝理气法是治疗肝气郁结的正法。肝喜条达而恶抑郁。若情志不遂，疏泄不利，肝气郁滞，甲状腺结节或肿块，可随情志变化，质地较软。临床可见精神抑郁、心烦善怒，胁胁胀痛，痛无定处，疼痛与情志变化有关，脘腹胀满、不思饮食，或见头晕、腹痛呕吐、寒热往来，妇人月经不调、两乳少腹作胀、脉弦等证。治宜畅达气机，方选柴胡疏肝散、四逆散加减。疏肝解郁法以疏散肝气郁滞为主，同时必须注意顾护脾胃，可选用逍遥散等。常用药有白芍、当归、柴胡、炙甘草、茯苓、白术、陈皮、枳实、枳壳等。

**3.2 疏肝理气散结法**

肝主藏血，司疏泄，以血为本，以气为用。若肝郁不解，血行不畅，由气及血，络脉瘀阻。本法适用结节性甲状腺肿见有甲状腺结节或肿块，可随情志变化，质地较韧。情志易紧张、抑郁，颈、胁肋、乳房、小腹疼痛作胀，固定不移，或生肿块。舌质紫暗或边有瘀斑，脉沉。常以疏肝理气药与软坚散结药配伍为主，选用方药：四逆散合消瘰丸加味，常用药有柴胡、青皮、佛手、香附、枳壳、牡蛎、玄参、法半夏、赤芍、贝母、瓜蒌等。

**3.3 疏肝理气化瘀法**

适用于结节性甲状腺肿肝郁气滞，日久成瘀者，既适用于肝气郁结、气血瘀滞之结节性甲状腺肿患者。症见局部甲状腺肿块，病程日久质地较硬，或可扪及结节。胁痛日久，胸闷而痛，妇人闭经或痛经，舌质紫暗而有瘀斑，舌下脉络瘀紫，脉弦涩或细涩等。常以疏肝理气药与活血化瘀药配伍，以血府逐瘀汤加减。常用药物如柴胡、香附、赤芍、当归、桃仁、红花、川芎、丹参、郁金、枳壳等。

**3.4 疏肝理气益气法**

此即培土抑木法，亦称疏肝健脾法，适用结节性甲状腺肿肝气郁结、兼有久病气虚之证。或脾土本虚，肝郁不疏，见有甲状腺结节或肿块，脘腹胀痛，并与精神因素有关，精神倦怠，四肢酸软乏力，动则气短，胸胁胀痛，温喜按，纳差或腹痛便溏，舌淡脉弱，以左关为甚等。肝木克脾土，互相制约，相互依

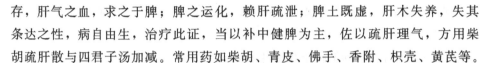

存，肝气之血，求之于脾；脾之运化，赖肝疏泄；脾土既虚，肝木失养，失其条达之性，病自由生，治疗此证，当以补中健脾为主，佐以疏肝理气，方用柴胡疏肝散与四君子汤加减。常用药如柴胡、青皮、佛手、香附、枳壳、黄芪等。

### 3.5　疏肝理气利水法

适用于肝郁气滞而致三焦气化不利，气血运行不畅，体内水湿停留之证。症见颜面或下肢水肿，肿势较轻，常随情志波动而起伏，气短神郁，舌淡苔白，脉弦细。多见于经行前后水肿、特发性水肿、更年期综合征等疾患。可用疏肝理气之法，配入利水之品。常配当归芍药散。常用药如柴胡、香附、赤芍、白芍、白术、泽兰、茯苓、当归、泽泻等。

### 3.6　疏肝理气化痰法

适用于结节性甲状腺肿痰气郁结之证。症见甲状腺结节或肿块，或咽中不适如有物梗阻，吐之不出，咽之不下，舌苔薄白，脉滑等，可配用半夏厚朴汤加减。常用药如苏梗、厚朴、法半夏、茯苓、贝母、瓜蒌、桔梗、枳壳、陈皮、甘草等。

### 3.7　疏肝理气清热法

适用结节性甲状腺肿气郁化火证者，多为结节性甲状腺肿合并甲亢。症见甲状腺肿大，或颈部肿块、结节、触痛，目珠突出，目赤目胀。多食易饥，心悸烦躁，失眠多梦，四肢颤动，多汗，或大便干结。舌红，苔黄。脉数，或滑，或弦。治以清肝泻火药与疏肝理气药配伍为主，并依据郁火的轻重、痰瘀兼夹、气阴耗伤之不同灵活配伍用药。常以丹栀逍遥散或龙胆泻肝汤加减。选用栀子、丹皮、黄芩、龙胆草、柴胡、香附、枳壳、瓜蒌皮、浙贝母、知母、夏枯草等。胸满胁痛明显者，可选加郁金、延胡索等；多食易饥，胃火较甚者，可选加生石膏、黄连等；大便秘结者，可加用大黄。

### 3.8　疏肝理气滋阴法

滋阴疏肝法，是滋阴药与疏肝药配伍，能使气血和畅的一种治疗方法。适用结节性甲状腺肝气郁结、肝肾阴虚证。因肝藏血，体阴而用阳，肝气郁结久而化火，则阴血暗耗；或素体阴血不足，肝肾阴亏，肝木失养，疏泄无权，遂而致之。临床甲状腺结节或肿块，胸胁脘腹疼痛，吞酸口苦，咽喉干燥，舌红少津，脉弦细数。可用一贯煎滋阴养血，疏肝解郁。选用沙参、麦冬、当归、生地黄、枸杞子滋养肝肾之阴。川楝子疏肝气之郁，使肝体得养，肝气条达而治愈。若见头目眩晕、心悸少寐、心烦易怒、五心烦热，或腰膝酸软、遗精滑精、妇人月经不调，或胸胁乳房作胀，乃郁久化火，浮阳上越，扰动心神之证。治宜滋阴疏肝、养心安神，方用滋水清肝饮加减治之。

### 3.9 疏肝理气温经法

适用结节性甲状腺肿兼有阳虚寒凝之证，症见甲状腺结节或肿块，畏寒怕冷，舌淡苔白，脉沉弦。方用柴胡疏肝散与理中汤加减。常用药如柴胡、橘核、青皮、小茴、乌药、吴茱萸、桂枝、炮姜等。但本证属肝郁寒结证。寒性凝滞，寒主收引，寒邪犯人，易致经脉气血为寒邪所凝结阻滞，不通则痛。故治疗采用疏肝散寒，佐以温肾阳立法，获得满意疗效。

总之，疏肝理气法，在临床上应用甚广，视病情灵活掌握，切不可拘泥守株。用之得当，可畅调气机，消除肝气郁滞，疏泄失常而引发的致病因素，使病情不至于向肝风、肝火等方面传变，也属治未病一法。对性格内向、郁郁寡欢或性情暴烈、急躁易怒之人采取心理疗法，使其去忧郁，戒躁怒，开朗豁达，以消除气郁之根源，亦同样重要。在治疗上解郁必先理气，同时要祛除因脏腑气机郁阻而产生的一些病理性产物，使各脏腑功能协调一致。为此，疏肝解郁必须与其他治法有机结合，不能独立地使用，在制方遣药上，还须注意配伍法则和辨证问题，如挟瘀、挟痰、挟火郁、兼气虚、兼阴虚、兼阳虚等。柴胡疏肝散和逍遥散是治肝郁的基本方、代表方，可在此基础上予以随症加减，知常达变，全面考虑，灵活应用，可获良效。

## 浅谈"毒邪"理论在甲状腺功能亢进临床诊治中的体会

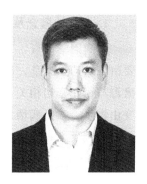

陈晨，副教授、副主任医师，博士研究生。湖北中医药大学第一临床学院、湖北省中医院心内科副教授，长期工作在教学科研临床第一线，在细胞免疫及材料学的基础研究方面有一定的造诣，发表国内外高水平论文数10篇，主持并完成湖北省教育厅项目一项，参与教育部科研项目两项，年冠心病介入手术量400余台，擅长复杂冠心病的腔内影像学诊断及治疗，湖北省中医院"昙华林学子"及武汉市中青年医学骨干人才获得者，湖北省青年晨光计划获得者，在日本多个心脏中心观摩学习，于加州大学洛杉矶分校东西结合医学中心访学研究，获湖北省教育厅青年教师2项访学资助，获得德国达姆施达特心脏中心高级访问学者计划。

甲状腺毒症（thyrotoxicosis）是指由于甲状腺本身或甲状腺以外的多种原因引起的甲状腺激素增多，进入循环血中，作用于全身的组织和器官，造成机体的神经、循环、消化等各系统的兴奋性增高和代谢亢进为主要表现的一组临床综合征。甲状腺功能亢进（hyperthyroidism，简称甲亢），是指甲状腺本身的病变引发的甲状腺毒症。其病因主要是弥漫性毒性甲状腺肿（Graves病）、多结节性毒性甲状腺肿和甲状腺自主高功能腺瘤（Plummer病）。普通人群中甲亢的整体患病率约为1.3%，其中约0.5%具有明显症状。通常来讲，女性及吸烟者甲亢的发病率较高；年轻女性发生弥漫性甲状腺肿伴甲亢（Graves病）的概率较高，而老年人发生多结节性毒性甲状腺肿的概率较高。而中医药防治"甲亢"是我国独具特色和优势的治疗方式，在改善患者临床症状方面疗效显著，因此从中医药中探索安全有效的治疗方案和药物成为医学界的关注重点之一。

中医并无甲亢这一病名，其对甲亢的认识与治疗，分散于"瘿瘤""惊悸"等病证的论述中，一般来讲，传统医学认为甲亢初期为肝气郁滞、肝郁化火，治疗多以清肝泄肝为主；中后期则多为肝火炽盛、痰凝血阻，甚至气阴两虚，治疗多以泻火益气养阴为主，同时注意化痰活血。

向楠教授从事甲状腺功能亢进的临床、科研多年，积累了丰富的经验，形成了自己独特的诊疗思想，在传统医学理论对甲亢认识的基础上，提出"毒邪"这一概念，向楠教授认为甲亢患者多存在不同程度的"毒邪"表现，并强调"毒邪"理念贯穿于整个"甲亢"疾病的发生、发展、治疗的全过程，提出了从"毒"论治甲亢的观点。本人在跟向楠教授学习的过程中，受此观点启发甚大，故将向楠教授提出的"毒邪"理论做一些简要的归纳和探讨，以供读者参考。

**1. 毒邪的概念及特征**

就病因学而言，毒是指病邪，有内外之分，外毒随外感六淫而入，内毒主要由脏腑功能紊乱，阴阳气血失调，郁结不解而生成，其中热（火）毒、痰毒、瘀毒与甲亢密切相关。毒邪致病的主要特征：一是易产生变证，毒是变证之因，变由毒生；二是病情缠绵，邪气蕴郁化毒，蓄积不解，迁延时久，故致病情顽固而缠绵反复；三是易伤气血，毒邪致病，远比其他致病因素对气血的伤害大。

**2. 甲亢毒邪的产生**

其一，水土毒邪：《诸病源候论·养生方》曰"诸山黑土中出泉水者，不可久居，常饮食，令人瘿病"，说明瘿病的发生与水土地域有关。其二，六淫毒邪：感受六淫之邪，尤其是暑热之邪，往往能诱发瘿病，或加重瘿病的病情。甲亢的复发与加重，亦与温热病邪有关。其三，抑郁生毒：长期情志不畅，忿郁恼怒，或忧患气结，即所谓"动气增患"，可导致瘿病。其四，环境毒伤：环境中的某些毒素，某些食物中成分亦可引起该病。

**3. 毒邪在甲亢发病中的病理机制**

"毒邪"作为甲亢发病的重要环节，一方面，患者由情志内伤，损伤肝气，肝旺克脾，气机郁滞化火伤阴，肝火郁遏日久成毒；另一方面，患者由于先天肾阴亏虚，加之七情内伤、饮食失调、房劳过度等诱因，而致阴虚不能制阳，虚阳上亢，继则火邪灼津，炼液为痰为瘀，内阻气血，而为火郁痰凝血瘀之证，火痰瘀之邪日久不散，蓄久化毒，形成热毒、痰毒、瘀毒为害。毒能生痰，毒能生瘀，热毒、瘀血、痰饮三者之间不但相互兼夹，而且还相互转化，从而形成毒痰瘀同病；痰瘀毒郁久，更加耗伤气阴，又变生气阴两虚之候，日久阴亏可渐损及阳，而成阴阳两虚之证。

### 4. 甲亢毒邪的致病特点

顽固性：甲亢毒邪致病，耗气劫阴，瘀血凝痰，损伤脏腑，久滞入络，形成邪盛正衰之势，不易速解，故甲亢为病，病势缠绵难愈，病情迁延日久，病程可达数年，并经常反复。

善变性：甲亢毒邪致病，病变无常，变化多端，无明显的时间性和季节性，并根据所害客体的状况而表现出多变的临床特征。

广泛性：甲亢毒邪致病范围宽广，临床表现多样，病及心、肝、肺、脾、肾诸脏；同时毒邪可兼夹热（火）、湿、瘀等病邪，侵犯不同的脏腑经络，导致多种疾病的发生。如毒夹痰瘀，结于颈前及眼后，阻滞于脉络，形成瘿瘤与突眼。

易伤气血：甲亢病久多虚，易耗气伤阴，日久阴亏可渐损及阳，而成阴阳两虚之证。

### 5. 祛除毒邪在临床治疗甲亢疾病中的应用

向楠教授认为肝火郁遏、肾阴亏虚是甲亢发病的始动因素；火郁、痰凝、血瘀是甲亢的共同病理基础，并构成毒邪产生的病理基础；痰瘀毒交阻是甲亢病机的核心；毒邪鸱张，败坏形体，损伤脏腑经络，变证丛生；气血阴阳平衡状态紊乱贯穿始终。治疗法则为益气滋阴以治本，清热解毒、化痰软坚、活血化瘀以治标，强调临床辨证时当分阶段、明确主证后方可论治。下面以一个简单的病例进一步阐释"祛除毒邪"在临床上治疗甲亢疾病的应用。

郭某，女，54岁，退休工人。就诊日期：2019年7月23日。主诉：心悸1年余。病史：患者诉于2018年5月体检时发现甲状腺功能亢进，7月因食欲亢进、大便次数增多、体重下降开始口服甲巯咪唑10 mg，每天1次；地榆升白片2片，每天3次；香菇多糖片2片，每天3次治疗。自2019年1月至今一直口服甲巯咪唑5 mg，每天1次治疗。现患者诉心慌，时有胸闷胸痛，休息后可自行缓解，与运动及体位无关，脾气暴躁，易为琐事扰心，善太息，失眠多梦，纳可，二便调。诊查：一般可，突眼（−），甲状腺Ⅰ度肿大，质软，无压痛及未及明显结节，手抖（−），心率84次/分钟，律不齐，未及明显杂音。舌质暗，苔黄腻，脉弦。实验室检查：2019年7月4日甲状腺功能检查提示促甲状TSH 0.31 μIU/mL↓，TGAb 174.5 U/L↑，TPOAb＞674.1 U/L↑。中医诊断：①气瘿；②胸痹；③气滞痰凝证。治以疏肝理气、化痰散结。西医诊断：甲状腺功能亢进，桥本甲亢。处方：黄芪10 g，党参10 g，当归10 g，柴胡10 g，白芍10 g，枳壳10 g，延胡索10 g，香附10 g，全瓜蒌10 g，薤白10 g，生甘草6 g。上药共14剂（中药免煎颗粒），每天1剂，分早晚2次，开水冲服。

二诊（2019年8月7日）：患者诉心悸、胸闷较前明显好转，近两周无胸痛发生，自觉脾气较前好转，仍有失眠多梦，未诉其他不适。向楠教授认为该方对症，守上方加茯神10 g、酸枣仁10 g、远志10 g，共14剂，每天1剂，分早晚温服。

本案患者以气阴两虚为本，气滞痰凝为标，根据"急则治标，缓则治本"的理论，当以祛邪为主，邪去方可防止进一步伤正，故本病治以理气化痰，辅以益气养阴。该患者在病程初期即有心悸，可见素体本虚，气虚则行血无力，则心动异常，故见心悸；气滞痰凝，气机不畅，故有胸闷胸痛；长期恼怒郁闷影响肝之疏泄，肝气郁结，气郁化火，横逆犯胃伤脾则见食欲亢进、便次增多，水谷不能转化为津血，则阴血不生，心神失养；郁火上扰心神，心神不宁则心烦失眠多梦。同时《三因极—病证方论》谓"此乃因喜怒忧思有所郁而成也"，"随忧愁消长"；"瘿者由忧恚气结所生"；《黄帝内经》中指出"精神不进，志意不治，病乃不愈"，这说明心理因素对甲状腺疾病影响较大，向楠教授审证求因，遵《黄帝内经》"木郁达之"之旨，选用柴胡疏肝散加减以疏肝理气。方中柴胡功善疏肝解郁；香附、延胡索入肝经，香附疏肝行气止痛，延胡索辛润走散，气血双行，为通络止痛之要药，上药共奏疏肝解郁、通络止痛之功。肝郁日久化热，气滞则津液不行，停而为痰，郁热与痰互结故见患者舌苔黄腻。患者合并有胸痹，故合用瓜蒌薤白剂治疗，其中瓜蒌理气宽胸、涤痰散结，为君药。薤白温通滑利、通阳散结、行气止痛，为臣药。两药相配，一祛痰结，一通气机，为治胸痹之要药。党参益血生津，黄芪补气，兼能生气，善治胸中大气下陷，以助胸中宗气。当归为"补血圣药"，具有补血活血、行气止痛之效；枳壳长于理气宽中，兼化痰消痞，可治闷胸痛；白芍养血敛阴，和甘草同用可养血柔肝，缓急止痛；甘草调和诸药；全方共奏疏肝理气、化痰散结之功。

最后需要强调的是，甲亢主要是内伤疾病，毒邪只是甲亢发病中的一个方面，不是全部。要避免将甲亢毒邪泛化，处处是毒，结果使毒邪难有真正的内涵，自然也就失去了将其引入甲亢研究的价值。通过进一步系统规范的研究，明确甲亢毒邪的界定与治疗内涵，阐明甲亢解毒治法的优势与机制，可望为提高甲亢中医药疗法的疗效找到真正的突破口。

## 中医对桥本甲状腺炎病位的认识及临床治疗经验分析

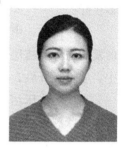

余欣然，医学博士，讲师。现就职于贵州中医药大学中医基础理论教研室，从事教学、科研、临床工作，主讲《中医基础理论》《内经选读》《中医学实验》课程，研究方向为中医药防治自身免疫性甲状腺炎，主持贵州省中管局课题1项，贵州省教育课题1项，校级科研课题3项，先后发表学术论文10篇。

桥本甲状腺炎，又称慢性淋巴细胞性甲状腺炎，是一种发生于甲状腺的自身免疫性疾病，属中医"瘿病"范畴，病机复杂，患者可经历甲亢、甲状腺功能正常、亚临床甲减、甲减等阶段，在不同的阶段有不同的证候表现，因此分期治疗是针对其发病特点的重要治疗方法，在分期的基础上结合脏腑辨证具有更为实际的临床指导意义。

甲状腺并不属于脏腑范畴，但与五脏有着密切的关系，历代医家及现代中医名家多认为本病病位多在肝、脾、肾，以肝失条达、脾失健运、肾失气化为本，痰、瘀、血交结于颈前发为肿块为标。结合分期论治，疾病早期多为肝郁化火或肝气郁滞证，中期肝木犯土则可见肝郁脾虚证，后期多为脾肾阳虚证，临床治疗也多以疏肝、健脾、补肾为治疗原则，用药多入肝、脾、肾经，疗效显著。

### 1. 从肝论治

首先，从肝的生理功能而言，肝主疏泄，有调畅气机、促进津血运行、促进脾胃消化、调节情志、促进生殖功能。而甲状腺激素对人体的生命活动的作用，也体现在代谢、消化、情绪、生殖等方面，因此，"瘿病"多从肝论治。桥本甲状腺炎的发病与情志失调尤为相关。《诸病源候论》中也提到"瘿者，由忧恚气结所生"，孙思邈的五瘿分类中就有"忧瘿"，直接利用病名指出了病的发生与"情志忧郁"相关。肝郁日久，耗气伤津，致肝阳虚，推动无力导致血行不畅，产生瘀血，痰浊，交结于颈前而发为瘿病。肝气郁结不仅可导致本病的产生，疾病发生后，也可反致肝郁化火、肝气郁结，在早期会有一过性甲亢，出现心烦易怒、面红目赤、手抖等症状，证属肝火亢盛，中晚期易产生抑郁的情绪。

从经脉循行路线而言，足厥阴肝经"起于大指丛毛之际，上循足跗上廉……上贯膈，布胁肋之后，循喉咙之后……连目系，上出额……上注肺"。循行路线中的"喉咙之后"包含了甲状腺所在的位置，二者关系紧密。再者，部分桥本甲状腺炎患者有目珠肿痛的症状，肝经连目系，肝开窍于目，也反映本病病位多在肝。

总体而言，中医中"肝"的概念其实包含了甲状腺组织，而桥本甲状腺炎的发病与肝主疏泄功能失调、肝郁化火等相关。强调在桥本甲状腺炎整个病程中，应重视肝脏，调达肝脏气血。

在实际临床运用中，"从肝论治"占重要的地位，用药也多入肝经。对治疗桥本甲状腺炎用药规律的最新研究发现，用药频次最高的为夏枯草，夏枯草入肝经，为治疗瘿病要药，除夏枯草外，疏肝要药柴胡在用药频次中排第四，张兆元用大柴胡汤治疗桥本甲状腺炎，调畅肝气，获得良效，陈熠在临床治疗中运用解郁法治疗桥本甲状腺炎，尤其对于合并于乳腺结节、增生疾病的女性患者，运用逍遥散加减，效果明显；张兰认为桥本甲状腺炎早期及中期多为肝气郁结或肝火亢盛，方用逍遥散、龙胆泻肝汤；有研究发现，桥本甲状腺炎晚期（多伴甲减）患者，运用柴胡疏肝散配合左甲状腺素钠片的治疗方法，可缓解患者抑郁、颈前肿大的症状，且可改善患者血清 $FT_3$、$FT_4$、TSH、TGAb、TPOAb 指标。

笔者在临床科研工作中，发现白芍总苷对于桥本甲状腺炎有较好的疗效，可显著改善大鼠甲状腺炎症浸润，降低抗体滴度，促进 SOCS1 基因表达，调控 JAK-STAT 信号通路，减轻大鼠炎症反应，促进 Th17/Treg 恢复平衡，改善免疫失衡状态，发挥免疫调节作用。而白芍是一种典型的入肝经药物，属毛茛科芍药属植物，性凉，味苦酸，微寒，有益气养血、行痹通络、柔肝止痛之功。

总而言之，在桥本甲状腺炎发展的各阶段，均与肝有密切关系，或为肝气郁结、肝失疏泄，或为肝火亢盛，治疗或疏肝，或清肝，均能获得良效。

### 2. 从脾论治

肝与脾两脏在生理病理上，本就有密切的关系，肝属木，脾属土，肝木过旺，易乘脾土。桥本甲状腺炎患者在早期，多有肝气郁结或肝火亢盛，易犯脾胃，逐渐发展而致脾气虚弱。同时，脾阳有赖于肾阳的温煦，而疾病晚期，多有肾阳亏虚，也会导致脾阳不振。

从脾的生理功能而言，脾为后天之本，水谷生化之源，主运化水谷及水液。脾气不足，脾失健运，水谷运化不及，则出现腹胀、纳呆、消瘦、神疲乏力，桥本甲状腺炎患者在甲减期，有食欲不振、精神倦怠的症状，乃脾失健运。脾主四肢肌肉，脾运化无权则肌肉无力，有相当一部分甲减者合并肌无力，乃"脾主肌肉"功能的减退。水液的运行也有赖于脾气的输布，脾气不足还可致水液运化失常，本病在甲减期，一部分患者可表现为全身性的水肿。

在临床治疗过程中，也很注重"健脾"的运用。根据中医"治未病"的思想，"见肝之病，知肝传脾，当先实脾"，桥本甲状腺炎在未出现脾胃症状时即应给予健脾治法。在治疗桥本甲状腺炎用药频次最高的前十味药中，有黄芪、白术、党参三味，均入脾经，具有健脾益气之功。有临床研究发现运用参苓白术散联合左甲状腺素钠片治疗本病的脾肾阳虚证型，可显著改善患者神疲乏力、便溏、纳呆腹胀等症，促进血清指标恢复正常；程益春教授主张中期健脾疏肝、化痰消瘿，后期则温补脾肾、软坚散结；一篇针对"从脾论治"桥本甲状腺炎的 Meta 分析显示，纳入的 22 篇文献中，有 15 篇观察了临床有效率，16 篇观察了 TGAb 及 TPO 滴度，3 篇观察了甲状腺肿情况，结果均显示，从脾论治联合左甲状腺素钠片治疗比单纯的甲状腺素治疗，可显著改善患者临床症状，缩小甲状腺肿大，改善血清学指标，提高临床有效率。

### 3. 从肾论治

从肾论治桥本甲状腺炎，主要体现在疾病的后期，患者出现甲状腺功能减退，可表现为脾肾阳虚的证型，可归"虚劳"的范畴。

从肾的生理功能而言，肾为先天之本，主藏精，主人体生长发育和生殖，若在儿童及青少年阶段出现桥本甲减，则会影响生长发育，导致发育迟缓、身材矮小、智力缺陷等。成年桥本甲状腺炎女性患者易致不孕、自发流产等，属于肾精不足；肾之阴阳为一身阴阳之根本，全身阳气有赖于肾阳温煦，本病在后期，出现畏寒、面色无华、少气懒言等，则为肾阳亏乏，气血不足；肾主水液，与膀胱相为表里，司膀胱之开阖，膀胱气化功能也有赖于肾气的强盛。桥本甲状腺炎在甲减时期，有水肿的症状，乃肾气虚衰，水液推运无力，膀胱气化失职，则发为肿满。甲减的患者的脉象特点为沉迟无力，乃"肾气不能运蒸，心阳鼓动不足"所致。凡见甲减者，定是阳虚之见症。肾阳虚是甲减的直接因素，随着病情的发展，最终会致阴阳两虚。

### 4. 小结

在临床的实际观察和治疗过程中，桥本甲状腺炎的发生是一个复杂的过程，往往同时涉及两个或两个以上病位，需从肝、脾、肾病位共同论治，三脏之间也相互影响，互为因果，可总结为"疏肝""健脾""补肾"。

桥本甲状腺炎病机复杂，对病位进行认识是进行脏腑论治的前提，在临床实际辨证过程中，还应与八纲辨证、气血津液辨证相结合，辨明阴阳寒热虚实郁，具体而言，早期为肝郁化火或肝气郁滞，患者可伴有情志的异常、目珠肿痛、乳房胀痛，治疗宜清肝或疏肝，可用龙胆泻肝汤、大柴胡汤、逍遥散加减；

中期肝木犯脾，则可见肝郁脾虚证，患者可伴有脘腹胀满、纳呆、消瘦、乏力等症，治疗宜益气健脾，可用参苓白术散、四君子汤化裁；后期多为脾肾阳虚，患者可见畏寒、水肿等症，应注重温补肾阳，可用右归丸、金匮肾气丸加减。归根结底，本病不离"郁"与"虚"，治郁不离肝，治虚不离脾、肾。肝、脾、肾三经均经过咽喉，与甲状腺相关联，从治疗用药而言，多入肝、脾、肾三经。

但值得注意的是，本病分期及脏腑论治不是决然分开的，各证型间存在相互交叉，如在疏肝同时，即使未出现脾胃症状，也应适当顾护脾胃，肾为先天之本，脾阳有赖于肾阳的温煦作用，在早期调补肾气也可延缓疾病的进展，不致发展为脾肾两虚之证。故在临床运用过程中，应辨证论治，灵活将疏肝、健脾、益肾结合运用，则能收获良效。

## 亚急性甲状腺炎的治疗体会

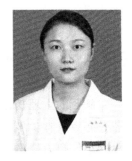

李家圆，医学硕士，主治医师。现就职于江汉大学附属医院（武汉市第六医院）内分泌科。研究方向为中西医结合治疗内分泌代谢及免疫性疾病的研究。临床擅长甲状腺相关疾病，糖尿病相关疾病［糖尿病酮症酸中毒、糖尿病非酮症高渗性昏迷（糖尿病高渗状态）、各种低血糖症、低血糖昏迷等］，痛风与高尿酸血症，骨质疏松症与其他骨代谢疾病等的诊治。

亚急性甲状腺炎（简称亚甲炎）是临床上最常见的以短暂疼痛为主要临床症状的甲状腺疾病之一。目前，亚甲炎的发病原因并不清楚，现代医学认为本病主要与病毒感染、遗传、免疫反应有关。西医治疗亚甲炎主要是以口服非甾体抗炎药和糖皮质激素为主，但是长期使用不良反应较多且易复发。中医药治疗亚甲炎有着独特的优势和潜力，中医以整体观念和辨证论治为治疗大法，对亚甲炎的病因病机探讨已有了一定深度，在治疗上能从整体出发，采用辨病与辨证相结合、整体与局部相结合及标本兼治等多种方法，并可以调节人体免疫力，缩短病程，还可以减轻或避免糖皮质激素带来的副反应，不良反应少，还能减少复发，治疗手段多样，包括汤药内服、膏药外敷等，更容易为患者所接受。

### 1. 病因病机

大多医家认为本病的病因与外感风热火毒之邪，内伤情志，饮食、水土失宜，体质因素等相关。外感风热火毒之邪是亚甲炎发病的主要外因。多由于患者素体正气亏虚，风温、风热之邪客于肺卫，内有肝郁化热，火性炎上，积热上壅，遂致颈部气血瘀滞、经络阻滞，不通则痛，挟痰郁结而致痈。大多医家认为本病病机主要与热毒、肝郁、痰瘀、正虚等相关。陆灏、戴芳芳等医家提出病机关键为热毒内盛，与痰瘀亦相关，热毒侵犯颈部，热毒之邪壅盛伤阴，致阴虚火旺，灼津炼液成痰，肝失疏泄，气血运行不畅，瘀血阻滞，痰瘀互结，不通则痛，故可见到颈前瘿肿坚硬而痛。芦少敏认为火热毒邪郁滞于肝胆而发为本病。高上林、肖璟则认为颈前为足厥阴肝经循行之处，肝郁化火为病机关键。张兰、马健也提出本病主要病理因素包括气、热、痰、瘀等，脾虚肝郁为发病基础。

**2. 分型辨证论治**

任平认为本病多为气滞痰阻、复感外邪所致，临证将本病分为痰热互结证及气阴两虚证分别论治。主张痰热互结证采用清热解毒、化痰消瘿为治疗大法，用药有大青叶、板蓝根、紫花地丁、金银花、连翘、鱼腥草、牛蒡子、生石膏等。对于气阴两虚证，治宜益气养阴生津，用药包括黄芪、党参、山药、生地黄、麦冬、茯苓、玄参、紫花地丁、金银花、连翘等。陈如泉教授、袁占盈教授均主张分为外感风热、肝郁蕴热、阳虚痰凝三型论治。陈如泉教授认为外感风热型，当予以银翘散加减；肝郁蕴热型，当以小柴胡汤合金铃子散加减；阳虚痰凝证，当予以阳和汤加减。袁占盈教授认为肝郁化火型，宜予以丹栀逍遥散加减；痰气瘀阻型，予六君子汤合血府逐瘀汤加减。冯志海教授认为本病是外感风热、疫毒之邪，内伤七情或体虚所致。临床应分为风热上扰、热毒壅盛、肝郁化火、脾肾阳虚四型，辨治：热毒壅盛型，方以自拟瘿痛汤加减；脾肾阳虚型，方以附子理中丸加减；风热上扰证、肝郁化火证治法同前。林兰教授根据亚甲炎的病程将其分为四个证型：风热外袭、热郁毒结；热毒壅瘿、表里合病；毒热炽盛、阴伤风动；邪去正虚、肾阳亏虚。辨治上对于热毒壅瘿、表里合病证，采用清瘟败毒饮加减；毒热炽盛、阴伤风动证，予以柴胡清肝汤加减，其余证型的治疗同前。冯建华教授将本病分为风温犯表型、热毒炽盛型、肝郁化火型、气阴两虚型和脾肾阳虚型 5 种证型。风温犯表型亦用银翘散加减，热毒炽盛型方用牛蒡解肌汤、清瘟败毒饮加减，肝郁化火型用柴胡清肝汤、龙胆泻肝汤加减，气阴两虚型方用生脉散加味，脾肾阳虚型方用金匮肾气丸、真武汤加减，并且在用内服药治疗的同时，常配合中药外敷来增强消瘿散结的功效，以如意金黄散、大青膏、消瘿膏等外敷于瘿肿处。

**3. 辨证专方专药加减**

李英杰将临床诊断为亚甲炎属火郁痰阻型的 60 例患者随机分配，治疗组30 例予以清热消瘿合剂（柴胡、夏枯草、忍冬藤、大青叶、浙贝、白芍、郁金、黄连），对照组予以穿王消炎片，结果显示治疗组在改善临床症状体征方面优于对照组（$P<0.05$）并可改善 TGAb、TPOAb。高悉航用透邪消瘿汤（连翘 18 g，黄芩、生白芍、玄参、生地黄、夏枯草、红藤各 12 g，豆豉、葱白、桔梗、生甘草各 6 g）治疗亚甲炎患者 30 例，对照组 30 例用吲哚美辛肠溶片治疗，结果显示治疗组对患者症状、体征、退热时间及甲状腺功能、ESR 等检查指标均有明显的改善作用，且未发生不良反应。杨俊瑶等用化痰散瘀方（木蝴蝶 10 g，板蓝根、茯苓各 15 g，桔梗、岗梅根、陈皮、川楝子、浙贝母、三棱、莪术、制半夏各 10 g，鳖甲、夏枯草各 20 g，甘草 6 g）治疗亚甲炎 42 例，对照组口服泼尼松治疗，结果显示治疗组的总有效率为 100%，对照组的总有效率为 81.0%，治疗组的治疗时间明显优于对照组，随访 1 年，治疗组无复发，而对照组有 3 例复发。

### 4. 中西医结合治疗

薛如冰将亚甲炎属热毒壅盛型的患者 60 例随机分为治疗组 30 例用解毒消瘿止痛汤（金银花、蒲公英 15 g，当归、甘草、玄参、牡丹皮、延胡索、柴胡、枳壳、皂角刺各 10 g，生地黄、夏枯草、荔枝核各 15 g，牡蛎 20 g）联合泼尼松 10 mg，每天 3 次治疗，对照组口服泼尼松 10 mg，每天 3 次治疗，结果显示对照组总有效率 73.33%，治疗组总有效率 96.67%，甲减发生情况及复发率治疗组均优于对照组（$P<0.05$）。陈茜等用活血消瘿汤（柴胡、蒲公英、败酱草各 15 g，金银花、延胡索、连翘、玄参、夏枯草各 12 g，黄芩、丹皮、僵蚕、牛蒡子、陈皮各 10 g）联合醋酸泼尼松治疗亚甲炎患者 39 例，结果显示治疗组总有效率 94.87%，明显优于对照组 82.05%，随访 12 周，治疗组复发和甲状腺功能减退发生情况优于对照组（$P<0.05$）。

### 5. 内外合治

王伟杰等用瘿痛汤（蒲公英 30 g，金银花、延胡索、野菊花各 20 g，赤芍、紫背天葵子、连翘各 10 g，紫花地丁 15 g，牡丹皮 12 g，薄荷 6 g，土茯苓 30 g，生甘草 9 g）联合消肿止痛膏（姜黄、大黄、黄柏、苍术、夏枯草、甘草、生天南星、白芷、天花粉）外敷治疗亚急性甲状腺炎热毒壅盛型的患者 130 例，结果显示对照组超声有效率为 78.46%，治疗组超声有效率为 95.38%，随访 6 个月，治疗组复发率均低于对照组（$P<0.05$），治疗组并发症发生率为 0.70%，显著低于对照组的 3.08%（$P<0.05$）。

向楠教授认为不论是分型还是分期，对于早、中期的亚甲炎病机均以热毒为主，早期在治法上皆以疏风散热解毒、清肺热为主，因亚甲炎所表现的外感与普通外感毒性症状更重，故清热解毒思想贯穿其中。在治疗措施上多数运用银翘散类方，包括自拟方均运用到金银花、连翘、薄荷、蒲公英、牛蒡子等药物。中期在治法上以清肝泻火解毒、和解少阳为主，在治疗上多运用到小柴胡汤类方，包括自拟方多运用到柴胡、黄芩、山栀、连翘、丹皮、川楝子、夏枯草等药物。

银翘散始载于清代医家吴鞠通的代表作《温病条辨》："本方谨遵《黄帝内经》'风淫于内，治以辛凉，佐以苦甘；热淫于内，治以咸寒，佐以甘苦'之训，又宗喻嘉言芳香逐秽之说，……此方之妙，预护其虚，纯然清肃上焦，不犯中下，无开门揖盗之弊，有清以去实之能，用之得法，自然奏效。"方中金银花、连翘轻宣透表，清热解毒，为君药。薄荷、牛蒡子辛凉，疏散风热；荆芥穗、淡豆豉辛温，解表散邪；四药同用，助君药发散表邪、透邪外出，俱为臣药。淡竹叶清热生津，桔梗利咽止咳、升提肺气，为佐药。甘草调和诸药，为使药。银翘散对该类疾病的良好疗效已经通过临床实践得到证明。一方面，大量实验研究证实，银翘散中的不同单味药具有不同的作用。另一方面，临床研究也提示，银翘散对上下呼吸道感染、流行性腮腺炎、病毒性心肌炎、流行性出血热、病毒性角膜炎等疾病均有疗效。此外，银翘散还具有解热、抗炎、镇痛、抗过敏、调节免疫功能的作用。

小柴胡汤出自张仲景的《伤寒论》："伤寒五六日中风，往来寒热，胸胁苦满，嘿嘿不欲饮食，心烦喜呕，或胸中烦而不呕，或渴，或腹中痛，或胁下痞硬，或心下悸，小便不利，或不渴，身有微热，或咳者，小柴胡汤主之。"全方主要由柴胡、黄芩、人参、半夏、炙甘草、生姜、大枣组成。《黄帝内经》曰："热淫于内，以苦发之。"方中柴胡，苦辛微寒，入肝胆经，其性轻清而升散，疏肝解郁，使肝气条达，以复肝用，能透达少阳半表之邪从外而散，又能舒畅经气之郁滞；黄芩苦寒，苦能燥湿，寒能清热，清热泻火解毒力强，且善清中上焦火邪，清泄少阳半里之热，二者合用使邪热外透内清，共解少阳之邪为君药。半夏与生姜相配伍能够起到防止胃气上逆止呕吐；可协助柴胡疏肝通气郁；人参、炙甘草补益体内正气，能够帮助祛邪，生姜、大枣固护胃气。本方寒热并用，攻补兼施，既能疏利少阳枢机，又能调畅气机升降，更使表里内外宣通，营卫气血通达，七物相合，而成和解之良方。

银翘散加减方和小柴胡汤类方作为早期亚甲炎主方之一，无论是单用还是与西药联合运用对比单独运用西药治疗，均能显著提高临床疗效，显著降低复发率，明显改善中医证候，尤其在缓解疼痛、缓解甲状腺肿大方面效果明显。在降低 ESR 方面，中西医结合治疗效果显著。提示上述方剂对亚急性甲状腺炎疗效明确，且副作用少，值得临床推广应用。

## 自身免疫性甲状腺疾病与风湿免疫性疾病相互关系的初步探讨

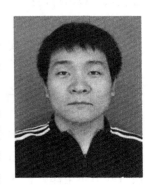

尹谢添，医学博士，讲师，主治医师。现就职于湖北中医药大学第一临床学院内科学教研室，同时就职于湖北省中医院风湿免疫科，长期从事一线临床、科研和教学工作，研究方向为中西医结合风湿免疫病方向和中医内科学内分泌方向。在临床上熟悉大内科诊疗，能熟练掌握风湿科、内分泌科和急诊科常见病多发病的抢救和诊疗。在教学上是"中医内科学""西医内科学""物理诊断""中医急诊学""临床穿刺技术"等临床课程的主讲教师，同时是临床规培生带教老师。在科研上现主持厅局级课题 1 项、校级教科研课题 2 项，先后发表国内核心期刊论文数篇，专业性著作副主编 1 部，编委 1 部。

自身免疫性甲状腺炎（AITD）是一组由 T 淋巴细胞介导的以甲状腺为靶器官损害的自身免疫性疾病。其包括 GD、桥本甲状腺炎（HT）、无痛性甲状腺炎（PT）、萎缩性甲状腺炎（AT）和产后甲状腺炎（PPT）等。其特征表现是有大量的淋巴细胞浸润甲状腺，在血清中有高滴度的甲状腺过氧化物酶抗体（TPOAb）或/和甲状腺球蛋白抗体（TGAb）或促甲状腺激素受体抗体（TRAb）。AITD 是最为常见的自身免疫性疾病之一，常常导致甲状腺功能减退，其发病率在 5%～10%。其病因病机尚不十分清楚。多数学者认为本病病因与遗传、环境、免疫等因素有关。发病机制与 T 细胞介导免疫反应和细胞凋亡等有关。

关于甲状腺疾病，中医自古以来就对其病名病因病机、治则治法方药有较为详尽的论述。根据甲状腺弥漫性无痛性肿大和质地坚韧的特点，其应属于医学"瘿病"范畴。瘿病是指颈前喉结两旁结块肿大为主要临床表现的一类疾病。早在战国时期《庄子·德充符》中就有对"瘿"病名的论述。其后唐宋时期《圣济总录·瘿瘤门》中将瘿病分为石瘿、忧瘿、泥瘿、气瘿和劳瘿五型，《三因极一病证方论·瘿瘤证治》中又将瘿病分为石瘿、气瘿、肉瘿、血瘿和筋瘿五型。在《吕氏春秋·季春纪》中认为瘿的发病和地理环境密切相关。在《诸病源候论·瘿候》中认为瘿的病因主要与情志内伤、水土因素有关。目前大部分中医认为，AITD 的病因与情志失调、饮食和水土失宜、体质因素、外感六淫等有关。AITD 基本病机是气滞、痰凝、血瘀壅结颈前。病位在肝、脾、肾三脏。病属本虚标实，以实证居多，可由实致虚。从十二经循行来看，肝、脾、肾三经均经过喉部（甲状腺）。正如《灵枢·经脉篇》所说"肝经：循喉咙之后；脾经：上膈，挟咽，连舌本，散舌下；肾经：入肺中，循喉咙，挟舌本"。从脏腑功能来看，肝主疏泄，情志不调，肝失疏泄，可致肝气内郁，结于颈前。脾为后天之本，主运化水谷精微物质和津液，脾气不足，气血生化乏源，水津代谢失布，痰湿内生，结于颈前。肾为先天之本，主藏精，主水，久病及肾或者先天禀赋不足，肾失封藏气化之能，水液代谢失布，血瘀痰阻，结于颈前。

风湿病是指一类因随着季节气候改变而发生的影响骨、关节及周围软组织，如肌肉、肌腱、滑囊、筋膜、韧带、神经等功能的疾病。现代医学认为风湿病属于结缔组织病（CTD）的范畴，是泛指结缔组织（肌腱、韧带、软骨等）受累的疾病，包括类风湿关节炎、系统性红斑狼疮、干燥综合征、强直性脊柱炎、肌炎等，总的来说其均属于免疫系统疾病，与遗传、感染和免疫等因素相关。其遗传和免疫因素为内在因素，感染因素为外在因素，三者相互作用，推动病情发展。

中医学认为风湿病属于"痹证"范畴，是指因感受外感六淫之邪，痹阻经络，影响气血运行，导致肌肉、筋骨、关节疼痛、重着、酸楚、麻木、屈伸不利，甚或僵硬肿大变形为主要表现的一类疾病。中医认为"痹证"病因与"风、寒、湿、热、痰、瘀、虚"有关，病机与"经络闭塞、气血不通、气血不荣"有关，病位与"脾胃、肝肾、关节、筋骨"有关。同时认为，本病病情复杂，缠绵难愈，其发生与正虚卫外不固，加之外邪侵袭有关。早在秦汉时期《黄帝内经》中便指出"风寒湿三气杂至，合而为痹。其风气胜者为行痹，寒气胜者为痛痹，湿气胜者为着痹"。汉代张仲景在《金匮要略》中多次提道"湿家病身疼发热""湿家之为病，一身尽疼，发热""湿家身烦痛"。尤怡的《金匮翼》中提道："热痹者，闭热于内也……腑脏经络，先有蓄热，而复遇风寒湿气客之，热为寒郁，气不得通，久之寒亦化热……"可见正虚卫外不固，加之外邪侵袭是本病发生的重要因素。

从临床实践中来看，甲状腺疾病常常可以合并风湿病，二者常同时存在，如系统性红斑狼疮就容易合并桥本甲状腺炎，类风湿关节炎和干燥综合征亦容易合并自身免疫性甲状腺炎等。从病因病机上来说，两种均属于自身免疫性疾病，发病原因均与遗传、免疫、感染相关，发病机制均与T淋巴细胞和B淋巴细胞的免疫相关。从中医的"一体观"和"辨证论治"角度上来说，两者亦可相互为因，互相因果，痹证受外感六淫的影响容易出现气滞、痰凝、血瘀等病理产物，该病理产物如壅结颈前，便可能导致瘿病的产生。

故向楠教授，从临床实践出发，结合中西医相关理论，认为甲状腺疾病和风湿病有密切联系，但因目前两大类疾病本身病因病机尚不十分明确，故两者的紧密连接点还需进一步探讨。笔者师从向楠教授数载，沿袭此种理念，在此方面深挖学习，通过动物试验和临床观察相结合的方法，以期能在此方面有所建树。在动物试验方面，主要是延续向楠教授之前的研究，观察中草药对自身免疫性甲状腺炎的机制研究，而在临床观察方面主要是回顾性研究甲状腺疾病合并风湿免疫性疾病的危险因素，如此才能更好地指导临床治疗。

向楠教授治学严谨，在临床实践中，她擅长运用中西医结合的方法治疗内科疾病。在跟向楠教授学习的日子里，我深刻地体会到向楠教授是一位博学的老师，她善于把自己行医多年的临床诊疗经验上升为理论，用于指导学生的工作，使我开拓了思路，活跃了思维，开阔了视野，更新了观念，逐步提高了诊疗技术，坚定了对中医药的信心。从导师的身上感受到的是，她对古老的中医及其发展前景充满了信心。向楠教授认为对疾病的治疗，应该病证结合，中西并重；内外合治，标本兼顾；综合调理，防治并行。病证关系研究一直是中西医结合研究的热点，根据病和证的不同侧重，病证结合又可分为以证为纲和以病为纲两种模式。以证为纲，即强调中医学中的"证"不同于现代医学辨病的重要性和异质性，临证注重证同则治同，证异则治异，治随证行。以病为纲，即强调现代医学的"病"不同于传统医学辨证的重要性和异质性，临证注重病同则治同，病异则治异，治随病行。病证结合模式的现代临床运用有多种，如辨病为主、辨证为辅，辨证为主、辨病为辅，舍病从证、舍证从病等。而向楠教授认为，病证结合模式可以是双重诊断、双重治疗、中西合用，双重诊断可弥补中医辨病辨证直观化、表面化缺陷，从宏观和微观多角度把握疾病；双重治疗可以增效减毒，优势互补。同时，向楠教授认为，在治疗上我们可以内服与外治同时进行，除针对病因治疗外，还应该对症治疗，快速缓解患者症状，以达到标本兼顾的目的。除此之外，我们治疗时还应该谨记，调理本脏腑疾病时，需注意生克制化关系，同时调理其他脏腑，未病先防，已病防变。

## 中西医联合治疗亚急性甲状腺炎

肖璟，内分泌代谢专业硕士研究生，主治医师。师承向楠教授。湖北省中医药学会内分泌专业委员会青年委员，湖北省微循环学会消渴专业委员会委员，武汉市医学会糖尿病学会委员，武汉市中医药学会脾胃病专业委员会委员。参与了《内分泌系统疾病诊疗技术》的编写，参与了《自拟抗糖网方对糖尿病视网膜病变患者临床疗效观察及炎症作用机制初讨》《医联体整合模式下社区糖尿病视网膜病变患者筛查及分级诊疗效果初探》等多项科研项目，发表《绝经后妇女血清 MMP-13。TIMP-1 水平与骨密度的相关性研究》《糖皮质激素治疗亚急性甲状腺炎的临床价值分析》《MMC 综合管理在出院糖尿病患者并发症中的应用效果评价》《海桐皮汤联合依降钙素对绝经后骨质疏松合并膝骨关节炎患者 IL-1β、OPN 和 MMP-13 及其抑制因子表达的影响》等专业论文数篇。

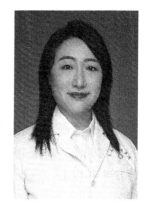

亚急性甲状腺炎（subacute thyroiditis）又称（假）巨细胞甲状腺炎、非感染性甲状腺炎、病毒性甲状腺炎、肉芽肿性甲状腺炎等，系 1904 年由 DeQuervain 首先报告。本病近年来逐渐增多，临床变化复杂，可有误诊及漏诊，且易复发，但多数患者可得到痊愈。本病可因季节或病毒流行而有人群发病的特点。其病因尚未完全阐明，一般认为和病毒感染有关。

本病多见于中年妇女。发病有季节性，如夏季是其发病的高峰。起病时患者常有上呼吸道感染。病毒感染后 1～3 周发病，典型者整个病期可分为早期伴甲状腺功能亢进、中期伴甲状腺功能减退及恢复期三期。

早期：起病多急骤，呈发热，伴以怕冷、寒战、疲乏无力和食欲不振。最为特征性的表现为甲状腺部位的疼痛和压痛，常向颌下、耳后或颈部等处放射，咀嚼和吞咽时疼痛加重，甲状腺病变范围不一，可先从一叶开始，以后扩大或转移到另一叶，或始终限于一叶。病变腺体肿大，坚硬，压痛显著，伴有单个或结节。病变广泛时，泡内甲状腺激素及非激素碘化蛋白质一时性大量释放入血，因而除感染的一般表现外，尚可伴有甲状腺功能亢进的常见表现。

中期：当甲状腺腺泡内甲状腺激素由于感染破坏而发生耗竭，甲状腺实质细胞尚未修复前，血清甲状腺激素浓度可降至甲状腺功能减退水平，临床上也可转变为甲减表现。

恢复期：上述症状渐好转，甲状腺肿或及结节渐消失，也有不少病例，遗留小结节以后缓慢吸收。如果治疗及时，患者大多可得完全恢复，变成永久性甲状腺功能减退患者为少数。

中医可将本病归属于"瘿病""痛瘿""瘿痈""瘿瘤"等范畴，没有本病的具体病名记载，但与《外科正宗》之"核生颈旁，质较硬，大小不等，常伴寒热"的筋瘤相似，并且历代医家认为外感六淫、水土因素、情志内伤、体质因素是导致本病发生的重要因素。

向楠教授认为本病主要为外感风热毒邪所致。以六淫致病论，风性善行而数变，游走不定。本病常先发于一侧，后转至另一侧，有游走不定的特点。热为阳邪，致病常表现为一派热象的症状。本病初起多数患者有低热，少数有高热、面赤、脉洪数。故外感六淫中本病病因乃风热毒邪为其主要病因较合理。外感风热邪毒或风。

在轻症或不典型病例中，甲状腺仅略增大，疼痛和压痛轻微，不发热，全身症状轻微，临床上也未必有甲亢或甲减表现。本病病程长短不一，可自数星期至半年以上，一般为2～3个月，故称亚急性甲状腺炎。病情缓解后，尚可能复发。

亚急性甲状腺炎血白细胞计数及中性粒细胞正常或偏高，ESR明显增快，常>40 mm/h，可达100 mm/h。甲亢期血清$T_3$、$T_4$、$FT_3$与$FT_4$浓度升高，TSH分泌受抑制，甲状腺摄碘率降低。甲状腺彩超可见甲状腺肿大，早期示低回声区，而在恢复阶段，超声显示为伴轻微血运增加的等回声区。甲状腺扫描可见图像显影不均匀或残缺，亦有完全不显影的。甲状腺活检可见特征性多核巨细胞或肉芽肿样改变。

亚急性甲状腺炎治疗包括两方面：减轻局部症状和针对甲状腺功能异常影响。一般来说，大多数患者仅对症处理即可。对轻型病例采用阿司匹林或其他止痛药。如用对乙酰氨基酚或用水杨酸盐可控制症状；病情严重病例，如疼痛、发热明显者可短期用其他非类固醇抗炎药，或应用糖皮质激素，如泼尼松，可迅速缓解临床表现，持续用药1～2周甚或4～8周以后减少药量，共用6～8周。如患者在用泼尼松24～48 h无反应，亚急性甲状腺炎的诊断应再评定。在治疗中随查ESR改变，可指导用药如病情需要，再次开始用泼尼松仍然有效，然而糖皮质激素并不会影响本病的自然过程，如果糖皮质激素用后撤减药量过多、过快，反而会使病情加重，一旦复发，需重新开始激素治疗，撤药更需缓慢，且长期应用有明显的副作用。患者伴有甲状腺功能亢进时一般不采用抗甲状腺药治疗，通常采用非特异的药物，如口服阻滞剂普萘洛尔。因本病伴甲亢是暂时的，且甲状腺摄碘率低不是放射碘治疗的指征。这些药破坏甲状腺激素的合成，但亚急性甲状腺炎血中过多的甲状腺激素是来源于被破坏了的滤泡漏出的$T_4$和$T_3$，而不是由于合成和分泌增多所致，无须使用硫脲类抗甲状腺药。本病的甲减期也常是暂时的，通常甲减症状不多，所以不需甲状腺激素替代治疗，此时TSH分泌增加对甲状腺功能的恢复是重要的。除非患者甲减症状明显，甲状腺激素治疗应当禁忌。伴甲减病情轻者无须处理。但有5％～10％的患者可发生永久性甲状腺功能减退，需要长期甲状腺激素替代治疗。

国外有研究发现，早期接受糖皮质激素治疗的患者甲状腺功能减退的总体发生率高于未接受激素疗法的患者，并认为激素疗法虽可缓解症状，但不能预防早期和晚期甲状腺功能紊乱。此外，糖皮质激素的副作用及使用禁忌证也使其临床应用受到限制。因此，如何治疗本病及预防其复发，仍然是目前治疗上的一个棘手问题，所以中药在抗病毒方面有独到之处，既可有效缓解临床症状，又能显著降低该病的复发率，同时有效避免了激素引起的副作用。

向楠教授认为本病主要为外感风热毒邪所致，以六淫致病论，风性善行而数变，游走不定。本病常先发于一侧，后转至另一侧，有游走不定的特点。热为阳邪，致病常表现为一派热象的症状。本病初起多数患者有低热，少数有高热、面赤、脉洪数。外风热邪毒或风温邪热袭表，热毒壅盛，灼伤津液，炼液为痰，痰阻气机，血行不畅，形成局部结节或肿块难消；或平素急躁易怒，则气机失于调畅，气滞血行不畅，与热邪互结于颈项，气郁热结，血瘀阻滞经络，经气不畅而致疼痛，最终发为"痛瘿"。其基本病理变化为气滞、血瘀、痰凝。

向楠教授认为肝郁热结是主要的病理机制，该病累及多个脏腑，包括肝、肺、脾、胃、心、肾，尤为肝脏。在生理上，肝主疏泄，喜调达，郁则化火，是调畅全身气机、推动血和津液运行的一个重要环节，凡精神情志之调节功能，与肝密切相关。肝脉起于足大趾，上行环阴器，过少腹，挟胃，属肝络胆，贯膈布胁肋，循喉咙，连目系，上巅顶。足厥阴肝经循行甲状腺。病理上，若肝失疏泄，则气的升发不足，气机的疏通和发散不力，气行郁滞，出现肝气郁结，兼以外感风热，病邪郁久化热，肝郁热结，互结于颈项，导致血液的运行障碍，则可形成血瘀，或导致津液的输布代谢障碍，聚而成痰，痰气交阻于咽喉，则喉头有异物感，压之有触痛，发为本病。在人的情志互动中，怒对肝主疏泄影响最大，所谓"怒伤肝"，《素问·举痛论》说"怒则气上"。故患者情志不畅，暴怒或郁怒时，本病病情程度加重。向楠教授认为本病初期外感风热毒邪，侵犯肺卫；情志不遂，肝气郁滞化火，又常伴胃火、心火；病久或迁延失治误治，损及气血伤阳，致脾肾阳虚。

向楠教授根据亚急性甲状腺炎的自身特点，结合其临床经验，概括为外感风热、肝郁蕴热、阳虚痰凝3个主要证型。

向楠教授认为，亚甲炎初期乃外感风热，风热袭于肺卫所致，故见发热、微恶风寒；郁而化热，上犯颈咽，则咽干喜饮、咽颈部疼痛；日久灼伤津液，气血运行不畅，痰瘀互结，形成甲状腺结节。舌尖红，舌苔薄白，脉浮，为外感风热之象。急则治其标，治宜透邪解表、清热解毒、活血止痛。方选银翘散化裁，金银花、连翘辛凉透邪清热；薄荷、牛蒡子、板蓝根疏风清热、解毒利咽；猫爪草化痰散结、解毒消肿；穿山龙、延胡索、川楝子疏肝清热、活血止痛；柴胡伍黄芩，使邪热外透内清，和解少阳；甘草清热解毒，调和诸药。全方共奏透邪解表、清热解毒、活血止痛之效。甲状腺肿痛者常加赤芍、川楝子、忍冬藤、紫背天葵、板蓝根、蒲公英，清热解毒，消肿止痛。局部压痛明显者，加防风、白芷、王不留行、鬼箭羽。甲状腺肿大明显，质韧者常用加猫爪草、夏枯草、三棱、莪术、桃仁。伴结节者，常用制乳没、急性子、王不留行、夏枯草、郁金。甲状腺肿大，结节较为顽固难治者，加桃仁、鬼箭羽、穿山龙、土鳖虫、白芥子、生牡蛎。若发热伴心慌者加赤芍、丹皮、栀子。口干、口苦者加天花粉、葛根、沙参、麦冬。因本病中年女性居多，故月经不调者可加香附、益母草、丹参、红花、赤芍。

　　向楠教授认为肝失调达，肝郁气滞，津血运行不畅，痰结血瘀，搏结前，郁久化火，火毒蕴结颈前则瘿肿疼痛，可循经呈放射性疼痛；肝气瘀滞，则急躁易怒；肝火上炎，则口苦咽干，渴而欲饮；热逼津液外泄，则多汗，肝火扰心，则心悸；舌质红，苔薄黄，脉弦数为肝郁内热之象。总为肝郁气滞，热毒蕴结，痰瘀阻络。治宜清肝泻火、解毒活血止痛，故以小柴胡汤合金铃子散为基本方化裁，柴胡、黄芩疏肝泄热，以热毒清解；川楝子伍延胡索，既能疏肝泄热，又能活血止痛，以上两组药对，选药精当，配伍精准，共奏疏肝清热、活血止痛之效。同时，伍以连翘、忍冬藤、猫爪草、板蓝根、土贝母等大队清热泻火解毒药直折火邪，赤芍清热活血止痛，甘草清热解毒、调和诸药。

　　向楠教授认为阳虚痰凝证乃疾病之后期，为病程迁延日久或失治误治，日久耗气伤阴，损伤正气，或因素体阳气不足，或阴损及阳而致脾肾阳虚，则畏寒肢冷，面色少华，小便清长，大便溏薄；阴寒内盛，寒凝血瘀，痰血结于颈前，则甲状腺肿大；阳虚阴寒凝滞，痰湿瘀血阻于脉络，故"不通则痛"，"不荣则痛"，则疼痛不甚；舌苔白腻，脉沉紧为阳虚痰凝之象。治疗当温阳补血，化痰散结，活血止痛之法，故以阳和汤为基本方加减化裁。方中重用熟地黄温补营血，填精益髓；肉桂温阳散寒，通利血脉；辅以麻黄辛温宣散，发越阳气，以散寒邪；白芥子善消皮里膜外之痰，山慈姑消痰散结，《本草新编》云："山慈姑正消痰之药，治痰而怪病自除也。"紫背天葵虽为寒凉之品，与温补药物合用，去性取用，既能活血止痛，又能制约温补药物的燥性；延胡索、川楝子疏肝泄热，活血止痛，郁金活血行气，使补而不滞；甘草调和诸药。全方温阳补血以治其本，温经散寒、除痰通滞以疗其标。

　　以上证型不是孤立的，常多相互兼夹，如外感风热可兼有气郁痰凝证；肝郁蕴热型可兼有气郁痰结血瘀之证。同时证型之间可以转化或兼夹多证候。临床用药上，向楠教授根据亚急性甲状腺炎患者的"气滞""痰凝""血瘀"的辨证特点，针对不同类型对症下药，随症加减，再结合辨病的病程发展特点用药。

且强调亚急性甲状腺炎恢复期，病久多瘀、多虚，治宜疏肝健脾、化痰活血，即在化痰活血的同时，切不可忘记补脾胃之气，巩固先天本，一来是以免祛邪太过，二来益气活血，以助疾病的恢复。

向楠教授治疗亚甲炎的学术思想可概括为以下几个方面。

**1. 重视诊断，辨证与辨病相结合**

亚甲炎需要与急性化脓性甲状腺炎、结节性甲状腺肿出血、桥本甲状腺炎、甲状腺功能亢进、急性上呼吸道感染等疾病相鉴别。依据患者症状体征及辅助检查，务必仔细询问病情方可鉴别。

**2. 治疗方法多变，分清轻重缓急**

疼痛较重者，急当以止痛为主，可用小剂量糖皮质激素，发热者可退热、抗感染治疗，中药以清热解毒、活血止痛为主，结合局部外敷治疗，如金黄消瘿膏、散瘀止痛膏等，后期可用丸剂或者膏剂巩固疗效。

**3. 注重并发症的诊治**

亚甲炎长久不愈，可能合并甲减，主要为病久脾肾阳虚所致，当以温阳止痛为主，以阳和汤为代表方；亚甲炎合并甲状腺结节也较常见，因肝郁气滞、痰瘀壅结颈前所致，以活血消瘿汤或活血消瘿片为代表方；亚甲炎合并甲亢者，多为一过性，甲状腺毒症明显者，可以使用受体阻滞剂，以复方甲亢片可取得较好疗效。

**4. "治未病"思想的运用**

有报道，本病后期 5%～15% 可发展为永久性甲减。向楠教授强调既病防变，治疗上疏肝解郁，调达气机，以防肝病传脾肾；使用激素宜小剂量，中药巩固疗效；甲状腺毒症期不宜使用大剂量抗甲亢药物。另外，复发是本病治疗的一大难点。向楠教授强调宜已愈防复，应慎用海藻、昆布等含碘丰富的药物；饮食宜清淡，少食刺激性食物及海产品；规律适度运动，生活节制，调畅情志，增强体质，使正气存内，邪不可干。

临床上取实验组 33 例使用糖皮质激素＋中药治疗，对照组 33 例使用糖皮质激素＋非甾体消炎药治疗，对比两组症状（发热、疼痛、甲状腺肿大）（表3-4）消失时间，消化道不良反应、体重增加等，实验组发热消失时间、疼痛消失时间均与对照组无明显区别（$P > 0.05$），两组均能快速有效地缓解发热及颈部疼痛症状，但实验组甲状腺肿大消失时间较对照组更短，实验组消化道症状、体重增加等糖皮质激素的副作用均较对照组少发生（$P < 0.05$）（表3-5）。

表 3-4　两组观察指标对比 ($\bar{x}\pm s$, d)

| 组别 | 例数（例） | 发热消失时间 | 疼痛消失时间 | 甲状腺肿大消失时间 |
|---|---|---|---|---|
| 实验组 | 33 | 2.69±1.32 | 2.36±1.32 | 7.52±1.56 |
| 对照组 | 33 | 2.52±1.21 | 2.15±1.45 | 14.25±1.43 |
| t | — | — | 1.77 | 18.269 |
| P | — | — | >0.05 | 0.000 |

表 3-5　对比两组患者不良反应发生率（例）

| 组别 | 例数（例） | 胃痛 | 失眠 | 血糖上升 | 不良反应率（%） |
|---|---|---|---|---|---|
| 实验组 | 33 | 1 | 0 | 1 | 2（6.06%） |
| 对照组 | 33 | 4 | 2 | 3 | 9（27.27%） |
| t | — | — | — | — | 5.346 |
| P | | | | | 0.021 |

虽然目前临床还尚未完全明确亚急性甲状腺炎的发病机制，但发病时患者可持续发热、颈部疼痛，严重者甚至蔓延到周围，发展为难治性病例或长期反复发作，故需及时对患者开展有效治疗，运用向楠教授学术经验，使用中西医联合治疗亚急性甲状腺炎可促进症状快速缓解，疗效佳，且安全性高，副作用小，深受患者好评。

## 戊戌－辛丑年杏林求学感悟及笔谈

牧亚峰，医学博士，主治医师。主要研究方向为中医药防治甲状腺疾病的基础与临床研究。博士期间发表论文 6 篇，参与发表论文 3 篇；主持或参与湖北省卫健委中医药科研重点项目及国家自然科学基金等课题多项；参与陈氏瘿病学术流派传承工作室及湖北中医名师向楠传承工作室的相关工作，参与编写《向楠医学学术思想集成》《中药配方颗粒临证手册》《中医临床辨治》；曾获 2018 年江苏省研究生"探索·发现系统生物学与中医药"暑期学校优秀学员，2018 年第十一次全国中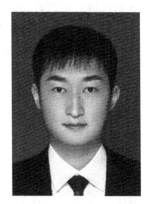西医结合内分泌代谢病学术大会优秀论文，2019 年湖北省中医药学会内分泌专业委员会学术年会二等奖，2019 年第四届全国中医药博士生创新发展论坛最佳风采奖，2020 年江苏省研究生中医中药学术创新论坛大会报告优秀奖，2021 年上海中医药大学"中医内分泌与代谢病"研究生学术论坛优秀论文二等奖及多次获校学业奖学金，并参加2021年香港浸会大学"第十七届国际研究生中医药研讨会"。

光阴似箭，日月如梭，回想起博士3年杏林求学的日子，感慨万千。回首黄家湖畔学习、生活的点点滴滴，有起初对未来的迷茫，有课题准备时的艰辛，有学业毫无进展时的几近崩溃，有柳暗花明的黎明到来，到现在有充实收获的喜悦。经历了酸甜苦辣的求学攻博之路，心情可谓五味杂陈，但我相信这是我人生中非常重要的一段经历。自打加入导师向楠教授的团队后，在恩师的指导及影响下，我对临床、科研、传承等方面有了些许思考，遂书不成熟的想法以供探讨。

**1. 从病证结合角度谈亚急性甲状腺炎的治疗**

病证结合理念最早可追溯至秦汉时期的《黄帝内经》《伤寒杂病论》，经历数十代医家发展与现代医学的融合，越来越多的专家、学者将精准的西医诊断与个体化的中医辨证论治相结合，催生了新的"病证结合"模式，为发挥中医临床特点、提高疾病疗效做出了有益的尝试。全国名中医陈如泉教授和湖北中医名师向楠教授都十分推崇病证结合思想在疾病诊治中的作用。受两位恩师影响，学生在临床实践过程中不断思考、反复总结，体会到病证结合思想在甲状腺疾病乃至内分泌疾病的诊治研究中有着重要的价值。并以甲状腺疾病中的亚急性甲状腺炎为对象，试从病证结合角度探讨其治疗。

**1.1　病证结合——诊"病"为先，辨"证"为后**

由于"瘿病"中医病名术语概念模糊、笼统且不规范，涵盖了甲状腺功能亢进、甲状腺功能减退、甲状腺肿大等多种甲状腺疾病，临床实践中并不能准确概括其发病特点及病理演变过程。相较于"瘿病"等中医名词术语，现代医学对亚甲炎的命名更加规范，更能准确反映本病的病理特点，有助于医师掌握其临床表现、发病机制及演变规律。所以，我们提出"西医辨病与中医辨证结合"的病证结合治疗观诊治亚甲炎，应当可以发挥出最大的临床疗效。首先明确该病西医诊断。临床上我们观察到本病患者有发热、乏力、颈前疼痛等症状，并运用现代医学甲功、彩超、ESR及CRP等检查方法，参考诊断标准可以快速而准确地做出诊断。有了正确的西医诊断作为前提，才能避免误诊误治，为中医学因人制宜的个性化辨证论治奠定基础。病证结合并不是说辨"病"重要而辨"证"不重要，而是两者在病证结合治疗中均占有重要地位。诊疗亚甲炎时要以诊"病"为先，以辨"证"为后，二者有机结合、优势互补，才能准确反映病患状态，更有针对性地治疗，达到最好的治疗目的。

### 1.2　病证结合——辨病论治与辨证论治

基于正确西医诊断的基础上进行辨病论治，有助于把握亚甲炎的病程，同时辨证论治的准确性也会大大提高。现代医学对本病的发展分析透彻，在某些方面已经能够准确指导中医辨证分型，使得治病更灵活、更个体化。因此我们提出以辨病为先，辨证为主，辨病与辨证相结合的诊治策略。结合导师临床经验将本病分为外感风热、肝郁热毒、阳虚痰凝3个主要证型。亚甲炎初期多乃外感风热，风温之邪袭于肺卫所致，急则治其标，治宜透邪解表、清热解毒、活血止痛，方选《温病条辨》银翘散化裁；肝郁热毒证多乃表证已解，邪热入里，或病久情志不舒，或素来急躁易怒，肝失疏泄，气不畅达，气滞则血不畅行、瘀阻经络，津停成痰，痰结血瘀，则与热邪结于颈前，治宜疏肝清热、解毒活血，方选《伤寒论》小柴胡汤合《太平圣惠方》金铃子散为基本方化裁；阳虚痰凝证多为亚甲炎发展至后期，系病程迁延日久或失治误治，日久耗气伤阴，损伤正气，或素体阳气不足，或阴损及阳而致脾肾阳虚，治宜温阳补血、化痰散结、活血止痛，方选《外科证治全生集》阳和汤为基本方化裁。虽然我们将亚甲炎分为3个主要证型，但是各个证型之间不是孤立或一成不变的，往往相互兼夹。随着病程的发展，病程之间的证候可以相互转化或兼夹。所以临证时也需注意兼夹病证，灵活辨治。

### 1.3　病证结合——研判疾病预后

亚甲炎经治疗后大都会痊愈，尽管如此，初始治疗后可能会因上呼吸道感染、疲劳等因素复发，反复发作者屡见不鲜。辨病可以帮助我们知悉本病的预后特点，当临床上遇到病情反复发作的患者时，虽然辨证施治可以起到良好的治疗效果，但我们也应警惕其预后有发展成永久性甲减的可能。因此，对于这类患者，我们要运用中医"治未病"的思想，做到已病防变，知肝传脾当先实脾。治疗上辨证予疏肝解郁，调达气郁，以防肝病传脾肾。此外，为了预防疾病复发，临证处方时要慎用含碘丰富的中药；生活起居宜清淡饮食，少刺激性食物及海产品，调畅情志，增强体质，使正气存内，邪不可干。在病证结合思想指导下，根据病情变化可以准确辨出亚甲炎大致预后。又据不同阶段的不同预后情况，予中医辨证施治及个体化预后指导。总之，病证结合不仅可以帮助我们研判亚甲炎的预后，而且能积极发现并治疗永久性甲减和反复发作者。

在病证结合临床实践中，"辨病""辨证"二者可以取长补短，发挥各自特长，提高防治水平。

### 2. 运用系统生物学组学技术探讨甲状腺疾病的中医药研究与应用

甲状腺疾病是最常见的内分泌疾病之一，占人群的20%～50%，主要包括甲状腺功能异常（甲状腺功能亢进、甲状腺功能减退）、甲状腺肿瘤（甲状腺结节、甲状腺癌）和甲状腺炎症（自身免疫性甲状腺炎、亚急性甲状腺炎）等。据中国健康教育中心公布的最新数据，我国有超过 2 亿甲状腺疾病患者。中医药治疗甲状腺疾病有一定优势，其作用温和而持久，具有综合治疗作用。目前，甲状腺疾病中医药研究缺乏系统深入及中医药特色与创新，需要一些新方法、新技术来满足临床治疗与实验研究。

系统生物学可从分子途径、调节网络、细胞、组织、器官和整个生物体水平上研究结构和功能不同的分子及其相互作用。通过发现功能如何在动态相互作用中产生，解决了分子和生理学之间缺失的联系。目前包括基因组学、转录组学、蛋白质组学、代谢组学、表型组学、微生物组学等组学技术被广泛用于系统生物学研究，高通量组学构成了系统生物学的组学技术平台。中医学以整体观念和辨证论治为基本特点，认为人体是一个有机的整体，构成人体的各组成部分在结构上不可分割，在功能上相互协调、互为补充，在病理上相互影响。中医理论的整体观是多维度、多层次的，并具有丰富的内涵。系统生物学整体观与中医药理论整体观在研究医学问题上都具有关注人体综合性生命功能的整体视角，它们都是从动态变化中分析及认识客观规律，具有相似之处。因此，系统生物学有望成为研究中医理论的一种有效、科学的方法。

现代医学运用基因组学技术预防、治疗疾病的理念与中医"治未病""因人制宜"思想高度相似，同时也是个体化治疗乃至"精准医疗"的体现。在不久的将来，我们可以研究甲状腺疾病相关基因型与临床表型、中医证型、中医治法、预后间的关联性，为制订中医个性化诊疗方案提供参考。同时，由于中医药在整体水平上调节功能基因具有明显优势，这就为基于整体观、个体化治疗所制订的中药复方多靶点、多层次、多方面调节基因群带来可能。

转录组的研究正在普及和深入，miRNA、LncRNA 或许可以成为甲状腺疾病诊断性或预后评估的生物学标志物，甚至是治疗靶点。目前，中医证候的转录组学研究主要集中在转录组差异表达和转录组调控网络 2 个方面。证候研究是中医药基础研究及临床研究的重要部分，转录组作为联系基因组与蛋白组的枢纽，可以与其他组学技术协同解释甲状腺疾病证候的发生机制。

蛋白质组学研究主要集中在中药方剂作用机制、中医证候生物学基础、中药药理组分及中医理论的现代化阐释等方面。甲状腺疾病研究可在证候生物学基础、中药方剂作用机制方面有所突破。其一，蛋白质组学整体性、复杂性、动态性、阶段性、稳定性的特点与中医证候的整体观、恒动观、辨证论治思维模式不谋而合，因此在揭示疾病证候本质方面具有巨大优势。如在临床症状明显、证候分型较多且不统一的甲状腺疾病中，运用蛋白质组学技术检测不同证候的蛋白质组表达差异及功能，结合生物信息学、统计学分析，能够建立疾病-证型相关蛋白质表达图谱及数据库。其二，甲状腺疾病有疗效的经方、经验方，采用蛋白质组学技术对方剂中的中药组分及组分复合物进行研究，从明确的差异蛋白靶标中筛选出有效的中药组分，这将为甲状腺疾病的中医药治疗带来巨大突破。

代谢组学的中医药研究涉及中医理论、证候本质、辨证论治、疾病疗效、中药活性成分、中药安全性及质量控制等诸多方面。通过检测甲状腺疾病不同证候类型的血液、尿液、唾液等代谢产物，找到区分不同证型的差异代谢产物，为病证诊断提供参考依据。还可从整体观角度探讨代谢调控水平上的整体药效，为评估甲状腺疾病中药复方疗效、明确中药复方有效组分提供新的研究方向。

系统生物学的任务是从生物系统的不同层面全面收集信息，并将所收集到的数据整合成预测模型，对生命活动进行模拟，最终找到生命活动的规律。其工作方式是基于多个层级组织上而运行的，能够处理复杂网络及网络中存在的关键节点。它从整体观出发，运用系统论研究生物系统。而中医药理论也是一个复杂的巨系统，其最具特色的就是"整体观""动态观""辨证观"，与系统生物学有诸多相似之处。中医药治疗甲状腺疾病具有一定优势，体现在能缩短起效时间、迅速缓解症状、增强西药疗效、减少西药毒副作用等方面。近些年有关甲状腺疾病的研究不少，但存在着辨证分型不统一、研究方法单一、疗效评价方法简单等问题。这就迫切需要我们从多层次、多角度研究甲状腺疾病，深入阐释中医药防治甲状腺疾病的作用机制，开发出疗效稳定的中药复方，甚至是突破性的中药单体。由于系统生物学与中医药理论的特点类似，系统生物学组学技术能够很好地应用于中医药研究，影响药物的发现并改善药物开发的决策，为探索中医证候、中草药的复杂性提供良好的途径，满足中医药在甲状腺疾病上多维度的系统研究。

### 3. 中医的传承与交流

传承与创新，是中医发展的主旋律。导师向楠教授的医、教、研及管理生涯受到了师爷黄致知、张六通、陈如泉老师的影响，学会了为医之道、为人之德、择业之智。学生耳濡目染，有幸聆听导师的教诲，学习并传承师爷们及恩师的医术及医德，以其作为终身学习的榜样。同时，读博期间自己很荣幸参与到湖北陈氏瘿病学术流派及湖北中医名师向楠传承工作室的建设工作中，深刻体会到传承之于中医的重要性。通过参与学习，梳理了恩师的传承体系，凝练其学术思想，弘扬流派及医家文化，搭建不同层次的交流平台。这些都对未来从医从教从研之路有一定的启蒙作用。个人习得性的传承及学术流派的系统性传承是两种不同路径的传承，两种传承方式可以相互补充，使得传承效果更加明显。如果说传承是维系中医的必由之路，那么学术的交流碰撞则是中医不断发展的保鲜剂。

### 基于"治未病"理论探析甲亢性骨质疏松症的防治

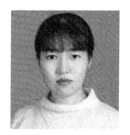

张丽华，2020级硕士研究生。现就读于湖北中医药大学第一临床学院中西医结合临床专业，研究方向为中西医结合治疗内分泌代谢及免疫性疾病研究。

甲亢性骨质疏松症是因甲状腺激素过多引起机体骨代谢及骨矿化紊乱而导致的继发性疾病。甲亢性骨质疏松症的病理机制可能与高骨转换、负钙平衡、促骨吸收细胞因子增加、TSH水平受抑制、雌激素水平、维生素D代谢及遗传背景等有关。临床可仅表现为急躁易怒、怕热多汗、心悸手抖、多食易饥等，常因无明显骨质疏松表现易被忽略，病情进一步加重可出现腰背疼痛、身高缩短、骨骼变形，严重时发生脆性骨折。据统计，甲亢并发骨质疏松发生率为20%～50%，已引起广泛重视。甲状腺功能亢进通过甲状腺激素和促甲状腺激素独立而又联系地调节成骨细胞和破骨细胞的功能从而影响骨的转换，骨形成速度加快，骨代谢比较活跃，呈现出了高转换的态势，使骨质疏松和骨折风险增加。因此，甲亢性骨质疏松症的早期预防尤为重要。

导师向楠教授在诊治疾病过程中常强调"病证结合，中西并重，内外合治，标本兼顾，综合调理，防治并行"。笔者深受向楠教授启发，认为从"治未病"理论防治甲亢性骨质疏松症具有重要意义。未病先防——寻求预防保健为先，调畅情志，合理饮食，运动疗法，重视骨密度和骨代谢指标检测，重视其他因素对甲亢患者骨代谢的影响，如绝经后甲亢患者、TSH抑制治疗致外源性亚临床甲亢患者、甲亢合并糖尿病患者在临床中应更加重视骨代谢情况，避免骨质疏松的发生。既病防变——制定合理治疗方案，对甲亢性骨质疏松症患者应积极采取干预措施，原发病与骨质疏松症并治，防止进一步加重及骨折的发生。可采取西药治疗、中药治疗、针灸治疗、中西医结合治疗等。在甲亢性骨质疏松症的防治过程中应注意规范用药，不得随意停用西药。掌握运用中药的时机，临床中患者常有明显主诉如心慌、失眠、消瘦、多汗等，可影响生活质量，此时为应用中药的最佳时机，因为在初期单用西药不仅不能有效缓解症状，还会延长治疗周期。调整好中西医结合治疗的关系，小剂量使用抗甲状腺药物并联合中药治疗，效果优于单用西药治疗，能明显减少复发。瘥后防复——联合后期积极康复，对初愈者"治未病"就是补钙剂以巩固治疗以及控制甲亢，并采取慎起居、勿劳欲、节饮食及中药调理等综合措施，促使脏腑组织功能尽快恢复正常，达到正盛邪不可干、病不复发的目的。

# 十、妇科内分泌

妇科内分泌团队（图3-26）依托湖北中医药大学附属医院健康生殖中心和国家中医药管理局全国名老中医药专家传承工作室——姜惠中传承工作室，多年来致力于中医药治疗妇科内分泌疾病的临床疗效评价研究。本团队长期从事妇科内分泌疾病的临床—科研一体化研究，擅长运用中西医结合治疗不孕症、多囊卵巢综合征、子宫内膜异位症、月经病等妇科常见疾病及疑难病症。目前已主持或参与国家级、省部级课题10余项，培养硕士研究生11名，在核心期刊上发表论文30余篇，论著4篇，发表SCI论文1篇。

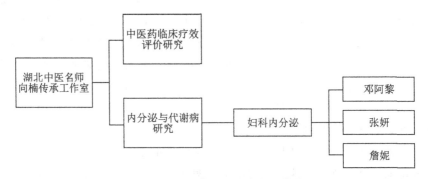

**图3-26　妇科内分泌研究团队成员**

**多囊卵巢综合征的中医证治研究进展**

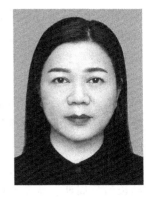

邓阿黎，医学博士，教授，博士生导师。现任湖北省中医院健康生殖中心副主任，湖北省中医（中西医结合）妇产专科联盟秘书长，世界中医药学会联合会妇科专业委员会理事，中华中医药学会生殖医学分会委员，湖北省中医师协会生殖医学专业委员会委员，湖北中医中药学会妇科专业委员会委员，湖北中医中药学会内分泌专业委员会常委，武汉市中医药学会妇科专业委员会委员，为全国名老中医药专家姜惠中教授学术经验继承

人，国家中医药管理局全国名老中医药专家传承工作室姜惠中传承工作室核心成员，湖北省中医院昙华林学子培养对象，全国中医临床特色技术传承骨干人才。擅长运用中西医结合治疗不孕症、多囊卵巢综合征、子宫内膜异位症、月经病等妇科常见疾病及疑难病症。主持及参与国家"十五""十一五"科技攻关项目、973 计划、国家科技支撑计划、省科技、省卫健委、省教育厅、武汉市晨光计划、武汉市科技攻关等 10 余个项目，在核心期刊上发表论文 30 余篇，参编著作 4 部，发表 SCI 论文 1 篇。

多囊卵巢综合征是青春期以及育龄期妇女常见的生殖功能障碍合并代谢障碍的复杂异质性内分泌失调类疾病，在育龄期女性的发病率为 5％～10％，是导致月经失调、不孕的主要原因之一。本病以高雄激素水平、促黄体生成素水平升高、血糖代谢异常、高胰岛素血症为生化表现，以卵巢持续性无排卵、卵巢多囊样改变为特征，以不孕、闭经、月经失调、肥胖、黑棘皮征、多毛、痤疮等为临床表现。有研究表明本病还会引起高脂血症、2 型糖尿病、心血管疾病和高血压等疾病的风险增加。目前中医药治疗 PCOS 在整体调节、内分泌代谢和调理生殖功能方面都有一定优势。本文主要就中医对 PCOS 的认识、辨证论治的研究进展概述如下。

## 1. 古代文献中对 PCOS 理论基础认识

在传统中医学中没有多囊卵巢综合征（PCOS）病名，根据其临床表现属于中医"不孕""癥瘕""闭经""月经后期""崩漏"等范畴。所以对多囊卵巢综合征病因病机的认识源自其相关疾病的论述中。"闭经"一词最早记载于《内经》，《素问·阴阳别论》称为"女子不月"，《素问·评热病论》中称"月事不来"，汉代张仲景《金匮要略·妇人杂病脉证并治》称为"经水断绝"。《金匮要略》指出闭经的病因为三个，即"因虚、积冷、结气"。"虚"是气血虚少，"积冷"是寒冷久积，"结气"指气机郁结。金元医家朱丹溪在《丹溪心法》中首先提出"痰湿"是肥胖之人闭经的原因。《仁斋直指方论》："肥人躯脂满经闭者，以导痰汤加芎、桂、黄连，不可服地黄，泥痰故也。"《竹林女科证治·卷一·调经下·形肥痰滞经闭》指出"肥盛妇人，躯脂迫塞，痰涎壅盛，血滞而经不行。宜行气导痰，而经自通"。均提及肥胖痰湿壅塞遮隔，治疗上则重在行气导痰。而《医学正传·妇人科》所指出的"月经全借肾水施化，肾气既乏，则经血日干涸，渐而至于闭塞不通"，指出闭经主要原因是肾气的匮乏，仍旧强调肾气肾精在月经调节方面的重要性。

有关"月经后期"的记载最早见于汉代《金匮要略·妇人杂病脉证并治》，

谓"期不来",认为是由于冲任虚寒、瘀血内停所致。《校注妇人良方·调经门》"阴不及则后期而至",首次提出阴精亏虚、血虚不足能导致月经后期。《丹溪心法》中则提出"血虚""血热""痰多"可导致月经后期的发生。张景岳认同血寒者经必后期而至的观点,认为血寒可有外寒而入,也可因阳虚而内生。亦惟阳气不足,则寒从中生,而生化失期,是即所谓寒也。明代医家龚廷贤补充了月经后期的气郁血滞病机,在《万病回春》中说:"经水过期而来,紫黑成块者,气郁血滞也。"傅山认为经水后期并非皆为血虚,其在《傅青主女科·调经》中指出"后期而来少,血寒而不足;后期而来多,血寒而有余"等。

有关"不孕"的记载中,《素问·上古天真论》首先提出了"肾气盛,天癸至,任通冲盛,月事以时下,故有子"的受孕机制。又在《素问·骨空论》中提到其"女子不孕,督脉生病,治督脉。督脉主一身之阳,阳虚不能温煦子宫,子宫虚冷,不能摄精成孕"的不孕病理,认为肾阳虚能导致不孕。巢元方发展了"宫寒不孕"病因,《诸病源候论》中说"妇人挟疾无子,皆由劳伤血气,冷热不调,而受风寒。客于子宫,致使胞内生病,或月经涩闭,或崩血带下,致阴阳之气不和,经血之行乖候,故无子也"。而《圣济总录》曰"妇人所以无子,由于冲任不足,肾气虚寒故也"。《傅青主女科·种子》中提及肥胖致不孕之说:"妇人有身体肥胖,痰涎甚多,不能受孕者,乃脾土之内病,不知湿盛者多肥胖。且胖之妇,内肉必满,遮隔子宫,不能受精,此必然之势也。"至于痰湿之缘由,《景岳全书·卷之三十一贯集》中指出:"五脏之病,虽俱能生痰,然无不由乎脾肾。……痰之化无不在脾,而痰之本无不在肾。"肾虚不能温化下焦津液,"肾阳为一身之阳",肾阳虚则影响脾之运化水湿,故津液水聚而成痰,是以肾虚为本,痰实为标。同时,又女子以肾为本,以血为用,若肾精不足,则肾气不能化生为血,冲任不充,血脉不盈而血虚血瘀;此外肾气虚无力推动血行,冲任血行迟滞而成瘀滞。瘀血既是病理产物,又是不孕的致病因素。唐代医家孙思邈也在《备急千金要方》中指出"瘀血内停,恶血内漏",能使妇人无子。明清医家对瘀血致不孕给予了高度重视。如《张氏医通》说"瘀积胞门,子宫不净"能导致不孕。王清任将活血化瘀的少腹逐瘀汤治疗不孕症,在《医林改错·少腹逐瘀汤》中记载"此方种子如神"。《医宗金鉴·妇科心法要诀》中总结"女子不孕之故,由伤其冲任也,若为三因之邪伤其冲任之脉,则有月经不调、赤白带下、经漏、崩漏等病生焉。或因宿血积于胞中,新血不能成孕,或因胞寒胞热,不能摄精成孕,或因体盛痰多,脂膜阻塞胞中而不孕"。

综上所述,在古代文献对"闭经""月经后期""不孕"等疾病相关论述中,常见的主要病因有情志失调、外感寒邪、痰湿和瘀血,其中瘀血、痰湿既是病理产物，又是致病因素。病机分为虚、实两类，虚证有脾胃虚弱、气血虚少；肾阳虚衰，虚寒内生；肾阴亏虚，阴虚血燥。实证有气滞血瘀、寒凝血瘀、痰湿壅塞。

**2. 现代中医各家对多囊卵巢综合征病因病机的认识**

现代中医对 PCOS 病因病机的认识主要在"虚""痰""瘀"3 个方面。在脏腑方面主要涉及肾、肝、脾三脏。临床常见以肾虚为基础，兼有痰湿、气血瘀滞、肝郁等类型，病性多属虚实夹杂。

**2.1　肾虚为本**

肾为先天之本，肾藏精，主生殖，天癸的化生有赖于肾中精气充盛。《傅青主女科》有云："经水出诸肾。"现代中医学认为，妇女的生理功能轴是肾-天癸-冲任-胞宫，而 PCOS 的发病多是肾-天癸-冲任-胞宫轴失调，卵巢功能障碍致使卵巢的排卵功能异常，闭锁的卵泡滞留于卵巢皮质内，使卵巢呈现多囊样变化所致的一种疾病。卵细胞的发育和成熟与肾精充盛密切相关，其正常排出又受肾阳的鼓动和气血冲任的影响。肾精亏虚使卵子缺乏物质基础，难以发育成熟；肾阳亏虚既不能鼓舞肾阴的生化和滋长，又使气血运行无力而瘀滞冲任胞脉，更使排卵缺乏原动力，故肾虚是排卵障碍的根本原因，肾虚又进一步导致阴阳气血失常，水湿内停，痰湿内生，壅阻冲任胞脉，气血瘀滞，使卵子难以排出，卵巢增大。

**2.2　脾虚痰湿**

脾为后天之本，气血生化之源。《傅青主女科》提出："肥胖者多气虚，气虚者多痰涎……则胖之妇，内肉必满，遮隔子宫，不能受精，此必然之势也。"脾气亏虚、运化失司使津液代谢失衡，湿聚成痰阻滞冲任胞宫，气血运行受阻使血海不能满溢导致月经后期、闭经甚至不孕；痰湿蕴结体内，泛溢肌肤可致体胖多毛。医者认为痰湿是肥胖型 PCOS 发生的重要病机，现代社会的工作生活压力及饮食起居的不规则、缺乏运动，以及过度思虑、耗伤阴血导致脾弱、气化功能失常而成痰饮，痰湿阻滞气机使气血运行障碍，加之肝郁进一步阻滞气血，使痰湿血瘀互结久则成癥瘕，因此脾也成为 PCOS 发病的一个主要脏腑。

**2.3　肝失疏泄**

女子以血为本，以肝为先天。肝藏血，主疏泄，体阴而用阳，肝的功能与月经的发生密切相关。《医宗金鉴·女科心法要诀》记载："闭经见脉弦出寸口，则知其心志不遂，情志之为病，多属肝热。"医家在治疗 PCOS 患者的过程中发现，很多 PCOS 患者发病前常有情志不遂等诱因，这些情志因素影响气机、损耗气血，导致肝的疏泄功能异常。肝气郁结，气血运行障碍，冲任气血失调，致使闭经、月经后期、不孕等。因此提出"情志不遂是 PCOS 重要的发病诱因，肝郁气滞是 PCOS 的重要病机"，为 PCOS 的辨证论治提供了新思路。

### 2.4 气滞血瘀

"气为血之帅，血为气之母"，气血相用，相互关联。肝主疏泄及藏血，肾主纳气，脾为气血生化之源，均参与气血的运行通畅。《黄帝内经》云："血气不次，乃失其常。"精神抑郁，或暴怒伤肝，情志不畅，未得疏解，久则气病及血，瘀血变生。经期、产后调摄不慎，余血未尽，复感邪气，寒凝热灼致瘀，瘀阻冲任、胞脉，经血不能下行，影响排卵，致不孕。如今生活、工作的精神压力使女性感到焦虑、郁闷，气行血行，气滞则血瘀，进而出现癥积，痞块，肝脉与冲任相连，血瘀则致冲任不通，在妇女则可出现经行不畅、痛经、闭经、不孕等。

### 3. 中医对多囊卵巢综合征的治疗现状

《傅青主女科》谓："经本于肾。"肾为先天之本，藏真阴而寓真阳，主生殖。中医认为 PCOS 的基本病机是肾气亏虚、瘀血内阻，因此补肾化瘀法也成为治疗 PCOS 的根本。根据 PCOS 的中医发病机制，除了补肾化瘀法外，临床还多采用健脾化痰法、疏肝法、理气活血法及中药周期疗法对 PCOS 患者对症治疗。

### 3.1 补肾化瘀法

现代中医认为肾虚是排卵异常的根本病因，肾虚进一步导致阴阳气血失衡，气血瘀阻于冲任胞宫而成瘕，使卵细胞难以排出、卵巢增大，补肾中药可以调节激素水平，改善卵巢微环境，促进卵泡发育和排出。治疗 PCOS 多以补肾为主，稍佐以补阳之品以达阳中求阴之效，以补肾助阳活血为法，促进卵泡排出，肾虚易与血瘀所结，经期拟补肾活血通经为法，促使经血排泄，以利除旧布新。有研究认为多囊卵巢综合征是肾之阴阳动态失衡的一系列病理变化，天癸失去其周期性变化，导致胞宫的藏泻功能紊乱而致，因此补肾是多囊卵巢综合征获得疗效的扳机点，肾气盛则天癸充，冲任二脉得肾中真阴真阳的滋养，聚脏腑气血下达胞宫。在治疗过程中，既滋肾阴，促进子宫动脉血流，使内膜生长，化而有源，又助肾阳，促进卵巢发育成熟，"阳化气，阴成形"，通过平调肾之阴阳，旨在恢复生殖轴的周期性变化。现代研究亦证明，补肾中药能促使卵泡发育、诱发排卵及促进黄体形成，具有内分泌激素样作用，对女性性腺轴具有双向调节作用。

### 3.2 健脾化痰法

脾为后天之本、气血生化之源，脾胃健运则气血充盈，任冲脉盛，胞宫得养；若素体脾虚或饮食不节损伤脾阳，脾胃运化失常，水液输布失司，凝聚成痰，痰湿壅滞胞宫，出现月经后期、闭经、不孕等。脾虚痰湿阻滞是 PCOS 的主要病机之一，化痰祛湿法是 PCOS 的治疗大法。痰之本、精之源皆为肾，在治疗 PCOS 时仍主张以肾为核心，针对脾虚痰湿的轻重程度灵活用药、对症治疗，从而从根本上调控 PCOS。且健脾化痰燥湿药物能够降低 PCOS 患者血清睾酮水平，抑制 LH 分泌，可以有效促进卵巢排卵，对 PCOS 高睾酮血症有明显的治疗效果，能够明显缓解 PCOS 患者内分泌紊乱的情况。

### 3.3　疏肝法

肝藏血，主疏泄。《临证指南医案》有云："女子以肝为先天。"近代又有"肝主生殖"之说，妇女的月经及生殖与肝的功能密切相关。若素性忧郁或烦躁易怒，致肝气郁结、气机不畅、肝藏血功能失常，则引起月经量少、后期、闭经等。有文献研究认为肾虚是 PCOS 发病的关键因素，情志失调是 PCOS 发病的重要诱因，卵泡赖于肾精所化，卵泡发育停滞为肾虚的表现；肝主疏泄功能失常、气机郁滞，会引起脏腑功能的失衡，卵泡发育障碍，在临床运用补肾疏肝调周法治疗 PCOS 患者可取得较好疗效。

### 3.4　理气活血法

"气为血之帅，血为气之母"，气血相用，相互关联。《女科指要》云："血亏挟滞冷热不调，致天癸愆期，故不能成孕焉。"气虚则血行迟缓，气滞则血停为瘀，脉络不通，腰脐之气不利，不能通任达带，气血无以补养，故选大剂活血通经之药以消瘀血，行血滞，血脉通畅，解郁通经，开胞胎之门。女子以血为用，气通血畅则经下，癥瘕包块消散。门成福教授认为 PCOS 不孕症的基本病机为气滞血瘀，采用自拟理气活血、祛瘀通经德生丹治疗。平素偏食辛辣刺激 PCOS 患者以气滞血瘀的证型为主，故治疗可结合清淡饮食。

### 3.5　中药周期疗法

中药周期治疗是在中医理论的基础上，遵循月经周期血海满溢规律、胞宫藏泻规律及肾中阴阳消长变化规律，结合现代医学关于卵巢周期性变化及对子宫内膜的影响而创立。周期疗法旨在月经周期不同阶段采取不同的治疗方法及方药组成，以恢复肾-天癸-冲任-胞宫轴，从而达到恢复月经规律、促进排卵的治疗目的。本法以补肾为根本，给予周期性用药，采用益肾补血-补肾活血-益肾固冲任-活血调经的方法进行调经，依据中医学中月经周期不同时期肾阴阳和气血的变化，结合西医学的性腺轴中卵泡发育的不同阶段，来调节下丘脑-垂体-卵巢轴的功能，促进卵泡发育，促进排卵。故中药周期疗法是结合卵巢周期变化用药，通过调节肾-天癸-冲任-胞宫轴的平衡，从而改善卵巢功能。PCOS

患者长期处于经后期阶段,治疗应重视经后期的调理,强调"静能生水"的重要性,经后初期养阴滋肾基础上加用宁心安神、收敛固涩药物,避免滑窍之品,以达到静能生水之功。中药周期疗法主要是根据月经周期不同的生理以及病理特性进行分期论治,进行阶段性、序贯性用药。并将月经周期分4期论治,于经后期或孕激素撤退出血后以滋补肾阴为主,促进卵泡生长发育,予以归芍地黄汤加减等方药;经间期以补肾调理气血、促排卵为重点,予以补肾促排卵汤酌加活血药物促使卵泡排出等方药;经前期以毓麟珠加减等方药;孕激素撤退出血或行经期应用调经汤加减等方药。

### 3.6 针药治疗

近年来研究表明,针灸作为一种绿色的外治疗法,其毒副作用小,疗效显著,为广大患者所接受,目前针药结合治疗 PCOS 已经成为其治疗趋势。现代研究表明,针灸能够改善内分泌情况,调整月经周期,改善糖脂代谢水平。针灸治疗 PCOS 涉及的机制主要有调节下丘脑-垂体-卵巢轴功能、改善排卵障碍及机体代谢水平与改善子宫内膜容受性等。有研究观察针灸结合调经助孕类中药治疗 PCOS 临床疗效,中药组选取调经助孕方,针药结合组除使用调经助孕方外,加用针刺治疗,主穴选取双侧三阴交、子宫、卵巢、中极、关元、合谷、血海、足三里穴进针,每次 20 min,每天 1 次,1 周为 1 个疗程,共治疗 3 个疗程。结果显示针刺组对改善 PCOS 患者子宫内膜厚度,提高宫颈黏液程度,以及月经恢复、妊娠、排卵等有着更加显著的疗效。再者以补肾培元、健脾化痰祛湿为主,针刺多选用任脉、足太阴脾经及足阳明胃经穴位,常用穴位主要有中极、子宫、关元、丰隆、三阴交、足三里、气海、肾俞等,临床常常针药结合,能够取得一定效果。有学者发现针刺联合中药塌渍法治疗 PCOS 的临床疗效,能有效降低患者血清炎症因子水平,这可能是由于塌渍法开宣腠理,药效通过人体皮肤、经络而作用于患处和全身,减少了肝脏首过效应及药物的毒副作用。针刺结合塌渍法共为外治,通过穴位及药物取其协同作用,降低 PCOS 患者炎性因子表达,改善激素水平,促进 PCOS 患者排卵率。

### 4. 小结

PCOS 涉及多个系统的复杂病变,其临床表现的异质性不仅影响女性的生育功能,其并发症及远期影响可贯穿女性一生。现代医学对于其发病机制的研究仍在探索当中。由于临床表现的高度异质性,对诊断标准的争议性较大,但是随着对本病认识的深入,不断有新标准提出以期更符合本病。在治疗上,主要依据患者年龄、病变程度及就诊目的不同而采取不同的治疗措施。首先强调生活行为方式的调整作为基础治疗,有生育要求的患者可采用助孕治疗;对于无生育要求的患者，以控制高雄激素、解决胰岛素抵抗、保护内膜、防止病情进展为主，同时注意患者远期并发症的防治。中医药辨病辨证相结合治疗有一定的优势，能从整体调节生殖功能和内分泌代谢，其疗效肯定，副作用小，在长期的诊疗中取得了很好的治疗效果；采取中西医结合治疗、辨病辨证结合、促排药与针药联合在临床应用中也卓有成效。

### 从痰论治妇科疾病

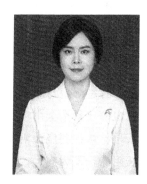

张妍，医学博士，副主任医师。现就职于武汉市妇女儿童医疗保健中心。现任中国中西医结合学会第一届围产专业委员会委员，湖北省中医药学会内分泌专业委员会青年委员，武汉市产科医疗质量控制中心秘书，武汉市医师学会妇产科分会委员，武汉市医师学会优生与遗传分会委员，武汉市医师学会青年医师分会委员，武汉市医师学会人文医学分会委员。主持省级科研项目2项（包括省自然科学基金项目1项），参与科研项目5项（包括国家自然科学基金项目2项），在SCI和核心期刊发表论文10余篇。在妇科内分泌和高危产科领域具有丰富的临床经验。

痰是人体水液代谢障碍所形成的病理产物。朱丹溪曰："痰之为物，在人身随气升降，无所不到……百病中多兼此者。"可见痰饮可随气流走全身、无所不到，从而导致各种病变。女性一生要经历"经、带、胎、产、乳"等特殊生理活动，数伤于血，易处于"阴常不足，阳常有余"的状态，所以妇科疾病多从气血论治。但是大量古代医籍记载和现代临床报道显示妇科痰证亦不少见，从痰辨治往往可以获得意外之效。导师向楠教授秉承"病证结合"的思想，结合妇女特殊的生理特点，运用化痰法治疗妇科疾病，取得了良好的临床疗效。

### 1. 从痰论治妇科疾病的理论基础

#### 1.1　妇科痰证的形成

外感湿邪，留滞体内，或火邪伤人，煎灼津液，可凝结为痰；或七情内伤，气郁水停，聚而成痰；或饮食失节，痰浊内生；或血行瘀滞，水液不行；或素体肥胖，痰湿壅盛；或脾肾不足，体虚劳倦，房劳多产，脏腑功能失调，气化不利，水液停聚为痰等。痰饮一旦形成，可随气流窜全身，或停积局部，外而经络、肌肤、筋骨，内而五脏六腑，全身各处，无处不到，从而产生各种病变。故《杂病源流犀烛》云："痰之为物，流动不测，故其为害，上至巅顶，下至涌泉，随气升降，周身内外皆到，五脏六腑俱有。"对于女性，痰浊可直接侵犯或间接通过脏腑经络气血影响胞宫、胞脉及冲任督带，干扰其正常生理功能，从而导致月经病、妊娠病、产后病、带下病、妇科杂病等妇科病症的发生。

### 1.2 妇科痰证的病机特点

由于痰邪具有上述的特性，其致病特点有以下几个方面。

痰为有形之邪，可随气流行，亦可随处停滞，影响气机升降出入，阻碍经络气血运行，损伤五脏六腑。朱丹溪曾指出："肥盛妇人，……经水不调，不能成孕，以躯脂满溢，闭塞子宫也。"《女科切要》提出："肥白妇人，经闭而不通者，必是湿痰与脂膜壅塞之故也。"又《万氏女科》云："子痫乃气虚夹痰夹火症也。"《景岳全书·妇人规》亦曰："肥胖妇人痰气壅盛，乳滞不来。"可见古人早已认识到痰浊对女子月经、受孕、胎产等的影响。痰浊流注于冲任，致冲任阻滞，发为痛经、月经后期、闭经、癥瘕、不孕等症；痰邪客于胞宫后，使胞宫或子宫闭塞或阻滞，瘀阻生化之机，导致月经过少、闭经、崩漏、不孕等。妊娠期间，痰饮射肺，可发为子嗽；痰阻胞宫，阻碍气血运行，可致流产、妊娠腹痛、胎萎不长等；痰饮随冲气上逆，可致妊娠恶阻。产后痰浊阻滞乳脉乳络，无力行乳，可致产后缺乳。若痰气相搏，阻于咽喉，而发为"自觉咽中如有炙脔，吐之不出，咽之不下"之梅核气。

痰饮水湿异源而同类，皆为水液代谢障碍所成，其性属阴，重浊黏滞，其聚于任带二脉，致任脉不固、带脉失约，可发为带下病。正如《丹溪心法》提出带下过多与痰湿有关；《傅青主女科》亦认为："夫带下俱为湿症。"痰湿流注下焦，阳气不得输布，还可发为阴冷、阴疮等证。

痰为浊物，随气上逆，可蒙蔽清窍、扰乱心神。《女科证治约旨》曰"妊娠眩晕之候，……如因痰涎上涌，致眩晕欲呕"，在妊娠晚期、临产时或新产后，阴血下聚或阴血暴虚，气血逆乱，神不内守，可发为子晕、子痫；经期冲气旺盛，冲气挟痰上扰清窍，神明逆乱，可致经行情志异常。

痰浊致病广泛，易兼夹他邪而病证复杂、病势缠绵。正所谓"百病皆由痰作祟"，痰浊随气而动，随处可停，可挟风、挟热、挟瘀，可化燥伤阴，可郁而化火，可伤阳化寒，致病情复杂、证候变化多端。且痰性黏滞胶着，又痰由病生、病因痰重，循环往复导致病势缠绵、病情迁延难愈。临证时可以发现不孕症、癥瘕、闭经、盆腔炎等病多具有此特点。

**2. 从痰论治妇科疾病的临床凝练——补肾化痰方**

向楠教授根据多年临床经验，并融合《本草纲目》补骨脂丸与《丹溪心法》黄瓜蒌丸加减拟成补肾化痰方运用于临床取得了很好的疗效。该方由 6 味中药组成，菟丝子为君药，滋补肝肾、固精壮骨；淫羊藿、补骨脂两药助菟丝子补肾填精，共奏强筋壮骨之功；山楂善于消食化积、行气散瘀，红曲长于健脾消食、活血化瘀，二药协同助全瓜蒌化痰，同时兼具行气活血之功。全方共奏补肾化痰、强筋壮骨之效。

**3. 从痰论治妇科疾病的实验研究**

除了临床运用以外，向楠教授团队还进行了相应的动物实验研究，研究结果显示：补肾化痰方可以显著提高去卵巢大鼠子宫体积、子宫内膜厚度、子宫壁厚度及血清 E2、HDL-C、瘦素水平，下调血清 FSH、LH、TC、TG、LDL-C 水平。说明补肾化痰方可以增加去卵巢大鼠子宫体积和子宫内膜厚度，同时可以改善性激素和血脂水平。此外，也有多项临床研究表明化痰法可改善多囊卵巢综合征的症状，改善患者血脂、血糖、胰岛素抵抗、体重指数、性激素等情况，特别在降低体重指数、调节糖脂代谢方面具有显著疗效。为从痰论治妇科疾病提供了有力的实验依据。

**4. 从痰论治妇科疾病的临证举隅**

**4.1　月经病**

此类患者多自青春期始即形体肥胖，痰阻冲任，血行不畅，致月经量少、色淡质黏腻，月经常推后、稀发，甚至停闭不行。常伴胸闷泛恶、带下量多，舌质淡，苔腻，脉滑。向楠教授常用补肾化痰方化裁，重用化痰中药以化痰燥湿调经，同时根据月经期不同阶段机体的阴阳转化、气血的盈虚变化进行加减，经前期加续断、肉苁蓉等调补肾阴肾阳；经间期加用丹参、泽兰等药以理气活血，促进排卵；经后期加用熟地黄、何首乌以滋肾阴，养精血；月经期则因势利导，酌加桃仁、红花、益母草等以活血调经。对于脾虚者加用四君子汤以健脾运湿以治本；月经停闭者，可加当归、川芎等行气活血以催经。同时，还根据寒热虚实进行辨证加减，必能痰化而经调。

**4.2　不孕症**

此类患者亦多肥胖，躯脂满溢，遮隔子宫，不能摄精成孕；或痰阻气机，气滞血瘀，痰瘀互结于冲任、胞宫，不能萌发启动氤氲乐育之气而致不孕。亦常伴胸闷泛恶、带下量多，舌质淡，苔腻，脉滑等痰涎壅盛的表现。向楠教授临证也常用补肾化痰方化裁，以化痰中药燥湿化痰、调经摄孕而治标；同时常加黄芪、党参等以健脾，从而调补先后天而治本，如此标本兼治，则经调而子嗣矣。

### 4.3 绝经妇女骨质疏松症

肾精亏虚是本病的主要原因。女子七七肾气虚、天癸竭，肾精不足不能生髓养骨，又肾虚因而痰湿内生，流注于骨，则髓枯骨脆、筋骨不坚，发为绝经妇女骨质疏松症。向楠教授临证予以补肾化痰方，若肝肾阴虚者，加用枸杞子、覆盆子滋补肝肾；肾阳虚衰者，加用杜仲、肉苁蓉温阳益肾；痛甚者，加用延胡索、陈皮行气化痰；瘀滞重者，加用刺蒺藜、蜈蚣搜剔通络，活血散瘀。如此运用于临床，取得了很好的临床疗效。

总之，妇科痰证颇具特色，从痰论治妇科病症历史悠久、运用广泛，特别是在月经病、不孕症等中医优势病种中占据重要地位，值得深入研究和挖掘。

## 多囊卵巢综合征的中西医认识

詹妮，医学硕士，住院医师。现就职于湖北省中医院妇产科，从事临床、科研、一线工作。曾参与省科技厅、省卫健委课题项目 2 项，先后在期刊发表学术论文 3 篇，其中国内核心期刊 2 篇。临床擅长运用中西医结合治疗妇科常见疾病。

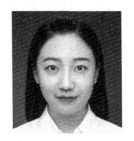

多囊卵巢综合征（polycysticovarysyndrome，PCOS）是一种复杂的、高度异质性的内分泌紊乱性疾病，影响着 $5\%\sim15\%$ 的育龄期妇女，是女性不孕最常见的病因之一。此病以排卵障碍、卵泡成熟受阻、月经紊乱，同时常伴有代谢异常为典型特征，临床常表现为月经稀发、闭经、不孕、多毛、痤疮等，是一种严重影响着女性患者身心健康的慢性内分泌代谢紊乱性疾病。PCOS 在不同地区、国家及种族的发病率不同，根据 2003 年鹿特丹共识标准，此病的发病率高达 $10\%$，而我国基于社区的大型流行病学研究表明，$19\sim45$ 岁育龄期妇女人群中 PCOS 的发病率为 $5.6\%$，且正呈现逐年上升的趋势。其发病机制较复杂，目前尚未研究清楚，可能涉及内分泌、代谢、免疫系统的复杂调控，与遗传因素和环境因素的交互作用密切相关。中西医结合治疗可将辨病与辨证相结合，体现了异病同治的特色，显著提高了临床疗效，减少药物的副作用和不良反应，更容易被患者接受。

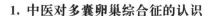

### 1. 中医对多囊卵巢综合征的认识

#### 1.1　中医病名

在现代医学提出 PCOS 病名之前，中医学并无针对该病的专门记载，但根据病证可将其归属于"月经后期""闭经""不孕""癥瘕""月经过少"等范畴。

#### 1.2　中医病因病机

PCOS 的临床表现不一，古今各医家对此病的病因病机也有不同的见解，但都与肾-天癸-冲任-胞宫轴的功能失调相关。王佩娟教授认为 PCOS 以肾虚为本，月经的产生，以肾为主导。《素问·上古天真论》曰："肾者，主水，受五脏六腑之精而藏之。"肾为先天之本，元气之根，主藏精，主生殖，"经水出诸肾"，故经水的调节与肾关系最为密切。肾阳亏虚则命门火衰，温煦失司，津液内停，影响脾之健运，水湿不化，聚而成痰，痰湿阻滞胞宫之气血运行而经水不畅；肾阴不足则天癸乏源，冲任失调，胞宫失养，血海亏虚；肾精不足则血海不充，胞宫经络失养，气血运行不畅，气机不畅，血行郁滞，久而成瘀，瘀阻胞络。正如《医学正传妇人科》中"肾水匮乏则月经化生乏源而闭经"。由此可见，肾虚为 PCOS 的主要病机，但此病也涉及肝、脾两脏之功能。

叶天士《医案·调经》曰："女子以肝为先天。"肝主疏泄，肝郁则疏泄失常，气机不畅，血行瘀滞，日久成瘀阻滞胞宫脉络，血海无法定时充盈，发为闭经或月经后期；肝郁日久则气郁化火，或阴虚之热内扰血海，或内蕴湿热蒸腾面部，发为经间期出血、痤疮、脱发等症。《景岳全书·妇人规·经脉之本》曰："故月经之本，所重在冲脉，所重在胃气，所重在心脾生化之源耳。"脾为后天之本，主运化，主统血，脾虚则水谷运化失司，气血生化乏源，津液失布，停聚成痰，痰湿内蕴阻滞胞宫气血运行，发为月经过少、月经先后不定期、不孕等症；痰湿积聚，浸渍肌腠，发为肥胖。正如《明室秘录》曰："痰气盛者，必肥妇也……难以受精。"PCOS 此病涉及肝、脾、肾三脏，以肾虚为本，痰湿、血瘀为标，虚实夹杂之证。

### 2. 中医对多囊卵巢综合征的治疗

#### 2.1　中医辨证论治

各医家根据患者不同病机对不同的证型进行辨证论治，充分发挥中医特色。目前全国中医药行业高等教育"十三五"规划教材《中医妇科学》将 PCOS 分为肾虚证（肾阴虚、肾阳虚）、脾虚痰湿证、气滞血瘀证、肝郁化火证这几种证型。

高月平等认为此病应以补肾滋阴养血为主，兼用化痰除湿、通络调经、疏肝理气、泻火调经之法，善肝肾同调，痰瘀并治。

肖承惊等将 PCOS 分为肾虚痰瘀证、肾虚肝郁证、脾肾两虚证，对 120 例 PCOS 患者进行中药口服治疗，组方以地黄、熟地黄、制首乌、女贞子滋肾益精，沙苑子、蒺藜、菟丝子、桑寄生、川续断补肝肾益精血，泽兰、香附、鸡血藤、川牛膝养血活血，利水通经为基础方，兼痰瘀者加炒白术、茯苓，兼肝郁化火者加郁金、柴胡，兼脾虚湿盛者加炒白术、茯苓、党参、山药、薏仁、白扁豆、莲子肉等。临床观察发现其治疗后临床总有效率为 88.33％，中医证候总有效率为 94.17％。

吴惠文等将 76 例 PCOS 患者按肾虚夹瘀证、痰湿阻滞证、肝经郁热证 3 种证型，分别给予归芍地黄丸加味、苍附导痰丸加减及龙胆泻肝汤加减中药口服治疗 3 个月，观察到此 76 例患者的总有效率为 85.53％，3 组不同证型的患者疗效比较差异无统计学意义（$P > 0.05$）。患者的月经稀发、继发性闭经、痤疮、毛发浓密等中医临床症状均改善，不孕患者的受孕率达 50％。

### 2.2　中医周期疗法

李时珍在《本草纲目》中描述月经周期道："女子阴类也，以血为主，其血上应太阴，下应海潮，月有盈亏，潮有朝夕，月事一月一行，与之相符，故谓之月事、月水、月经。"月经的周期有胞宫由虚而满，由满而溢，由溢而虚的变化，有阴阳的消长变化，有气血的盈亏变化，故而将月经分为了行经期、经后期、经间期及经前期四期。中医周期疗法是以中医辨证论治为基点，本着"异病同治""同病异治""治病求本"的原则，将现代医学对月经内分泌周期调节的认识相结合，顺应不同阶段气血阴阳的变化，在月经周期不同阶段选用不同的治法与方药，达到调整肾-天癸-冲任-胞宫轴动态平衡的一种治疗方法。

何嘉琳认为行经期胞脉充盈，血满而溢，治则以活血调经为主，常用桃仁、红花、鸡血藤等引血下行之品；经后期血海空虚，阴长阳消，治以滋阴养血，常用熟地黄、女贞子等，又酌加肉苁蓉、巴戟天等温肾阳之品意在扶阳济阴，阳中求阴；排卵期由阴转阳，治以活血通络，酌加丹参、赤芍、泽兰之品；经前期治以补肾助阳，维持"重阳"水平，常用淫羊藿、巴戟天、仙茅之品。

谢桂珍等将 70 例 PCOS 患者随机分为治疗组 40 例、对照组 30 例，治疗组予以中药人工周期疗法治疗（经期活血调经酌用血府逐瘀汤加减，月经后期滋阴补肾予左归丸加杜仲、柴胡、党参、黄芪，排卵前期滋补肾阴、补血固精予四物汤合五子衍宗丸加减，排卵期补肾通络活血予经验方促排卵汤：菟丝子、制鳖甲、淫羊藿、皂角刺、丹参、茯苓各 15 g，当归、生地黄、莪术、赤芍、桃仁、川芎各 10 g，甘草 6 g，月经前期填精益髓予归肾丸合二仙汤加减），对照组予以达英-35 治疗（月经第 5 天开始口服达英-35，1 次/天，1 片/次，连续口服 21 天为 1 个疗程，停药 7 天后再服 1 个疗程），疗程为 3 个月。得出治疗组总有效率为 87.5%，对照组总有效率为 53.33%，两组比较差异具有显著性，$P < 0.01$，中药人工周期疗法能明显改善 PCOS 患者的 LH、LH/FSH、T 值水平，FSH、$E_2$ 也有不同程度的升高。

### 2.3　针药结合治疗

针灸疗法是中医的特色疗法之一，具有调和气血阴阳、疏通经络、扶正祛邪的作用。将针灸疗法与中药治疗联合使用，可起到增强疗效或扩大治疗范围的作用，相辅相成，相须为用。

孙静在总结王樟连运用针药结合疗法治疗 PCOS 的经验时提到，其多选用补肾疏肝，活血行气的中药治疗。针灸取穴任脉、足阳明胃经：关元、水道、归来、子宫、次髎、血海、膈俞、活血养血；天枢、大横、气海、太冲调理气机，中脘、足三里、阳陵泉助脾胃运化；三阴交调理肝、脾、肾；脾俞、胃俞、肾俞补益气血。行平补平泻手法，疗效甚佳。

袁宇红将 118 例 PCOS 患者随机分成两组，对照组 58 例，予以炔雌醇环丙孕酮片和枸橼酸氯米芬等西医常规治疗；实验组 60 例，在对照组的基础上加用针灸和调冲活血汤针药联合治疗，取穴肾俞、中极、关元、肝俞、子宫、气海、三阴交、血海等。实验组的排卵周期率为 82.35%，对照组为 71.11%（$P < 0.05$），实验组的优势排卵率 59.52%，对照组为 42.71%（$P < 0.05$），实验组的妊娠率为 56.67%，对照组为 37.93%（$P < 0.05$）。且治疗后实验组血清 T、LH 的水平和 LH/FSH 的比值均低于对照组（$P < 0.01$）。

周建华在针药结合治疗 PCOS 的临床观察中，将 82 例 PCOS 患者随机分为 2 组，实验组 40 例予以中药周期疗法结合针刺周期疗法，对照组 42 例予以炔雌醇环丙孕酮片口服，疗程 24 周。实验组总有效率为 80.00%，对照组为 71.43%（$P < 0.05$）。治疗后实验组空腹 INS 水平下降明显，与治疗前及对照组治疗后比较差异具有统计学意义（$P < 0.05$），对照组空腹 INS 水平改善不明显（$P > 0.05$）。提示了针药结合治疗有助于缓解 PCOS 患者胰岛素抵抗。

### 2.4　中西医结合治疗

中西医结合治疗 PCOS 可以取长补短，发挥各自的优势，疗效更佳。杨鉴冰在中西医结合治疗 PCOS 排卵障碍的临床观察中，将 64 例 PCOS 患者随机分为两组，中西医结合治疗组 32 例，予以补肾降雄助孕汤联合达英-35、氯米芬治疗；西药对照组 32 例，予以达英-35、氯米芬治疗。观察停达英-35 后 3 个月、6 个月的月经情况、卵泡发育情况，以及治疗前后患者体内激素水平的变化。其发现治疗后 3 个月及 6 个月，中西医结合治疗组的正常月经人数较西药组人数多（$P<0.01$），且中西医结合治疗组血清 LH、T 的水平回升概率较西药组低（$P<0.001$），说明了中西医结合治疗可以更好地预防激素反弹，疗效持续时间长。

孙玲在 120 例 PCOS 伴 IR 患者的临床观察中，发现相比单纯的炔雌醇环丙孕酮片联合二甲双胍治疗，或单纯滋肾化痰调周方的治疗来说，滋肾化痰调周方联合炔雌醇环丙孕酮片和二甲双胍的治疗可有效改善患者临床症状及胰岛素抵抗指数（HOMA-IR），降低空腹胰岛素（INS）、空腹血糖（FBG）及 BMI。

### 3. 小结

随着现代社会环境的变化，PCOS 的发病率逐渐上升，PCOS 成为妇科最常见的疾病之一，也为广大女性带去了严重而长久的困扰。中医认为多囊卵巢综合征是以肾虚为主，痰湿、血瘀虚实夹杂，涉及肝、脾两脏腑功能失调，影响肾-天癸-冲任-胞宫轴的调节的一种疾病。不论是现代医学还是祖国传统医学，多囊卵巢综合征都是一种无法根治的慢性疾病，且可并发多种内分泌疾病，也因此给患者们带来了更多心理上、经济上的困难。单纯的西药治疗，虽见效快，但其带来的不良反应也很多，患者的依从性欠佳。中医药治疗能以人为本，辨证施治，配合针灸等多种治疗方法，在减轻患者症状及西药带来的不良反应，改善患者内分泌水平，延长药物疗效方面作用显著。而目前中医治疗此病多以各医家的个人经验为主，缺乏更多客观的科学实验数据支持，因此我们要利用数据统计分析的方法，来挖掘个体化诊疗规律，寻找中医药的作用机制，发挥出中医药治疗多囊卵巢综合征的优势，尽最大努力，为患者降低远期并发症发生的风险，提高其生活质量。

### 跟师心得——向楠教授论治痤疮经验总结

闻璐，2020 级硕士研究生。现为湖北中医药大学第一临床学院中西医结合临床专业在读硕士研究生，主要研究方向为中西医结合防治内分泌代谢及免疫性疾病的研究。在校期间学习成绩优异，多次获得奖学金和"优秀团员"称号；实践经历丰富，表现突出，获得医院领导及带教老

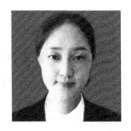

师的一致好评。

痤疮系临床常见病、多发病，是一种累及皮囊皮脂腺的慢性炎症性皮肤病，临床表现以黑白粉刺、丘疹、脓疱、结节、色素沉着等多行皮损为特点，以面部和胸背部等皮脂分泌旺盛的部位多发为主。中医学中并无痤疮这一病名，向楠教授通过仔细研读近年来相关文献后指出：根据痤疮的临床表现及发展演变过程，可将痤疮作为中医病名来论述。

《黄帝内经》云"有诸形于内，必形于外"，痤疮作为疾病的外在表现，其发病机制与内在脏腑的生理病理功能密切相关。向楠教授从医多年，治病救人无数，根据多年的临床经验总结得出痤疮发生的根本原因在于肾阴不足，即肾阴虚为痤疮发病之本，各脏腑阳气偏旺为发病之标，本病多为虚实夹杂之证。究其病因病机，主要与以下两方面有关：一则肾主藏精，主司人体的生长发育和生殖功能。当人体正值青春期时，天癸来至，肾精及肾气的日趋充盈维持着机体日益旺盛的生殖功能，但精满则溢，机体分泌旺盛，与肾主封藏相矛盾，因此导致肾阴阳失调，相火亢盛，循经上扰头面，发为痤疮；二则肾主水，主司和调节人体水液代谢。肾水不足，不能滋养其他脏腑之阴，导致脏腑阳气偏旺，如肺热壅盛、胃火上攻等，进而诱发痤疮；肾可调节尿液的生成和排泄，当肾主水功能失常时，水液不能升清降浊，浊气上蒸于面，湿热阻滞面部经络，进一步诱发痤疮。

根据中医学"治病必求于本"的观念，向楠教授认为临床治疗痤疮应从本病的病根入手，主用滋补肾阴的治法，兼以清解各脏腑邪热。在此理论的指导下，向楠教授常用桑葚、女贞子、知母、天花粉、石斛、川牛膝、玫瑰花这几味药作为主方临证加减，方中桑葚、女贞子，其味甘，入肝肾经，滋补肝肾、滋阴养血；知母、天花粉相须为用，滋阴润燥、清热泻火；石斛滋阴清热、养阴生津，清中有补，补中有清；川牛膝逐瘀通经，引血下行，以降上炎之火；玫瑰花疏肝解郁、养血和血。若伴痤疮局部红肿疼痛不适者，可加野菊花、蒲公英、紫花地丁等以清热解毒；若伴肝气不舒、烦躁易怒者，可加柴胡、郁金、香附等以疏肝泄热；若伴肢体困重、皮肤油腻者，可加薏苡仁、茯苓、白术等以利水渗湿。与此同时，向楠教授强调服用中药固然重要，但是平时的护理也相当关键，痤疮患者无论是在服药期间还是在日常生活中，都要尽量做到如下几点：①饮食宜清淡，不可过食辛辣油腻之品；②作息要规律，不宜经常熬夜；③保持心情舒畅，积极乐观，不随意乱发脾气；④适当锻炼，排出体内毒素；⑤进行正确的皮肤护理。

## 十一、儿科内分泌

湖北中医名师向楠传承工作室儿科内分泌团队（图3-27）传承向楠教授学术思想，以全国第一批中医临床特色技术传承骨干人才、武汉市第三批中青年医疗骨干人才张雪荣教授为传承负责人，结合武汉市妇女儿童保健中心的临床及科研力量，致力于临床-科研-教学一体化工作。本团队主要从事中西医结合治疗小儿矮小症、性早熟、肥胖等内分泌疾病。以儿童性早熟为例，其团队认为性早熟的病变主要在肝肾及冲任二脉，各种因素使阴阳平衡失调，阴虚火旺，相火妄动，导致"天癸"早至，肝肾阴虚火旺是其最常见的证型。自制协定方——九味楮实方，并开展多项科学研究，显示其可降低性早熟大鼠的LH、FSH等性激素水平，从而抑制下丘脑-垂体-性腺轴的提前启动。目前已发表专业论文50余篇，参编著作8部，主持参与国家及省级课题10余项，获省级科技进步二等奖1项、市级科技进步二等奖2项，培养硕士研究生8名。

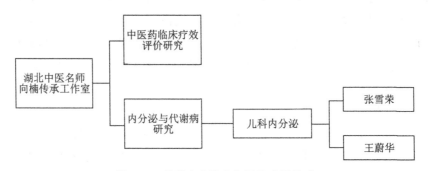

**图3-27　儿科内分泌方向团队成员构成**

### 儿童性早熟的中西医研究进展

张雪荣，教授，博士生导师，主任医师。现任湖北中医药大学附属医院儿科主任、中华中医药学会儿科分会委员、中国中西医结合学会青年委员、中国医师协会青春期健康与医学专业委员会中西医结合学组委员、世界中联儿童医药健康产品产业分会常务理事、中华中医药学会儿童紫癜肾病协同创新共同体常务理事、湖北省儿科医疗联盟中西医结合专科分联盟副主任委员、湖北省中医中药学会儿科专业委员会委员等职。全国第一批中医临床特色技术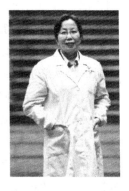

传承骨干人才，武汉市第三批中青年医疗骨干人才。主要研究小儿矮小症、性早熟、肥胖等内分泌疾病，从事儿科内分泌疾病的中西结合治疗。发表专业论文 40 余篇，参编著作 4 部，主持参与国家及省级课题 10 余项，获湖北省科技进步二等奖 1 项。

儿童性早熟是一种生长发育异常的疾病，西医将性早熟定义为女童在 8 岁前、男童在 9 岁前呈现第二性征发育的一种儿科内分泌疾病。目前性早熟的主要影响因素有遗传基因、环境内分泌干扰物、肥胖、饮食营养等。中医认为本病发生是由于各种因素导致阴阳平衡失调，阴虚火旺，相火妄动，或肝郁化火，导致"天癸"早至，严重影响儿童的成年身高和心理健康。随着社会经济发展，性早熟发病率显著增高，受到医学界广泛关注。现对性早熟的流行病学、病因、发病机制和治疗从中西医 2 个方面分别展开论述，并对性早熟的临床治疗经验进行总结。

**1. 儿童性早熟的流行病学研究**

儿童性早熟患病率调查首见于朱铭强的报道，结果显示女孩 8 岁以前出现乳房发育的比例为 2.91%，男孩 9 岁以前出现睾丸发育的比例为 1.74%。2012 年杭州市报道，6～11 岁儿童性早熟的总发病率为 3.8%，城镇和农村发病率分别为 4.5%、2.9%，城镇高于农村。福建省晋江于 2014—2015 年调查报道，5～10 岁儿童性早熟总患病率为 2%，其中男童患病率为 1.46%，女童患病率为 2.56%。综上，我国儿童性早熟患病率为 0.38%～3.8%，女童高于男童，还存在年龄段、地域及城乡差异。

**2. 儿童性早熟的病因及发病机制**

**2.1　西医认识**

2.1.1　遗传因素

黄体生成素受体（LHR）基因突变、G 蛋白偶联受体（GPR54）突变、基因多态性等。其中黄体生成素受体（LHR）基因突变可影响男性性发育。GPR54 与其配体 kisspeptin 调节促性腺激素释放激素的释放从而控制青春期启动和性征发育。基因多态性与儿童青春期启动密切相关。

2.1.2　环境因素

环境激素干扰物（EDcs）：饮食所含激素、类激素均属于 EDCs，可与体内雌激素受体（ER）结合，激发机体产生雌激素效应，促进儿童第二性征发育。

### 2.1.3 光照因素

光照或电波可使脑内松果体分泌褪黑激素减少，平日受到褪黑激素抑制的腺垂体促性腺激素提前分泌，导致性早熟。

### 2.1.4 信息刺激

儿童通过各种媒介接触到性信息，甚至性暗示，反复刺激性意识，可做出模仿性行为，各种信息刺激下丘脑垂体神经反射，导致下丘脑-垂体-性腺轴提前启动，引发性早熟。

### 2.1.5 营养过剩

摄入大量甜食，"洋快餐"等高热量、高脂肪食品，会导致能量在儿童体内蓄积，转变成多余的脂肪，脂肪细胞分泌瘦素增加，瘦素是人体性发育启动的调节剂，能促进促性腺激素分泌释放，引发内分泌紊乱，导致性早熟。

### 2.1.6 疾病及其他因素

颅内肿瘤或感染、肾上腺皮质增生或肿瘤、性腺肿瘤、其他异位分泌绒毛膜促性腺激素的肿瘤、甲状腺功能低下及其他一些少见的遗传代谢性疾病等均可引起儿童性早熟。

## 2.2 中医认识

### 2.2.1 阴虚火旺

小儿为"稚阴稚阳"之体，易发生阴阳失衡，肾阴不足不能制阳，相火偏亢，阴虚火旺，则性征提前，天癸早至，治疗当滋阴泻火、软坚散结，方用知柏地黄丸加减。

### 2.2.2 肝郁化火

肝失条达，郁而化火，耗夺阴血，相火亢盛，引发冲任损伤，天癸提前到达。肝气郁滞，阻遏于胸，则为痛为聚，乳核增大、胀痛。治疗当疏肝解郁、泻火散结，方用丹栀逍遥散加减。

### 2.2.3 痰湿壅滞

脾虚运化失常，水湿内生，聚而为痰，痰湿凝聚于乳房，乳核增大；饮食不节，内生湿热，流转下注，侵及下焦，损及任带，白带黏稠。治疗当健脾祛湿、化痰散结，方用苓桂术甘汤加减。

### 2.2.4 血热妄行

性早熟患儿肾中阴阳失衡，肾阴亏虚相火偏旺，损伤冲任、阴血，当以生地黄、黄柏、知母、川芎、阿胶、艾叶等滋阴泻火，凉血止血以制血海妄动。治疗当清热凉血、活血散结，方用犀角地黄汤加减。

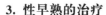

### 3. 性早熟的治疗

#### 3.1 西医治疗

##### 3.1.1 病因治疗

性早熟的治疗目标是消除病因，抑制性发育直至正常青春期年龄，尽量促使身高达到最终身长。肿瘤能够完全切除者，治疗效果及预后良好；肿瘤不能完全切除者，可行部分切除并辅以放疗或化疗。对病因无法去除者如脑膜炎后遗症等，可采用药物控制或阻止病情发展。甲状腺功能减退者于甲状腺激素替代后，病情可消退；先天性肾上腺皮质增生患者可采用皮质醇类激素治疗。对多发性骨纤维发育不良症（MAS），治疗性早熟主要药物包括羟孕酮、甲地孕酮、甲羟孕酮、睾酮内酯等。

##### 3.1.2 GnRH 类似物或 GnRH 激动剂治疗

目前国内外普遍采用 GnRHa（促性腺激素释放激素类似物）治疗中枢性性早熟。GnRHa 治疗应严格掌握治疗指征，并在治疗过程中进行性发育、生长情况、安全性的监测，确保用药的有效性与安全性。

##### 3.1.3 其他药物治疗

其他药物包括芳香化酶抑制剂、甲羟孕酮、醋酸氯地孕酮、环丙孕酮。

##### 3.1.4 假性性早熟治疗

可根据患者具体病因采用甲羟孕酮、睾酮内酯、酮康唑、螺内酯、氯他胺或法倔唑。

#### 3.2 中医治疗

##### 3.2.1 中药辨证方

以滋阴降火、疏肝泻火、化痰散结为根本治疗大法。滋阴降火常用代表方剂有大补阴煎、知柏地黄丸。疏肝泻火常用代表方剂有龙胆泻肝汤、丹栀逍遥散、柴胡疏肝散。

##### 3.2.2 中药外敷

在中医理论和经络理论指导下发挥中药性能，经过皮肤、黏膜和经络发挥调理脏腑、疏通经络、调理气血等作用以达到治疗目的。临床常以知母、黄柏、熟地黄、蒲公英、白花蛇舌草、乳香、没药、土贝母、昆布、海藻、冰片等药煎煮取汁，敷于乳房处，以滋阴泻火、化痰散结为法，治疗单纯性乳房早发育，临床有效率达 88.57%。

##### 3.2.3 穴位贴敷

来源于《五十二病方》，通过透皮给药和穴位刺激，发挥调和阴阳、行气活血等作用。如以泽泻、茯苓、牡丹皮、知母、黄柏、山茱萸、山药、熟地黄药制膏后贴敷肝、脾、肾经络穴位对治疗早期单纯乳房早发育女童，可以抑制乳腺发育，临床有效。

### 3.2.4 推拿疗法

小儿推拿将推拿与小儿生理病理相结合，融合中医脏腑辨证、经络学说，形成不同流派传承至今并不断创新，广泛应用在小儿感冒、积食、便秘等疾病中。如以运八卦、推四横纹、敲胆经等小儿推拿手法以达到补虚泻实、行气活血、化痰散结、调和阴阳作用，结合疏肝泻火、消痰散结中药辨证方口服治疗女童单纯性乳房发育，临床疗效达 97%。

### 3.2.5 耳穴压豆

耳穴压豆理论来源于中医全息理论，全息理论认为人体是一个整体，耳部是人体缩影。以脏腑经络理论为基础，经络学说中十二经脉均直接或间接与耳相连，即"耳者，宗脉之所聚也"，全身各脏腑组织通过经络在耳部有特定反应点，刺激各反应点可以对人体内分泌功能和脏腑功能发挥调节作用。

## 4. 体质与预防

小儿体质的形成受遗传、地域、饮食、心理等先后天多种因素影响，在一定时间内相对稳定，体质影响人体感邪种类及发病，受多种因素影响，具有个体差异，偏颇体质是疾病发生的内在因素，不同体质影响发病率和病理倾向的差异，影响性早熟患儿发病倾向及易感性，因此调整偏颇体质对于性早熟患儿的治疗和预防具有重要意义。

近年来，性早熟作为儿童常见内分泌疾病，对个人、家庭、社会造成影响，GnRHa 类药物在延缓性腺轴启动方面疗效确切，但出于长期安全性、经济负担等个人和家庭因素考虑，患儿和家长对于 GnRHa 使用存在担忧。目前中医药辨治儿童性早熟方法较多，疗效较好，副作用小，值得临床推广。此外，我们应加强对儿童性早熟的防护意识，专科定期检查，做到早发现、早干预、早治疗。

湖北省中医院儿科对于临床运用中医药治疗性早熟有深刻体会，认为性早熟病变主要在肝肾及冲任二脉，各种因素使阴阳平衡失调，阴虚火旺，相火妄动，导致"天癸"早至，肝肾阴虚火旺是最常见的证型。基于中药作用机制的现代研究尚处初级阶段，需加大临床和科研工作的投入，推动性早熟的研究和治疗发展，进一步探究挖掘中医药潜力。

## 滋阴疏肝方对雌性中枢性性早熟大鼠褪黑素和受体表达的影响

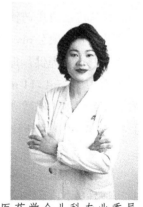

王蔚华，医学博士，副主任医师。2000 年毕业于湖北中医药大学，国医大师王烈师承弟子。从事中医儿科专业二十余年，对小儿内科常见疾病的诊疗有丰富的临床经验，特别擅长运用中医药治疗小儿黄疸、厌食、积食、汗证、便秘、扁桃体炎、淋巴结炎、矮小症、性早熟、过敏性鼻炎、鼻窦炎、慢性咳嗽、支原体感染、反复呼吸道感染、过敏性紫癜、湿疹、川崎病、传染性单核细胞增多症、抽动症等疑难病症。

现任中华中医药学会综合医院中医药工作委员会委员，中国中医药研究促进会综合儿科分会理事，湖北中医药学会儿科专业委员会委员，湖北省中医师协会消化病专业委员会委员，湖北省中医药学会内分泌专业学会委员。主持武汉市卫计委科研项目 1 项，参加多项中医药科研项目的研究，荣获武汉市科技进步奖三等奖 2 项。参编中医儿科专著 2 部，在国家级核心期刊发表专业论文 10 余篇。

随着经济、社会的发展，人们的饮食和生活模式发生改变，同时食品、环境污染等日益严重，导致我国儿童性早熟现象逐渐增多。中枢性性早熟（CPP）是由下丘脑-垂体-性腺轴（HPGA）提前启动引起。其中发病原因不明的称为特发性中枢性性早熟（ICPP），占女童中枢性性早熟的 80%～90%。临床实践显示中医治疗特发性中枢性性早熟具有独特的优势，具有价格低廉、不良反应少、顺应度高的特点。滋阴疏肝方是总结专科 10 余年治疗特发性中枢性性早熟经验的基础方，由知母、黄柏、夏枯草、白芍、生地黄、丹皮组成，具有滋阴清热、疏肝散结等功效，临床主要用于治疗阴虚火旺合并肝郁化火型的特发性中枢性性早熟，并具有良好的疗效。

研究发现，性发育启动由多种基因及神经递质参与调控。松果体分泌的褪黑素（melatonin，MT）为抑制性神经递质，与褪黑素受体 MT1 和 MT2 结合，抑制 HPGA 各个水平发挥作用。有研究表明中枢性性早熟女童血清褪黑素水平较同龄正常女童降低。

本研究采用达那唑皮下注射诱发雌性大鼠中枢性性早熟模型，观察了滋阴疏肝方对中枢性性早熟的治疗作用；并对夜间血清褪黑素，下丘脑褪黑素受体MT1、MT2 mRNA 的表达进行了研究，以了解滋阴疏肝方对雌性中枢性性早熟大鼠褪黑素及受体表达的影响，进一步明确其治疗中枢性性早熟的作用机制。

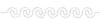

## 1. 材料和方法

### 1.1 实验药物

滋阴疏肝方中药饮片：知母，黄柏，夏枯草，白芍，生地黄，丹皮（湖北天济中药饮片有限公司，批号 20141201）。滋阴疏肝方煎剂由武汉市妇女儿童医疗保健中心制剂室提供，每剂方药经自动煎药机煎取药汁 100 mL，再经蒸馏瓶浓缩至浓度为 3.2 g/mL（1 mL 相当于 3.2 g 生药），0.1 mPa×15 min 灭菌，4℃冰箱保存备用；注射用醋酸亮丙瑞林微球（抑那通，日本武田药品工业株式会社，批号 J20090037）；达那唑胶囊（江苏联环药业股份有限公司，批号 H20023116）。

### 1.2 动物

选择健康成熟的 SD 大鼠，体重 300～400 g，由湖北省实验动物研究中心提供，许可证号 SCXK（鄂）2008－0005。实验动物质量合格证号：42000600006662。实验地点为华中科技大学动物实验中心 SPF 屏障系统，许可证号 SYXK（鄂）2010－0057，饲养条件为室温 20～26℃，每天固定光照时间 12 h（6：00～18：00）。大鼠按雌、雄比例 2:1 在 18：00 时合笼交配，通过观察阴栓结合阴道涂片方法判断雌鼠受孕妊娠，待仔鼠出生，选出雌仔鼠，每窝 8 只，不足者用该亲母鼠所生的雄仔鼠凑足，亲母鼠哺乳喂养，21 日龄离乳，并取出雄鼠。

### 1.3 试剂

褪黑素、促黄体生成素、雌二醇酶联免疫（ELISA）试剂盒；TRIzol；cDNA 第一链合成试剂盒，SYBR Green/FlouresceinqPCR Master Mix（2X），Ex Taq™，DL2000 DNA Marker；引物合成与设计由南京金斯瑞生物科技有限公司完成。

### 1.4 仪器

HM355 型组织切片机；MOTIC 生物显微图像采集分析系统；实时荧光定量 PCR 仪；荧光定量 PCR 管；水平电泳仪、紫外分析仪。

### 1.5 方法

1.5.1 雌性大鼠中枢性性早熟模型制备及分组

雌性 SD 大鼠出生后按照随机数字表随机分为正常组、模型组、亮丙瑞林组、滋阴疏肝方组，每组 8 只，保证饲养条件及哺乳条件一致。除正常组外，其余各组大鼠在出生后 5 日龄一次性给予皮下注射 300 μg 达那唑诱发大鼠中枢性性早熟模型。亮丙瑞林组大鼠 15 日龄时开始用亮丙瑞林 100 μg/kg，皮下注射，1 次/天；同时滋阴疏肝方组给予滋阴疏肝方中药煎剂（浓度为 3.2 g/mL）15 mL/kg 灌胃，折合为 48 g/kg，1 次/天。正常组、模型组给予生理盐水 15 mL/kg 灌胃。

1.5.2 观察各组大鼠阴门开启日龄及第 1 个发情间期

每天密切观察各组动物阴门开口情况，并记录开启时的日龄（vaginal opening，VO）；已开启的动物，每天早晨 8：00 进行阴道脱落细胞涂片观察其所在的性周期，并记录第 1 个发情间期出现时的日龄（first diestrus，D1）。

1.5.3　计算各组大鼠子宫和卵巢系数，观察子宫、卵巢的组织形态，计算卵巢黄体数，并测量子宫壁厚度

分组、造模、给药同 2.1，每组 8 只，当模型组阴门开启动物超过半数（＞50%）时终止实验（31 日龄）。当晚 24：00 红光灯下处死大鼠，处死前称重，开腹取子宫、卵巢，剥离脂肪组织和结缔组织，称湿重，计算子宫和卵巢系数。之后将子宫、卵巢置于 10% 甲醛中固定，常规制作组织病理切片，HE 染色后镜下观察子宫、卵巢组织形态，计算卵巢黄体数，并采用 MOTIC 显微镜病理图像分析系统分析子宫壁厚度。脏器系数＝脏器质量（mg）/体重（g）×100。

1.5.4　通过酶联免疫法（ELISA）检测各组大鼠夜间血清褪黑素、促黄体生成素、雌二醇水平

眼眶采血收集于促凝管，4℃ 离心分离血清，－20℃ 保存。采用 ELISA 测定夜间血清褪黑素、促黄体生成素、雌二醇水平。

1.5.5　RT-PCR 法分析下丘脑 GnRH、MT1、MT2 mRNA 的表达水平

采用 TRIzol 法提取组织总 RNA，紫外分光光度计测定 RNA 浓度和纯度后，用逆转录试剂盒进行逆转，逆转后的 CDNA 以 b-actin 作为内参（b-actin F：5′-CACGATGGAGGGGCCGGACTCATC-3′，b-actin R：5′-TAAAGAC-CTCTATGCCAACACAGT-3′，扩增片段大小为 240 bp），用 ABI7500 Real-time PCR system 进行实时荧光定量检测目的基因 GnRH、MT1、MT2 相对表达水平，目的基因的引物序列分别是：GnRH F：5′-GGTATCCCTTTG-GCTTTCAC-3′，GnRHR：5′-TGATCCTCCTCCTTGCCCAT-3′；MT1　F：5′-CAGATCTCGGAATGGACCCC-3′，MT1　R：5′-ACTTGTCCGAGGCAC-CTTTG-3′；MT2　F：5′-TGCCGCCTCCATTCGCCAT-3′，MT2　R：5′-GCAGCTGCACTTGTCCGAA-3′；扩增后片段大小分别是 192 bp、180 bp、194 bp；所有基因的实时荧光定量反应条件为：94℃ 预变性 10 min，94℃ 变性 30 s，60℃ 退火 30 s，72℃ 延伸 30 s，扩增 40 个循环，最后 72℃ 延伸 5 min。实时荧光定量结果分析：用循环阈值（circle threshold，CT）表示各基因相对表达水平，以 GADPH 作为内参，计算各样本 GnRH、MT1、MT2 相对表达水平 ΔCT，以正常组大鼠下丘脑 ΔCT 为参照因子，计算 2-ΔΔCT，即为各组大鼠相对正常组大鼠各基因表达的数量倍数关系。

1.5.6　统计学方法

计量数据以 $\bar{x} \pm s$ 表示，采用单因素方差分析，组间数据统计采用 $t$ 检验，

计数数据采用卡方检验。$P<0.05$ 为差异有显著意义，$P<0.01$ 为差异有非常显著意义。

**2. 结果**

**2.1　滋阴疏肝方对雌性中枢性性早熟大鼠阴门开启日龄及第 1 个发情间期日龄的影响**

至实验终止时，模型组中有 4 只出现阴门开启，有 1 只出现规律性周期。正常组未出现阴门开启。亮丙瑞林组、滋阴疏肝方组均未出现阴门开启。

**2.2　滋阴疏肝方对雌性中枢性性早熟大鼠子宫和卵巢发育的影响**

和模型组相比，正常组子宫系数较小（$P<0.05$），卵巢系数明显偏小（$P<0.01$），子宫壁厚度减小（$P<0.05$），卵巢黄体生成数增多（$P<0.01$），说明模型组大鼠子宫、卵巢提前发育，雌性大鼠中枢性性早熟模型成功。滋阴疏肝方可降低雌性中枢性性早熟大鼠子宫系数（$P<0.05$），明显降低卵巢指数（$P<0.01$），降低子宫壁厚度（$P<0.05$），降低卵巢黄体生成数（$P<0.01$）。光镜下显示，模型组子宫细胞形态基本正常，但模型组子宫壁较正常组增厚，亮丙瑞林组和滋阴疏肝方组子宫壁较模型组明显缩小。各组卵巢形态无明显的病理变化，模型组卵巢较正常组增大，亮丙瑞林组和滋阴疏肝方组卵巢较模型组减小。（图 3-28、图 3-29、表 3-6）

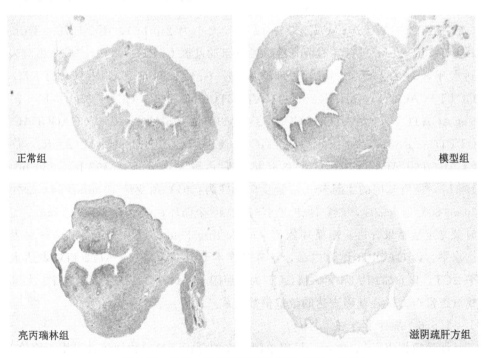

正常组　　　　　　　　　　　　　　　　　模型组

亮丙瑞林组　　　　　　　　　　　　　　　滋阴疏肝方组

**图 3-28　各组大鼠子宫形态的变化（HE，×40）**

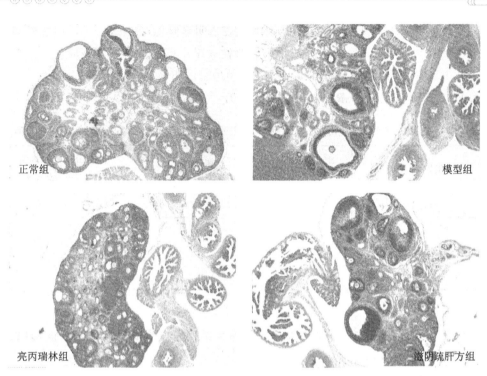

正常组

模型组

亮丙瑞林组

滋阴疏肝方组

**图 3-29　各组大鼠卵巢形态的变化（HE，×40）**

表 3-6　滋阴疏肝方对雌性中枢性性早熟大鼠子宫、卵巢发育的影响（$\bar{x}\pm s$，$n=8$）

| 组别 | 例数（例） | 剂量（g/kg） | 31 日龄阴门开口数 | 子宫系数（mg/100 g） | 卵巢系数（mg/100 g） | 子宫壁厚度（μm） | 卵巢黄体生成数 |
|---|---|---|---|---|---|---|---|
| 正常组 | 8 | — | 0[①] | 47.3±18.6[①] | 20.2±6.2[②] | 207±78[②] | 0.0±0.0[②] |
| 模型组 | 8 | — | 4 | 76.4±20.8 | 30.6±7.2 | 319±61 | 5.0±1.3 |
| 亮丙瑞林组 | 8 | 100 μg/kg | 0[①] | 13.8±5.2[②] | 10.0±4.4[②] | 156±82[②] | 0.0±0.0[②] |
| 滋阴疏肝方组 | 8 | 48 | 0[①] | 53.2±21.8[①] | 22.2±7.9[②] | 231±68[①] | 1.1±0.4[②] |

注：与模型组比较，[①]$P<0.05$，[②]$P<0.01$。

**2.3　滋阴疏肝方对雌性中枢性性早熟大鼠血清促黄体生成素及下丘脑 GnRH mRNA 表达的影响**

和模型相比，正常组血清促黄体生成素明显降低（$P<0.01$），雌二醇明显

降低（$P<0.01$），下丘脑 GnRH mRNA 表达明显降低（$P<0.01$），说明模型组性激素水平升高，GnRH 释放增多，雌性大鼠中枢性性早熟模型成功。滋阴疏肝方可降低血清促黄体生成素（$P<0.05$），明显降低血清雌二醇（$P<0.01$），下调下丘脑 GnRH mRNA 表达（$P<0.05$）。（表 3-7）

表 3-7　滋阴疏肝方对雌性中枢性性早熟大鼠血清促黄体生成素及下丘脑 GnRH mRNA 表达的影响

| 组别 | 例数（例） | 剂量（g/kg） | LH（mIU/mL） | E2（ng/L） | GnRH mRNA（$2^{-\triangle\triangle CT}$） |
|---|---|---|---|---|---|
| 正常组 | 8 | — | $3.7\pm0.7^{②}$ | $52.5\pm4.4^{②}$ | $1.01\pm0.27^{②}$ |
| 模型组 | 8 | — | $8.9\pm2.5$ | $75.3\pm5.1$ | $1.52\pm0.33$ |
| 亮丙瑞林组 | 8 | 100 $\mu$g/kg | $5.2\pm1.8^{②}$ | $65.5\pm7.4^{②}$ | $1.18\pm0.17^{①}$ |
| 滋阴疏肝方组 | 8 | 48 | $6.2\pm1.6^{①}$ | $61.8\pm7.4^{②}$ | $1.21\pm0.16^{①}$ |

注：与模型组比较，①$P<0.05$，②$P<0.01$。

**2.4　滋阴疏肝方对雌性中枢性性早熟大鼠夜间血清褪黑素和下丘脑 MT1、MT2 mRNA 表达的影响**

和模型组相比，正常组大鼠夜间血清褪黑素明显升高（$P<0.01$）。和模型组相比，滋阴疏肝方能升高大鼠夜间血清褪黑素（$P<0.05$），亮丙瑞林对大鼠夜间褪黑素的影响无统计学意义。和模型组相比，正常组大鼠下丘脑 MT1 mRNA 明显升高（$P<0.01$）。和模型组相比，亮丙瑞林和滋阴疏肝方能升高 MT1 mRNA 的表达（$P<0.05$），各组大鼠下丘脑 MT2 mRNA 表达无差异。（表 3-8）

表 3-8　滋阴疏肝方对雌性中枢性性早熟大鼠血清褪黑素及下丘脑褪黑素受体 MT1、MT2 mRNA 表达的影响（$\bar{x}\pm s$，$n=8$）

| 组别 | 例数（例） | 剂量（g/kg） | MT（pg/mL） | MT1 mRNA（$2^{-\wedge\triangle CT}$） | MT2 mRNA（$2^{-\triangle\triangle CT}$） |
|---|---|---|---|---|---|
| 正常组 | 8 | — | $192.3\pm37.1^{②}$ | $1.04\pm0.22^{②}$ | $0.94\pm0.08$ |
| 模型组 | 8 | — | $95.7\pm22.3$ | $0.57\pm0.13$ | $1.02\pm0.18$ |
| 亮丙瑞林组 | 8 | 100 $\mu$g/kg | $109.6\pm24.2$ | $0.83\pm0.22^{①}$ | $1.18\pm0.29$ |
| 滋阴疏肝方组 | 8 | 48 | $127.4\pm27.2^{①}$ | $0.69\pm0.21^{①}$ | $1.04\pm0.25$ |

注：与模型组比较，①$P<0.05$，②$P<0.01$。

**3. 讨论**

由于大鼠青春期发育过程与人类相似，且生命周期短（2～3 年），性成熟期短（2～3 月），性发育指征明确，易观察，大鼠已经成为性发育研究的主要实验动物。人类中枢性性早熟是由于 HPGA 提前启动引起的。大鼠的青春期启动与人类相似，也受 HPGA 调控，源于下丘脑 GnRH 脉冲式分泌的增加。

达那唑 17α-乙炔睾丸酮的衍生物，具有轻微的雄激素和孕激素活性。有研究证实，一次性给予 5 日龄雌性大鼠皮下注射达那唑 300 μg，可使雌性大鼠阴门开启和建立动情周期的时间显著提前，但对大鼠的体重没有影响。还有动物实验证实，达那唑可使雌性大鼠下丘脑过早合成和分泌大量的 GnRH，导致雌性大鼠 HPGA 功能提前启动，使雌性大鼠的青春期启动提前，诱发雌性大鼠中枢性性早熟，可用于性早熟机制的探讨和药物作用机制的研究。

本实验采用 5 日龄雌性 SD 大鼠皮下注射达那唑 300 μg 建立中枢性性早熟模型。结果发现，与正常组比较，模型组大鼠 31 日龄阴门开口数明显增多（$P<0.01$）、子宫系数增加（$P<0.05$），卵巢系数明显增加（$P<0.05$），子宫壁厚度、卵巢黄体数均增加（$P<0.05$），血清促黄体生成素、雌二醇明显上升（$P<0.01$），下丘脑 GnRHmRNA 表达水平升高（$P<0.01$），病理切片上可见子宫卵巢组织体积增大，说明模型组大鼠 HPGA 功能全面激活，成功建立了大鼠中枢性性早熟模型。

古代中医认为性早熟病位在冲任，源在肝肾。肾的阴阳失衡，常为肾阴不足，不能制阳，相火偏亢则天癸早至，生长发育加速，第二性征提前出现。现代中医认为性早熟的病机主要有阴虚火旺、肝郁化火、脾虚痰结型 3 个常见证型。而在长江以南地区，性早熟的证型以阴虚火旺合并肝郁化火多见。目前运用滋阴疏肝方在湖北地区治疗儿童特发性中枢性性早熟，取得了良好的疗效。滋阴疏肝方由知母、黄柏、夏枯草、白芍、生地黄、丹皮组成，是总结专科十余年治疗特发性中枢性性早熟经验的基础方。其中知母、黄柏共为君药，滋肾阴清相火；夏枯草、白芍为臣药，辅以清肝散结；佐以生地黄、丹皮，清热化瘀，全方无配伍禁忌。方中知母、黄柏，入肾经，滋肾阴清相火，苦寒坚阴，防止妄动之虚火伤及真阴，为治本之道，黄柏清下焦热又兼燥湿功效，善治带下色黄者。两药合用，既可清相火又可退虚热。夏枯草辛苦寒，功专清肝热，而散郁结，是治疗乳腺增大，乳房胀痛的特效药。白芍酸苦微寒，养肝阴，调肝气，平肝阳。与夏枯草配伍一散一收，调营柔肝。《本草纲目》指出："丹皮治血中伏火，除烦热。"生地黄较熟地黄苦寒，偏重清热养阴、凉血生津。生地黄与丹皮合用还可加强清热凉血散瘀功能。六药合用，共同起到清热滋阴，疏肝散结的作用。本实验观察了滋阴疏肝方对雌性 CPP 大鼠的治疗作用，结果表明，经滋阴疏肝方干预后，与模型组对比，雌性中枢性性早熟大鼠相同日龄阴道开口数减少（$P<0.05$），子宫、卵巢指数、子宫壁厚度均降低（$P<0.05$），卵巢黄体数明显减少（$P<0.01$），血清雌二醇明显下降（$P<0.01$），血清促黄体生成素，下丘脑 GnRH mRNA 均下降（$P<0.05$），病理切片上可见性腺组织体积较模型组缩小，表明滋阴疏肝方可有效延迟雌性中枢性性早熟大鼠青春期的提早启动。

褪黑素由松果体合成分泌，具有昼低夜高的节律性，褪黑素主要通过作用于 G 蛋白偶联的褪黑素受体 MT1 和 MT2 下调下丘脑 GnRH mRNA 表达，从而抑制性激素的释放，参与性发育的调控。国外有文献报道中枢性性早熟儿童夜间血清褪黑素和性发育水平相关，在 $1\sim5$ 岁中枢性性早熟儿童中，褪黑素水平明显低于年龄相当的正常对照组，且与正常青春期组无差异。本研究中，模型组大鼠的夜间血清褪黑素，下丘脑 MT1 mRNA 表达较正常组明显降低（$P<0.01$），与文献报道一致。滋阴疏肝方可使雌性中枢性性早熟大鼠夜间血清褪黑素升高（$P<0.05$），下丘脑 MT1 mRNA 表达上调（$P<0.05$），可能与滋阴疏肝方治疗中枢性性早熟相关。亮丙瑞林组对夜间血清褪黑素的影响无统计学意义，虽然下丘脑 MT1 mRNA 表达上调（$P<0.05$），说明亮丙瑞林可以影响下丘脑 MT1 mRNA 表达的水平，但对褪黑素未产生明显影响，提示亮丙瑞林可能通过其他的机制来起到治疗中枢性性早熟的作用，而滋阴疏肝方的机制不同于亮丙瑞林治疗中枢性性早熟的机制。各组下丘脑 MT2 mRNA 的表达无明显差异（$P>0.05$），提示 MT2 在性发育启动中可能不起主要作用。

因此，滋阴疏肝方对雌性大鼠中枢性性早熟具有明确的治疗作用，其可能通过升高夜间血清褪黑素，上调下丘脑 MT1 mRNA 的表达，抑制 GnRH mRNA 的表达，从而延缓了 HPGA 的启动。有研究表明垂体、性腺组织也存在褪黑素受体表达，滋阴疏肝方能否在垂体和性腺水平通过影响褪黑素受体表达而降低褪黑素，进而延缓 HPGA，起到治疗中枢性性早熟的作用仍需进一步的实验探讨。中枢性性早熟患儿血褪黑素水平的检测能否作为判断性早熟的参考指标，褪黑素及其受体对 HPGA 的作用的分子生物及神经内分泌机制，均有待大样本临床及实验研究证实。

## 十二、内分泌肿瘤

内分泌肿瘤团队（图 3-30）依托湖北省中医院肿瘤科（肿瘤绿色治疗中心）将多种微创治疗手段和分子靶向、免疫等现代治疗手段纳入中医理论体系中，结合传统的中医中药和中医外治方法治疗恶性肿瘤，建立了一套适合于中医特色的"肿瘤绿色治疗"体系。目前于湖北省内建了多个基地，在控制肿瘤病势、改善肿瘤并发症、提高生活质量、预防肿瘤复发等方面发挥了重要作用。本团队核心成员 6 人，先后参与主持国家重大研发计划和省级课题 3 项，在研 2 项。以本团队成员为第一作者或通讯作者发表文章 20 余篇，其中 SCI 论文 5 篇。

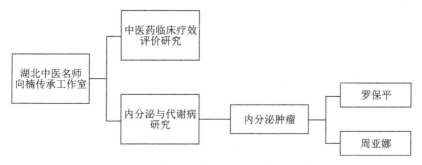

图 3-30　内分泌肿瘤研究团队成员构成

## 人工神经网络在晚期肝癌治疗计划系统中的应用

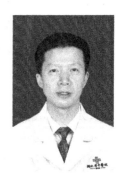

罗保平，教授，主任医师。湖北省中医院肿瘤绿色治疗中心负责人。国家第六批全国名老中医药专家学术继承人。中华中医药学会肝胆分会委员。中国民族医药学会消化道肿瘤学组副主任委员。国家肿瘤微创治疗产业技术创新战略联盟—中西医结合微创治疗专业委员会常委。湖北省医师协会肿瘤分会委员。抗癌协会肿瘤介入分会青年委员。中国微循环学会周围血管疾病专业委员会中青年委员。中国老年学会老年医学委员会血管专家委员会。中国肿瘤临床学会委员。2018 年赴美国 UCLA 洛杉矶分校进行访学和交流。先后在国内外期刊上发表论文 20 余篇，其中 SCI 论文 5 篇，总影响因子约 11 分。主持湖北省卫计委课题 1 项，作为分中心负责人主持科技部项目 1 项，作为分中心负责人主持首都发展重点项目 1 项。主持湖北省继续教育项目 1 项。主编专著 1 部。

计算机人工神经网络系统已广泛应用于各项科学研究，但在肿瘤的治疗中鲜有人涉及。我们经过近 20 年的研究，经历了从 TurborC2.00 到 VisualC++6.0 的不断换代改进，获得了一些成果。我们以复杂的化学治疗为契点，进行了一些尝试，应用人工神经网络系统，成功编制出肝癌的治疗计划系统。

## 1. 材料与方法

### 1.1 设计原理

参考 Willshow-vondermalsburg 模式，分别以临床症状、体征、诊断、辅助检查等重要病理生理状态为类对象（class）。在类对象模块结构中采用两维形式排列输入输出两层神经网络，输入层的每条神经元与输出层对应的一条神经元联结，诊断模块以这些类对象的输出神经为输入神经，再将与之相对应的输出神经传入治疗模块，最后得出结果。

### 1.2 建立数据库

包括数字人体的结构数据库、诊断数据库、单药药理数据库，联合化疗方案的数据库。设立自定义类对象，量化一般情况、体力评分等指标。建立诊断、脏器功能、化疗方案之间的神经网络。

### 1.3 临床资料

验证模型病例。选择符合晚期肝癌诊断的患者 260 例，其中男 174 例，女 86 例。将患者随机分为 2 组，治疗组（treatmentgroup，TG）：122 例，男 87 例，女 35 例，男女之比 87：35；对照组（control group，CG）：138 例，男 87 例，女 51 例，男女之比 87：51。

### 1.4 Ⅳ期原发性晚期肝癌诊断标准

①CT 发现肝脏实质性病变；门脉、腔静脉内发现癌栓；②AFP＞500 ng/mL；③按分型：T4N1M0 为 Ⅳa 期，T4N1M1 为 Ⅳb 期；④血清直接胆红素＞40 µmol/L；⑤明显腹腔积液或胸腔积液；⑥肺、脑等脏器发现明显转移灶。

### 1.5 治疗方法

治疗组根据人工神经网络系统选择以下一种或多种治疗方案，对照组通过医疗专家制定以下的一种或多种治疗方案：①肿瘤手术治疗（OP）；②肝动脉介入栓塞灌注化疗（LAI）；③肝门区放疗（RT）；④置入式输注器植入术（PI）；⑤瘤体内无水乙醇注射（AA）；⑥免疫治疗（IT）；⑦中药治疗（TH）；⑧单纯对症治疗（DW）；⑨全身化疗（WC）。

### 1.6 统计学方法

采用 SPSS13.0 统计软件处理数据。计量资料组间均数比较采用 $t$ 检验，计数资料组间比较采用 $\chi^2$ 检验，以 $P＜0.05$ 为差异有统计学意义。

## 2. 结果

### 2.1 疗效评定标准

①完全缓解（CR）：肿瘤完全消失，持续 1 个月；②部分缓解（PR）：肿瘤最大直径与最小直径的乘积减少 50% 以上持续 1 个月；③好转（MR）：肿瘤最

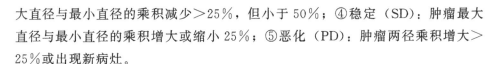

大直径与最小直径的乘积减少＞25％，但小于50％；④稳定（SD）：肿瘤最大直径与最小直径的乘积增大或缩小25％；⑤恶化（PD）：肿瘤两径乘积增大＞25％或出现新病灶。

**2.2 治疗方法统计**

编排的程序，力争包括各种可能的治疗方案。

**2.3 不同并发症的统计**

分析影响因素的模板基本包括了大部分常见的并发症。

**2.4 肝癌转移灶的统计**

转移灶的治疗模块中，力争较全面地编排各种重要脏器转移灶。

**2.5 治疗前、后肝癌患者肝功能的比较**

根据人工神经系统网络治疗系统选择治疗方案的病例，肝功能恢复较快。

**2.6 肝癌治疗后缓解情况**

根据人工神经系统网络治疗系统选择治疗方案的病例缓解率较高。

**2.7 晚期肝癌治疗后（1个月）腹水消失情况**

根据人工神经网络治疗系统选择治疗方案的患者，其腹水消失较快。

**2.8 晚期肝癌患者治疗后存活时间比较**

根据人工神经网络治疗系统选择治疗方案的病例存活时间明显延长。

## 3. 讨论

原发性肝癌是恶性度很高的癌症，晚期肝癌的治疗则更为棘手。肿瘤患者的个体差异较大，决定治疗方案的临床影响因素较多，人工神经网络在决策这些复杂临床方案时有极强的优势。肿瘤治疗的人工智能系统很少有人研究，临床还没有实用可靠的治疗计划系统。近5年来，我们应用人工神经网络系统，使用自己建立的肝癌治疗系统，采用局部放疗、肝动脉介入栓塞化疗、置入式输液器植入术等一系列先进方法，使部分晚期肝癌患者的生存期明显延长。

我们将人体生理病理状态标准、化疗方案、患者的生理病理状态等资料量化，以结构的形式贮入资料库，以治疗方案为类对象，人工神经网络全部以类中public函数的形式建立。先确定各严重并发症的治疗方法，然后，在编制程序时，设置症状、体征、辅助检查、诊断、治疗等多个分支程序或模块，用人工神经网络系统将所患疾病、并发症、肿瘤的浸润指数、各重要脏器功能与治疗方案联系起来。参考Willshow-vonder Malsurg模式，分别以临床症状、体征、诊断、辅助检查等重要病理生理状态为类对象。在类对象模块结构中采用两维形式排列输入输出两层神经网络输入层的每条神经元与输出层对应的一条神经元联结，且有独立计算的能力。诊断模块以这些类对象的输出神经为输入神经，再将与之相对应的输出神经传入治疗模块，最后得出结果。

近年来，肿瘤治疗的进展很快，技术设备也变得越来越复杂。综合治疗是目前公认的最有效的治疗方法，放疗、化疗、手术的先后顺序是目前争论的焦点。抽象地强调综合治疗已不能满足当前需要。量化各种治疗方法的指标，排列各种治疗方法的先后顺序，是人工神经网络需要解决的首要问题。

我们把局部放疗、肝动脉介入局部灌注、栓塞化疗、瘤体内无水乙醇注射、输注器植入术等一系列先进方法，按治疗常规预先设定的程序，输入计算机，建立治疗计划系统。

人工神经网络的治疗模块中，可随时添加一些小的模块。如门脉癌栓腹水时，使用小剂量顺铂腹腔注射化疗加肝门区适量放射治疗。人工神经网络治疗系统以这些并发症的特殊治疗模块为类对象，输入输出神经分别设置为输入输出函数，治疗模块中以 case：break；分支语句编排。以腹水、黄疸、肺转移、脑转移的治疗为对象，以多级分支程序编排。

晚期肝癌患者的肿瘤体积一般较大，普通治疗难以奏效。只有完全阻断血液供应，才有治愈的可能。因此，介入栓塞治疗是关键，必须尽早采用肝动脉灌注或栓塞。我们的人工神经网络治疗系统把它列入了主程序，然后用一长串的 IF 语句，确定其他辅助治疗方案。

在治疗程序中，用人工神经网络系统统一了探查手术标准，避免了不必要的死亡，减轻了患者负担，提高了生存率。

由于多数肿瘤诊断的手段有限，诊疗水平参差不齐，肿瘤患者的个体差异较大，决定治疗方案的临床影响因素较多，且量化治疗方法指标，排列治疗方法的先后顺序，很难有一个统一标准，所以大面积推广这种人工神经网络治疗系统可能会有一定困难。

### 扶正消瘤法在原发性肝癌中的临床应用

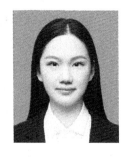

左盼，主治医师，2021 级博士研究生。硕士毕业于广州中医药大学，研究方向为中西医结合防治肿瘤疾病，现就职于湖北省中医院肿瘤绿色治疗中心。参与科技部国家重点研发项目课题 2 项，国家科技重大专项课题 2 项，省市级课题 2 项，发表论文数篇。临床擅长多种实体肿瘤的中西医结合治疗。

肝脏是人体最大的腺体，它在人的代谢、胆汁生成、解毒、凝血、免疫、热量产生及水与电解质的调节中均起着非常重要的作用。这与中医所描述的"肝主疏泄""肝主藏血"的生理功能不谋而合。中医古代文献中并无"肝癌"一词，临床多根据其表现而归属于"黄疸""积聚""臌胀"等病证范畴。向楠教授抓住疾病的病机，临床上多从"虚、痰、瘀、毒"来论治，现代医家也多将肝癌的病机特点归纳为"痰、瘀、毒、虚"四字，根据病机特点制定了"扶正""祛邪（消瘤）"的治则。我中心为肿瘤绿色治疗中心，采用"中医中药治疗＋介入微创治疗"模式，现开展了肝癌的 TACE、RFA 等多种微创治疗手段。

肝动脉化疗栓塞术（transcatheter arterial chemoembolization，TACE）及经皮肝肿瘤射频消融术（radiofrequency ablation，RFA）是两大主要的肝癌局部微创治疗方法。近年来，为了提高疗效，TACE 与 RFA 的联合治疗模式被越来越多地运用于早期肝癌。但有关报道认为，TACE 术可导致肝功能异常，甚至对机体的免疫功能造成明显的抑制，从而激活 HBV，引起肝炎复发，是肝癌患者 HBV 再激活的重要危险因素，故术后有必要联合药物干预加以预防。近年来的研究表明，中药有效成分在抗病毒、免疫调控、减轻肝脏炎性损伤等方面具有明确的优势。鉴于此，湖北省中医院结合 TACE 与 RFA 术后患者多见"正虚瘀结"的病机特点，观察以"扶正祛邪"原则制定的扶正消瘤方进行干预的临床效果。

**1. 资料与方法**

**1.1　一般资料**

选取湖北省中医院 2016 年 1 月至 2018 年 12 月收治的 312 例Ⅰ期乙肝相关肝癌经 TACE 与 RFA 术后到达完全灭活的患者作为研究对象。诊断标准：符合《原发性肝癌诊疗规范》《乙型肝炎防治指南》中有关原发性肝癌临床分期Ⅰ期、慢性乙肝、乙肝相关肝硬化诊断标准；正虚瘀结证参照《中药新药临床研究指导原则》《中医内科学》"积聚"的临床分型，经过多次专家论证拟定。主症：①倦怠乏力；②右胁胀闷或刺痛。次症：①脘腹胀满；②纳呆食少；③大便溏、黏滞不爽；④面色晦暗；⑤胁下积块；⑥皮肤丝纹缕；⑦舌下脉络瘀曲；⑧舌质暗红，有瘀点，苔白腻或白燥；⑨脉弦细或弦滑或弦涩。具备主症①＋②，次症 3 项，可诊断。病例纳入标准：因医学原因不能耐受手术切除和肝移植，或因个人意愿拒绝手术，行 TACE 治疗，1 周内序贯 RFA 治疗；RFA 术后 2 月内行增强 CT＋增强 MRI 检查，显示达到肿瘤完全灭活者；年龄 18～75 岁，性别不限；一般情况良好，入组前 1 周内 Karnofsky 评分≥60 分；均由同一团队医师进行 TACE＋RFA 治疗；签署知情同意书，本研究经湖北省中医院

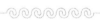

医学伦理委员会批准。排除标准：以往（5年内）或同时患有其他未治愈的恶性肿瘤；具有严重感染发热、出血倾向、难治性腹腔积液和Ⅲ、Ⅳ期肝性脑病患者；严重的心、肺、肾疾病，脑血管意外、严重糖尿病并发症、其他恶性肿瘤患者；RFA术后2个月内行增强CT＋增强MRI检查，显示未达到肿瘤完全灭活者。按照随机数字表法分为对照组和观察组。对照组156例，男92例，女64例；平均年龄（56.24±3.75）岁；平均体质量指数（23.04±1.37）kg/m²；平均病程（2.74±0.52）年；肝功能child-pugh分级：A级者100例，B级者56例。观察组156例，男95例，女61例；平均年龄（58.22±3.04）岁；平均体质量指数（22.96±1.29）kg/m²；平均病程（2.75±0.50）年；肝功能child-pugh：A级者104例，B级者52例。两组患者的一般资料比较，差异无统计学意义（$P>0.05$），具有可比性。

### 1.2 治疗方法

对照组：患者在术后常规处理的基础上给予扶正消瘤方模拟剂，模拟剂以糊精和焦糖色为原料，模拟剂有效成分不多于原药5％调制，有效成分基本组方同观察组。用法：制作成颗粒剂，用200～300 mL开水化开，搅拌均匀，分2次服用。连续服用12个月。

观察组：患者在术后常规处理的基础上，给予扶正消瘤方治疗，基本组成：黄芪、菝葜、醋鳖甲各20 g，党参、丹参、白芍各15 g，白花蛇舌草、牡蛎各30 g，醋柴胡、甘草各6 g，1剂/天。用法：制成中药颗粒剂，用200～300 mL沸水化开，搅拌均匀，早晚温水冲服，连续服用12个月。

两组均给予西医内科综合治疗：常规抗病毒基础治疗；对症处理如抑酸护胃、营养支持；肝功能异常者予保肝药物治疗；如有感染者根据具体情况予抗感染治疗等。

两组干预药物均由中国中医科学院中医临床基础医学研究所评价中心进行编盲，分配包装，集中配送，随机化发放，回收包装袋。

### 1.3 观察指标

干预前1周内、干预12个月后观察以下指标。受试者采血，采用全自动生化分析仪检测血清中谷氨酰转肽酶、总胆红素、谷丙转氨酶、谷草转氨酶等肝功能指标水平；采用流式细胞仪检测T淋巴细胞亚群CD4⁺、CD8⁺、自然杀伤（NK）细胞水平，并计算CD4⁺/CD8⁺比值；采用酶联免疫吸附试验（ELISA）测定血清中糖链抗原（CA）水平，用化学发光法检测甲胎蛋白（AFP）水平；采用酶联免疫吸附法（ELISA）检测血清中炎症相关指标可溶性B7-H3、白细胞介素－1β、肿瘤坏死因子-α（TNF-α）、降钙素原（PCT）水平；干预后12

个月采用聚合酶链反应检测乙型肝炎病毒 HBV-DNA 定量，观察 HBV 再激活情况。干预后每 3 个月复查腹部增强 CT 或增强 MRI，观察 I 期乙肝相关肝癌患者的 1 年复发率（增强 CT 或增强 MRI 显示术后原结节内或周边出现活性病灶，或在肝内或肝外出现新的有活性的病灶为复发）。

**2. 结果**

经干预 12 个月，观察组患者的肝功能指标改善更明显，GGT、TBIL、ALT、AST 等水平显著低于对照组（$P < 0.05$）；免疫学指标 T 淋巴细胞 $CD4^+$、$CD4^+/CD8^+$、NK 细胞水平明显高于对照组（$P < 0.05$）；$CD8^+$ 水平、血清中 CA242、CA724、AFP 等肿瘤标志物含量、$sB7-H3$、$IL-1\beta$、$TNF-\alpha$、PCT 等炎症相关因子水平与对照组相比明显降低（$P < 0.05$）；对照组中有 7 例血清 HBV-DNA 转为阳性（$P < 0.05$）；观察组患者 1 年复发率 7.69%，显著低于对照组患者的 14.74%（$P < 0.05$）。结论：扶正消瘤方更利于促进 I 期乙肝相关肝癌 TACE 加 RFA 术后（正虚瘀结证）患者肝功能的恢复，提高机体免疫功能，降低血清肿瘤标志物水平，降低术后炎症反应程度，防止乙肝病毒再激活，降低复发风险。

**3. 讨论**

TACE 与 RFA 二者联合序贯应用可相互弥补各自单独使用的局限性，使肝癌的完全坏死率明显提高。然而，有报道证实，TACE 术能激活 HBV，其再激活率为 32.5%。就目前来看，由于临床对 TACE 激活乙肝相关肝癌患者乙肝病毒的研究不足，多数临床及介入医师容易忽视 TACE 对 HBV 再激活的影响，从而影响患者预后。国内外研究发现，TACE 术后抗病毒措施干预可明显降低肝癌患者化疗后 HBV 再激活肝炎的发生。因此，术后给予有效的抗病毒治疗方案意义重大。中医古代文献中并无"肝癌"一词，临床多根据其表现而归属于"黄疸""积聚""臌胀"等病证范畴。肝癌患者大多属于本虚标实，加之 TACE、RFA 等攻伐措施耗伤正气，因此正虚是术后患者的根本病机。因 TACE、RFA 也被认为是直接的致热邪因素，外来热邪侵入人体，血遇热成瘀，热与瘀相搏结形成热毒，导致肝火燔灼，甚至伤阴，故 TACE＋RFA 术后患者多见正虚瘀结之证。扶正消瘤方由黄芪、党参、丹参、白芍、菝葜、白花蛇舌草、醋鳖甲、牡蛎、醋柴胡、甘草味药物组成。其中黄芪、党参健脾补虚；丹参、白芍活血化瘀；菝葜、白花蛇舌草解毒抗癌；醋鳖甲、牡蛎软坚散结；柴胡疏肝解郁；甘草调和诸药。诸药合用，共奏扶正固本、活血化瘀、清热解毒、软坚散结、疏肝解郁之功。药理研究发现，黄芪多糖等有效成分可提高机体 B 细胞及 T 细胞功能，增强人体免疫力作用，提高抵御外邪的能力；菝葜醇提物具有良好的抗肿瘤效果，且能够促进免疫功能的恢复；白花蛇舌草提取物能够增强 NK 细胞的活化水平，有效改善小鼠的免疫状态，还具有广谱抗癌作用，能够有效促进肿瘤细胞的凋亡，具有显著的抑瘤效果；鳖甲具有抑制肝结缔组织增生、抑制炎症反应、阻断转化生长因子信号转导途径，发挥抗肝纤维化作用，还能提高血浆蛋白水平，发挥抗肿瘤效果。本研究结果显示，观察组患者的肝功能改善情况优于对照组。这说明，加用扶正消瘤方更利于改善 TACE＋RFA 术后肝功能的异常，发挥护肝作用，考虑原因与方中白芍、甘草等药物的"柔肝"作用内涵一致。另外，本文中观察组术后患者 T 淋巴细胞 $CD4^+$、$CD4^+/CD8^+$ 水平升高更明显，$CD8^+$ 水平降低更明显。不仅如此，NK 细胞作为免疫监视作用中的主要细胞类型，其活化水平体现出了机体杀伤肿瘤细胞的能力。本文中加用扶正消瘤方的术后患者 NK 细胞的活化水平提高更明显，从而更利于患者免疫状态的改善。考虑原因与方中黄芪、党参等药物的"扶正"作用内涵一致。不仅如此，观察组的术后患者其血清中在肿瘤诊断方面具有特异性和灵敏性的 CA242、CA724、AFP 水平降低更明显，尤其是血清 AFP 作为预测肝癌 TACE＋RFA 术后无瘤生存率的独立因素，是原发性肝癌诊断、治疗、复发转移预测中非常重要的肿瘤标志物。这说明，加用扶正消瘤方的术后患者肝癌复发的风险降低，肿瘤发生转移的可能性下降。大量前期基础研究证实，TACE 及 RFA 作为一种侵入性操作，不可避免可致患者机体出现一定的应激反应，致体内氧化应激和炎症介质水平明显升高。本文中，TACE＋RFA 术后患者血清中 sB7-H3、IL-1β、TNF-α、PCT 等炎症相关指标均呈高表达。sB7-H3 属于 Ⅰ 型跨膜蛋白，最新研究发现，肝癌患者 sB7-H3 表达水平与肿瘤相关巨噬细胞的浸润程度一致，与肿瘤的侵袭和转移有关；IL-1β、TNF-α、PCT 是临床常用的血清炎症细胞因子，当发生应激反应时，其水平明显升高；而随着肝功能的提高，上述因子水平明显下降，且以观察组患者术后炎症状态改善更明显。可以推断，扶正消瘤方可能通过调控血清中 sB7-H3、IL-1β、TNF-α、PCT 水平而抑制致炎物质，更利于减轻机体术后的炎症损伤，从而降低术后并发症，改善预后。本文结果也证实，加用扶正消瘤方利于防止 TACE＋RFA 术后患者 HBV 再激活。在 1 年复发率方面，治疗组已经显著低于对照组。因此，加用扶正消瘤方能降低术后患者的复发风险，更利于改善患者的远期预后。当然，更长时间的随访，比如 2 年复发率，目前还在进行中。